放射線線量測定学

京都医療科学大学教授
西臺 武弘

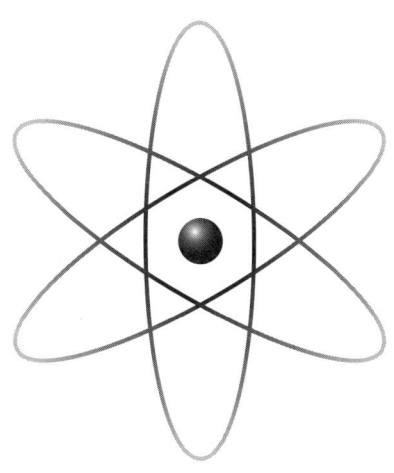

文光堂

まえがき

「放射線線量測定学」を発刊する．本著者は，医学物理学分野の著書として1991年に放射線医学物理学を，1996年に放射線治療物理学を出版し，現在これらは共に改訂を重ね第3版が多くの医療関係者および学生に利用されている．本書「放射線線量測定学」は医学物理学分野におけるこれらの姉妹書として執筆した．本書は医学物理学の重要な一分野である「線量測定学 dosimetry」を記述している．しかし，「線量測定」の言葉はわが国では一般にはあまり知られていないために本書では「放射線線量測定学」とした．「線量測定学」は放射線効果を定量するための種々の放射線の量である「線量 dose」を測定（計測および定量）する学際領域であり，医療では主に放射線治療および放射線防護等に関連した放射線測定学である．

医学物理学は物理学的知識および思考を基礎として医学分野における基礎研究さらに臨床医学へのそれらの応用を目的とした学際領域である．医学物理学は，1920年代後半に英国において若手物理学者が医学生物学分野での新しい研究を志向して，積極的に医療現場において研究および仕事を開始したことから始まっている．その後，世界的に特にヨーロッパおよび北米において，医学物理学は臨床放射線医学分野においてその発展の基礎となる学際分野として認識されると同時に，職業としての臨床現場における多くの医学物理士も活躍している．

放射線および線量測定に関する研究開発等は，世界的には主に医学を中心にして発展しており，国際放射線医学会議 ICR とその下部委員会として発足した国際放射線単位測定委員会 ICRU，国際放射線防護委員会 ICRP および国際医学物理機構 IOMP 等が中心となって放射線研究の発展に寄与してきている．一方，わが国においては放射線に関する研究教育は他の国々と異なり医学ではなく理学および工学を中心とした研究領域であるとの認識が強かった歴史がある．すなわち，わが国においては主に臨床放射線医学の発展にスタッフとしての直接的な物

理学者の関与はほとんどなく，長年わが国では臨床における医学物理学の発展はほとんどなかったといえる．しかし現在は，わが国における医学物理学の必要性が認識され，その学際領域の確立に向けての努力がなされている．さらに直接的な寄与として放射線治療領域における医学物理士の認定も開始され，臨床現場における医学物理士の人数も増えてきている．

本書「放射線線量測定学」は，いわゆる放射線計測のみでなく，放射線の効果影響を評価する線量測定学を説明したものであり，その基礎的知識，資料を整理して記述することを目的に執筆した．同時に本書が学部学生を対象とした教科書としても使用されることを考慮して，できるかぎり平易に記述した．一方，線量測定学の現状と未解決なテーマにも触れているので，医学物理学専攻の大学院学生にも一読して頂きたい．

おわりに，本書出版にご尽力をいただいた文光堂に感謝致します．

2012 年 3 月

著　者

目　　次

第Ⅰ章　線量測定学序論 ···································· 1

　A．線量測定学とは ············ 1
　B．放射線とは ················ 3
　　1．電磁放射線 ·············· 3
　　2．粒子放射線 ·············· 3
　　3．放射線の分類 ············ 4
　C．放射線測定器とは ·········· 5
　D．線量測定の歴史 ············ 7

第Ⅱ章　放射線物理学の基礎 ······························ 15

　A．放射線 ··················· 15
　　1．光子線 ················· 15
　　2．電子線 ················· 18
　　3．陽子線，重荷電粒子線 ··· 19
　　4．中性子線 ··············· 19
　B．放射能 ··················· 20
　　1．核崩壊 ················· 20
　　2．放射能 ················· 20
　　3．放射性崩壊の法則 ······· 21
　　4．放射性崩壊の形式 ······· 22
　　　1）α 崩壊 ················ 22
　　　2）β 崩壊 ················ 22
　　　3）自発核分裂 ··········· 23
　　　4）γ 線放射 ·············· 23
　C．放射線と物質との基本的
　　　相互作用 ················ 24
　　1．放射線と原子との基本的
　　　相互作用 ················ 24
　　2．X線，γ 線の相互作用と
　　　エネルギー付与 ·········· 24
　　3．電子線の相互作用と
　　　エネルギー付与 ·········· 31
　　4．重荷電粒子線の相互作用と
　　　エネルギー付与 ·········· 34
　　5．中性子線の相互作用と
　　　エネルギー付与 ·········· 36

第Ⅲ章　放射線の量と単位 ································ 39

　A．序　論 ··················· 39
　　1．基礎事項 ··············· 39
　　2．量と単位 ··············· 39
　B．放射線計測に関する量 ····· 41
　　1．粒子数，放射エネルギー ·· 42
　　2．フラックス(束)，エネルギー

　　　　　フラックス‥‥‥‥‥‥‥43
　　3. フルエンス，エネルギー
　　　　　フルエンス‥‥‥‥‥‥‥44
　　4. フルエンス率，エネルギー
　　　　　フルエンス率‥‥‥‥‥‥45
　　5. 粒子ラジアンス，エネルギー
　　　　　ラジアンス‥‥‥‥‥‥‥46
C. 相互作用の係数‥‥‥‥‥‥‥‥47
　　1. 断面積‥‥‥‥‥‥‥‥‥‥47
　　2. 質量減弱係数‥‥‥‥‥‥‥48
　　3. 質量エネルギー転移係数‥‥50
　　4. 質量エネルギー吸収係数‥‥51
　　5. 質量阻止能‥‥‥‥‥‥‥‥52
　　6. 線エネルギー付与(LET)‥‥53
　　7. 放射線化学収率‥‥‥‥‥‥55
　　8. ガス中で1イオン対をつくる
　　　　に要する平均エネルギー‥‥55
D. 線量測定に関する量‥‥‥‥‥‥56
　　1. エネルギーの転換‥‥‥‥‥57
　　　1) カーマ‥‥‥‥‥‥‥‥58
　　　2) カーマ率‥‥‥‥‥‥‥59

　　　3) 照射線量‥‥‥‥‥‥‥59
　　　4) 照射線量率‥‥‥‥‥‥61
　　　5) シーマ‥‥‥‥‥‥‥‥61
　　　6) シーマ率‥‥‥‥‥‥‥62
　　2. エネルギーの付与‥‥‥‥‥62
　　　1) エネルギー付与‥‥‥‥63
　　　2) 付与エネルギー‥‥‥‥63
　　　3) 線状エネルギー‥‥‥‥64
　　　4) 比(付与)エネルギー‥‥65
　　　5) 吸収線量‥‥‥‥‥‥‥65
　　　6) 吸収線量率‥‥‥‥‥‥66
E. 放射能に関する量‥‥‥‥‥‥‥66
　　1. 崩壊定数‥‥‥‥‥‥‥‥‥67
　　2. 放射能‥‥‥‥‥‥‥‥‥‥67
　　3. 空気カーマ率定数‥‥‥‥‥68
F. 放射線防護に関する量‥‥‥‥‥68
　　1. 防護量‥‥‥‥‥‥‥‥‥‥69
　　2. 実用量‥‥‥‥‥‥‥‥‥‥71
　　　1) 周辺線量当量‥‥‥‥‥71
　　　2) 方向性線量当量‥‥‥‥72
　　　3) 個人線量当量‥‥‥‥‥72

第Ⅳ章　基本線量と基礎理論‥‥‥‥‥‥73

A. 線量測定における
　　基本線量‥‥‥‥‥‥‥‥‥‥73
　　1. 確率量と非確率量‥‥‥‥‥73
　　2. 光子線の各線量の関係‥‥‥75
　　　1) 概　論‥‥‥‥‥‥‥‥75
　　　2) フルエンスとカーマ‥‥76
　　　3) カーマと吸収線量‥‥‥78
　　　4) 照射線量とカーマ‥‥‥81
　　3. 荷電粒子線の各線量の関係‥‥82
　　4. 光子線の相互作用係数値‥‥84

　　　1) 質量減弱係数‥‥‥‥‥85
　　　2) 質量エネルギー転移係数と
　　　　　質量エネルギー吸収係数‥‥87
　　5. 電子線の相互作用係数値‥‥‥90
　　　1) 阻止能‥‥‥‥‥‥‥‥91
　　　2) 比電離と W 値‥‥‥‥‥97
　　6. 重荷電粒子線の相互作用係
　　　　数値‥‥‥‥‥‥‥‥‥‥‥98
B. 荷電粒子平衡‥‥‥‥‥‥‥‥‥99
　　1. 荷電粒子平衡‥‥‥‥‥‥‥99

2. 過渡的荷電粒子平衡 ………… 100
C. 空洞理論 ………………………… 103
　1. 概　論 …………………………… 103
　2. 大きな光子計測器における
　　 空洞理論 ………………………… 104
　3. 低エネルギーX線の線量
　　 測定における問題点 ………… 108
　4. ブラッグ-グレイ空洞理論 …… 109
　5. 空洞理論の拡張および修正
　　 ……………………………………… 113
　　1) スペンサー-アティクスの
　　　 修正 …………………………… 113
　　2) 小さな空洞における修正
　　　 ……………………………………… 114
　　3) 一般空洞理論 ……………… 115
　6. ファノ定理(理論) …………… 116
　7. 空洞理論の適用と問題点 …… 117
D. 放射線計数および線量
　 測定の統計 ……………………… 119
　1. 放射線計数における統計的
　　 変動 ……………………………… 119
　　1) 確率分布 …………………… 119
　　2) 標準偏差と分散 ………… 120
　2. 線量測定における不完全性
　　 ……………………………………… 122
　　1) 用　語 ……………………… 122
　　2) 不確定度 …………………… 123

第Ⅴ章　放射線計測器 …………………………………… 127

A. 放射線計測器の種類と
　 分類 ……………………………… 127
B. 気体イオン計測器 ………… 128
　1. 概　論 …………………………… 128
　2. 電離箱 …………………………… 132
　3. 比例計数管 …………………… 135
　4. GM計数管 …………………… 140
C. シンチレーション計数器
　　 ……………………………………… 147
　1. シンチレータの種類と特性
　　 ……………………………………… 148
　2. 無機シンチレータ ………… 149
　3. 有機シンチレータ ………… 151
　4. シンチレーション計数器の
　　 測定系 ………………………… 154
　5. シンチレーション計測器に
　　 よる測定 ……………………… 156
　　1) 光子線の測定 ……………… 156
　　2) 電子線の測定 ……………… 158
　　3) 重粒子線の測定 ………… 159
D. 半導体検出器 ………………… 159
　1. 半導体 …………………………… 160
　2. 半導体検出器 ………………… 162
E. その他の放射線計測器 … 169
　1. ファラデーカップ ………… 169
　2. 荷電粒子飛跡検出器 ……… 170
　3. チェレンコフ検出器 ……… 171
　4. 中性子線検出器 …………… 172

第Ⅵ章　線量計 ……………………………… 175

- A. 線量計の使用分類と種類 ……………………………………… 175
- B. 電離箱 ………………………… 177
  1. 電離箱の構造と種類 ……… 177
  2. 照射線量の絶対測定 ……… 181
     1) 平行平板自由空気電離箱 ……………………………… 181
     2) 空洞電離箱 …………… 183
  3. 線量校正 ………………… 185
     1) 校正，標準に関する用語 ……………………………… 185
     2) トレーサビリティ ……… 186
     3) 国家標準 ……………… 187
     4) 二次標準 ……………… 191
  4. リファレンス線量計 ……… 192
  5. 測定における検討項目 …… 194
     1) 漏洩電流 ……………… 195
     2) ステム漏電効果 ……… 196
     3) 極性効果 ……………… 196
     4) イオン再結合損失 …… 197
     5) 後方散乱 ……………… 201
     6) 温度気圧 ……………… 202
     7) 壁効果 ………………… 202
     8) 放射線場非一様性 …… 202
- C. 半導体線量計 …………………… 203
  1. 概論 ……………………… 203
  2. シリコンダイオード検出器 ……………………………… 203
  3. ダイヤモンド検出器 ……… 204
  4. MOSFET 線量計 ………… 204
  5. CdTe 検出器 ……………… 204
- D. 蛍光線量計 …………………… 204
  1. 熱蛍光線量計 …………… 204
  2. 蛍光ガラス線量計 ……… 207
  3. 光刺激ルミネセンス線量計 ……………………………… 209
- E. 熱量計 ………………………… 210
  1. 概論 ……………………… 210
  2. エネルギーフルエンス測定用熱量計 …………………… 210
  3. 吸収線量測定用熱量計 … 211
- F. フリッケ線量計 ……………… 212
  1. 概論 ……………………… 212
  2. 溶液作成 ………………… 213
  3. 照射と測定 ……………… 214
- G. フィルム法 …………………… 215
  1. 写真フィルム …………… 215
  2. ラジオクロミックフィルム ……………………………… 216

第Ⅶ章　放射線治療における線量測定 ……………… 219

- A. 放射線治療の照射術式 …… 219
- B. 外部照射における線量測定の基礎 …………… 222
  1. 深部線量と線量精度 …… 222
  2. 線量測定に使用する用語 … 223
     1) 幾何学的用語 ………… 223

2)　測定に関する用語………224
　　3)　深部線量比に関する用語
　　　　………………………227
　　4)　線質指標に関する用語…229
　3.　標準測定法の変遷……………230
　　1)　標準測定法86…………230
　　2)　標準測定法01…………233
C.　外部照射における
　　線量測定………………………236
　1.　リファレンス線量計の校正
　　　………………………………236
　2.　放射線場の擾乱補正…………238
　　1)　空洞補正係数……………238
　　2)　変位補正係数……………239
　　3)　中心電極補正係数………240
　　4)　壁材質補正係数…………241
　3.　深部線量の測定と計算………242
　　1)　概　論……………………242
　　2)　校正点吸収線量の測定…243
　　3)　線質変換係数……………248
　　4)　基準点吸収線量の計算…251
　　5)　任意照射野，任意深さの
　　　　深部線量の計算…………252
　4.　深部線量比の測定と計算……252
　　1)　概　論……………………252
　　2)　高エネルギー光子線の
　　　　深部量百分率……………253
　　3)　高エネルギー光子線の
　　　　深部量百分率と組織最
　　　　大線量比の関係…………255
　　4)　高エネルギー電子線の
　　　　深部電離量百分率と
　　　　深部量百分率……………256
　5.　線質測定………………………258
　　1)　X線の線質測定…………259
　　2)　電子線の線質測定………259
　6.　基本線量分布の測定…………261
　7.　定位放射線照射の線量測定
　　　………………………………266
　8.　荷電粒子線の線量測定………267
　9.　速中性子線の線量測定………267
　10.　ファントム……………………269
D.　小線源治療における
　　線量測定………………………271
　1.　線量測定に使用する用語……271
　2.　空気カーマ率定数の変遷……274
　3.　小線源の出力測定……………275
　　1)　低線量率小線源の出力
　　　　測定………………………275
　　2)　高線量率小線源の出力
　　　　測定………………………277
　4.　小線源の線量分布計算………280
　　1)　照射線量率の計算………280
　　2)　組織吸収線量率の計算…281
　　3)　線量計算アルゴリズムと
　　　　使用関数の測定…………282

第VIII章　画像医学検査における線量測定……287

A.　X線診断画像の形成………287
　1.　フィルムの黒化………287
　2.　デジタル診断画像…………288
　3.　X線CT画像……………290
B.　診断領域X線の線質………291
　1.　概　論………………291

2. X線スペクトルメータ……… 291
　　3. エネルギー分布測定………… 293
　　4. 半価層測定……………………… 294
　C. X線診断領域における
　　　線量測定……………………… 297
　　1. 理論的基礎……………………… 297
　　2. 線量測定の実際……………… 299
　　　1) トレーサビリティ………… 299
　　　2) 皮膚線量…………………… 299
　　　3) 面積線量…………………… 299
　　　4) 平均乳腺線量……………… 301
　　　5) X線CT検査………………… 302
　D. 核医学検査における
　　　放射線測定…………………… 303
　　1. 放射線医薬品………………… 303
　　2. *in vivo* 検査………………… 304
　　3. 全身放射能測定……………… 307
　　4. 核医学検査による内部被曝
　　　　………………………………… 308
　　5. *in vitro* 検査………………… 308

第Ⅸ章　放射線防護における線量測定……………… 311

　A. 線量限度…………………… 311
　B. 放射線防護に用いられる
　　　量……………………………… 313
　　1. 防護量………………………… 313
　　2. 実用量………………………… 314
　　　1) 概論………………………… 314
　　　2) ICRU球とICRUスラブ
　　　　　……………………………… 315
　　　3) 周辺線量当量と方向性
　　　　線量当量……………………… 315
　　　4) 個人線量当量……………… 317
　C. 外部被曝線量の測定……… 317
　　1. サーベイメータ……………… 318
　　　1) 種　類……………………… 319
　　　2) サーベイメータによる
　　　　測定…………………………… 321
　　2. 個人線量計…………………… 321
　　　1) 種　類……………………… 321
　　　2) 個人線量計による測定…… 326
　D. 内部被曝線量の測定……… 326

参考文献………………………………………………………………… 329
付　　表………………………………………………………………… 333
索　　引………………………………………………………………… 377

第I章 線量測定学序論

本章では，放射線医学分野および医療分野における線量測定学序論として，線量測定学の概念，放射線および放射線測定器の定義と分類，線量測定の歴史について説明する.

A. 線量測定学とは

> 線量測定学とは，放射線の量である線量を測定(計測・定量)する学際領域学である. 医学分野および医療分野における線量測定学では，主に生体に対する放射線の作用および影響を評価する種々の線量を計測・定量することが主題である.

一般に**放射線測定** radiation measurement とは，**放射線** radiation の種々の物理量を**測定** measurement(計測および定量)することである. 放射線は，医療のみならずいろんな分野で利用され使用されている. その放射線測定ではその使用目的にあわせた測定器具，装置，方法が利用され，その必要性に応じてそれぞれの分野での放射線測定学が発展している.

本書は主に医療分野を中心とした放射線測定学である**線量測定学** dosimetry を説明する. **線量測定学**は，**放射線医学** radiology 分野である主に**放射線腫瘍学** radiation oncology (**放射線治療** radiation therapy)，**放射線生物学** radiation biology，**放射線防護** radiation protection, radiological protection, radioprotection 領域における**医療放射線** medical radiation を測定する放射線測定学として，主に欧米において発展してきている.

生体に対する放射線の投与効果を表わす放射線の**量** quantities，すなわち放射線の作用および影響を表わす放射線の量(**線量** dose)を測定(計測・定量)する学問領域として，主に医療分野を中心とした放射線測定に**線量測定** dose measurement, **線量測定学** dosimetry という用語が使用されてきた. なお，放射線の量 "dose" の語源は「薬量，薬の投与量」からきたものであるが，1913年までにChristenが「線量 "dose" と呼ぶ量を単位当たりに吸収された放射エネルギー」と定義し，その言葉の使用を最初に主張していることが記されている. しかしその後，この定義はあまり普及せず，むしろ線量 "dose" はすべての放射線の量を一般的に表わす用語として使用されてきた. すなわち "dosimetry" とは，上記したように，放射線の量(線量)すべてを測定する学問あるいは方法として発展してきたが，第III章で説明するように，1998年 ICRU Report 60 により，

新たに"**radiometry**(放射線計測：主に放射線場の量の計測を表わす新しい単語)"の用語が導入され，"dosimetry"の用語と区別するようになってきている．

　放射線は，第Ⅱ章で説明するように，物質の構造，化学的形態等に依存せず，主に物質の**原子** atom 単独と種々の物理学的な**相互作用** interaction を起こし，そのあとに化学的反応等に進む．一般に放射線測定はその相互作用および反応を利用しており，いろんな測定方法が可能である．現在，放射線測定に利用されている測定方法および測定器はこれらの相互作用を利用して効率よく放射線を測定できるものが主に使用されている．さらに今後，その利用効率を考慮した新しい放射線測定法および測定器も出てくると思われる．また放射線医学の **X 線診断** X-ray diagnosis(**放射線診断** radiodiagnosis)，**核医学** nuclear medicine 検査における**画像医学** image medicine 分野では，これらの相互作用を利用することにより，種々の放射線画像を作成して診断・検査に利用している．広い意味では，これら画像を取得する手段も放射線測定法を利用しているともいえる．しかし，画像医学の目的は放射線の測定(計測・定量)ではなく，最適な検査画像を作成利用して診断することにあることは明らかである．

　放射線測定の対象とする放射線の種々の**量** quantities と**単位** unit は，第Ⅲ章で説明するように，**国際放射線医学会議** International Congress of Radiology；ICR の下部委員会として発足した**国際放射線単位測定委員会** International Commission on Radiation Units and Measurements；ICRU および**国際放射線防護委員会** International Commission on Radiological Protection；ICRP において定義，勧告されている．現在の放射線(物理)量と単位の定義は ICRU Report 60(1998 年)，ICRU Report 85(2011 年)で報告されている．それらは放射線場の測定学(**放射線計測(学)**)radiometry，**相互作用係数** interaction coefficient，**線量測定(学)**，**放射能** radioactivity，**放射線防護**の領域に分類され，それぞれの量および単位が定義されている．なお上記したように，特に ICRU Report 60 において "radiometry" の用語が新たに導入され，それまで放射線量の測定に一般的に使用してきた "dosimetry" の用語と区別された．

　線量測定学の用語は，上記したように，主に医療分野におけるすべての放射線量(線量)の測定学を表わすものとして長年使用されてきた．すなわち，**線量測定**とは，放射線のすべての線量(放射線量)の測定(計測・定量)といえるが，主に**吸収線量** absorbed dose(吸収エネルギー)に代表される放射線の効果を評価する量を測定することを目的としているといえる．本著では，主に医療における放射線の測定(計測・定量)を主題にした線量測定学を記述し説明する．なお，線量測定学および放射線測定学に関して多くの文献が存在するが，本書の執筆においては主に参考文献 1)～6)を参考とした．

B. 放射線とは

> 放射線とは，空間および物質を通じてエネルギーを伝える能力を有する高エネルギーの電磁波および粒子線である．医療では一般に電離能力を持つ電離放射線を放射線という．

放射線とは，「放射線は空間および物質を通じて，エネルギーを伝える能力を有する」と定義でき，一般に高エネルギーの**電磁波** electromagnetic wave およびある運動エネルギーを持った**粒子線** particles をいう．なお，医療で使用する放射線とは，通過する物質を直接あるいは間接に**電離** ionization する能力を有する**電離放射線** ionizing radiation を一般に放射線という場合が多い．ここで電離とは軌道電子をその原子の束縛から解き放ち，放出(遊離)することをいう．医療で使用する個々の放射線に関しては第Ⅱ章，A. で説明するが，ここでは放射線の種類と分類について説明する．

1. 電磁放射線

電磁波には，電波(長波，中波，短波，超短波，マイクロ波)，遠赤外線(熱線)，赤外線，可視光線，紫外線，X 線 X rays，γ 線 γ rays がある．一般に電磁波といえば波長 10^{-9} m 程度までをいい，X 線，γ 線とは区別している．エネルギーの高い電離放射線である X 線および γ 線を一般に**電磁放射線** electromagnetic radiation という．X 線は**原子核** atomic nucleus 外，γ 線は原子核内の作用で発生する電磁放射線である．X 線の波長は $10^{-8} \sim 10^{-14}$ m 程度であり，γ 線の波長は約 10^{-12} m 程度である．

X 線，γ 線の物理的性質は電磁波としての**波** wave，および**光子** photon としての**粒子** particle の両方の性質を持ち，質量，電荷がなく，ともに**光子線** photons として扱われる．

2. 粒子放射線

粒子線である**粒子放射線** corpuscular radiation には，**電子線** electrons, electron beam，**β 線** β rays，**陽子線** protons, proton beam，**π^- 中間子線** π^- mesons，**α 線** α rays，**重粒子線** heavy particles などの**荷電粒子線** charged particles，および**中性子線** neutrons のような**非荷電粒子線** uncharged particles が医療分野で使用されている．なお，α 線，β 線はそれぞれ原子核から放出されたヘリウム核，電子線であり，被曝を考慮して医療での使用は限定されている．α 線，β 線は**加速器** accelerator などでエネルギーを与えられたヘリウム核，電子線とは区別して呼ばれる．すなわち，X 線と γ 線の区別と同様に，ヘリウム線と α 線，電子線と β 線との違いは，その物理的性質(エネルギーの高低など)ではなく，発生の仕方(場所)のみによって区別され，いったん放出された後の物理的性質は全く同じである．なお，粒子の流れ，すなわち，ある運動エネルギーを持った粒子の集ま

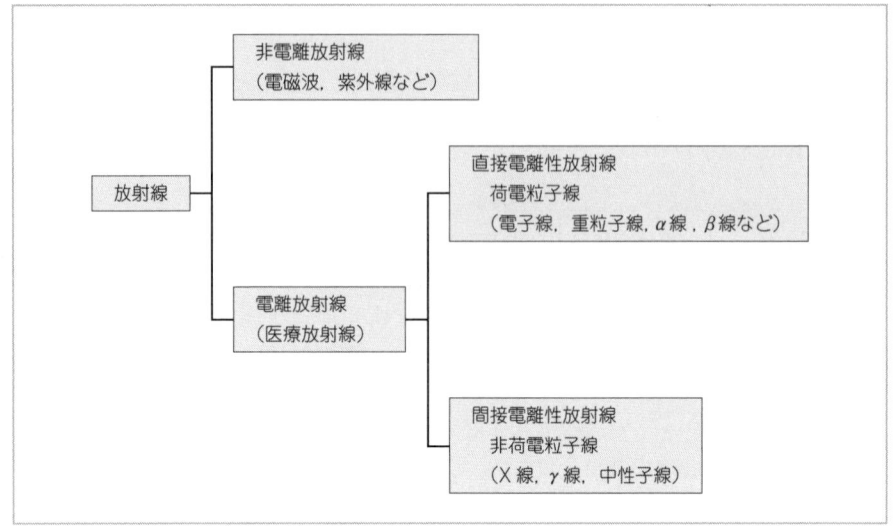

図 I -1　放射線の分類

りである**粒子線**を放射線といい，これら2つは同じ言葉として使用され，特に区別しない場合が多い．

3. 放射線の分類

電離放射線は衝突によるその電離能力から，主にそれ自身によって**電離**を生じる**直接電離性放射線** directly ionizing radiation と，それ自身が電離するよりも二次的に放出される粒子による電離能力が大きい**間接電離性放射線** indirectly ionizing radiation とに区別される場合がある．直接電離性放射線には荷電粒子線が，間接電離性放射線には非荷電粒子線（X線，γ線，中性子線）が分類される．すなわち，入射放射線（一次放射線）が物質に入射して，その一次放射線によって軌道電子を電離する能力（電離量）が大きい放射線を直接電離性放射線と呼び，一般に，荷電粒子束である電子線，陽子線，π^-中間子線，重荷電粒子線などが分類される．一方，入射放射線が物質を電離する能力よりも物質との相互作用の結果として二次的に放出された二次放射線による電離能力が大きい放射線を間接電離性放射線と呼び，一般に，非荷電粒子束であるX線，γ線，中性子線が分類される．すなわち，X線，γ線および中性子が物質に入射すると，それぞれが**二次電子** secondary electron あるいは陽子線，α線を放出し，これら二次的に放出された**二次粒子** secondary particle（**二次荷電粒子** secondary charged particle）が物質を主に電離する．

以上をまとめると，放射線は図 I -1 のように分類できる．医療では，主に，X線装置

で発生させた X 線，加速装置(加速器)で発生させた X 線，電子線，陽子線，重粒子(炭素)線，中性子線，原子核から放出された γ 線，および一部の β 線，原子炉からの中性子線が使用されている．

C. 放射線測定器とは

> 放射線測定には，放射線と物質との相互作用を目的に応じて効率よく利用した測定器が使用されている．一般に医療における放射線測定器は主に放射線の電離作用を利用したものが多い．放射線測定器には，主に放射線場の測定に使用される放射線計測器，および吸収線量に代表される種々の線量を計測および定量する線量計に分類される．

　放射線測定では，それぞれの分野において，その目的に応じて種々の線量を正確に測定(計測および定量)することが重要である．たとえば医療分野の放射線治療において，腫瘍に与える治療線量がわずか数％異なることにより，線量不足による腫瘍制御の失敗あるいは線量過多による正常組織の重篤な障害発生等が起こり，そのことが原因となり放射線治療が失敗することもある．

　放射線測定の原理は，主に放射線と物質との相互作用を利用し，種々の放射線量を計測・定量することである．その**放射線測定器** radiation measurement device として，種々の目的によって，測定する放射線の種類やエネルギーに依存して効率よく放射線の量を計測・定量できるものが使用されている．特に医療における放射線は電離放射線であり，放射線の相互作用のうち**電離**あるいは**励起** excitation を利用する放射線測定器が多い．直接電離放射線ではそれらが直接につくり出す電離・励起を，間接電離放射線では二次粒子による電離・励起を利用している．なお，電離を利用する場合はその電離によりつくり出される電離量(**イオン** ion 数)を測定する．

　放射線測定器はその目的，機能に応じて，**検出器** detector，**計数器** counter，**電離箱** ionization chamber，**線量計** dosimeter，**サーベイメータ** survey meter 等に，また主に放射線場の測定に使用される**放射線計測器** radiometry device, radiation detector および吸収線量の測定に代表される**線量計**等に分類される．放射線測定器の分類を**表 I -1** に示す．

　放射線場の量の測定に主に使用される放射線計測器のうち，気体の電離作用を利用した**電離箱**は放射線照射により電離箱内のガス中につくられる電離量(イオン数)を集めるものである．そのイオン電離量は一般に非常に小さく，その増幅が必要になる．**比例計数管** proportional counter，**GM 計数管** Geiger-Müller counter は電場により相互作用で発生した二次電子を電場で加速，それによる二次電離によりイオン数を増幅する．その集められたイオン数と入射放射線のエネルギー損失とが比例するような電場の範囲で使用するのが比例計数管である．一方，GM 計数管はさらに増幅して，1つの粒子に対して一定の大電流として計測する．固体中の電離作用を利用した**半導体検出器** semiconductor detector に

表 I-1　放射線測定器の分類

A. 放射線計測器
  1. 気体および固体の電離作用の利用：
      電離箱，比例計数管，GM 計数管，半導体検出器
  2. 蛍光作用の利用：
      シンチレーション計数器
  3. 飛跡の利用：
      原子核乾板，霧箱，泡箱，固体飛跡検出器
  4. チャレンコフ放射の利用：
      チャレンコフカウンタ

B. 線量計
  1. 熱上昇の利用：
      熱量計（カロリメータ）
  2. 気体および固体の電離作用の利用
      電離箱，シリコンダイオード検出器，ダイヤモンド検出器，
      MOSFET 線量計，DIS 線量計
  3. 蛍光作用の利用
      熱蛍光線量計，蛍光ガラス線量計，光刺激ルミネセンス線量計
  4. 化学作用の利用：
      フリッケ線量計
  5. 写真作用の利用：
      フィルム

は，その製法の違いから p-n 接合型，表面障壁型，Li ドリフト型等がある．半導体検出器はエネルギー分解能がよく，放射線の**線質** beam quality，quality（種類）測定に適している．**シンチレーション検出器** scintillation detector は Röntgen による X 線の発見に関与した最も古い放射線検出器である．その後，**光電子増倍管** photomultiplier tube；PMT の開発に伴い，医療とくに核医学検査において重要な役割を果たしている．**飛跡** track，チャレンコフ現象を利用した検出器は，現時点の医療分野ではあまり利用されていない．

　線量計の基本測定器である**熱量計** calorimeter は，医療分野で主に使用している光子線（X 線，γ 線）の吸収線量を温度変化の形で直接測定する方法である．しかし，実際の微小な温度上昇を精度よく測定する必要があり，一般的な測定器としては使用されていない．医療分野で最もよく使用されているのが気体（空気）の電離を利用した**電離箱**である．なお，電離箱を電離箱線量計と呼ぶ場合がある．最近は小型化が可能な**シリコンダイオード検出器** silicon diode detector，**ダイヤモンド検出器** diamond detector，**MOSFET 線量計** metal oxide semiconductor field effect transistor dosimeter，**DIS 線量計** direct ion storage dosimeter の固体の電離を利用した半導体線量計が使用されている．一方，**蛍光** fluorescence を利用した**熱蛍光線量計** thermoluminescence dosimeter；TLD，**蛍光ガラス線量**

計 photoluminescence dosimeter；PLD，光刺激ルミネセンス線量計 optically stimulation luminescence dosimeter；OSLD の測定精度はあまり高くないが，測定感度が高く，小型化を生かした線量測定分野および**被曝線量** exposure dose の測定に使用されている．黒化作用を利用した**写真フィルム** photographic film はその測定結果が現像条件等により大きく変動し，精度の高い測定は一般に望めないが，一度に多数点の空間線量分布の測定が可能であり，**フィルム法** film dosimetry は医療で重要な測定法として利用されている．

それぞれの測定器については，第Ⅴ章の放射線計測器および第Ⅵ章の線量計で説明する．

D. 線量測定の歴史

表Ⅰ-2 に線量測定の発展の歴史を要約する．放射線の測定は，放射線の最初の発見である Würzburg 大学の物理学教授 Wilhelm Conrad **Röntgen** による 1895 年 11 月 8 日の X 線の発見から始まっている．Röntgen は発見した X 線についてわずか 2 ヶ月の短期間に研究して，有名な初めての X 線写真（婦人の手といわれている）を撮影すると同時に，最初の論文（第1報：1895年12月28日付）を報告して，その発見が X 線によるシアン化白金バリウムの蛍光によったことを記している．Röntgen は第2報：1896年3月9日付，第3報：1897年3月10日付の論文を報告している．Röntgen は第2報の論文に，**検電器** electroscope が X 線によって放電される事実を記述し，空気が X 線によって電離されることを始めて記している．その後，Röntgen は電離作用，蛍光作用，写真作用，透過作用等の X 線についての多くの物理学的知識を明らかにしてその物理学的解釈を与えたことは科学史上きわだった成果であり，第1回ノーベル物理学賞を受賞している．すなわち，現在の蛍光，電離，写真を利用した放射線測定は Röntgen 自身によって始まったといえる．1896年の X 線の発見直後に，Thomson & Rutherford によっても X 線の電離イオンが測定されている．

X 線発見の翌年である 1896 年に，Antoine Henri **Becquerel** は蛍光物質を写真の黒化作用を利用して調べることによりウラン化合物である**自然放射性物質** natural radioactive substance を発見した．続いて 1897 年，**放射能** radioactivity の発見者である Marie & Pierre **Curie** は検電器を用いてウラン化合物を分析することによりポロニウム，ラジウムを発見した．特に医療では，X 線の放射線診断および治療への貢献と同程度に，ラジウムは放射線治療における貴重な放射線源として長年使用された．

X 線の電離（電荷量）以外の測定として，1897 年，Dorn は空気温度計により X 線照射による金属箔の温度上昇を計ることにより，その吸収されたエネルギーを測定している．1904 年，Curie & Laborde はラジウムのエネルギー放射率の測定に熱量測定法を使用したが，熱量計としての完成はずっと後になってからである．現在，この熱量測定法は一般に後で記述する線量の1つである吸収線量を直接測定する絶対測定法として確立されている

表 I-2　線量測定の発展

1895 年	Röntgen，X 線の発見(蛍光現象による)，X 線写真の撮影
1896	Röntgen，X 線による検電器の放電，空気の電離を報告
	Thomson & Rutherford，X 線の電離イオンの観測
	Becquerel，蛍光物質の中からウラン化合物である自然放射性物質を発見
1897	Thomson，電子の比電荷の測定
	Marie & Pierre Curie，検電器を用いた放射性物質の分析によりポロニウム，ラジウムを発見
	Dorn，空気温度計により X 線の線量を測定
1900	Planck，量子仮説の提出
1902	Holzknecht，化学線量計である最初の線量計($KCl+Na_2CO_3$)を製作
1903	Elster，Geitle，Crooks，α 粒子の蛍光作用の観測
1904	Curie & Laborde，ラジウムのエネルギー放射率の測定に熱量測定法を使用
	(日本)X 線治療開始
1905	Einstein，特殊相対性理論の発表
	Einstein，光量子説の発表
1907	Forest，三極増幅真空管の発明
1908	Rutherford，Geiger，ガイガー計数管の製作
	Villard，空気の電離による X 線線量の単位を提唱
1910	Millikan，液滴の実験により電子の電荷を測定
	ラドンの量の単位として，キュリー(Ci)が定義された
1911	Wilson，霧箱の開発
1912	Reiganum，α 粒子の飛跡を写真乾板で確認
1913	Christen，線量 "dose" を単位当たりに吸収された放射エネルギーと定義
1920	Seiz，X 線の線量単位として皮膚紅斑線量の提唱
1923	Duane，自由空気電離槽の完成
1925	第 1 回国際放射線医学会議(ICR)において，X 線の単位について議論
	ICRU 発足
1927	Fricke & Morse，フリッケ(第一鉄)線量計の開発
1928	ICRP 発足
	第 2 回 ICR で X 線量，レントゲン(r)を定義
	Geiger と Müller，GM 計数管の開発
1929	Gray，Bragg(1912)と Gray(1929)のブラッグ-グレイ空洞理論の提出
1934	Cherenkov，チャレンコフ放射の発見
1937	(日本)理化学研究所，阪大のサイクロトン設置による人工 RI の利用開始
1941	Bay & Allen，光電子増倍管の実用化
1943	Spiers，照射線量が同じでも被写体により付与されるエネルギーが異なることを指摘
1949	Mckay，Ge 半導体検出器の開発
1940 後半	比例計数管の導入

1950 初め	NaI(Tl)の開発
1952	Glaser, 泡箱の開発
1953	ICRU, 吸収線量の単位(rad)の設定
	(日本)6.36TBq の遠隔治療用 ^{60}Co 線源の最初の輸入
1954	Fano, 均質空洞電離箱のファノ定理(理論)の提出
	Kossel ら, TLD を医療線量測定に初めて使用
1955	Spencer & Attix, Burch, 拡張空洞理論を提出
	Farmer, ファーマ形電離箱の提唱
1957	(日本)放射線障害防止法発令
1962	ICRU, レントゲンの単位を(r)から(R)に変更
	ICRU, カーマ(Kerma)の導入
1971	(日本)全国11ヶ所に医療用線量標準センターが発足し, 治療用線量計の校正業務を開始
1972	Hounsfield, X 線 CT の開発
	(日本)放射線治療における ^{60}Co ガンマ線および高エネルギー X 線の吸収線量の標準測定法を発表(日本医学放射線学会物理部会)
	(日本)放射線治療における高エネルギー電子線の吸収線量の標準測定法を発表(日本医学放射線学会物理部会)
1977	ICRP, 線量限度の導入, 線量当量の単位を(rem)から(Sv)に変更
1985	ICRU, 照射線量および吸収線量の単位を(C/kg)および(Gy)に変更
1986	(日本)新しい放射線治療における高エネルギー X 線および電子線の吸収線量の標準測定法(標準測定法86)を発表(日本医学放射線学会物理部会)
1998	ICRU, 放射線の量と単位(ICRU Report 60)を報告
2000	(日本)国内の放射線障害防止法関係法令改訂
	(日本)放射線治療における小線源の吸収線量の標準測定法を発表(日本医学物理学会)
	IAEA, 外部放射線治療における吸収線量測定(Technical Report 398)発表
2001	(日本)わが国の放射線障害の防止に関する現法令への改訂(ICRP 1990 年勧告等の改訂を取り込み)
	(日本)放射線治療における定位放射線照射の標準測定法を発表(日本医学物理学会)
2002	(日本)外部放射線治療における吸収線量の標準測定法(標準測定法01)を発表(日本医学物理学会)
2004	(日本)リファレンス線量計の校正業務を医用原子力技術研究振興財団に移管
2007	ICRP, 新勧告(2007 年勧告)
2011	ICRU, 最新:放射線の量と単位(ICRU Report 85)を報告
2012	(日本:予定)外部放射線治療における吸収線量の標準測定法を改訂(標準計測法11)(日本医学物理学会)

が，その微量温度上昇を測定することの種々の困難性のために，医療現場で使用できる一般的な線量測定法とはなっていない．1902年，Holzknechtは化学線量計である最初の線量計（$KCl+Na_2CO_3$）を製作している．1908年，RutherfordとGeigerは初期のガイガー計数管を製作しているが，後に1928年，GeigerとMüllerはGM計数管に発展させている．1911年，Wilsonは霧箱を開発したが，その使用は後に開発された泡箱と置き換わった．1912年，Reiganumはα粒子の飛跡を写真乾板で確認している．その後，新たな化学線量計，蛍光線量計等，種々の放射線計測法が開発されたが，これらもその精度あるいは種々の制約により医療現場における一般的な線量測定法としては普及していない．

現在の線量測定は気体電離の利用が最も優れた測定法として利用されている．一般に気体を充填した空洞が一般に用いられ，その理論を空洞理論と呼んでいる．現在の空洞理論の基礎はGrayによって1929年および1936年に築かれたが，Braggが1912年にその定性的な議論をしており，ブラッグ-グレイの空洞理論と呼ばれている．1955年，Spencer & Attixは限定δ線飛程の効果を勘定にいれる拡張空洞理論を提案し，その理論の適応においてエネルギー損失のカットオフを用いるべきことを指摘した．同年，Burchも同様の考えを提出している．一方，1954年，Fanoにより均質空洞電離箱を利用している正当性の理論であるファノ定理（理論）が提出された．なお，ガス入り検出器の一形式である比例計数管は1940年代後半に導入されている．

1927年，Fricke & Morseによりフリッケ（第一鉄）線量計が開発され，その後，貴重な液体線量計として利用されている．1950年初めにNaI(Tl)が開発されている．半導体検出器は古くからダイヤモンドや塩化銀等の固体結晶を用いて試みられていたが，1949年，MckayはゲルマニウムGeを用いてはじめて検出器としての利用に成功している．熱蛍光線量計TLDとしての発光現象は古くから知られており，人工的に活性化した物質の研究は19世紀には行われている．1954年，Kosselらは医療における線量測定に初めてTLDを使用した．

一方，写真乳剤の黒化を利用するフィルム法は，簡単で，かつ一度に広範囲のいわゆる線量分布を測定することが可能であり，また放射線診断技術としての写真技術は医療分野では身近なものであるために，放射線治療における1つの線量測定法として確立されたものとして，現在も主に放射線治療における線量分布の測定に使用されている．しかし，フィルムの黒化現象は種々の条件により変化しやすく，測定誤差も大きく，フィルム法は精度が要求されるいわゆる治療線量の標準測定法とはなっていない．

現在，放射線医学の重要な領域である放射線治療における線量として，吸収線量を使用する．しかし，X線治療の開始当初には，現在定義されているような放射線の量と単位の区別はなく，したがって吸収線量という概念もなく，まず，患者に投与されたX線量の単位を決めようとする必然性が当然出てきた．1913年までに，Christenは線量"dose"という量を単位体積当たりに吸収された放射エネルギーと定義し，単位としてerg/cm^3

を提唱していたが実際には普及しなかった．一方，放射能 activity の量と単位の定義は，1910 年に"1 キュリーは 1 グラムのラジウムと平衡にあるラドンの量"と定義され，その後 1951 年に ICRU によって"キュリーは放射能の単位であり，1 キュリーは毎秒当たりの崩壊数が 3.700×10^{10} であるすべての放射性核種の量である"とした．現在はその単位は Bq になっている．なお，ここでの放射能は"activity"であり，Curie が最初に使用した"radioactivity"と異なる．

現在，放射線による物質の吸収線量を正確に測定する方法として，空気中の電離作用を利用して電離量より吸収線量を求める方法が一般に利用されている．1908 年，Villard は，はじめてこの電離作用を線量測定に利用し，"X 線の量の単位は，標準の温度，圧力の空気 1 ml 当たり 1 静電単位の電気を電離させる量である"と定義した．この定義は，後に定義された R（レントゲン）と本質的に同じものであったが，あまり普及しなかった．1923 年，Duane による自由空気電離槽が完成している．その後 1925 年の第 1 回国際放射線医学会議（ICR）において，X 線の単位について議論された．このときに ICR の下部委員会である放射線の単位と測定についての国際委員会（ICRU）が，1928 年に国際放射線防護委員会（ICRP）が発足している．1928 年の第 2 回 ICR において"二次電子を完全に利用し，かつ電離箱の壁の影響がない状態で，0℃，760 mmHg の空気 1 ml 中に，飽和電流として 1 静電単位の電荷が測定できるような電導性を生じさせる X 線の量を 1 レントゲン（記号 r）とする"と定義された．この定義に従った X 線を測定する標準**自由空気電離箱（槽）**free air ionization chamber が製作され，さらに小型の指頭形電離箱が開発，使用された．1932 年，Taylor は保護電極を用いることを考案し，標準測定器を小型にすることに成功した．図 I-2 に最初の標準線量計である自由空気電離箱の模式図を示す．

1962 年，ICRU において，この照射線量の単位であるレントゲンの記号を R と変更した．現在は ICRU によって光子線（X 線，γ 線）の照射線量としての単位は C/kg と定義されている．長年，照射線量の単位 R はその確立以来，2 つの異なる意味に使用され続けた．すなわち，現在の照射線量と同じような意味である X 線場の強度としての量と，被照射体に付与された X 線のエネルギー量として使用され続けた．しかし，その矛盾が明らかになるにつれ，これら 2 つの量の区別，いわゆる照射線量と吸収線量の区別が必要になった．まず 1943 年，Spiers によって X 線を 1 R 照射したとき，被照射体によって付与されるエネルギーが異なることが示された．このことは，X 線以外の放射線を使用することによっても同じ現象が存在することも明らかになった．1953 年，ICRU は照射線量と吸収線量の違いを明確にして，R は光子線（X 線，γ 線）の照射線量の単位であり，新たに吸収線量の単位として rad を導入した．すなわち，ICRU は放射線および照射される物質にかかわらず，その物質 1 g につき 100 erg のエネルギーの吸収が起こる線量を吸収線量と定義した．現在，ICRU によって，吸収線量の単位は Gy と定義されている．1962 年，ICRU はカーマ Kerma の量を導入した．その後，吸収線量はじめ種々の放射線の量につ

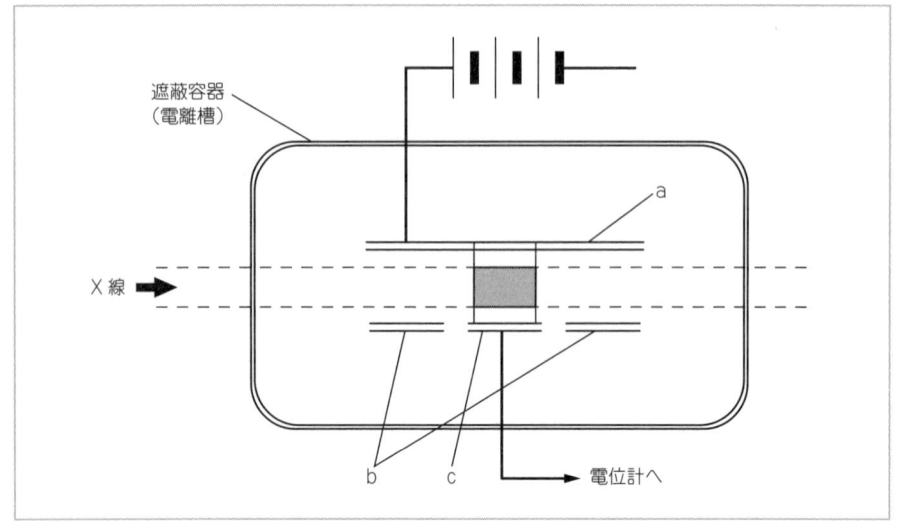

図 I-2 最初の標準線量計である自由空気電離槽(箱)の模式図
a：高圧電極，b：保護電極，c：測定電極

いて，ICRU が定義，勧告している．これら放射線の量および単位はその時代の要求に従い変更されるものであり，常に新しい定義，勧告を採用しなければならない．現在の放射線の量と単位については第Ⅲ章で説明する．

吸収線量で表わされる放射線治療の線量精度は ICRU により現在 ±5% 以内にすることが勧告されている．すなわち，ビーム照射中における患者の動きにより生じる誤差を考慮すると，治療前に放射線治療方法を計画(放射線治療計画)している段階では ±4.3% 以内の精度で，出力線量の精度を 2.5% 以内の精度で，さらにその基礎となる線量計の精度は ±1% 以内でなければならない．その施設で基準となるリファレンス線量計は国家標準に対する校正が必要であり，年1度の頻度で校正することが望ましい．1971 年に全国 11 ヶ所に日本医学放射線学会物理部会地区センター(医療用線量標準センター)が発足し，日本における治療用線量計の校正業務を開始した．その後長年医療用線量標準センターによって行われてきた治療用線量計の校正業務は，2004 年より(財)医用原子力技術研究振興財団線量校正センターに移管された．なお，現在のリファレンス線量計の1つであるファーマ形線量計は Farmer によって 1955 年に提唱された指頭形線量計である．

線量測定法の確立，普及，治療線量の標準化および管理は放射線治療の基礎であり，さらにそれぞれの治療装置についての深部量百分率，組織最大線量比，軸外線量比，照射野係数，線量分布等の物理的基礎データがなければ放射線治療を行うことができない．日本

医学物理学会はそれらの標準測定法を報告している．また日本放射線腫瘍学会は治療線量を含めた外部放射線治療装置の保守管理についてのQAプログラムを勧告している．現在，これらの努力によって高精度の放射線治療が保証されている．放射線治療における線量測定については第VII章で説明する．

　一方，放射線防護領域における被曝の防護量に吸収線量を元にした等価線量および実効線量が使われる．わが国においては1957年に放射線障害防止法が発令され，2000年にその改訂が行われている．現在，これら法令等に従った放射線防護のための線量測定が行われている．放射線防護における線量測定については第IX章で説明する．

第Ⅱ章 放射線物理学の基礎

　線量測定とは，放射線物理学の主題である放射線と物質との相互作用を利用して，その目的に応じて放射線量を効率よく正確に測定(計測・定量)することである．本章では，線量測定学における放射線物理学の基礎として，主に医療で使用されている放射線について，その物理的性質，放射能および放射線と物質との基本的相互作用について説明する．なお，放射線物理学，線量測定等において基本となる物理定数および元素の周期律表を巻末・付表-1，2に示した．

A. 放射線

　放射線の定義，その種類と分類については第Ⅰ章，B節で説明した．ここでは，医療で主に使用され，その線量測定が行われているそれぞれの放射線の物理学的性質を説明する．現在，医療で主に使用されている**放射線の基本的性質を表Ⅱ-1**に示す．

1. 光子線

　光子線にはX線とγ線が存在する．なお，光子線は**光子**(電磁波)が集まった**線束**(ビーム beam)である．**図Ⅱ-1**に原子内でのX線とγ線の発生を示す．**原子は原子核**とその周りをまわっている**軌道電子** orbital electron からなる．なお，多くの原子の軌道電子の軌道は，図Ⅱ-1の模式図のように円軌道のみでなく，4つの量子数により規定された数種類の立体円軌道と楕円軌道からなっている．その結果，多くの原子の大きさ，すなわち，軌道電子の軌道の大きさはほぼ同じであり約 10^{-10} m 程度である．

　X線は原子核外で発生する高エネルギーの光子線である．X線には物質に入射した荷電粒子がその原子核のクーロン場でエネルギーを奪われる結果放出される**制動放射線** bremsstrahlung (阻止X線，連続X線とも呼ばれる)と，内殻軌道電子の電離等の結果として原子の外殻軌道電子が空になった内殻軌道に遷移して放出される**特性X線** characteristic X rays (示性X線，線X線，蛍光X線とも呼ばれる)に分類される．制動放射線は荷電粒子が通過する原子核からの距離に依存して種々のエネルギーを奪われた結果として放出され，制動放射線の**エネルギースペクトル** energy spectrum (エネルギー分布)は連続エネルギースペクトルを示す．一方，特性X線は軌道電子が遷移する軌道の結合エネルギーの差に相当する単一エネルギーを示す．一般に，連続エネルギースペクトルを示す

表 II-1 医療で主に使用している放射線

放射線			記号	質量[注)]	電荷 [e]	寿命 [sec]
光子 photon	X 線 X rays	制動放射線 bremsstrahlung 特性 X 線 characteristic X rays	X	0	0	安定
	γ 線 γ rays		γ	0	0	安定
軽粒子 light particle (レプトン lepton)	陰電子 electron	電子線 electron beam β^- 線 β^- rays	e^- β^-	0.511 MeV	-1	安定
	陽電子 positron	陽電子線 positron beam β^+ 線 β^+ rays	e^+ β^+	0.511 MeV	$+1$	1.5×10^{-7}
重粒子 heavy particle	陽子線 proton beam 中性子線 neutron beam 炭素線 carbon beam		p^+ n C^+	938 MeV 939 MeV	$+1$ 0 $+6$	安定 0.9×10^3

注) 放射線の質量は一般にその静止エネルギーで示す．ここでの数値は近似値である．

制動放射線はその X 線光子個々のエネルギー [keV あるいは MeV] でなく，発生装置の加速電圧 [kV あるいは MV] で表わす．軌道電子の結合エネルギー差である単一エネルギーの特性 X 線のエネルギーは [keV] で表わす．

医療では，X 線管あるいは電子加速器(リニアック等)で高エネルギー [数十 keV～数十 MeV] に加速した最小の荷電粒子である電子をターゲット物質に衝突させて発生させた X 線である制動放射線を主に使用している．しかし，約 50～100 kV 程度の比較的低いエネルギーの診断用 X 線装置からは制動放射線の約 20% 程度の**強度** intensity；I(放射線強度)の特性 X 線が含まれる．なお，放射線の線束(ビーム)の強度は(粒子数×そのエネルギー)で表わされる．一方，放射線治療に使用される電子加速器からの約 4～20 MV 程度の高エネルギー X 線は制動放射線である．

医療における X 線の線量測定はこれら X 線装置および放射線治療装置からの X 線の線量測定が行われている．また二次的に発生する光子線として，種々の放射線が物質と相互作用(C，参照)した結果として発生する主に散乱線である X 線，陽電子消滅により発生する約 0.511 MeV の**消滅放射線** annihilation radiation 等が発生する．さらに医療では，診

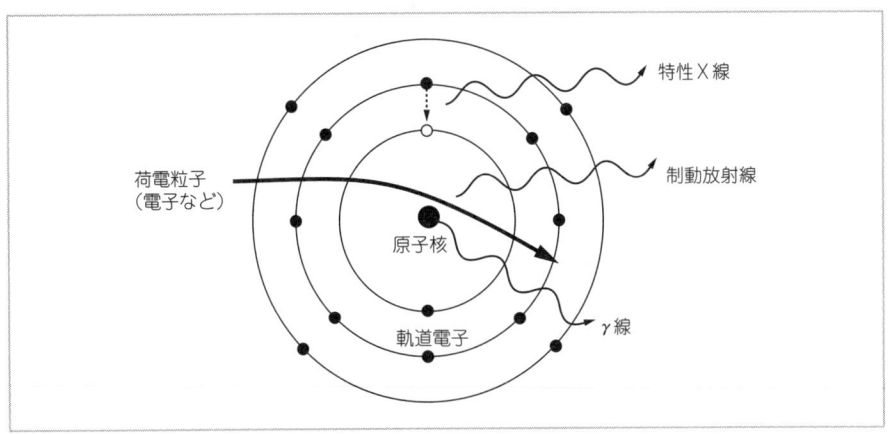

図Ⅱ-1　原子内での特性X線，制動放射線，γ線の発生
X線は原子核外で，γ線は原子核内で発生する電磁波である．医療では，X線管，電子加速器からのX線，および放射性核種からのγ線が使用されている．さらに，二次的に発生する光子線として，散乱X線，消滅放射線，核反応後放出のγ線がある．原子の軌道電子の軌道は本模式図の平面図のように円軌道のみでなく，4つの量子数により規定された立体楕円軌道(円軌道を含む)からなる[10]．

断画像作成，放射線防護等のそれぞれの目的によりこれらの光子線の測定を行っている．特に，医療における放射線防護領域における線量測定の多くは，X線以外の種々の放射線の測定も含まれるが，放射線と物質との種々の相互作用の結果として発生する散乱線であるX線を主に測定している場合が多い．

　γ線は核崩壊等により励起状態にある余分なエネルギーで原子核の電荷が振動した結果として発生する電磁波(光子線)である．種々の**放射性核種** radionuclide からのγ線のエネルギーはそれぞれの励起状態の核種に固有な一定のエネルギーを持ち，単一エネルギースペクトルを示し，[keV あるいは MeV]で表わす．

　γ線は核医学検査および放射線治療で使用されている．核医学検査ではγ線を検出して，それらによる検査画像を取得している．一方，放射線治療では小線源からのγ線およびラジオサージェリ装置であるガンマナイフのγ線が使用され，それらの治療線量のγ線の線量測定が行われている．なお現在，高エネルギー放射線治療の主力装置であったコバルト遠隔治療装置はX線および電子線治療装置であるリニアック治療装置に置き換わっている．さらに，種々の放射線が原子核と相互作用した結果として二次的に発生するγ線が発生する場合がある．

　X線，γ線の真空中の伝播速度はすべての電磁波で同じであり，その速度 c_0 は次式で表わされる．

$$c_0 = 約 3 \times 10^8 \, \mathrm{m/s} \tag{Ⅱ-1}$$

電磁波のエネルギー E[J]は次式で表わされる.

$$E = h\nu \tag{II-2}$$

ここで, h はプランク定数であり, ν はその電磁波の振動数である.

$$h = 約 6.63 \times 10^{-34} \text{J} \cdot \text{s} \tag{II-3}$$

電磁波の振動数 ν[1/s], 波長 λ[m] および光速度 c[m/s]の関係は次式で表わされる.

$$\nu\lambda = c \tag{II-4}$$

2. 電子線

電子 electron にはマイナスに帯電した**陰電子** negative electron とプラスに帯電した**陽電子** positive electron が存在する. 電子の集まりを**電子線**という. なお, 原子核内から放出された電子線を β **線**といい, 陰電子線である β^- 線および陽電子線である β^+ 線が存在する.

医療では, 放射線治療に電子加速器により加速した数 MeV の高エネルギー電子線および放射性核種からの β^- 線が, 核医学検査に陽電子放出核種からの β^+ 線が使用されている. さらに, 種々の放射線が物質と相互作用した結果として**二次電子**(陰電子および陽電子)が放出される. 特に医療で使用する電離放射線による電離作用の結果として放出される軌道電子(陰電子)である二次電子は, ほとんどがその物質中で止まってしまい, 物質外に飛び出す場合はあまり多くない. しかし放射線照射による物質へのエネルギーの付与過程は主に二次電子によっており, すなわち線量測定においては二次電子の物質中での挙動を理解することが重要である. なお, 荷電粒子の電離作用により放出された二次電子を $\boldsymbol{\delta}$ **線** δ ray という.

電子の静止質量 m_0, 静止エネルギー m_0c^2 は, それぞれ

$$m_0 \simeq 9.109 \times 10^{-31} \text{ kg}$$
$$\simeq 0.000548 \text{ u} \tag{II-5}$$
$$m_0c^2 \simeq 0.511 \text{ MeV} \tag{II-6}$$

であり, その電荷量は電気素量 e に等しく

$$e \simeq 1.602 \times 10^{-19} \text{ C} \tag{II-7}$$

である. なお, [u]は原子質量単位である. 電子の大きさ(直径)は不確定性原理より測定することは不可能であるが, 10^{-18} m 以下であると考えてよい.

運動しているときの粒子の全エネルギー W(質量エネルギー)は, 相対論的質量 m とエネルギーの等価式より次式で与えられる.

$$W = mc^2 \tag{II-8}$$

ここで, 質量エネルギー mc^2 はその粒子が止まっているときの静止エネルギー m_0c^2 と運動エネルギー E の和で表わされる.

$$mc^2 = m_0c^2 + E \tag{II-9}$$

一般に,電子等の粒子線のエネルギーは一般にその運動エネルギーで表わす.軽粒子である電子の運動エネルギー E は,医療で使用するエネルギー範囲では相対論の補正が必要であり,運動中の質量エネルギー mc^2 と静止時の質量エネルギー m_0c^2 の差で表わされる.

$$E = mc^2 - m_0c^2 \tag{II-10}$$

$$= m_0c^2\left(\frac{1}{\sqrt{1-\beta^2}} - 1\right) \tag{II-11}$$

ここで,β は v/c,v は電子の速度,c は光速度である.エネルギーの単位にはジュール [J] が使われ,(II-8)式より,

$$1\,\text{J} = 1\,\text{kg} \cdot \text{m}^2/\text{s}^2 \tag{II-12}$$

である.一般に,放射線のエネルギーの単位としてはエレクトロン・ボルト [eV] が使われ,

$$1\,\text{eV} \fallingdotseq 1.602 \times 10^{-19}\,\text{J} \tag{II-13}$$

である.

3. 陽子線,重荷電粒子線

電子より重たい粒子を一般に**重粒子**と呼ぶ.**陽子**は原子核を構成している核子の1つであり,その電荷量,静止質量,静止エネルギーは,それぞれ 1.602×10^{-19} C,1.00727 u,938.2 MeV である.陽子はプラスに帯電している安定な粒子である.**重荷電粒子** heavy charged particle とは,一般に電子より大きい質量を持った荷電粒子で,陽子,重陽子(重水素核),α 粒子(He 核)および加速器で高エネルギーに加速された種々の原子核(重イオン)をいう.

医療では放射線治療に粒子加速器(サイクロトロン,シンクロトロン)により発生させた**陽子線**および**炭素線** carbon beam が使用されている.なお,放射線治療では陽子線を重粒子線と区別して呼ぶ場合が多く,これらの分野では陽子線,重粒子線の線量測定が行われている.また,核医学検査に使用する短寿命の放射線核種 RI の作成のために小型サイクロトロンおよび原子炉等が使用されている.

4. 中性子線

中性子 neutron は陽子とともに原子核を構成している核子の1つであり,その静止質量,静止エネルギーは,それぞれ 1.00866 u,939.6 MeV である.なお,中性子の電荷はゼロである.中性子は単独で存在する自由な状態では不安定な粒子であり,その平均寿命は約 15 分で,陽子,β^- 粒子およびニュートリノ(中性微子)neutrino に崩壊する.中性子はそのエネルギーによって**熱中性子** thermal neutron,**熱外中性子** epithermal neutron,中速中性子,**速中性子** fast neutron,超高速中性子と分類される.このうち熱中性子はそ

の運動エネルギーが低く，常温の気体分子と熱平衡状態になったときの中性子で約 0.025 eV の平均エネルギー，秒速 2,200 m/s(真空中)を持つ．一方，速中性子のエネルギーは約 10 keV～10 MeV である．

中性子線は現在，原子炉および加速器からの熱中性子線あるいは熱外中性子線を利用した中性子捕獲療法の研究が行われている．加速器からの速中性子線は以前に直接的な治療線質として放射線治療に使用されたことがあったが，現在ではその利点が認められず，その利用を中止している．一方，現在の放射線治療装置である加速器からはわずかであるが光核反応の結果として速中性子(光中性子)が放出される場合があり，その防護のための線量測定が必要になる．

B. 放射能

1. 核崩壊

原子核は核内の核子間の核力とクーロン力等のバランスにより安定構造を保っている．しかし，この安定性が崩れると α 線や β 線を放出することにより，より安定な別の原子核に変わる．この現象を**放射性崩壊** radioactive decay，**放射性壊変** radioactive disintegration，あるいは単に核の崩壊，核の壊変といい，その能力を持つ原子核を**放射性核種**あるいは**放射性同位元素** radioisotope；**RI** という．崩壊前の放射性核種を親核種，崩壊によって生じる核種を娘核種という．放射性核種のうち，天然に産する鉱物などの成分元素で崩壊するものを天然放射性核種，人工的に加速器や原子炉などでつくったものを人工放射性核種という．なお，γ 線は励起原子核の余分なエネルギーが原子核外に放出される電磁波であり，一般に原子核からの α 線を放出する α 崩壊，β 線の放出する β 崩壊に伴って放出される．

2. 放射能

放射能 radioactivity という言葉は，最初に Curie 夫妻が放射性物質から放射線が放出される現象に対して使用した．しかし現在では，放射能(単に activity)とは，第Ⅲ章，E. で説明するように，数多くある放射線の量(吸収線量，照射線量など)のうちの1つとして明確に定義されている．しかし，一般に放射線を放出する能力として，あるいは放射性物質そのものの代名詞のように使われる場合があるので注意が必要である．

放射能 activity；A は単位時間 dt 内に起こった放射性核種の自然核変換の数 dN と定義されている(第Ⅲ章，E.2，参照)．

$$A = \frac{dN}{dt} \qquad (\text{Ⅱ}-14)$$

放射能の単位は，放射性物質の発見者の名前を取り**ベクレル** Becquerel [Bq]で定義されている．

$$1\,\text{Bq} = 1\,\text{s}^{-1} \quad (\text{II-15})$$

すなわち，1秒間に自然核変換する数 <u>d</u>isintegration <u>p</u>er <u>s</u>econd；**dps** を 1 Bq と表わす．この単位ベクレルと長年用いられてきた放射能の単位キュリー [Ci] とは次式の関係がある．

$$1\,\text{Bq} = 2.7 \times 10^{-11}\,\text{Ci}$$
$$1\,\text{Ci} = 3.7 \times 10^{10}\,\text{Bq} \quad (\text{II-16})$$

3. 放射性崩壊の法則

放射能，つまり単位時間内の自然核変換の数 dN/dt はそのときの放射性核種の数 N に比例する．その比例定数を λ とすると，

$$\frac{dN}{dt} = \lambda N \quad (\text{II-17})$$

となる．この核種に固有な定数 λ を**崩壊定数** decay constant，あるいは**壊変定数** disintegration constant という．すなわち，放射能 A は(II-14)，(II-17)式より，

$$A = \frac{dN}{dt}$$
$$= \lambda N \quad (\text{II-18})$$

であり，そのときの放射性核種の数 N と崩壊定数 λ との積で表わされる．t 時間後の放射性核種 N_t の数は(II-17)式より指数関数的に減少し，次式で近似できる．

$$N_t = N_0 e^{-\lambda t} \quad (\text{II-19})$$

ここで，N_0 はその初期値 ($t = 0$) であり，崩壊前の放射性核種の数である．

(II-19)式において，N_t が N_0 の半分，すなわち，1/2 になる時間を**半減期** half life, T という．

$$\frac{1}{2} = e^{-\lambda T}$$

$$\lambda T = 0.693 (= \log_e 2) \quad (\text{II-20})$$

個々の放射性核種が崩壊するまでの時間(寿命)は $0 \sim \infty$ まで分布している．その**平均寿命** average life または mean life, τ は個々の核の寿命の総和を核の数で割ったものであり，

$$\tau = \frac{\int_0^{N_0} t\,dN}{\int_0^{N_0} dN}$$
$$= \frac{1}{\lambda} \quad (\text{II-21})$$

となる．平均寿命が経過したときの原子数 N_τ は N_0/e 個になる．

4. 放射性崩壊の形式

原子核の崩壊形式には，それぞれα線を放出する**α崩壊** α decay (または**α壊変** α disintegration)，β線を放出する**β崩壊** β decay (または**β壊変** β disintegration) と**自発核分裂** spontaneous fission がある．なお，上述したように，γ線はこれらの崩壊に伴って放出され，γ線のみを放出する原子核の崩壊は存在しない．

1) α崩壊

α崩壊は原子番号の比較的高い元素に起こり，約 4〜9 MeV の α線 (He 核) を放出し，その半減期は自然放射性核種では ^{232}Th の 1.41×10^{10} 年から，^{212}Po の 0.304 μs にまで及んでいる．α線はヘリウム核であり，親核種が α線を放出して崩壊するとその原子番号が 2，質量数が 4 だけ小さい娘核種になる．さらに，娘核種がエネルギー的に不安定な励起状態であれば，γ線等を放出して基底状態になる．娘核種はさらに β$^-$ 線，α線を放出する崩壊系列により，最終的な安定な原子核である Pb あるいは Bi まで崩壊を繰り返す．

2) β崩壊

β崩壊は電子である β線を核外に放出して核が崩壊する現象である．β崩壊には陰電子である **β$^-$ 線** β$^-$ ray を放出することにより核内の中性子が陽子に変わる **β$^-$ 崩壊** β$^-$ decay と，陽電子である **β$^+$ 線** β$^+$ ray を放出して核内の陽子が中性子に変わる **β$^+$ 崩壊** β$^+$ decay の 2 種類の崩壊形式がある．いずれの場合でも陽子数と中性子数の合計数である質量数は変わらない．また，陽電子を放出するかわりに軌道電子を核内に取り込み，陽子が中性子に変わる**電子捕獲** electron capture；EC も β$^+$ 崩壊の一種である．β崩壊を起こした核は場合によってはエネルギー的に不安定な励起状態になり，α崩壊の場合と同じように，γ線等を放出することにより安定核種になる．これら β崩壊では，電荷を持たず質量がゼロに近い (電子の質量の 1/2000 以下と考えられる) ニュートリノ ν が同時に放出さる．β崩壊により生じる β線およびニュートリノはいろいろなエネルギーを受け取り，電子の集まりである β線は α線，γ線と異なり，連続エネルギースペクトルを示す．そのために，β線のエネルギーをその最大値 E_{max} で表わし，その平均エネルギー E は E_{max} の 1/3 である．なお，ニュートリノはほとんど質量がなく，電荷を持たず，核力は働かずに，"弱い力" しか作用しないために，電子と同じように最初から核の中には存在できず，他の粒子とも相互作用しにくく，その寿命は非常に長い．なお，力には，重力，電磁気力，強い力 (核力)，弱い力の 4 つの力が存在し，電磁気力と弱い力は色の力に統一される．

β$^-$ 崩壊では，中性子数が陽子数にくらべて多すぎる核で起こる．すなわち，β$^-$ 崩壊は核内の中性子が陰電子とニュートリノを放出して陽子に変わると説明でき，

$$n \longrightarrow p + \beta^- + \nu + エネルギー \tag{II-22}$$

と表示できる．ここで，ν はスピンの方向が右巻きの反ニュートリノである．

β^- 崩壊では，親核種が β^- 線を放出して崩壊するとその原子番号が 1 だけ増す．

β^+ 崩壊では，陽子数が多すぎる核から β^+ 線を放出してその原子番号を 1 だけ減らす．まず，核内で陰電子と陽電子の対がつくられ，そのうちの陰電子と陽子が一緒になって中性子をつくり，残りの陽電子とニュートリノが放出される．すなわち，

$$p + (e^- + e^+) \longrightarrow n + e^+ + \nu + \text{エネルギー} \qquad (\text{II-23})$$

と表示できる．その結果，β^+ 崩壊では，親核と娘核の質量差が陰陽の電子対をつくるに必要なエネルギー ($2\,m_0c^2 = 1.02$ MeV) 以上でなければ親核は陽電子を放出できない．なお，β^+ 崩壊で生成された陽電子は不安定で，そのエネルギーがなくなり止まりかけると，まわりの陰電子と結合して消滅することにより，$m_0c^2 (= 0.511$ MeV) のエネルギーを持つ 2 つの**消滅放射線**を互いに 180°方向に放出する．

電子捕獲 EC では，β^+ 崩壊のかわりに核がそのまわりを回っている軌道電子を捕獲，核内の陽子と結合して中性子とニュートリノに変換することによってエネルギー的に安定になろうとする．

$$p + e^- \longrightarrow n + \nu + \text{エネルギー} \qquad (\text{II-24})$$

したがって，陽電子放出と EC は競合して起こることになるが，親核と娘核のエネルギー差が $2\,m_0c^2$ 以下の場合は電子捕獲しか起こらない．電子捕獲により，核の原子番号は 1 減少する．軌道電子捕獲によって生じた空位の電子軌道はより外側の軌道電子で埋められる．そのとき，それらの結合エネルギーの差に相当する余剰エネルギーによって特性 X 線あるいは外殻の軌道電子が放出される．放出される軌道電子を**オージェ電子** Auger electron といい，この現象を**オージェ効果** Auger effect という．なお，余剰エネルギーを持った原子を励起原子といい，種々の物理現象の結果として励起原子が生じると特性 X 線あるいはオージェ電子が放出される．

3）自発核分裂

崩壊形式の一つとして，**自発核分裂**あるいは**自然核分裂**がある．人工的につくられた原子番号 92(U) 以上の重い原子核では，中性子数が陽子数に比べて多く不安定であり，外部からの刺激がなくても自然に 2 つの核に分裂して，余剰の中性子を放出する．2 つに分裂した核を**分裂片** fission fragment, fission product という．自発核分裂は一般に α 崩壊と競合する．なお，一般に自発核分裂では連鎖反応は起きない．

4）γ 線放射

原子核から γ 線を放出することを **γ 線放射** γ-ray emission (または **γ 線放出**) という．α 崩壊，β 崩壊，自発核分裂を起こしたとき，しばしば核は励起状態に残される．この励起核がさらに α 線，β 線を放出できるほど十分なエネルギーを持っていない場合，あるいはこれらの粒子の放出がゆっくりと起きる場合に，γ 線を放出して安定状態になろうとす

る．このとき，一度に安定状態に落ちるのではなく，いくつかの励起状態を経ることがある．すなわち，励起状態の原子核から γ 線を放出するか，後述する内部転換で安定状態に移る．そのほとんどは 10^{-6} 秒以下の短時間で起こり，まれに α 崩壊や β 崩壊がその競争に加わろうとするが，α 崩壊はクーロン障壁のため，β 崩壊は相互作用の弱さのために競争に負けることが多い．原子核が励起状態にあると，電荷が振動して電磁波が発生する．これが γ 線で，振動数は一定であり，γ 線は線スペクトルのエネルギー分布を示す．この γ 線のエネルギーは核種に固有な一定のエネルギーを持つ．γ 線放射では，核の原子番号も質量数も変化しない．

核の崩壊の中では γ 線放射が数も種類も最も多い．すでに説明したように，一般に γ 線のみを放出する原子核の崩壊は存在しない．しかし，陽子数も中性子数も等しく，そのエネルギー準位のみが異なる2種以上の**核異性体** nuclear isomer（または**異性核**）が存在する．一般にその半減期が長い（10^{-6} 秒以上）異性核からは γ 線が放出される．一方，γ 線を放出するかわりに，軌道電子を原子外に放出して安定になろうとする場合がある．これを**内部転換** internal conversion；**IC**（あるいは**内部変換**）という．このとき，放出される電子を**内部転換電子** internal conversion electron（あるいは**内部変換電子**）という．内部転換に伴い，空位になった軌道は他の軌道電子で埋められ，特性X線あるいはオージェ電子が放射される．エネルギー準位の高い核異性体から γ 線あるいは内部転換電子を放射することを**異性体転移** internal transition；**IT** という．

C. 放射線と物質との基本的相互作用

1. 放射線と原子との基本的相互作用

すべての放射線は物質を構成している**原子**と直接に**相互作用**する．すなわち，その原子がつくっている化合物の構造に関係なく，原子が単独に存在しているのと同じように作用する．原子は核子である陽子と中性子からなる原子核とそのまわりの軌道電子から構成されている．放射線が物質に入射すると，図Ⅱ-2 に模式的に示すように，物質をつくっている原子と相互作用して**電離**，**励起**，**反跳** recoil，**核反応** nuclear reaction および**制動放射** bremsstrahlung を起こす．

2. X線, γ 線の相互作用とエネルギー付与

放射線医学では，1個のX線光子，γ 線光子を利用するというよりも，いわゆる多数の高エネルギー光子が集まった**光子束** photon beam（X線，γ 線，光子ビーム）として利用している．しかし，このような光子束の物理学的性質を理解するためには，1個の光子が原子とどのように相互作用するかを理解したうえで，光子束の性質を議論しなければならない．

X線光子および γ 線光子と原子との相互作用の仕方には，**干渉性散乱** coherent scatter-

C. 放射線と物質との基本的相互作用　25

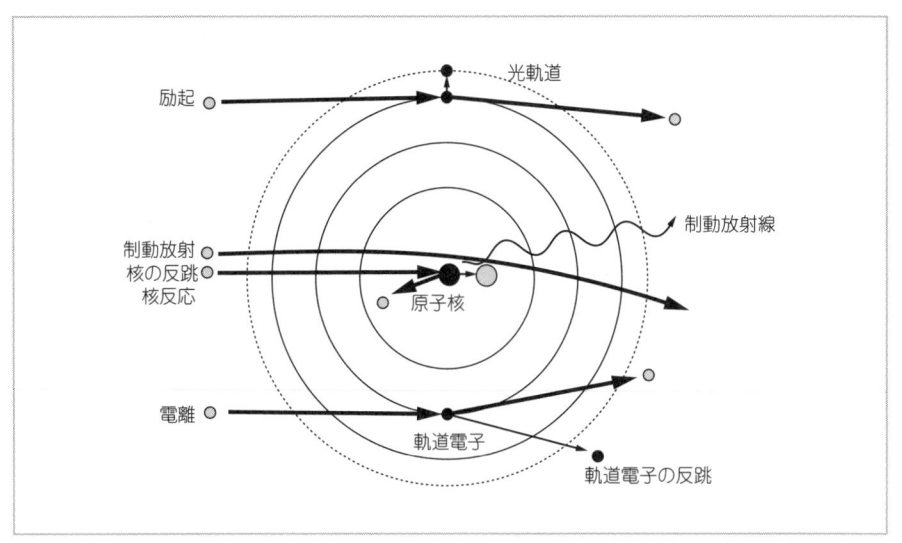

図Ⅱ-2　放射線と原子との基本的な相互作用，電離，励起，反跳・核反応，制動放射
医療に主に利用されている放射線(X線，γ線，電子線，β線)の相互作用では，電離および制動放射が重要になる．制動放射は電子のような軽い荷電粒子で起こりやすい．

ing，**光電吸収** photoelectric absorption，**コンプトン散乱** Compton scattering，**電子対生成** pair production，**光(ひかり)核反応** photo nuclear reaction の5つがある．これらの相互作用を図Ⅱ-3に示す．このうち放射線医療に使用されている数十 keV～数十 MeV の光子では，特に光電吸収，コンプトン散乱，電子対生成が重要となる．

　干渉性散乱は，入射光子の波長が原子の大きさ(約0.1 nm)と同じ程度であるときに起こりやすく，入射光子のエネルギーすべてが原子に吸収され，その原子を振動させ，改めて同じエネルギーの電磁波(光子)を方向を変えて放出する現象である．干渉性散乱はトムソン散乱，古典散乱，レーリ散乱ともいう．干渉性散乱は数 eV 程度の光子エネルギーに起こりやすい．

　光電吸収では，物質に入射した光子が原子の軌道電子にそのエネルギーをすべて与えて電離する．このとき，電離により放出された軌道電子を**光電子** photoelectron という．一方，入射した光子は完全に消滅するために光電吸収という．光電吸収を**光電効果** photoelectric effect ともいう．光電吸収が起こるためには，入射光子は軌道電子の電離エネルギー(軌道電子の核との結合エネルギー)以上のエネルギーを持っている必要があり，入射光子のエネルギーがさらに上昇すると急激にその起こる確率が小さくなる．すなわち，光電吸収は光子のエネルギーが大きすぎて軌道電子に完全に吸収されない場合には起こらない．一般に，生体軟部組織の単位質量当たりの光電吸収の起こる割合(**断面積** cross sec-

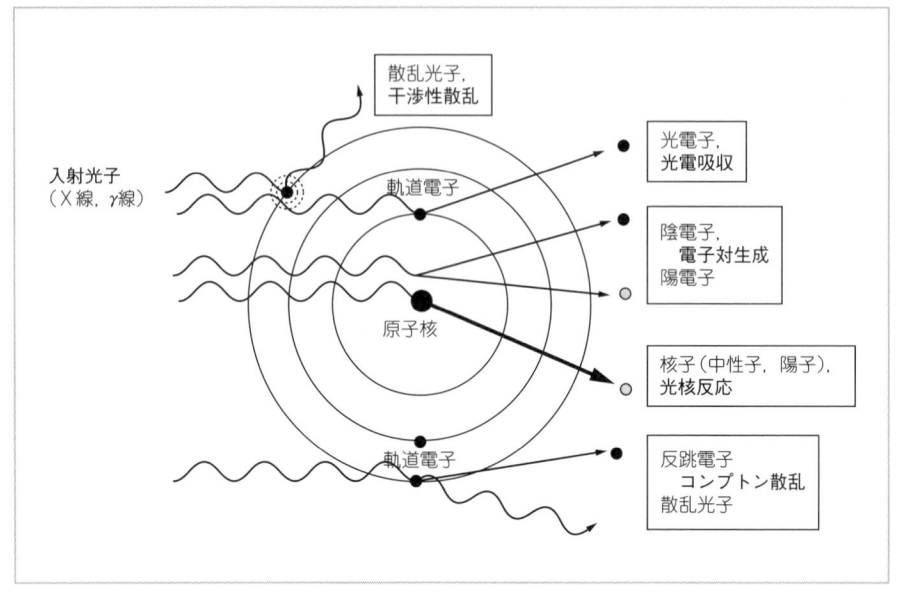

図Ⅱ-3 X線光子，γ線光子と原子との相互作用[11]

tion)は入射光子のエネルギー E の3乗に反比例し，物質の原子番号 Z の3乗に比例する．生体軟部組織で光電吸収が重要になるのは光子エネルギーが数十～約 100 keV までである．放出された光電子のエネルギーは相互作用を起こした原子の近くで吸収される．光電子の放出に伴い，その生じた空位の軌道を埋めるために外側の軌道電子が落ち込むとき，軌道電子の遷移に伴って電磁波が特性X線の形で放出されるか，あるいはより外側の軌道電子がオージェ電子として放出される．オージェ電子を放出する現象をオージェ効果という．すなわち，光電吸収が起こると，入射光子の持っていたエネルギーは光電子および付随して発生する特性X線あるいはオージェ電子の形でその原子の外側に放出される．一般に放出された特性X線，オージェ電子のエネルギーは低く，生体組織のような比較的低原子番号物質の場合には，光電子と同じようにその物質中で吸収される．

コンプトン散乱では，物質に入射した光子は原子の軌道電子に当たり，そのエネルギーの一部を軌道電子に与えその軌道電子を電離で放出し，残りのエネルギーをもって**散乱光子** scattered photon が飛び出す．そのためにコンプトン散乱では，電離で放出された**反跳電子** recoil electron と散乱光子が発生する．コンプトン散乱を**コンプトン効果** Compton effect ともいう．コンプトン散乱は入射光子のエネルギーが軌道電子の結合エネルギーと比較して高い場合に起こりやすく，約数百 keV～数 MeV の入射光子の場合に起こりやすい．すなわち，一般にコンプトン散乱は軌道電子の結合エネルギーが無視でき，光子と自

由電子との相互作用であるともいえる．一般に，物質単位質量当たりのコンプトン散乱の断面積は入射光子のエネルギー E に反比例し，物質の原子番号 Z には依存しない．コンプトン散乱の相互作用が内殻の軌道電子と起こると，光電吸収と同じように，電離された軌道電子の空位を埋めるために外側の軌道電子が落ち込み，その結果，特性X線あるいはオージェ電子が放出される．すなわち，コンプトン散乱が起こると，入射光子の持っていたエネルギーは反跳電子，散乱光子および付随して発生する特性X線あるいはオージェ電子の形でその原子の外側に放出される．一般に，コンプトン散乱光子は比較的エネルギーが高く，相互作用した原子から遠く離れた場所まで放出される．一方，反跳電子のエネルギーは光電子の場合と同じようにその原子の近くでほとんどが吸収される．また，コンプトン散乱に付随して放出された特性X線，オージェ電子のエネルギーは低く，光電吸収のときと同じようにその物質中で吸収されることになるがコンプトン散乱が主になる高エネルギーではその寄与率はほとんど無視できる．

電子対生成では，原子に入射した光子は原子核のクーロン場により，消滅して陰電子と陽電子の対を放出する．すなわち，電子対生成が生じるためには，2つの電子をつくり出さなければならず，入射光子は電子の静止エネルギー (0.511 MeV) の2倍である 1.022 MeV 以上のエネルギーを持っていなければならない．電子対生成で発生する陰，陽電子は入射光子のエネルギーから 1.022 MeV を引いた残りのエネルギーを分け合って飛び出す．一般に，物質単位質量当たりの電子対生成の断面積は入射光子のエネルギー E から 1.022 MeV を引いた値，および物質の原子番号 Z に比例する．一方，軌道電子のクーロン場で電子対生成が起こり，その軌道電子を同時に放出する過程を**三対子生成** triplet formation という．三対子生成が起こるためには，入射光子のエネルギーは 2.044 MeV 以上でなければならない．三対子生成の起こる確率は一般に電子対生成の半分以下である．電子対生成，三対子生成で放出された電子はその原子の近くでほとんどが吸収される．

光核反応は入射光子がその全エネルギーを原子核に与えて消滅して，励起された原子核から陽子，中性子，π 中間子などを放出する反応である．光核反応を起こすためには，各元素それぞれに反応しきいエネルギーがある．このしきいエネルギーから 3〜6 MeV 上のエネルギーで反応が起こる確率が最大となり，これを越えると断面積はしだいに小さくなる．陽子と中性子を放出する光核反応のしきいエネルギーは軽元素では 10〜18 MeV，重元素では 7〜10 MeV である．一方，π 中間子を放出する光核反応は約 140 MeV 以上で起こる．光核反応の断面積は非常に小さく放射線医療では一般に考慮しなくてもよい．しかし，放射線治療で 10 MeV 程度に電子等を加速している場合には，照射装置の**コリメータ** collimator 等から光核反応による速中性子が放出されるために，その速中性子線の**遮蔽** shield に配慮しなければならない．

X線および γ 線の光子束が物質に入射すると，個々の入射光子は原子と上記5つの相

互作用のいずれかを起こし,個々の入射光子は消滅したり,散乱X線を放出したり,また,物質と全く相互作用を起こさずに物質を通り抜ける入射光子も存在する.ここで注意しなければならないことは,入射光子そのものは相互作用を一度起こすとその場で消滅することである.このことは他の荷電粒子の相互作用と異なる点である.

いま,簡単のために単一エネルギーを持った光子束の物質中での相互作用を説明する.ある光子がある場所で相互作用を起こすかどうかは全くの確率現象であり,その確率は二項分布あるいはポアソン分布に従うものである.その結果,厚さx[m]の物質中で相互作用を起こさずにその物質を通過する光子数N_xは

$$N_x = N_0 e^{-\mu x} \tag{II-25}$$

で表わされる.ここでN_0は入射光子数,μは**線減弱係数** linear attenuation coefficient [m^{-1}]である.以上のことは単一エネルギーである光子線の強度I(光子数×そのエネルギー)についても同じである.

$$I_x = I_0 e^{-\mu x} \tag{II-26}$$

すなわち,単一エネルギーのX線,γ線は物質中で指数関数的に減弱する.しかし,連続エネルギースペクトルを示す制動放射線は単純には指数関数的には減弱しないことに注意が必要である.

線減弱係数μは次式で定義される.

$$\mu = \frac{1}{N} \cdot \frac{dN}{dl} \tag{II-27}$$

すなわち,単位距離当たりに相互作用する光子数dN/dlはその位置における光子Nに比例し,その比例定数μが線減弱係数である.線減弱係数μは

$$\mu = \omega + \tau + \sigma + \pi + \kappa \tag{II-28}$$

で表わされ,ω, τ, σ, π, κはそれぞれ微視的にみた場合は干渉性散乱,光電効果,コンプトン効果,電子対効果,光核反応の断面積であり,巨視的にみた場合はそれぞれの相互作用による線減弱係数となる.線減弱係数μは同じ物質であってもその密度に依存して変化するために,一般にそれを物質の密度ρで割った**質量減弱係数** mass attenuation coefficient,μ/ρを用いる(第III章,C.2,第IV章,A.4.1),参照).

X線およびγ線の光子束が物質に入射すると,それぞれの光子は原子と種々の相互作用を行い,物質にそのエネルギーを与える.光子が物質と種々の相互作用を起こしてその入射光子が消滅しても,そのすべてのエネルギーが直接,物質に付与されるとは限らない.光子による物質へのエネルギー付与の過程を光電吸収,コンプトン散乱,電子対生成過程について図II-4に模式的に示す.たとえば,コンプトン散乱を起こした場合,入射光子のエネルギーはコンプトン反跳電子である二次電子と散乱光子に与えられ,そのうち二次電子のエネルギーの大部分はその相互作用を起こした付近で物質に吸収されてしまうが,コンプトン散乱光子は全く物質と相互作用を起こさずに通り抜ける場合もある.すな

C. 放射線と物質との基本的相互作用　29

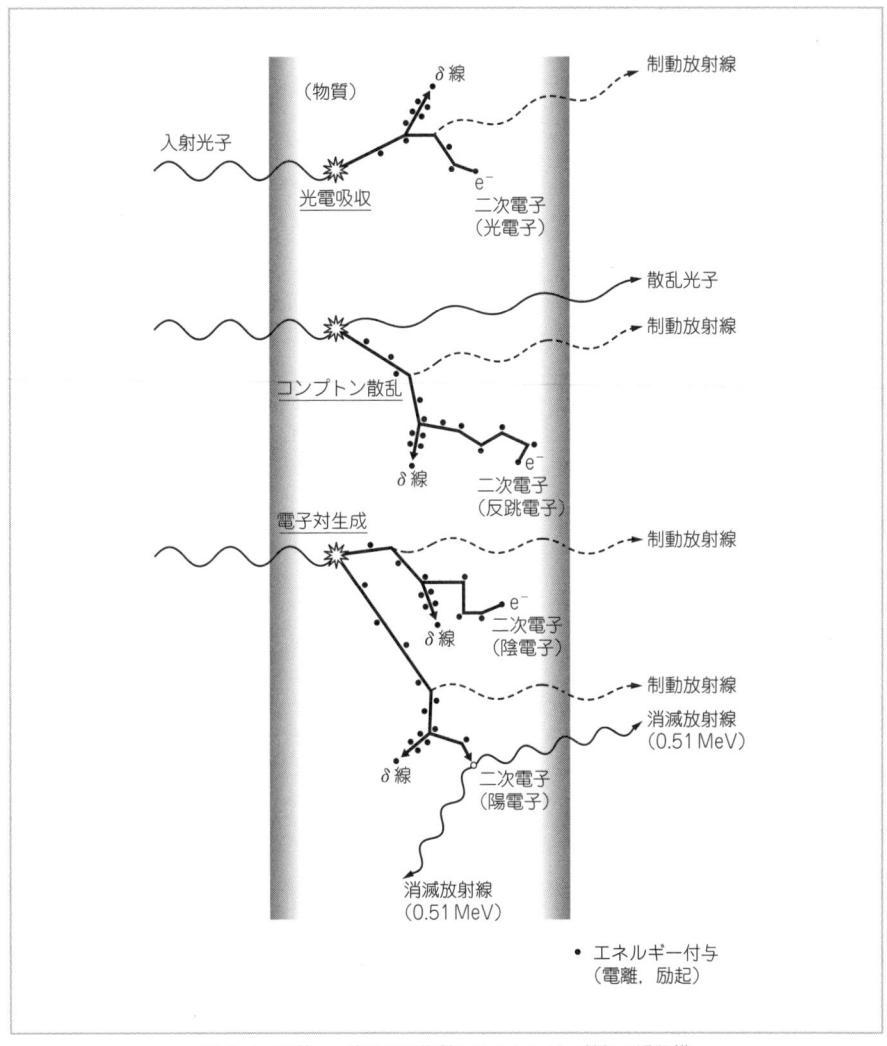

図II-4　X線，γ線による物質へのエネルギー付与の過程[11]
間接電離性放射線であるX線，γ線の物質へのエネルギー付与は，主に物質との相互作用で発生した二次電子による．

わち，光子による物質へのエネルギー付与は主にその相互作用によって発生する二次電子（光電子，コンプトン反跳電子，陰陽電子対）によるといえる．さらに，光子によって二次電子にエネルギーを付与する場所と，その二次電子が電離などによって物質にエネルギー

を付与する場所が異なることも認識していなければならない.

エネルギー E を持った光子束 N が物質と種々の相互作用を起こし,そのエネルギーのうち二次電子の運動エネルギー E_{tr} に転換した割合に線減弱係数を乗じたものを**線エネルギー転移係数** linear energy transfer coefficient;$\mu_{tr}[\mathrm{m}^{-1}]$ という.

$$\mu_{tr} = \mu \cdot \frac{E_{tr}}{E} \tag{II-29}$$

また,(II-27)式より

$$\mu_{tr} = \frac{E_{tr}}{EN} \cdot \frac{dN}{dl}$$

$$= \frac{1}{EN} \cdot \frac{dE_{tr}}{dl} \tag{II-30}$$

と定義される.ここで,dE_{tr}/EN は距離 dl 中における相互作用により,入射光子束の全エネルギー(EN)が二次電子の運動エネルギーに転移した割合である.同様に,**質量エネルギー転移係数** mass energy transfer coefficient;$\mu_{tr}/\rho[\mathrm{m}^2\mathrm{kg}^{-1}]$ は

$$\mu_{tr}/\rho = \mu/\rho \cdot \frac{E_{tr}}{E}$$

$$= \frac{1}{\rho EN} \cdot \frac{dE_{tr}}{dl} \tag{II-31}$$

と定義される(第III章,C.3,第IV章,A.4.2),参照).

光子と物質との相互作用によって放出された二次電子はその運動エネルギーがなくなるまで物質中を進み,その経路に添って電離を起こし,イオンをつくる.しかし,二次電子の運動エネルギーのすべてが電離,励起などにより消費されるのではなく,ときには制動放射線としてその物質外に放出される場合もある.結局,二次電子の運動エネルギーに転換されたエネルギーのうち,制動放射線に与えられるエネルギーを差し引いたものが,その物質に吸収されるエネルギーとなる.制動放射線のエネルギーになる割合を g とすると,光子の**線エネルギー吸収係数** linear energy absorption coefficient;$\mu_{en}[\mathrm{m}^{-1}]$ は

$$\mu_{en} = \mu_{tr}(1-g) \tag{II-32}$$

となり,**質量エネルギー吸収係数** mass energy absorption coefficient;$\mu_{en}/\rho\ [\mathrm{m}^2\mathrm{kg}^{-1}]$ は

$$\mu_{en}/\rho = \mu_{tr}/\rho \cdot (1-g) \tag{II-33}$$

で定義される(第III章,C.4,第IV章,A.4.2),参照).連続エネルギースペクトルを持つ制動放射線のエネルギー吸収係数は,それぞれの光子エネルギーについてのエネルギー吸収係数を考慮すれば求められる.すなわち,全質量エネルギー吸収係数 μ_{en}/ρ は質量光電エネルギー吸収係数 τ_{en}/ρ,質量コンプトンエネルギー吸収係数 σ_{en}/ρ,質量電子対エネルギー吸収係数 κ_{en}/ρ より,

$$\mu_{en}/\rho = \tau_{en}/\rho + \sigma_{en}/\rho + \kappa_{en}/\rho \tag{II-34}$$

となる．ここで，光核反応はその起こる頻度である質量エネルギー吸収係数は小さく，一般に無視できる．

すなわち，X線，γ線が物質に照射されると，それぞれの相互作用が起こり，二次電子，散乱光子が放出される．その二次電子は，次節で説明するように，物質中で弾性散乱，非弾性散乱を繰り返し，物質を電離，励起することによりエネルギーを付与する．電離，励起を起こした原子はさらに物理学的反応，化学的反応，生物学的反応を起こす．

3. 電子線の相互作用とエネルギー付与

医療分野では，放射線治療における電子線照射が行われている．一方，放射線同位元素RIであるβ線放出核種が核医学検査および放射線治療で使用されているが，主にβ崩壊に引き続いて核から放出されるγ線が主に使用されている．β線は一部，表在放射線治療，甲状腺機能障害のRI療法の一部に使用されている．

放射線治療装置である加速器から放出される**電子線**(**電子ビーム** electron beam)は，本来単一エネルギーを持っているが，患者体内に入射するときにはビーム取りだし窓等を通過するためにあるエネルギー分布を持つ．これら電子線と物質との相互作用を理解するためには，1個の電子と原子との相互作用を考える必要がある．

一方，医療で最もよく使用されている光子線(X線，γ線)は間接電離性放射線であり，その物質へのエネルギー付与は，それらから発生する二次電子によるエネルギー付与が主体であり，結局は電子線によるエネルギー付与になる．

物質に入射した電子等の荷電粒子は，図Ⅱ-5に示すように，原子と**弾性散乱** elastic collision，**非弾性散乱** inelastic collisionである**衝突損失** collision loss(励起と電離)および**放射損失** radiation loss(制動放射)，反跳，核反応等を起こす．弾性衝突とは，電子等の荷電粒子と原子との相互作用の結果，荷電粒子および原子の内部エネルギーを変化させずに，それらのエネルギーを転移することなく，結果として，電子等の荷電粒子の進行方向のみが変化する散乱過程である．非弾性散乱とは，相互作用の結果，原子を励起あるいは電離して，そのエネルギーを減少(衝突損失)させる散乱過程である．電離した後の原子は**陽(正)イオン** positive ionとなり，放出された軌道電子(二次電子あるいはδ線)と一時的に**イオン対** ion pairをつくる．放出された軌道電子は周りの原子と再衝突して，そのエネルギーを減少させていく．これらの電子は再び陽イオンと再結合して中性原子に戻る場合もあり，中性原子と結合することにより**陰(負)イオン** negative ionをつくる場合もある．なお，荷電粒子と物質との相互作用により放出された比較的高いエネルギーの二次電子をδ線という．

図Ⅱ-6に電子の相互作用とエネルギー付与過程を示す．この過程は光子線(X線，γ線)の二次電子によるエネルギー付与過程でもある．入射電子は，非弾性散乱である電離または励起を起こす相手の軌道電子と質量が等しいために，その運動方向が衝突毎に曲げ

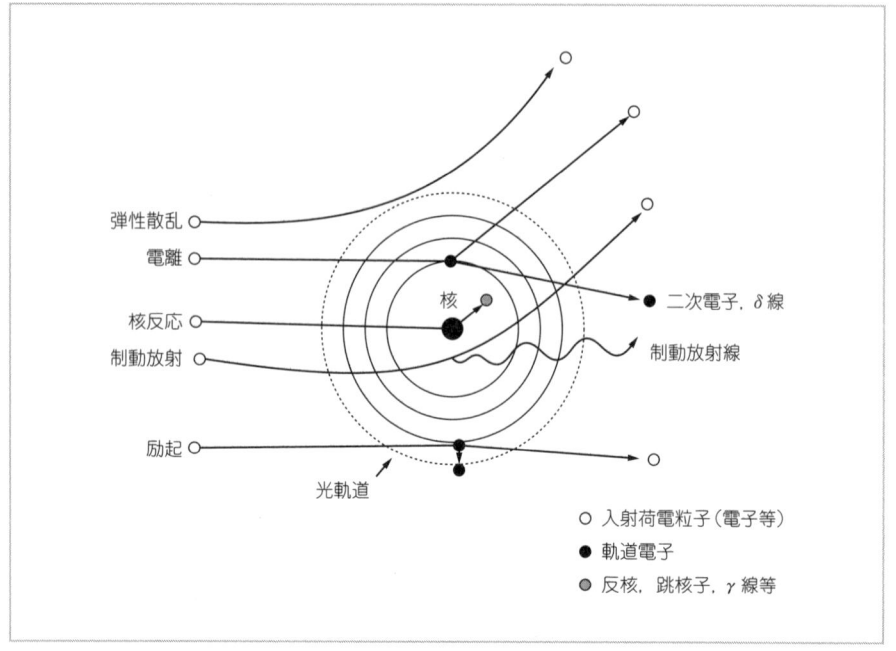

図II-5 荷電粒子と原子との相互作用

（図中ラベル）
- 弾性散乱
- 電離
- 核反応
- 制動放射
- 励起
- 光軌道
- 核
- 二次電子，δ線
- 制動放射線
- ○ 入射荷電粒子（電子等）
- ● 軌道電子
- ● 反核，跳核子，γ線等

られジグザグの飛跡を示し，最後にその運動エネルギーを失い静止する．また，質量の小さい電子は原子核のクーロン力による放射損失を起こし，あるいは原子核に弾性散乱を受け大きく跳ね飛ばされる場合もある．すなわち，ある入射電子の進む方向は前もって予測できない．結果として，電子線は何回かの散乱である**多重散乱** multiple scattering によって，入射方向に対して90°以上進行方向を変えることがあり，それを**後方散乱** back scattering という．特にエネルギーの低い電子線，および原子番号の大きい物質ほど多重散乱のために後方散乱を起こしやすい．質量の小さい電子は多重散乱によって，そのエネルギーを落とし，たとえ一様なエネルギーを持つ電子線であっても，その多重散乱の過程は統計的な**ゆらぎ** straggling があり，一様な飛跡を示さない．すなわち，物質に入射した電子線はジグザク運動をしながら，しだいにその運動エネルギーを失い，最後にその物質中で静止する．なお，電子線，β線を人体等に照射した場合，その制止した深さを**飛程** range という．

ある荷電粒子が物質中を動くとき，その単位長さ当たりに衝突損失および放射損失で失うエネルギーを**阻止能** stopping power と定義されている．電子線は物質中で，主に衝突損失（電離，励起）と放射損失（制動放射）でその運動エネルギーを失い，その阻止能には**衝**

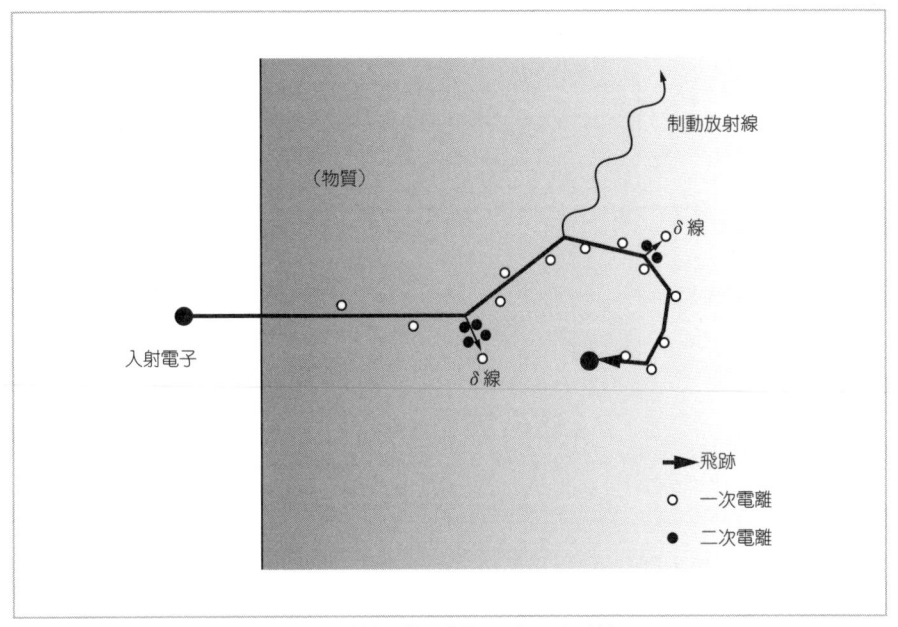

図Ⅱ-6 電子の相互作用とエネルギー付与
直接性電離放射線である電子は物質中で主に多重散乱(電離, 励起)を起こし, そのエネルギーを物質に付与する. その飛跡はジグザグである.

突阻止能 collision stopping power と**放射阻止能** radiation stopping power がある(第Ⅲ章, C.5, 参照). 電子の**質量衝突阻止能** mass collision stopping power;S_{col}/ρ は, 物質の原子番号にほとんど依存しない(第Ⅳ章, A.5.1), 参照). 電子の衝突阻止能は, $E \ll m_0c^2$ の場合にはそのエネルギーが大きくなるに従い小さくなり, さらに高エネルギーになり, その速度が光速度に近づくにつれて徐々に増大する. すなわち, $2m_0c^2 (= 1.022 \text{ MeV})$ 当たりで**最小電離** minimum ionization を示す. 一方, 電子の**質量放射阻止能** mass radiation stopping power;S_{rad}/ρ は, ほぼ物質の原子番号およびエネルギーに比例して増加する.

陽電子線あるいは β^+ 線は(陰)電子線と同じように物質中で散乱によりエネルギーを消耗する. そして, その運動エネルギーをすべて失い静止したとき, まわりの陰電子と結合して, 2個分の電子の静止質量に相当するエネルギー $2m_0c^2 (= 1.022 \text{ MeV})$ を等分したエネルギー(0.511 MeV)を持った光子を互いに反対方向(180°)に放出する. それらを消滅放射線という. 現在, 医用サイクロトロンでつくられた短半減期である陽電子放出核種を用いた RI 検査が行われている. その場合, 陽電子消滅による消滅放射線を測定することにより, その核種の位置, その代謝などが検査できる.

荷電粒子が透明な誘電物質中に入射し, 荷電粒子の速度 v がその物質中の光の速度 c'

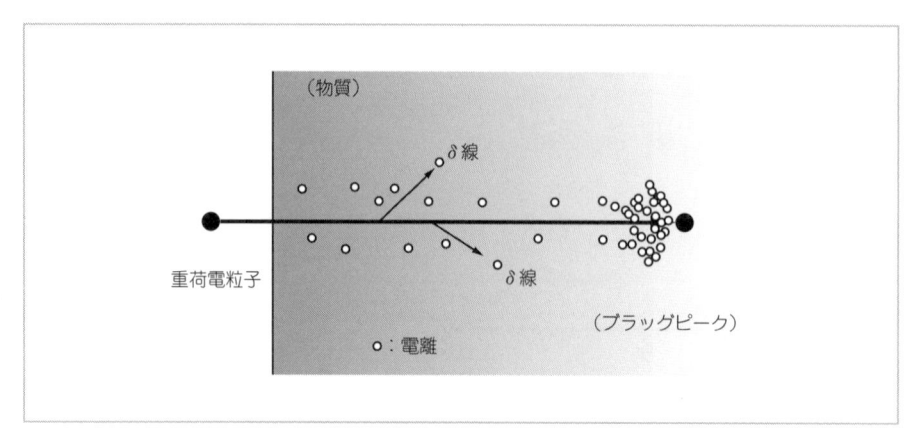

図Ⅱ-7 重荷電粒子線の相互作用とエネルギー付与
重荷電粒子は物質を電離,励起することによってそのエネルギーを落とす.その飛跡は直線的である.それらの飛跡の終端部で多くの電離(ブラッグピーク)を起こす.

($=c_0/n$)より大きいときに可視光線を発生する.ここで,c_0は真空中の光速度,nは媒質中の屈折率である.この現象を**チャレンコフ効果** Cherenkov effect といい,その可視光を**チャレンコフ放射(線)** Cherenkov radiation という.チャレンコフ効果は,1934年,チャレンコフによって初めて観測された.医療の分野では,電子のエネルギーが252 keV以上で光の水中速度の方が遅くなり,水中でチャレンコフ放射線を発生する.チャレンコフ放射線を放出し始める入射粒子のエネルギーを**しきいエネルギー** threshold energy という.一般に,電子以外の荷電粒子のチャレンコフ放射線のしきいエネルギーは,医療で問題にならないほど高い.現在の高エネルギー放射線治療に使用されているX線,γ線,電子線のエネルギーは数MeV以上であり,電子線のチャレンコフ放射のしきいエネルギーはよく人体ファントムとして代用されるアクリル樹脂で174 keV以上である.すなわち,放射線治療のために透明な**ファントム** phantom 内の**線量分布** dose distribution を写真フィルムで測定する場合には,チャレンコフ放射光による感光を避けるために**フィルム** film を黒紙などで覆わなければならない.

4. 重荷電粒子線の相互作用とエネルギー付与

図Ⅱ-7に示すように,陽子線を含めた**重荷電粒子線**は電子線と同じように,そのエネルギーがなくなるまで原子と弾性散乱,非弾性散乱を繰り返す.重荷電粒子は原子中の軌道電子と比べて質量も大きく,1回の衝突(主に軌道電子の電離,励起)によるエネルギー損失は小さく,偏向も受けない.すなわち,電子線と異なり,その飛跡はほぼ直線的である.陽子線治療時の陽子の速度とエネルギーとの関係は相対論の補正が必要であるが,放

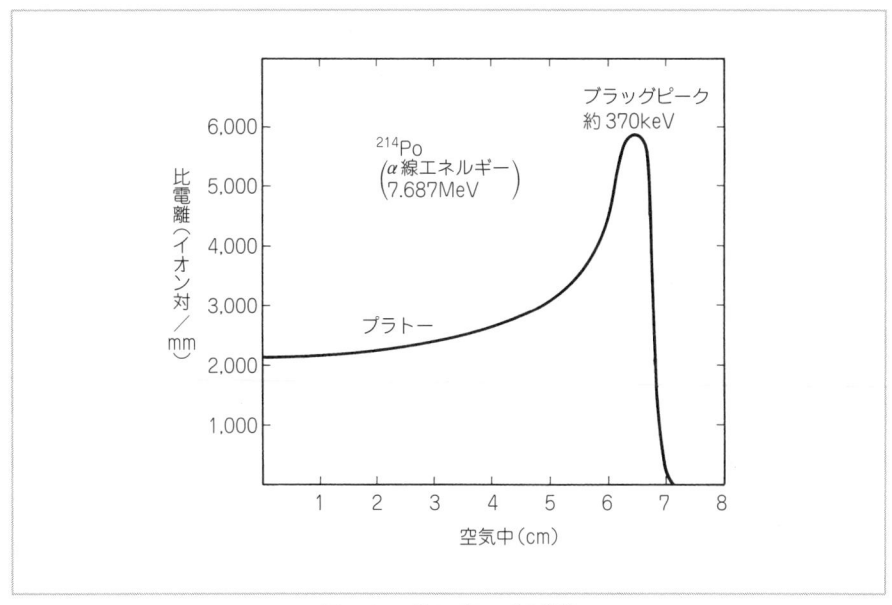

図 II-8　α線のブラッグ曲線[12]

α線の比電離は，そのエネルギーに逆比例する．1 MeV 以下で急に大きくなり，約 370 keV で最大の比電離を示す．これをブラッグピークという．

　放射性同位元素から放出される α 粒子の速度は一般に光速度とくらべて小さく，ほぼニュートン力学に従う．

　重荷電粒子の質量衝突阻止能 S_{col}/ρ の定義については第Ⅲ章で，その計算式および値については第Ⅳ章で説明する．その値は近似的に物質の種類にはあまり依存せず，

$$S_{col}/\rho \propto z^2/v^2$$
$$\propto z^2 m/E \tag{II-35}$$

で表わされる．ここで，z は入射粒子の荷電数，v はその速度，m は質量，E はエネルギーである．すなわち，同じエネルギーの α 粒子 ($z = 2, A = 4$) と陽子 ($z = 1, A = 1$) では，α 粒子の阻止能の方が約 16 倍大きい．重い粒子ほど衝突阻止能が大きく，短い距離でより多くの相互作用を起こしてエネルギーを物質に付与する．重荷電粒子では，一般に制動放射線の放出は無視でき，ここでは放射阻止能については説明しない．しかし，そのエネルギーが高くなれば制動放射線が放出される．重荷電粒子線の電離過程で特徴的なことは，図 II-7 に示すように，その物質中での飛跡はほぼ直線的であり，そのエネルギーが小さくなり，物質中で止まりかけると多くの電離を起こすことである．

　荷電粒子の単位長さ当たりの電離量を**比電離** specific ionization あるいは**比電離能** spe-

表Ⅱ-2 中性子の分類と物質との相互作用

分類	名称	エネルギー範囲	反応形式
遅い中性子	冷中性子 cold neutron	0.01 eV 以下 (−250℃)	捕獲,核分裂(共鳴)
	熱中性子 thermal neutron	約 0.025 eV 秒速 2,200 m/s	
中速中性子	熱外中性子 epithermal neutron	0.5〜100 eV	弾性散乱,捕獲,核分裂(共鳴)
	中速中性子	0.5〜10 keV	核反応(共鳴),捕獲,弾性散乱
速中性子(高速中性子) fast neutron		10 keV〜10 MeV	弾性散乱,非弾性散乱,核反応(共鳴)
超高速中性子		10〜50 MeV	非弾性散乱,弾性散乱,核反応(共鳴)

cific ionization power という.図Ⅱ-8 に重荷電粒子である α 線の空気中での比電離を示す.α 線の飛跡に沿った比電離は,そのエネルギーが減弱するに従い,エネルギーに逆比例して徐々に大きくなり,1 MeV 以下になり,その速度が遅くなると急に電離を起こし,約 370 keV のところで最大の比電離を示し,その後,急に 0 になる.約 1 MeV の α 線の場合,空気 1 mm 当たりのイオン対の生成量は約 2,000〜6,000 イオン対までにわたっている.この比電離のピークを**ブラッグピーク** Bragg peak といい,平らな部分を**プラトー** plateau,この比電離のカーブを**ブラッグ曲線** Bragg curve という.重荷電粒子すべてがこのようなブラッグピークを示す.

現在,重荷電粒子(陽子線,炭素線など)を用いた放射線治療では,吸収体の厚さを変えることにより,入射エネルギーを変え,少しずつ飛程の異なるビームを重ね合わせることにより病巣を一様に照射できるようにピーク部分を拡大する.これを**拡大ピーク** spread peak という.

5. 中性子線の相互作用とエネルギー付与

物質に入射した**中性子**は電荷を持たないために原子核,軌道電子のクーロン力に影響されずに,直接にその原子核のみと弾性散乱,非弾性散乱を起こしながら,そのエネルギーを消費する.また,中性子は原子核を構成している核子そのものであり,そのエネルギーが小さくなり速度が遅くなると,周りの原子核に捕獲(**中性子捕獲** neutron capture,あるいは**中性子捕捉**)されてしまう.その結果できる原子核は核反応,核分裂を起こす.**表Ⅱ-2** に中性子の分類と物質との相互作用を分類する.

中性子と物質の相互作用は中性子のエネルギーに依存して大きく変化する.

遅い中性子である熱中性子は，中位ないし重い原子核に**共鳴捕獲** resonance capture され，その核を励起する．すなわち，中性子捕獲の結果，(n, γ), (n, p), (n, α)反応が起きる．熱中性子から中速中性子程度までのエネルギー領域の捕獲断面積はそのエネルギーの 1/2 乗に，すなわち，中性子の速度に逆比例する．それを **1/v 法則** 1/v law という．

約 10 keV 以上のエネルギーを持った速中性子は主に物質と弾性散乱によりエネルギーを失う．弾性散乱では，速中性子が原子核と衝突するとその運動エネルギーは原子核の反跳エネルギーと速中性子の散乱エネルギーに分配され，その結果，速中性子自身のエネルギーを減じていく．速中性子の弾性散乱では，衝突相手の質量が小さく，原子番号が小さいほど中性子の減弱効果が大きくなる．特に，放射線治療の場合，患者体内における速中性子の減弱は弾性散乱で水素原子核から陽子を反跳し，中性子そのものは静止してしまう．

約 500 keV 以上の速中性子では弾性散乱のほかに非弾性散乱が可能になる．非弾性散乱では，中性子が原子核に衝突すると，その運動エネルギーの一部が原子核に吸収され，その原子核は励起状態になる．励起核は γ 線などを放出して安定になる．すなわち，非弾性散乱の結果，(n, γ), (n, p), (n, α)反応が起きる．また，中位のエネルギー (10 keV〜1 MeV) の速中性子はある特別のエネルギーで著しく大きな断面積を示す**共鳴散乱** resonance scattering を起こす．

中性子線の減弱は，X 線，γ 線と同じ間接電離性放射線であり，

$$N_x = N_0 e^{-\mu x} \tag{II-36}$$

で表わせる．ここで，N_x は N_0 の中性子束が厚さ x の物質を透過する個数であり，μ は減弱係数である．速中性子線では含水物質である生体物質に入射すると弾性散乱により指数関数的に減弱して，陽子を放出して，その陽子が物質を電離する．

第Ⅲ章 放射線の量と単位

　線量測定は放射線のすべての量（線量）を測定（計測および定量）することである．放射線物理学および放射線と物質との相互作用を利用した線量測定学を理解するためには，使われている種々の線量およびその単位の定義を正確に理解していなければならない．本章では，線量の定義およびその単位について説明する．

A. 序　論

1. 基礎事項

　放射線の量と単位については，**国際放射線単位測定委員会 ICRU** において定義されている．ここでは，現在最も新しい **ICRU Report 85**（2011 年）[14] の勧告に従い説明する．放射線の量と単位についての定義は必要に応じて変化していくものである．ICRU Report 85 は **ICRU Report 60**（1998 年）[15] の改訂版であり，その内容の大幅な変更はなく，一部の使用用語等の明確化がなされている．なお，それぞれの定義および単位は必要に応じて各章においても説明する．

　現在，ICRU Report 85 で定義されている放射線の量は，表Ⅲ-1 に示すように，次の 4 種類に分類できる．第 1 類は放射線計測における放射線そのものに関する量，第 2 類は相互作用係数とその関係量で放射線と物質との相互作用に関する量，第 3 類は線量測定学で第 1 類および第 2 類から派生する量，第 4 類は放射能に関する量である．

　一方，放射線防護に関する量と単位については，**国際放射線防護委員会 ICRP** の勧告に従い説明する．現在使用されている放射線防護に用いる基本的な量は ICRP 1990 年勧告[17] および ICRU Report 51（1993 年）[16] で定義され，その後の ICRP 2007 年勧告[18] によって一部の名称が修正された量である．放射線防護の量を表Ⅲ-1 に追記する．

2. 量と単位

　放射線の**量**とその**単位**を明確に区別しなければならない．一般的に，物理学的現象あるいは対象物を量的記述するために使用するときの量を物理量という．単位は同種の他の量と比較するのに使用するものであり，ある量の選別照合指標である．すべての量は数値と単位の積の形として表わされる．表記されている単位が変化したとき，その量は変わらないので，その数値はそれに従い修正される．たとえば，長さ，時間，吸収線量などはすべ

表Ⅲ-1 放射線の量の分類

類	分類	放射線の量
第1類	放射線計測	粒子数，放射エネルギー，フラックス，エネルギーフラックス，フルエンス，エネルギーフルエンス，フルエンス率，エネルギーフルエンス率，粒子ラジアンス，エネルギーラジアンス
第2類	相互作用の係数	断面積，質量減弱係数，質量エネルギー転移係数，質量エネルギー吸収係数[注]，質量阻止能，線エネルギー付与，放射線化学収率，ガス中で1イオン対をつくるに要する平均エネルギー
第3類	線量測定	カーマ，カーマ率，照射線量，照射線量率，シーマ，シーマ率，エネルギー付与，付与エネルギー，線状エネルギー，比エネルギー，吸収線量，吸収線量率
第4類	放射能	崩壊定数，半減期，放射能，空気カーマ率定数
放射線防護	防護量	等価線量，実効線量
	実用量	周辺線量当量，方向性線量当量，個人線量当量

注)"質量エネルギー吸収係数"の定義は，ICRU Report 85, 60 では，質量エネルギー転移係数の説明における用語として扱われている．しかし，本書では，"質量エネルギー吸収係数"は，線量測定学において重要な量であり，他の量と同等の独立した量として説明する．

て物理量である．単位とはある量を持ったものの中から取りだした基準となる大きさである．量は，1つを他で掛けたり割ったりすることができ，その結果他の量を導くことができる．すべての量は**基本量** base quantities の組み合わせから導くことができる．その結果得られた量を**誘導量** derived quantities という．

　ICRU は放射線の単位として，**SI 単位** Systemè International d'Unités（**国際単位系** international system of units（BIPM, 1998））の使用を勧告している．SI 単位系は 1960 年の第 11 回国際度量衡総会で採択された**単位系** system of units であり，次の3段階の単位からなる．

　　基本単位 base units
　　誘導単位 derived units
　　補助単位 supplementary units

単位系は基本量の初期定義単位である基本単位，そしてつくられた誘導単位によって得られる．**巻末・付表-3** に線量測定学における SI 単位を示す．

　基本単位はメートル，キログラム，秒，モル，およびアンペア，ケルビン，カンデラの7つがあり，それぞれ基本量である長さ，質量，時間，物質量，および電流，熱力学温度，光度の基本単位である．

　誘導単位は基本単位を組み合わせて構成されるものである．誘導 SI 単位には，たとえばアンペア秒 A・s のかわりとしてのクーロン C，周波数の単位で 1/秒 (1/s) のヘルツ Hz

のように基本単位から乗法，除法の記号を用いて代数的に表わされるもの，およびエネルギーの単位でジュールJのように固有の名称を持つもの，ジュール毎キログラムJ/kg，ジュール毎時間J/sの力のワットWのように上2者の混合のようなものがある．また**補助単位**として平面角と立体角がある．

また，ある誘導単位を使うときのみに特別な名前が与えられている．現在，この限定区分に使う特別な名前として**ベクレル**Becquerel；**Bq**(放射性核種の放射能の単位としての1/s)および**グレイ**Gray；**Gy**(吸収線量，カーマ，シーマそして比エネルギーの単位としてのJ/kg)のように**特別な名称**(名前)special nameを与えられているものもある．

ICRUは放射能，照射線量，吸収線量，線量当量の**特別な単位**special unitとして，キュリーCi，レントゲンR，ラドrad，レムremの使用を1985年までは認めていたが，現在ではそれらをそれぞれ，Bq, C/kg, Gy, Svに置き換えなければならない．しかし，医療の現場では，まだこれらの単位も用いられることがあり，ともに知っておかなければならない．

また，SIを使う国際系以外のいくつかの単位も存在する．これらのいくつかに関して，SI単位に換算したこれらの値が実験的に得られる．これらのうち，エレクトロンボルト(記号eV)と(統一)**原子質量単位**atomic mass unit(記号u)の2つが使われている．日，時間，分のような他は系としては論理的ではないが，しかし長年の使用のために，SIとともに使用することが許される(巻末・付表-4，参照)．

SI接頭語(巻末・付表-5，参照)を使って，SI単位の十進倍数，十進約数を形成できる．

B. 放射線計測に関する量

放射線計測(**radiometry**)と名づけた，主に**放射線場**radiation fieldの特定に必要な量について説明する．放射線場の特性づけに使用する放射線計測に関する量は，粒子数あるいはそれらによって運ばれるエネルギーのどちらかと関連づけて使用される．したがってICRU report 85では，**放射線計測量**radiometric quantitiesはそれらのスカラー量とベクトル量の両方で定義されている．なお，"radiometry"の用語はICRU report 60において初めて導入された用語であり，その内容から本書では"放射線計測"と訳した．また，ベクトル量もICRU report 60で初めて導入された．

放射線測定と放射線効果の研究では，問題とする点(位置)における放射線場のいろいろな段階での特定方法を必要とする．光子，電子，中性子あるいは陽子のような多くの種類の粒子からなっている放射線場は，自由空間中と物質中で，使用する放射線計測量によって特性づけられる．スカラー量とベクトル量の双方が放射線計測に使われるが，本書ではスカラー量のみについて記述する．新しく導入され定義されたベクトル量に関してはICRU report 85を参照すること．

表III-2に放射線計測のスカラー量をまとめる．

表Ⅲ-2 放射線計測のスカラー量[14]

名前	記号	単位	定義
粒子数	N	1	—
放射エネルギー	R	J	—
粒子数のエネルギー分布	N_E	J^{-1}	dN/dE
放射エネルギーのエネルギー分布	R_E	1	dR/dE
粒子数密度	n	m^{-3}	dN/dV
放射エネルギー密度	μ	Jm^{-3}	dR/dV
粒子数密度のエネルギー分布	n_E	$m^{-3}J^{-1}$	dn/dE
放射エネルギー密度のエネルギー分布	μ_E	m^{-3}	$d\mu/dE$
フラックス	$\dot{N}$	s^{-1}	dN/dt
エネルギーフラックス	$\dot{R}$	W	dR/dt
フラックスのエネルギー分布	$\dot{N}_E$	$s^{-1}J^{-1}$	dN/dE
エネルギーフラックスのエネルギー分布	$\dot{R}_E$	s^{-1}	dR/dE
フルエンス	Φ	m^{-2}	dN/da
エネルギーフルエンス	Ψ	Jm^{-2}	dR/da
フルエンスのエネルギー分布	Φ_E	$m^{-2}J^{-1}$	$d\Phi/dE$
エネルギーフルエンスのエネルギー分布	Ψ_E	m^{-2}	$d\Psi/dE$
フルエンス率	$\dot{\Phi}$	$m^{-2}s^{-1}$	$d\Phi/dt$
エネルギーフルエンス率	$\dot{\Psi}$	Wm^{-2}	$d\Psi/dt$
フルエンス率のエネルギー分布	$\dot{\Phi}_E$	$m^{-2}s^{-1}J^{-1}$	$d\dot{\Phi}/dE$
エネルギーフルエンス率のエネルギー分布	$\dot{\Psi}_E$	$m^{-2}s^{-1}$	$d\dot{\Psi}/dE$
粒子ラジアンス	$\dot{\Phi}_\Omega$	$m^{-2}s^{-1}sr^{-1}$	$d\dot{\Phi}/d\Omega$
エネルギーラジアンス	$\dot{\Psi}_\Omega$	$Wm^{-2}sr^{-1}$	$d\dot{\Psi}/d\Omega$
粒子ラジアンスのエネルギー分布	$\dot{\Phi}_{\Omega,E}$	$m^{-2}s^{-1}sr^{-1}J^{-1}$	$d\dot{\Phi}_\Omega/dE$
エネルギーラジアンスのエネルギー分布	$\dot{\Psi}_{\Omega,E}$	$m^{-2}s^{-1}sr^{-1}$	$d\dot{\Psi}_\Omega/dE$

1. 粒子数, 放射エネルギー

粒子数 particle number；N は放出, 転移, 授受された粒子の数である.
単位：1
放射エネルギー radiant energy；R は放出, 転移, 授受された粒子のエネルギー（静止エネルギーを除く）である.
単位：J

エネルギー E（静止エネルギーを除く）の粒子に関して, その放射エネルギー R は粒子数との積 NE に等しい.

粒子数と放射エネルギーのエネルギーに関する分布, N_E と R_E は次式で与えられる.

$$N_E = dN/dE \tag{III-1a}$$

と

$$R_E = dR/dE \tag{III-1b}$$

ここで, dN は E と $E + dE$ 間のエネルギーを持った粒子の数であり, dR はその放射エネルギーである.
2つの分布は次式で関連づけられる.

$$R_E = EN_E \tag{III-2}$$

一方, **粒子数密度** particle number density (ICRU Report 60 では**体積粒子数** volumic particle number), n が次式で与えられている.

$$n = dN/dV \tag{III-3a}$$

ここで, dN は体積 dV 中の粒子の数である. 同様に, **放射エネルギー密度** radiant energy density, μ が次式で定義されている.

$$\mu = dR/dV \tag{III-3b}$$

粒子数密度と放射エネルギー密度のエネルギーに関しての分布, n_E と μ_E, は次式で与えられる.

$$n_E = dn/dE \tag{III-4a}$$
$$\mu_E = d\mu/dE \tag{III-4b}$$

これら2つの分布の関係は次式で与えられる.

$$\mu_E = E \cdot n_E \tag{III-5}$$

2. フラックス(束), エネルギーフラックス

> **フラックス** flux ; $\dot{N}$ は dN を dt で除した値である. ここで, dN は時間間隔 dt における粒子数の増加分である.
>
> $$\dot{N} = \frac{dN}{dt}$$
>
> 単位 : s^{-1}
>
> **エネルギーフラックス** energy flux ; $\dot{R}$ は dR を dt で除した値である. ここで, dR は時間間隔 dt における放射エネルギーの増加分である.
>
> $$\dot{R} = \frac{dR}{dt}$$
>
> 単位 : W

これらの量は, 例えば加速器コリメータから放出された粒子のフラックス[束]のように, 制限された空間部位としばしば関連づけて使用される. 線源からの放出では, 一般に

あらゆる方向へのフラックスを考える.

以前,フラックスの用語はフルエンス率(4,参照)と呼ばれたことがあるが,その使用法はフラックスの上記の定義と混乱する可能性があり,薦められない.

3. フルエンス,エネルギーフルエンス

> フルエンス fluence;Φ は dN を da で除した値である.ここで,dN は断面積 da の球に入射する粒子の数である.
>
> $$\Phi = \frac{dN}{da}$$
>
> 単位:m^{-2}
>
> エネルギーフルエンス energy fluence;Ψ は dR を da で除した値である.ここで,dR は断面積 da の球に入射する放射エネルギーである.
>
> $$\Psi = \frac{dR}{da}$$
>
> 単位:Jm^{-2}

図Ⅲ-1 にフルエンス,エネルギーフルエンスの説明図を示す.断面積 da を持つ球は,おのおのの粒子の方向に対して垂直な面積 da を考える最も簡単な方法として使用されている.すなわち,入射角度が変化しても断面積 da は同じであり,フルエンスとエネルギーフルエンスの量は放射線の相互作用が入射粒子の方向に関係しない一般的状態に適用できる.

線量測定の計算において,フルエンスはしばしば粒子軌道の長さに換算して表わされる.すなわち,フルエンスは次式で表わすことができる.

$$\Phi = dl/dV \tag{Ⅲ-6}$$

ここで dl は体積 dV 中での粒子軌道長さの合計である.

時間間隔 t 内で変化しない,そして速度 v を持った粒子から構成されている放射線場において,フルエンス Φ は次式で表わされる.

$$\Phi = nvt \tag{Ⅲ-7}$$

ここで,n は粒子数密度である.

フルエンスとエネルギーフルエンス,Φ_E と Ψ_E のエネルギーに関する分布は次式で表わされる.

$$\Phi_E = d\Phi/dE \tag{Ⅲ-8a}$$

と

$$\Psi_E = d\Psi/dE \tag{Ⅲ-8b}$$

ここで,$d\Phi$ は E と $E+dE$ 間のエネルギーの粒子のフルエンスであり,$d\Psi$ はそれらの

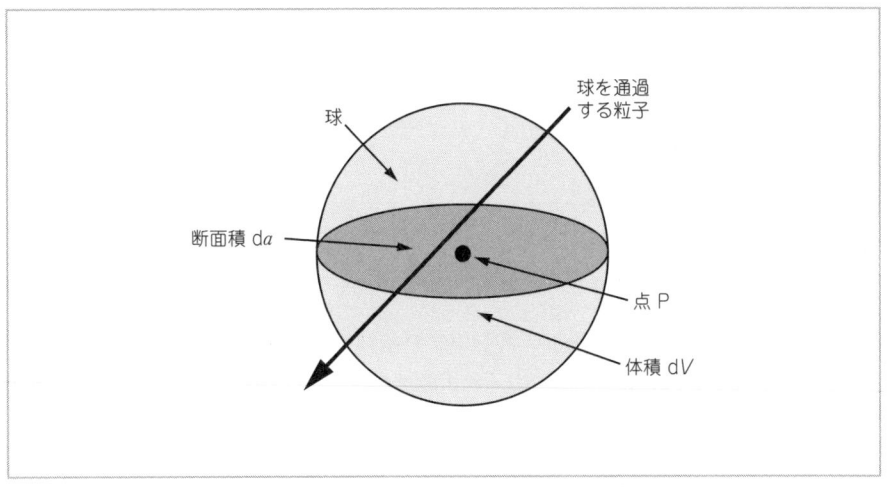

図Ⅲ-1 フルエンス，エネルギーフルエンスの説明図

点 P を中心に持つ球を通過する放射線(粒子)に関して，フルエンスは点 P での放射線場の量を定義する．入射角度が変化しても断面積 da は同じである．

エネルギーフルエンスである．2つの分布の関係は次式で表わされる．

$$\Psi_E = E\Phi_E \tag{Ⅲ-9}$$

4. フルエンス率，エネルギーフルエンス率

> フルエンス率 fluence rate；$\dot{\Phi}$ は $d\Phi$ を dt で除した値である．ここで，$d\Phi$ は時間間隔 dt における粒子フルエンスの増加分である．
>
> $$\dot{\Phi} = \frac{d\Phi}{dt}$$
>
> 単位：$m^{-2}s^{-1}$
>
> エネルギーフルエンス率 energy fluence rate；$\dot{\Psi}$ は $d\Psi$ を dt で除した値である．ここで，$d\Psi$ は時間間隔 dt におけるエネルギーフルエスの増加分である．
>
> $$\dot{\Psi} = \frac{d\Psi}{dt}$$
>
> 単位：Wm^{-2}

以前，これらの量はそれぞれ粒子フラックス密度とエネルギーフラックス密度との用語が使用されていた．しかし，密度の言葉はいくつかの意味を含んでいるので，フルエンス率の用語が好ましい．いずれにしても，これらの用語の定義において，"率(rate)" は時間

微分を表わしている。なお、記号 $\dot{\Phi}$ と $\dot{\Psi}$ は以前に使用していた記号 φ と ϕ から置き換えられた(ICRU Report 60[15])。ただし、新たに粒子数密度と放射エネルギー密度の言葉が導入された(1, 参照)。

速度 v の粒子からなる放射線場において、そのフルエンス率 $\dot{\Phi}$ は次式で与えられる。

$$\dot{\Phi} = nv \qquad (\text{III}-10)$$

ここで、n は粒子数密度である。

5. 粒子ラジアンス、エネルギーラジアンス

> **粒子ラジアンス** particle radiance；$\dot{\Phi}_\Omega$ は $d\dot{\Phi}$ を $d\Omega$ で除した値である。ここで、$d\dot{\Phi}$ は特定の方向の立体角 $d\Omega$ 内に伝播される粒子のフルエンスの割合である。
>
> $$\dot{\Phi}_\Omega = \frac{d\dot{\Phi}}{d\Omega}$$
>
> 単位：$m^{-2}s^{-1}sr^{-1}$
>
> **エネルギーラジアンス** energy radiance；$\dot{\Psi}_\Omega$ は $d\dot{\Psi}$ を $d\Omega$ で除した値である。ここで、$d\dot{\Psi}$ は特定の方向の立体角 $d\Omega$ 内に伝播される粒子のエネルギーフルエンスの割合である。
>
> $$\dot{\Psi}_\Omega = \frac{d\dot{\Psi}}{d\Omega}$$
>
> 単位：$Wm^{-2}sr^{-1}$

記号 $\dot{\Phi}_\Omega$ と $\dot{\Psi}_\Omega$ は以前に使われていた記号 p と r から置き換えたものである(ICRU Report 33, 1980)。

方向の特定には2つの変数が必要である。極性角 θ と方位角 φ を持った球面座標系において、$d\Omega$ は $\sin\theta d\theta d\phi$ と同じである。

粒子ラジアンスとエネルギーラジアンスのエネルギーに関する分布は次式で与えられる。

$$\dot{\Phi}_{\Omega,E} = \frac{d\dot{\Phi}_\Omega}{dE} \qquad (\text{III}-11a)$$

と

$$\dot{\Psi}_{\Omega,E} = \frac{d\dot{\Psi}_\Omega}{dE} \qquad (\text{III}-11b)$$

ここで、$d\dot{\Phi}_\Omega$ は E と $E+dE$ 間のエネルギーの粒子の粒子ラジアンスであり、$d\dot{\Psi}_\Omega$ はそれらのエネルギーラジアンスである。

2つの分布は次式で関連づけられる。

$$\dot{\Psi}_{\Omega,E} = E\dot{\Phi}_{\Omega,E} \qquad (\text{III}-12)$$

量 $\dot{\Phi}_{\Omega,E}$ はときどき放射線輸送理論において角度フラックスまたは位相フラックスの用語が使われている．放射線場は粒子エネルギーに関する粒子ラジアンスの分布 $\dot{\Phi}_{\Omega,E}$ によって正確に特定される．なぜなら，これはある与えられた方向に放出される粒子の数，エネルギー，部分密度，そして到達率を定義しているためである．エネルギーに関連したエネルギーラジアンスの分布と同様に，この量は放射計測(学)の基本として考えることができる．

C. 相互作用の係数

放射線と物質との間では相互作用の過程が発生する．ある相互作用において，入射粒子のエネルギーあるいは方向が変化したり，あるいは粒子が吸収されたりする．相互作用では1つまたは複数の二次粒子の放出を伴う．このような相互作用の起こる確率は**相互作用係数**によって特性づけられる．相互作用係数は特定の相互作用の過程，形式，放射線のエネルギー，**標的** target(ターゲット)あるいは物質毎によって評価および定量できる．

相互作用係数の基本量は**断面積**である．ここで定義されている他のすべての相互作用係数は，断面積あるいは微分断面積によって表わすことができる．

表Ⅲ-3 に相互作用係数とその関連量をまとめる．

1. 断面積

> あるエネルギーと形式の入射荷電粒子または非荷電粒子によるある特定の相互作用に関する，ある標的実質の**断面積** cross section；σ は N を Φ で除した値である．ここで，N は粒子フルエンス Φ を受けたときの標的実質当たりに起きた相互作用の平均数である．
>
> $$\sigma = \frac{N}{\Phi}$$
>
> 単位：m^2

断面積はすべての放射線，物質(標的)に適用できる．特別な断面積の単位はバーン barn；b である．なお，1b は質量数の大きい原子核(半径 10^{-14}m)の断面積である約 $10^{-28} m^2$ からその値が採用されている．

$$1b = 10^{-28} m^2 = 100 \, fm^2$$

ICRU report 85[14)] では断面積の定義が変更され，断面積の定義式において相互作用の確率 P から相互作用の平均数 N になった．また ICRU report 85[14)] では，ゆらぎのある量に対しての期待値を意味する用語として，平均(mean)の用語が多くの量の定義に使用されている．

ある相互作用の過程を完全に記述するためには，相互作用の結果であるすべての粒子のエネルギーと方向における断面積の分布についての知識が必要となる．その**微分断面積**

表Ⅲ-3 相互作用係数と関連量[14]

名前	記号	単位	定義
断面積	σ	m^2	N/Φ
質量減弱係数	μ/ρ	$m^2 kg^{-1}$	$dN/(N\rho\,dl)$
線減弱係数	μ	m^{-1}	$dN/(N\,dl)$
平均自由行程	μ^{-1}	m	$N\,dl/dN$
質量エネルギー転移係数	μ_{tr}/ρ	$m^2 kg^{-1}$	$dR_{tr}/(R\rho\,dl)$
質量エネルギー吸収係数	μ_{en}/ρ	$m^2 kg^{-1}$	$(\mu_{tr}/\rho)(1-g)$
質量阻止能	S/ρ	$Jm^2 kg^{-1}$	$dE/(\rho\,dl)$
線阻止能	S	Jm^{-1}	dE/dl
線エネルギー付与	L_Δ	Jm^{-1}	dE_Δ/dl
放射線化学収率	$G(x)$	$mol\,J^{-1}$	$n(x)/\varepsilon$
ガス中の電離析出量	Y	J^{-1}	N/E
ガス中で1イオン対をつくるに要する平均エネルギー	W	J	E/N
ガス中で1イオン対をつくるに要する微分平均エネルギー	w	J	dE/dN

differential cross section には2種類があり,エネルギーと立体角に関しての断面積 σ の微分で得られる.

ある入射粒子がある標的実質において異なったそして独立したタイプの相互作用を起こした場合の**全断面積** total cross section;σ は,それぞれの成分断面積 σ_J の合計で表わされる.

$$\sigma = \sum_J \sigma_J$$
$$= \frac{1}{\Phi}\sum_J N_J \qquad\qquad (\text{Ⅲ-13})$$

ここで,N_J は,粒子フルエンス Φ の1つの標的実質に対してタイプJのある相互作用の平均数であり,σ_J はタイプJのある相互作用の成分断面積である.

2. 質量減弱係数

非荷電粒子に対するある物質の**質量減弱係数** mass attenuation coefficient;μ/ρ は dN/N を $\mu\,dl$ で除した値である.ここで,dN/N は粒子が密度 ρ の物質中を距離 dl 通過する間に相互作用を起こす粒子の割合の平均値である.

$$\frac{\mu}{\rho} = \frac{1}{\rho\,dl}\frac{dN}{N}$$

単位:$m^2 kg^{-1}$

質量減弱係数は非荷電粒子(X, γ, 中性子線)のみに，そしてすべての物質に対して適用できる．ここで，μ は**線減弱係数**である．粒子が通常の入射で厚さ dl の物質層においてある相互作用を経験する確率は $\mu\,dl$ である．μ の逆数を非荷電粒子の**平均自由行程** mean free path という．線減弱係数 μ は吸収体の密度 ρ に依存する．この密度依存性は質量減弱係数 μ/ρ を使うことによりほとんどなくなり，一般には，質量減弱係数が使用される場合が多い．

質量減弱係数は全断面積 σ によって表わすことができる．すなわち，質量減弱係数は σ と N_A/M の積である．ここで，N_A は**アボガドロ数** Avogadro constant；M は標的物質のモル質量(分子量，原子量)である．

$$\frac{\mu}{\rho} = \frac{N_A}{M}\sigma$$

$$= \frac{N_A}{M}\sum_J \sigma_J \qquad (\text{Ⅲ-14})$$

ここで，σ_J はタイプ J の相互作用に関連した成分断面積である．N_A/M は g 当たりの原子(分子)数であり，原子(分子)1個当たりの断面積 σ_a×原子(分子)数/g = μ/ρ となる．

(Ⅲ-14)式は次式で書くことができる．

$$\frac{\mu}{\rho} = \frac{n_t}{\rho}\sigma \qquad (\text{Ⅲ-15})$$

ここで，n_t は標的実質の体積内原子数であり，体積要素をその体積で除した標的実質の数である．

$$\frac{N_A}{M} = \frac{n_t}{\rho} \quad \text{すなわち} \quad n_t = \frac{N_A}{M}\rho = \frac{\text{原子数}}{\text{g}} \times \frac{\text{g}}{\text{cm}^3} = \frac{\text{原子数}}{\text{cm}^3}$$

ある化合物物体(化合物)の質量減弱係数は，一般に，あたかも原子に依存しないように扱われる．すなわち

$$\frac{\mu}{\rho} = \frac{1}{\rho}\sum_L (n_t)_L \sigma_L$$

$$= \frac{1}{\rho}\sum_L (n_t)_L \sum_J \sigma_{L,J} \qquad (\text{Ⅲ-16})$$

ここで，$(n_t)_L$ はタイプ L の標的実質の体積内原子数，σ_L は実質 L の部分断面積，$\sigma_{L,J}$ はタイプ L の1つの標的実質に対するタイプ J の相互作用の断面積である．原子の分子的，化学的あるいは結晶状態における効果を無視しているが，(Ⅲ-16)式は，例えば多くの場合に分子の低エネルギー光子の相互作用そして特に水素を含有している分子との中性子の相互作用において適用されるが，しかし時たま誤差を生じる．

3. 質量エネルギー転移係数

非荷電電離粒子に対するある物質の**質量エネルギー転移係数** mass energy transfer coefficient；μ_{tr}/ρ は dR_{tr}/R を $\rho\, dl$ で除した値である．ここで，dR_{tr} は入射放射エネルギー R を持った非荷電粒子が密度 ρ の物質中に dl 通過中に，相互作用によって荷電粒子の運動エネルギーに転移される平均エネルギーである．

$$\frac{\mu_{tr}}{\rho} = \frac{1}{\rho dl} \cdot \frac{dR_{tr}}{R}$$

単位：$m^2 kg^{-1}$

質量エネルギー転移係数は非荷電粒子（X，γ，中性子線）のみに，そしてすべての物質に適用できる．放出される荷電粒子の結合エネルギーは dR_{tr} に含まない．ただし，結合エネルギーは一般に無視すると想定されるが，光子の質量エネルギー転移係数の計算においては含んでいる．軟部組織のような低原子番号の元素からなる物質においては，一般的にこのことは光子エネルギー 1 keV 以下の計算で重要となる．さらに，相互作用によって生成された励起核の核崩壊は荷電粒子を放出し，この核崩壊の過程は一般には光子の質量エネルギー転移係数には含めないが，線量測定における計算では別の線源として扱われる．

もし，一定のタイプと一定のエネルギーの入射非荷電粒子が標的実質において独立した幾種類かの相互作用を生じると，その質量エネルギー転移係数は，成分断面積 σ_J によって次式で表わされる．

$$\frac{\mu_{tr}}{\rho} = \frac{N_A}{M} \sum_J f_J \sigma_J \qquad (\text{III-17})$$

ここで，f_J は入射非荷電粒子の運動エネルギーによって，タイプ J の相互作用において荷電粒子の運動エネルギーへ転移される平均エネルギーの商であり，N_A はアボガドロ数，そして M は標的物質のモル質量である．N_A/M は g 当たりの原子（分子）数であり，原子（分子）1個当たりの（f_J×成分断面積 σ_J）の積算×原子（分子）数/g = μ_{tr}/ρ となる．

質量エネルギー転移係数は質量減弱係数 μ/ρ と次式で関連する．

$$\frac{\mu_{tr}}{\rho} = \frac{\mu}{\rho} f \qquad (\text{III-18})$$

ここで，$f = \dfrac{\sum_J f_J \sigma_J}{\sum_J \sigma_J}$ である．

化合物の質量エネルギー転移係数は，一般に，質量減弱係数がまるで原子に依存しないように扱われる．すなわち，

C. 相互作用の係数　51

$$\frac{\mu_{tr}}{\rho} = \frac{1}{\rho}\sum_L (n_t)_L \sum_J f_{L,J}\sigma_{L,J} \qquad (\text{III-19})$$

ここで，$(n_t)_L$ と $\sigma_{L,J}$ は（III-16）式と同じ意味であり，$f_{L,J}$ は入射非荷電粒子の運動エネルギーによってタイプ L の標的実質でタイプ J の相互作用における荷電粒子の運動エネルギーに転移された入射粒子のエネルギーの平均割合である．（III-19）式は（III-16）式と同じ近似を意味する．

$$\frac{\mu_{tr}}{\rho} = \frac{\mu}{\rho}\frac{\sum_J f_J\sigma_J}{\sum_J \sigma_J}$$

$$= \frac{1}{\rho}\sum_L (n_t)_L \sum_J \sigma_{L,J} \frac{\sum_J f_J\sigma_J}{\sum_J \sigma_J}$$

$$= \frac{1}{\rho}\sum_L (n_t)_L \sum_J f_{L,J}\sigma_{L,J} \qquad (\text{III-20})$$

4. 質量エネルギー吸収係数

> 非荷電電離粒子に対するある物質の**質量エネルギー吸収係数** mass energy absorption coefficient；μ_{en}/ρ は質量エネルギー転移係数 μ_{tr}/ρ と $(1-g)$ の積である．ここで，g は物質中での制動放射で失われた二次荷電粒子のエネルギーの割合である．
>
> $$\frac{\mu_{en}}{\rho} = \frac{\mu_{tr}}{\rho}(1-g)$$
>
> 単位：$m^2 kg^{-1}$

質量エネルギー吸収係数は非荷電粒子（X，γ，中性子線）のみ，すべての物質に適用できる．ICRU Report では，質量エネルギー吸収係数は基本量としての質量エネルギー転移係数の説明文章中の1つの量として扱われている，すなわち，$(1-g)$ は本来二次荷電粒子の質量阻止能に起因する値であり，その値の特定が一般に困難な場合が多く，線量測定における質量エネルギー吸収係数の使用時には，特に注意が必要である．化合物等の質量エネルギー吸収係数の値は次の質量阻止能（5，参照）に依存する．すなわち原則として，その評価は構成原子の質量エネルギー吸収係数の単純な合計とすることはできない．g の値が十分に小さいときのみに，このような単純な合計は近似として適用できる．なお，g が小さいときは放射阻止能値が無視でき，そのときのエネルギー吸収係数は二次粒子によるその位置近傍の近距離でのエネルギー付与になり，衝突阻止能に依存する（第IV章，A. 4.2），参照）．

5. 質量阻止能

荷電粒子に対するある物質の**質量阻止能** mass stopping power；S/ρ は dE を $\rho\, dl$ で除した値である。ここで，dE は荷電粒子が密度 ρ の物質中の距離 dl を通過中の平均エネルギー損失である。

$$\frac{S}{\rho} = \frac{1}{\rho}\frac{dE}{dl}$$

単位：$\mathrm{Jm^2 kg^{-1}}$

質量阻止能は荷電粒子のみ，すべての物質に適用できる。一般に E は eV で表示され，そのために S/ρ の単位は $\mathrm{eV\, m^2\, kg^{-1}}$ で表わされるか，$\mathrm{MeV\, cm^2\, g^{-1}}$ のようにいくつかの倍数あるいは約数で表わされる。ここで，$S = dE/dl$ は**線阻止能** linear stopping power を表わす。S の単位は $\mathrm{J/m}$，$\mathrm{eV/cm}$，$\mathrm{keV/\mu m}$ などである。

現在，医療で使用されている，あるいは今後利用される可能性のある荷電粒子である電子線，β 線，α 線，陽子線，重荷電粒子が物質に入射すると，軌道電子との衝突による電離，励起を起こすことにより，その運動エネルギーの一部を失う（図Ⅱ-5，参照）。このように，荷電粒子が衝突によって失うエネルギー損失を衝突損失という。一方，電子のような軽い荷電粒子が原子核のそばを通過するとき，原子核のクーロン力でその方向が曲げられ，制動放射線を放出して運動エネルギーの一部が失われる。このエネルギー損失を放射損失という。さらに核との反跳等によるエネルギー損失がある。軌道電子との衝突損失を E_{el}，放射損失を E_{rad}，弾性クーロン衝突によるエネルギー損失を E_{nuc} とすると，その全エネルギー損失 E_{total} は

$$E_{total} = E_{el} + E_{rad} + E_{nuc} \tag{Ⅲ-21}$$

となる。その質量阻止能は次式のようにそれぞれの合計として表示できる。

$$\frac{S}{\rho} = \frac{1}{\rho}\left(\frac{dE}{dl}\right)_{el} + \frac{1}{\rho}\left(\frac{dE}{dl}\right)_{rad} + \frac{1}{\rho}\left(\frac{dE}{dl}\right)_{nuc} \tag{Ⅲ-22}$$

ここで，$\frac{1}{\rho}\left(\frac{dE}{dl}\right)_{el} = \frac{1}{\rho}S_{el}$ は電子との衝突による**質量電子（または衝突）阻止能** mass electronic (or collision) stopping power である。なお，線量測定においては S_{el} を S_{col} と表示する場合が多い。$\frac{1}{\rho}\left(\frac{dE}{dl}\right)_{rad} = \frac{1}{\rho}S_{rad}$ は原子核または原子の電子（軌道電子）の電場における制動放射の放出による**質量放射阻止能**である。$\frac{1}{\rho}\left(\frac{dE}{dl}\right)_{nuc} = \frac{1}{\rho}S_{nuc}$ はその反跳エネルギーを原子に付与する弾性クーロン相互作用による**質量核阻止能** mass nuclear stopping power であるが，その名前は不適当であり，ICRU Report には，原子核との相互作用は含んでいないことの注意が記載されている。医療分野の線量測定では，質量核阻止能はほ

とんど考慮しない.

　全質量阻止能 S/ρ を物質の単位質量中の原子数で除したものを**原子阻止能** atomic stopping power；S_a といい，荷電粒子が物質の原子1個当たりに失う運動エネルギーを表わす．いま，物質の原子量を A_W，質量数を A，アボガドロ数を N_A とすると

$$S_a = \frac{S}{\rho} \cdot \frac{A_W(=A)}{N_A} \qquad (\text{Ⅲ-23})$$

である．S_a の単位は Jm^2，eV b などである．ある物質の阻止能と特定の標準物質（空気，アルミニウムなど）との阻止能の比を**相対阻止能** relative stopping power という．

　また，分離質量阻止能成分は断面積によって表わすことができる．例えば，原子に対する質量電子（または衝突）阻止能は次式で表わされる．

$$\frac{1}{\rho} S_{el} = \frac{N_A}{M} Z \int \varepsilon \frac{d\sigma}{d\varepsilon} d\varepsilon \qquad (\text{Ⅲ-24})$$

ここで，M は原子のモル質量，Z はその原子番号，$d\sigma/d\varepsilon$ は衝突における（原子の電子当たり）微分断面積であり，ε はエネルギー損失である．

　S_{el}/ρ の商の形では物質の密度の依存性は非常に少なくなるが排除できず，密度効果と化合物の阻止能が考慮される（第Ⅳ章，A.5.1），参照）．

6. 線エネルギー付与（LET）

> 荷電粒子に対するある物質の**線エネルギー付与** linear energy transfer あるいは**限定線衝突（電子）阻止能** restricted linear electronic stopping power；L_Δ は dE_Δ を dl で除した値である．ここで，dE_Δ は荷電粒子が距離 dl を通過したとき，電子衝突によるエネルギー損失で Δ を超えた運動エネルギーの合計を引いた平均エネルギー損失である．
>
> $$L_\Delta = \frac{dE_\Delta}{dl}$$
>
> 単位：Jm^{-1}

　線エネルギー付与を **LET**（linear energy transfer）と表記する．線エネルギー付与（LET）はすべての物質に，しかし荷電粒子のみに適用する．一般に E_Δ は eV で表わされ，そのために L_Δ は eVm^{-1}，または $keV\mu m^{-1}$ のように表わされる．1 MeV の電子の LET は水中で約 $0.2\,keV/\mu m$ であり，α 粒子では約 $200\,keV/\mu m$ である．

　線エネルギー付与 L_Δ は次式でも表わされる．

$$L_\Delta = S_{el} - \frac{dE_{ke,\Delta}}{dl} \qquad (\text{Ⅲ-25})$$

ここで，S_{el} は線電子（衝突）阻止能であり，$dE_{ke,\Delta}$ は距離 dl を通過する荷電粒子によって放出したすべての電子の Δ より大きい運動エネルギーの合計の平均値である．なお，線

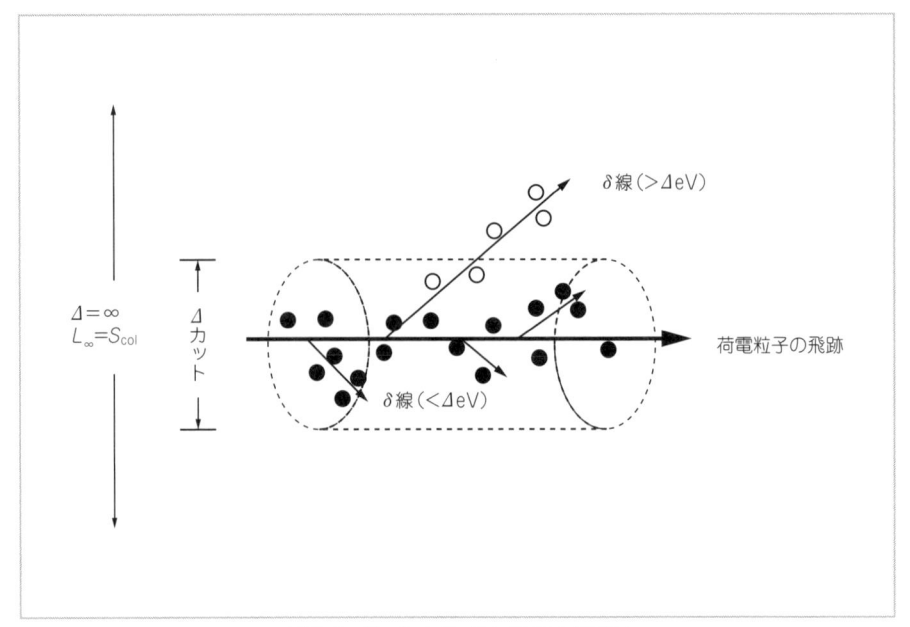

図Ⅲ-2　線エネルギー付与 LET の説明図

LET, L_Δ は δ 線のエネルギーカットオフ Δ があり図中の円筒内のエネルギー付与である．線衝突阻止能 S_{col} はこのカットオフが ∞ のときのエネルギー損失である．

　エネルギー付与(LET)の定義は，全衝突における結合エネルギーをも包括しており，以前の定義から異なっていることに注意が必要である．

　図Ⅲ-2 に LET と線衝突阻止能とを比較する．LET の定義において，(a) エネルギーカットオフを指定し，飛程カットオフを指定していないが，L_Δ はだいたい荷電粒子の飛程を中心としたパイプ状の区域でのエネルギー損失であり，限局付与されたエネルギー (energy locally transferred) ともいわれる．(b) Δ は一般に eV で表し，L_{100} とは 100 eV のエネルギーカットオフに対する線エネルギー付与である．(c) Δ が無限大 ∞ のときの L_∞ は線衝突阻止能 S_{col} に等しくなる．

$$L_\infty = S_{col} \tag{Ⅲ-26}$$

　放射線の線質を表わすときに，しばしば LET が用いられる．本来，LET は荷電粒子のみに適用できるものであり，非荷電粒子 (たとえば X 線，γ 線，中性子) の LET という言葉は存在しない．ただし，非荷電粒子から放出された二次荷電粒子である電子，陽子の LET は当然定義され，X 線，γ 線を低 LET 放射線，中性子線を高 LET 放射線という場合がある．

7. 放射線化学収率

ある実質 x の**放射線化学収率** radiochemical yield；$G(x)$ は $n(x)$ を ε で除した値である。ここで，$n(x)$ はある系においてその系の物質に付与された付与エネルギー ε により，生成，分解，変化した実質の特定物質要素の平均量である．

$$G(x) = \frac{n(x)}{\varepsilon}$$

単位：$mol\ J^{-1}$

一般に，放射線化学収率を **G 値** G value と呼ぶ．モル mole は炭素 12 の 0.012 kg 中の原子と同様の多くの基本実質を含んでいるある系の物質量である．基本実質は特定されていなくてはならず，原子，分子，イオン，電子，他の粒子，あるいはそのような粒子の特定グループである．

以前，G 値は 100 eV の付与エネルギーによって生成，分解，変化した実質の平均数として定義されていた．G 値で表示される単位は $(100\ eV)^{-1}$ である．$1(100\ eV)^{-1}$ の G 値は $0.104\ \mu mol\ J^{-1}$ の放射線化学収率に相当する．たとえば，$^{60}Co\ \gamma$ 線について，Fe^{3+} の G 値は $15.5(100\ eV)^{-1}$ で，SI 単位にすると $1.61\ \mu mol\ J^{-1}$ となる．

なお ICRU Report 85[14)]では，G 値の特別な場合として，**ガス中の電離析出量**(Ionization Yield in a Gas；Y)が次に説明する W 値の逆数として新たに導入されている．

8. ガス中で 1 イオン対をつくるに要する平均エネルギー

ガス中で 1 イオン対をつくるに要する平均エネルギー mean energy expended in a gas per ion pair formed；W は E を N で除した値である．ここで，N は，ガス中に導入された初期運動エネルギー E の荷電粒子が完全にとめられるときに，基礎電荷で割った一方の符号の全放出電荷数の平均値である．

$$W = \frac{E}{N}$$

単位：J

W の単位は eV でも表わされる．一般に，この量を簡単に **W 値** W value という．

W の定義から，入射および二次荷電粒子によって放出される制動放射線あるいは他の二次放射線によってつくられるイオンは N に含まれる．固体物理の理論において，W と同様の概念はホール—電子対の形成に要求される平均エネルギーである．ICRU Report 85[14)]では，W 値の N に対する微分量である w 値も新たに定義している．

W 値の単位は J であるが，その値には一般に eV がよく使用される．ここで注意しなければならないことは，(a) 直接電離性粒子によって生じた制動放射線または他の二次放射

表Ⅲ-4 気体中でイオン対1個をつくるに必要な平均エネルギー W[eV][13]
カッコ内の数字は荷電粒子のエネルギー [MeV] を示す.

気体の種類	電子に対する値*	陽子に対する値	α粒子に対する値
He	41.3±1.0	45.2±0.9(3.6)	42.7(5)
Ne	35.4±0.9	39.3±0.8(3.6)	36.8(5)
Ar	26.4±0.5	27±1(0.01〜4)	26.4(5)
Kr	24.4±0.3	23.0±0.5(3.6)	24.1(5)
Xe	22.1±0.1	20.5±1.2(3.6)	21.9(5)
H_2	36.5±0.3	——	36.43(〜5)
N_2	34.8±0.2	36.5±1.5(0.02〜4)	36.39±0.23(5.3)
O_2	30.8±0.4	——	32.24(〜5)
空気	33.97±0.05	35.18(1.8)	35.08(〜5)
H_2O	29.6±0.3	——	——
CH_4	27.3±0.3	30.5±1.0(0.0025〜0.5)	29.11(〜5)
CO_2	33.0±0.7	34.5±1.5(0.03〜2)	34.21(〜5)
組織等価ガス**	——	31.0±1.5(0.02〜3)	37±1(0.1)
			33±1(1)
			31±1(10)

* ^{35}S, ^{90}Y の β 線, ^{137}Cs, ^{60}Co の二次電子
** 組成[%分圧]:CH_4 64.4, CO_2 32.4, N_2 3.2

線によってつくられたイオン対も N に加えなければならない. (b) 二次過程が制動放射のみであるときは, W は全衝突エネルギー損失を衝突によってつくられた全イオン数で割ったものとして定義される.

$$W = \frac{E(1-g)}{N(1-g')} \qquad (\text{Ⅲ-27})$$

ここで, g は粒子の初期運動エネルギーのうち制動放射の分率, g' はこの制動放射の吸収によって生じたイオンの分率である. もし, W が衝突によって生じた荷電粒子に対するものと制動放射によって生じた荷電粒子に対するものとで等しいときは $g = g'$ となり, 定義式と等しくなる. W 値は荷電粒子の種類, エネルギーおよび電離する気体の種類にはそれほど関係しなく, 大部分の W/e 値は 25〜38 eV/イオン対(または J/C)程度である. 表Ⅲ-4 に種々の W 値を示す. なお, W 値はイオン化エネルギー I_0 以外の励起, 反跳, または分子の解離や振動などのエネルギー損失を含み, I_0 の約2倍である.

D. 線量測定に関する量

物質における放射線の効果は, B.節において定義されている放射線計測量によって特

D. 線量測定に関する量

表Ⅲ-5　線量測定の量―エネルギーの転換[14]

名前	記号	単位		定義
カーマ	K	Jkg^{-1}	Gy	dE_{tr}/dm
衝突カーマ	K_{col}	Jkg^{-1}	Gy	$K(1-g)$
カーマ係数	—	Jm^2kg^{-1}	$Gy m^2$	K/Φ
カーマ率	$\dot{K}$	$Jkg^{-1}s^{-1}$	$Gy\ s^{-1}$	dK/dt
照射線量	X	Ckg^{-1}		dq/dm
照射線量率	$\dot{X}$	$Ckg^{-1}s^{-1}$		dX/dt
シーマ	C	Jkg^{-1}	Gy	dE_{el}/dm
限定シーマ	C_Δ	Jkg^{-1}	Gy	—
シーマ率	$\dot{C}$	$Jkg^{-1}s^{-1}$	$Gy\ s^{-1}$	dC/dt

定される放射線場, および C. 節で定義されている相互作用係数量によって特性づけられる放射線と物質との相互作用に依存する. 実際的なあるいは可能性のある放射線効果に相関さすための物理学的測定を規定するために使用される**線量測定**の量は, 本質的に, 放射線計測の量と相互作用係数の積である. 線量計算においては, おのおののタイプの関連量の値はわかっていなくてはならないが, 一方, 測定においてはしばしばこの情報を必要としない場合が多い.

放射線は, 粒子エネルギーが転換され, 最終的に物質に付与させられる一連の過程において物質と相互作用する. これらの過程を記述する線量測定の量は, **エネルギーの転換** conversion of energy と**エネルギーの付与** deposition of energy を扱った以下の 2 つの節において記述する.

1. エネルギーの転換

エネルギーの転換の用語は電離粒子から二次電離粒子へのエネルギーの転移と関連する. **カーマ** kerma は非荷電粒子によって放出された荷電粒子の運動エネルギーと関連する. カーマの定義により, 一般に相対的に小さい要素である結合エネルギーに対して使われたエネルギーは含まれない. カーマに追加して, **シーマ** cema と名づけられた量は, 原子の電子との衝突において荷電粒子(例えば, 電子, 陽子, α 粒子)によるエネルギー損失と関連したものとして定義されている. シーマは, 定義により, 結合エネルギーは含まれている. シーマは入射する荷電粒子による電子衝突におけるエネルギー損失を含み, 一方, カーマは出て行く荷電粒子への付与エネルギーを含むことにおいて, シーマはカーマと異なっている. 非荷電粒子のカーマと荷電粒子のシーマの 2 つの量は, 荷電粒子平衡状態において, 吸収線量の近似を与える(第Ⅳ章, B.2, 参照).

表Ⅲ-5 に線量測定の量のうち, エネルギーの転換に関する量をまとめる.

1) カーマ

> **カーマ** kerma；K は dE_{tr} を dm で除した値である．ここで，dE_{tr} は物質中の質量 dm 中で非荷電電離粒子によって発生したすべての荷電電離粒子の初期運動エネルギーの合計の平均値である．
>
> $$K = \frac{dE_{tr}}{dm}$$
>
> 単位：Jkg^{-1}
> カーマの単位の特別な名称は**グレイ** gray；**Gy** である．
> $\quad 1\,Gy = 1\,Jkg^{-1}$

カーマは非荷電粒子(X，γ，中性子線)のみ，すべての物質に適用できる．量 dE_{tr} は励起原子/分子の崩壊(オージェ効果等)または核の脱励起または壊変において放出される荷電粒子の運動エネルギーを含む．

カーマは1962年に導入された量であり，その名称は kerma は <u>k</u>inetic <u>e</u>nergy <u>r</u>eleased per unit <u>m</u>ass の頭文字であり，最後の a はドイツ語の"kern"(核)の発音との混乱を避けるために付け加えられた．1985年までは，カーマの単位としてラド[rad]が使われていたことは吸収線量と同じである．また，カーマはすべての物質に使用できるが，非荷電粒子(X線，γ線，中性子線)以外の放射線には使用できないことに注意が必要である．カーマ値は，非荷電粒子の放射線場を指示するのに便利な量である．

カーマは荷電粒子が制動放射線として光子線を再放射するエネルギーをも含み，カーマは次式で表わされる．

$$K = K_{col} + K_{rad} \qquad (\mathrm{III}\text{-}28)$$

ここで，col は衝突損失，rad は放射損失を意味し，K_{col} は**衝突カーマ** collision kerma，K_{rad} は**放射カーマ** radiation kerma である．衝突カーマ K_{col} は(全)カーマ K と関係があり，放射損失が無視されないときに，吸収線量の1つの近似として使用されている．

エネルギーが E である非荷電粒子のフルエンス Φ について，特定物質中のカーマ K は次式で与えられる．

$$K = \Phi E \frac{\mu_{tr}}{\rho}$$
$$ = \Psi \frac{\mu_{tr}}{\rho} \qquad (\mathrm{III}\text{-}29)$$

ここで，μ_{tr}/ρ はエネルギー E の非荷電粒子の物質の質量エネルギー転移係数である．単位フルエンス当たりのカーマ，K/Φ，はある特定物質におけるエネルギー E の非荷電粒子の**カーマ係数** kerma coefficient という．この用語は factor(因子)でなく用語 coefficient (係数)であり物理学の次元を意味している．以前に使用されたカーマファクタの用語より

はむしろカーマ係数(coefficient)という言葉が使用される．

線量測定の計算において，カーマ K は一般に非荷電粒子のフルエンスのエネルギーに関する分布 Φ_E によって表記され（(Ⅲ-8a)式，参照），次式で与えられる．

$$K = \int \Phi_E E \frac{\mu_{tr}}{\rho} dE$$

$$= \int \Psi_E \frac{\mu_{tr}}{\rho} dE \qquad (\text{Ⅲ-30})$$

ここで，μ_{tr}/ρ はエネルギー E の非荷電粒子の物質の質量エネルギー転移係数である．

フルエンスによるカーマの表記は，自由空間，あるいは異なった物質内，のある点における特定物質のカーマあるいはカーマ率の値と関連づけられることを意味している．すなわち，例えば，**水ファントム** water phantom 内のある点における**空気カーマ** air kerma ということができる．

カーマは物質へのエネルギーの初期転移に関連した量であるけれども，第Ⅳ章，A．2．で説明するように，吸収線量と近似したものとしてときどき使用される．

2) カーマ率

カーマ率 kerma rate；$\dot{K}$ は dK を dt で除した値である．ここで，dK は dt 時間間隔のカーマの増加分である．

$$\dot{K} = \frac{dK}{dt}$$

単位：$Jkg^{-1}s^{-1}$
特別な名称グレイ Gy をかわりに使うと，カーマ率の単位はグレイ/秒 (Gys^{-1}) である．

3) 照射線量

照射線量 exposure；X は dq を dm で除した値である．ここで，dq は質量 dm を有する乾燥空気中に光子によって発生したすべての陰電子と陽電子が乾燥空気中で完全に止められた場合に発生した一方の符号（＋か－）のイオンの平均全電荷の絶対値である．

$$X = \frac{dq}{dm}$$

単位：Ckg^{-1}

ICRU Report 85[14)] では，定義式の dQ が dq に変更され，その説明もわずかに変更されているので，注意が必要である．また，照射線量の物質は乾燥空気，放射線は光子のみにしか使用できないことに注意が必要である．なお，"exposure, 照射量" の用語を長年の慣習に従い "照射線量, exposure dose" と訳していることに注意が必要である．照射線量の単位は [Ckg^{-1}] である．1985 年までは，照射線量の単位としてレントゲン [R] が使用されていた．[Ckg^{-1}] と特別な単位レントゲン [R] との関係は

$$1\text{ R} = 2.58 \times 10^{-4} \text{ Ckg}^{-1} (厳密に)$$

であった．この照射線量の特別な単位レントゲン [R] は，日本の計量法では補助単位となっている．

原子/分子の緩和過程において放出される電子(オージェ電子等)による電離は dq に含む．しかし，放射過程(たとえば，制動放射と蛍光 X 線)によって放出される光子による電離は dq に含まない．高エネルギーにおける明確なこの違いを除き，定義されている照射線量は乾燥空気の電離と類似している(第Ⅳ章，A.2，参照)．照射線量は光子エネルギー E に関してのフルエンス分布 Φ_E と質量エネルギー転移係数 μ_{en}/ρ の積の分布の項で，乾燥空気とそのエネルギーに関して次式のように表示できる．

$$X \approx \frac{e}{W} \int \Phi_E E \frac{\mu_{tr}}{\rho}(1-g)\,\mathrm{d}E$$

$$= \frac{e}{W} \int \Phi_E E \frac{\mu_{en}}{\rho}\,\mathrm{d}E \qquad (\text{Ⅲ-31})$$

ここで，e は素電荷，W はイオン対をつくるに必要な乾燥空気中の平均付与エネルギー，g は空気中の放射損失で失われる光子によって放出された電子の運動エネルギーのうちの割合である．(Ⅲ-31)式の近似記号 ($\approx$) は，W はこれらの電子がエネルギーを落としていく間に発生した電荷のみが許容されており，一方，照射線量は入射光子によって放出した電子の電荷あるいはイオンを含んでいることによる．

1 MeV 程度あるいはそれ以下の光子のエネルギーでは，g の値が小さく，(Ⅲ-31)式は $X \approx (e/W)K_{air}(1-\bar{g}) = (e/W)K_{col,air}$ で近似できる．ここで，K_{air} は入射光子の乾燥空気カーマ，$\bar{g}$ は空気カーマの電子エネルギーに関する分布にわたり評価した g の平均値である．

衝突カーマにおいて，自由空間あるいは空気と異なる物質内のある点で，照射線量あるいは照射線量率の値と関連しているので，たとえば，水ファントム内のある点における照射線量のように表現できる．

4) 照射線量率

照射線量率 exposure rate；$\dot{X}$ は dX を dt で除した値である．ここで，dX は dt 時間間隔における照射線量の増加分である．

$$\dot{X} = \frac{dX}{dt}$$

単位：$Ckg^{-1}s^{-1}$

5) シーマ

シーマ cema；C は dE_{el} を dm で除した値である．ここで，dE_{el} は質量 dm の物質中での電子衝突により荷電粒子（続いて発生する二次電子を除く）によって失われた平均エネルギーである．

$$C = \frac{dE_{el}}{dm}$$

単位：Jkg^{-1}
シーマの単位の特別な名称はグレイ [Gy] である．

シーマは荷電粒子線のみ，すべての物質に適用できる．シーマの単位の特別な名称はグレイ [Gy] である．

$$1\,Gy = 1\,Jkg^{-1}$$

シーマ（cema：<u>c</u>onverted <u>e</u>nergy per unit <u>ma</u>ss）は，カーマに対して ICRU Report 60[15] で新しく導入された量である．

電子衝突における荷電粒子のエネルギー損失は，二次電子のような関連する放出電子の結合エネルギーと運動エネルギーに対して使われたエネルギーを含む．すなわち，続いて起こる全二次電子によるエネルギー損失は dE_{el} から除く．

シーマ C はエネルギーに関する荷電粒子フルエンスの分布 Φ_E によって表わすことができる（(Ⅲ-8a)式，参照）．シーマの定義に従い，Φ_E の分布はフルエンスへの二次電子の寄与は含まない．しかし，その他のすべての荷電粒子，二次陽子，陽子，α線，トリトン，核反応で生じるイオンはシーマに含まれる．すなわち，シーマ C は次式で与えられる．

$$C = \int \Phi_E \frac{S_{el}}{\rho} dE$$

$$= \int \Phi_E \frac{L_\infty}{\rho} dE \qquad (\text{Ⅲ-32})$$

ここで，S_{el}/ρ はエネルギー E の荷電粒子に関する特定物質の質量電子阻止能（質量衝突

阻止能)であり，L_∞ は非限定線エネルギー付与に相当したものである．一般に，シーマは放出された二次電子を除き，すべての荷電粒子による寄与の合計として評価される．

高エネルギーの荷電粒子に関して，次式の修正概念，限定シーマ C_Δ が定義されている．

$$C_\Delta = \int \Phi'_E \frac{L_\Delta}{\rho} dE \tag{III-33}$$

これは L_Δ を使用していること，そして Φ'_E の分布は Δ より大きい運動エネルギーを持った二次電子を含んでいることにおいて，(III-32)式の積分と異なる．$\Delta = \infty$ のときの限定シーマはシーマに等しい．

シーマとフルエンスの点からの限定シーマの表記は，自由空間あるいは異なった物質中のある位置における特定物質に関するこれらの値と関連づけられることを意味する．例えば，空中における組織シーマのようにいうことができる．

シーマそして限定シーマと呼ぶは，荷電粒子による吸収線量への近似値として使用できる．吸収線量とシーマの同等性は，二次電子平衡が存在し，放射損失と弾性核衝突によるエネルギーが無視される程度で近い．もし二次電子のフルエンスがその最大飛程と等しい距離内で一定なら，このような平衡がある位置で達成される．限定シーマにおいては，運動エネルギー Δ までで，部分的二次電子平衡のみが要求される．

6) シーマ率

> シーマ率 cema rate；$\dot{C}$ は dC を dt で除した値である．ここで，dC は dt 時間間隔におけるシーマの増加分である．
>
> $$\dot{C} = \frac{dC}{dt}$$
>
> 単位：$J kg^{-1} s^{-1}$
> 特別な名称グレイ Gy をかわりに使うと，シーマ率の単位はグレイ/秒 $[Gy\ s^{-1}]$ である．

2. エネルギーの付与

エネルギーの付与に関する量のうち，エネルギー付与 energy deposit はこの節で説明しているすべての他の量を定義できる点から基本量であり，確率的量である．ここで説明する量はすべての放射線，すべての物質に適用できる．表III-6に線量測定の量のうち，エネルギーの付与に関する量を示す．

D. 線量測定に関する量

表Ⅲ-6 線量測定の量—エネルギーの付与[14]

名前	記号	単位		定義
エネルギー付与	ε_i	J		$\varepsilon_{in} - \varepsilon_{out} + Q$
付与エネルギー	ε	J		$\sum \varepsilon_i$
線状エネルギー	y	Jm^{-1}		$\varepsilon_s/\bar{l}$
比エネルギー	z	Jkg^{-1}	Gy	ε/m
吸収線量	D	Jkg^{-1}	Gy	$d\bar{\varepsilon}/dm$
吸収線量率	$\dot{D}$	$Jkg^{-1}s^{-1}$	$Gy\,s^{-1}$	dD/dt

1) エネルギー付与

> エネルギー付与 energy deposit；ε_i はある1回の相互作用 i によって付与されるエネルギーである．
>
> $$\varepsilon_i = \varepsilon_{in} - \varepsilon_{out} + Q$$
>
> ここで，ε_{in} は入射電離性粒子のエネルギー(静止エネルギーを除く)，ε_{out} は相互作用の後出ていったすべての電離性粒子のエネルギーの合計(静止エネルギーを除く)である．Q は相互作用に関係する原子核とすべての粒子の静止エネルギーにおける変化($Q>0$：静止エネルギーの減少；$Q<0$：静止エネルギーの増加)である．
> 単位：J

エネルギー付与 ε_i の単位として eV で表わしてもよい．

エネルギー付与の定義に従い，原子励起(そして次の脱励起)の結果の軌道電子の相互作用は核または基本粒子の静止エネルギーにおける変化を含めない，すなわち $Q=0$ である．

2) 付与エネルギー

> ある与えられた体積中の物質に対する付与エネルギー energy imparted；ε はその体積中のすべてのエネルギー付与の合計である．
>
> $$\varepsilon = \sum_i \varepsilon_i$$
>
> ここで，その体積中において，すべてのエネルギー付与 ε_i について加算される．
> 単位：J

付与エネルギー ε の単位として eV で表わしてもよい．ε は確率量であることに注意．
加算されるエネルギー付与は，1つあるいはいくつかのエネルギー付与事象，たとえ

ば，それらは統計上1つあるいはいくつかの独立した粒子飛跡，に属するかも知れない．事象(events)という用語は，統計上の関連粒子による物質へのエネルギーの付与を意味する．たとえば，陽子とその二次電子，陰電子－陽電子対，あるいは核反応における一次と二次粒子を含む．

もし，ある与えられた体積内の物質への付与エネルギーが1つの事象によるならば，それはその事象に関連した体積内でのエネルギー付与の合計に等しい．もし，ある与えられた体積内の物質への付与エネルギーがいくつかの事象によるならば，それはそれぞれの事象に起因している体積中の物質への個々の付与エネルギーの合計に等しい．

ある与えられた体積中の物質への**平均付与エネルギー** mean energy imparted；$\bar{\varepsilon}$ は，その体積に入射したすべてのこれらの荷電と非荷電電離粒子の放射エネルギー R_{in} から，その体積から出て行くすべてのこれらの荷電と非荷電電離粒子の放射エネルギー R_{out} を引き，その体積内で発生した核と基本粒子の静止エネルギーの全変化量の合計 $\sum Q$ を加算したものに等しい($Q>0$：静止エネルギーの減少；$Q<0$：静止エネルギーの増加)．すなわち，次式で表わされる．

$$\bar{\varepsilon} = R_{\text{in}} - R_{\text{out}} + \sum Q \tag{III-34}$$

3) 線状エネルギー

線状エネルギー lineal energy；y は ε_s を $\bar{l}$ で除した値である．ここで，ε_s は1回(エネルギー付与)事象によってある与えられた体積中の物質への付与エネルギーであり，$\bar{l}$ は体積中の平均弦長である．

$$y = \frac{\varepsilon_s}{\bar{l}}$$

単位：Jm^{-1}

ε_s はある体積中の1つの事象からのエネルギー付与 ε_i の合計であり，eV で表わされる．y は eV と m の積と約数で，たとえば，$\text{keV} \, \mu\text{m}^{-1}$ で表わされる．

ある体積の平均弦長はその体積を通して手当たり次第に方向を定めた弦(均等方的無作為)の平均長さである．凸面体に関して，平均弦長 $\bar{l}$ は $4V/A$ に等しい，ここで V はその体積，A はその表面積である．

y の確率分布を考えることは有用である．分布関数 $F(y)$ の値はある1つの(エネルギー付与)事象による線状エネルギーが y に等しいか小さいかの確率である．確率密度 $f(y)$ は $F(y)$ の導関数である．

$$f(y) = \frac{dF(y)}{dy} \tag{III-35}$$

$F(y)$ と $f(y)$ は吸収線量と吸収線量率とは関係しない．

4) 比(付与)エネルギー

> 比(付与)エネルギー specific energy (imparted)；z は ε を m で除した値である．ここで，ε は質量 m の物質への付与エネルギーである．
>
> $$z = \frac{\varepsilon}{m}$$
>
> 単位：Jkg^{-1}
> 比(付与)エネルギーの単位の特別な名称はグレイ [Gy] である．

比エネルギーは1つあるいはそれ以上の(エネルギー付与)事象によるだろう．分布関数 $F(z)$ は比エネルギーが z に等しいかそれ以下である確率である．確率密度 $f(z)$ は $F(z)$ の導関数である．

$$f(z) = \frac{dF(z)}{dz} \tag{Ⅲ-36}$$

$F(z)$ と $f(z)$ は吸収線量に依存する．確率密度 $f(z)$ は $z = 0$ でエネルギー付与のない確率に関する不連続要素(ディラック・デルタ関数)を含んでいる．

ある1つの事象における比エネルギーの分布関数 $F_1(z)$ は，もし1つの事象が起こったとき，z より小さいか等しい比エネルギーが付与される限定確率である．確率密度 $f_1(z)$ は $F_1(z)$ の導関数である．

$$f_1(z) = \frac{dF_1(z)}{dz} \tag{Ⅲ-37}$$

凸状体積に関して，y と1つのエネルギー付与事象による比エネルギーの増加分 z は次式で関連づけられる．

$$y = \frac{\rho A}{4} z \tag{Ⅲ-38}$$

ここで，A は体積の表面積，そして ρ はその体積中の物質の密度である．

5) 吸収線量

> 吸収線量 absorbed dose；D は $d\bar{\varepsilon}$ を dm で除した値である．ここで，$d\bar{\varepsilon}$ は質量 dm の物質に付与された平均付与エネルギーである．
>
> $$D = \frac{d\bar{\varepsilon}}{dm}$$
>
> 単位：Jkg^{-1}
> 吸収線量の単位の特別な名称はグレイ [Gy] である．

吸収線量の単位の特別な名称はグレイ [Gy] である．

$$1\,\text{Gy} = 1\,\text{Jkg}^{-1}$$

1985年までは，吸収線量の単位としてラド [rad：röntgen absorbed dose] が使用されていた．[Gy] と特別な単位 [rad] との関係は

$$1\,\text{Gy} = 100\,\text{rad}$$

である．小さな領域に限定すれば，平均比エネルギー $\bar{z}$ は吸収線量 D と同じである．ただし，吸収線量は一点での量と考えることができるが，dm は物理学的な過程では数学的なゼロに近づかないことを認識しておく必要がある．なお，吸収線量はすべての物質，電離放射線に対して使用される量であり，放射線治療における投与量として，およびその効果の評価に使用される線量である．放射線治療では，断わりのない限り，吸収線量は**水吸収線量** water absorbed dose を指す．

6) 吸収線量率

吸収線量率 absorbed dose rate；$\dot{D}$ は dD を dt で除した値である．ここで，dD は時間 dt における吸収線量の増加分である．

$$\dot{D} = \frac{\mathrm{d}D}{\mathrm{d}t}$$

単位：$\text{Jkg}^{-1}\text{s}^{-1}$

特別な名称グレイ [Gy] をかわりに使うと，吸収線量率の単位はグレイ/秒 [Gy s^{-1}] である．

特別な単位 rad との関係は

$$1\,\text{rad\,s}^{-1} = 10^{-2}\,\text{Jkg}^{-1}\text{s}^{-1}$$

であった．

E. 放射能に関する量

放射能 radioactivity の用語は原子核の変化を伴う自然的な変換に関連している．このような核変換において放出されるエネルギーは光子あるいはまた他の放射線として放出される．ここで，英語の "radioactivity" と "activity" (2，参照) は日本語ではともに "放射能" と訳していることに注意が必要である．

放射能 radioactivity は確率的過程である．核変換は原子殻構造に作用でき，電子，光子あるは両方の放出の原因であるために，原子全体がこの過程に関係する．

第Ⅱ章で説明したように，原子は核種に細分される．核種とはその原子核内の陽子と中性子で分類される原子の種類である．安定あるいはさらに不安定な核種に変換する不安定核種を放射性核種と呼ぶ．変換は他の核種になることであり，同じ核種のより低いエネ

E. 放射能に関する量

表Ⅲ-7　放射能に関連する量[14]

名前	記号	単位		定義
崩壊定数	λ	s^{-1}		dP/dt
半減期	$T_{1/2}$	s		$(ln\,2)/\lambda$
放射能	A	s^{-1}	Bq	$d\eta/dt$
空気カーマ率定数	Γ_δ	$m^2\,J\,kg^{-1}$	$m^2 Gy Bq^{-1} s^{-1}$	$l^2 \dot{K}_\delta/A$

ギー状態に転移することである．表Ⅲ-7に放射能に関する量をまとめる．

1. 崩壊定数

特定なエネルギー状態にある放射性核種の**崩壊定数** decay constant；λ は dP を dt で除した値である．ここで，dP はある与えられた核種が dt 時間間隔内にそのエネルギー状態から，自然に核変換する確率である．

$$\lambda = \frac{dP}{dt}$$

単位：s^{-1}

　一般に半減期とは，第Ⅱ章で説明したように，ある放射性核種の $(ln\,2)/\lambda$ 量である T であり，ある特定のエネルギー状態における放射性核種がその最初の数の半分に減少する平均時間である．

2. 放射能

放射能 activity；A はある時点の特別なエネルギー状態にある放射性核種の量であり，$d\eta$ を dt で除した値である．ここで，$d\eta$ は時間間隔 dt 内にある特別エネルギー状態からの自然核変換の平均数である．

$$A = \frac{d\eta}{dt}$$

単位：s^{-1}
放射能の単位の特別な名称は**ベクレル** Becquerel [Bq] である．

　ICRU Report 85[14]では，定義式の dN が $d\eta$ に変更されている．"特別なエネルギー状態"とは，別な方法で特定されていなければ，放射性核種の基底状態である．自然核変換の平均数 $d\eta$ はそのエネルギー状態において核の数 N が減少する．すなわち，$d\eta=-dN$ である．

特別な名称はベクレル [Bq] である．

$$1\,\text{Bq} = 1\,\text{s}^{-1}$$

特別な単位キュリー [Ci] との関係は次式で表わされる．

$$1\,\text{Ci} = 3.7 \times 10^{10}\,\text{s}^{-1}$$

ある特別なエネルギー状態の放射性核種のある量である放射能 A は，その状態の崩壊定数 λ と核の数 N の積に等しい．

$$A = \lambda N \tag{III-39}$$

3. 空気カーマ率定数

光子を放出する放射性核種の**空気カーマ率定数** air-kerma-rate constant；Γ_δ は $l^2 \dot{K}_\delta$ を A で除した値である．ここで，$\dot{K}_\delta$ は放射能 A を有する核種の点線源から距離 l だけ離れた場所における，δ より大きなエネルギー光子について求めた空気カーマ率である．

$$\Gamma_\delta = \frac{l^2 \dot{K}_\delta}{A}$$

単位：$\text{m}^2\text{Jkg}^{-1}$

特別な名称グレイ [Gy] とベクレル [Bq] を用いると，空気カーマ率定数の単位は $\text{m}^2\text{GyBq}^{-1}\text{s}^{-1}$ となる．

上記の定義において関連する光子は，ガンマ線，特性 X 線，そして内部制動放射線を含む．放射性核種に特有の空気カーマ率定数は理想的な点線源によって定義される．有限の大きさの線源では減弱と散乱が起こり，そして消滅放射線と外部制動放射線が発生する．ある場合においてはこれらの過程は重要な修正を要求する．線源と測定点間のあらゆる媒質は修正が必要な吸収と散乱を起こす．δ の値の選択はその利用に依存する．簡便な表示法と一貫性を保障するために δ は keV で表示される．例えば，Γ_5 は光子エネルギー 5 keV のカットオフでの空気カーマ率定数であると理解される．

F. 放射線防護に関する量

放射線防護に関する量については，主に**国際放射線防護委員会 ICRP** が勧告している．その量は何度かの修正が行われたが，現時点では，**防護量** protection quantity と**実用量** operational quantity に分類できる．防護量とは，ICRP により人体中に特定された線量計測計算量であり，次で定義する**実効線量** effective dose および**等価線量** equivalent dose である．一方，実用量は最初に ICRU で導入後，ICRU と ICRP 共同で採択され，それを測定することによって防護体系に適合することが立証されるような量である．実用量には**周辺線量当量** ambient dose equivalent, **方向性線量当量** directional dose equivalent および

F. 放射線防護に関する量　69

表Ⅲ-8　放射線防護に関する量

分類	名前	記号	単位	単位	定義
防護量	実効線量	E	—	Sv	$E = \sum_T w_T \times H_T$
	等価線量	H_T	Jkg^{-1}	Sv	$H_T = \sum_R w_R \cdot D_{T,R}$
実用量	周辺線量当量	$H^*(d)$	Jkg^{-1}	Sv	—
	方向性線量当量	$H'(d, \Omega)$	Jkg^{-1}	Sv	—
	個人線量当量	$H_p(d)$	Jkg^{-1}	Sv	—

個人線量当量 personal dose equivalent がある．表Ⅲ-8 に放射線防護に関する量を示す．
　人体内の量である防護量は実際に簡単に測定することは困難であり計算によって求められる量であり，実用量は実際に測定でき防護量と比較することができる量であり防護量に相当する量という意味から，実用量の各量に**線量当量** dose equivalent という言葉が使用されている．

1. 防護量

ICRPの1990年勧告[17]以前は，放射線防護の目的で人体に対する効果を考慮した基本的な量として線量当量 H が用いられていたが，ICRP 2007年度勧告[18]では，その定義や求め方を実用的にした各組織臓器の等価線量 H に変更された．また1990年勧告では，各組織臓器の合計としての全身の線量当量を実効線量 E と規定された．

> 放射線防護の目的で人体に対する効果を考慮した基本的な量，組織Tの**等価線量**H_T は次式で定義される．ここで，$D_{T,R}$ は組織Tにおける放射線Rによる吸収線量(臓器，組織全体での平均値)で，w_R は**放射線荷重係数** radiation weighting factor である．
> $$H_T = \sum_R w_R \cdot D_{T,R}$$
> 単位：Jkg^{-1}
> その特別な名称シーベルト Sievert；Sv は
> $$1\,\mathrm{Sv} = 1\,\mathrm{Jkg^{-1}}$$
> である．以前の特別な単位レム [rem] との関係は次式で表わされる．
> $$1\,\mathrm{rem} = 10^{-2}\,\mathrm{Jkg^{-1}}$$

ICRP 2007年勧告の放射線荷重係数を表Ⅲ-9に示す．放射線荷重係数 w_R は**生物効果比** radiation biological effect；RBE をほぼ包括した値である．また，H の量は日常の放射線防護のみに使われるべきであり，高いレベルの事故被曝には使うべきでない．
　全身被曝や部分被曝において，各組織，臓器の**被曝線量**は異なり，また各組織，臓器の発癌リスクは同じ被曝線量でも異なる．放射線防護で線量の制限のために用いる線量は，

表Ⅲ-9　ICRP 2007 年勧告の放射線荷重係数（ICRP 2007）[18]

放射線の種類	放射線荷重係数 w_R
光子(すべてのエネルギー)	1
電子およびミュー粒子(すべてのエネルギー)	1
陽子，荷電 π 中間子	2
α 粒子，核分裂片，重核イオン	20
中性子	文献17)参照

等価線量を一律に加算できない．各組織臓器の線量当量を用いてICRPにより1990年に全身に対する実効線量 E と規定された．

> 各組織臓器の合計としての**実効線量** E は次式で定義される．ここで，H_T は組織 T における等価線量であり，w_T は**組織荷重係数** tissue weighting factor である．
> $$E = \sum_T w_T \times H_T$$
> 単位：Sv

等価線量と実効線量では同じ単位シーベルト [Sv] を用い，どちらの線量かを明記して区別する．表Ⅲ-10 に ICRP 2007 年勧告における組織荷重係数値を示す．

放射性核種の体内内部被曝の評価，規制のために**預託等価線量** committed equivalent dose；H_T が定義されている．放射性核種を摂取したとき，その物理学的半減期および生物学的半減期に応じて，その体内量が変化する．さらに年齢の変化とともに組織・臓器の大きさも変化する．これらの変化に伴い，組織・臓器 T の等価線量率 $\dot{H}_T$ が変化し，その組織・臓器 T の預託等価線量 H_T は次式で定義されている．

$$H_T = \int_0^\tau \dot{H}_T(t)\mathrm{d}t \tag{Ⅲ-40}$$

ここで，τ は，特に指定しない場合には，成人で50年，子供に対しては摂取時から70歳までの年齢とする．この定義で等価線量を実効線量に置き換えたものを**預託実効線量** committed effective dose；E_T と定義されている．預託等価線量はある単一の組織・臓器に対して定義され，預託実効線量は確率的影響を起こす可能性のある組織・臓器すべてのリスクを示す．実際に人が放射性物質を摂取した場合の預託等価線量，預託実効線量を求める場合には，その核種の半減期等を用いて計算される．

表Ⅲ-10　ICRP 2007 年勧告における組織荷重係数(ICRP 2007)[18]

組織	組織荷重係数 w_T	Σw_T
赤色骨髄，結腸，肺，胃，乳房，残りの組織	0.12	0.72
生殖腺	0.08	0.08
膀胱，食道，肝臓，甲状腺	0.04	0.16
骨表面，脳，唾液腺，皮膚	0.01	0.04
	合計	1.00

2. 実用量

放射線防護における実用量の線量測定では，ICRP 2007 年勧告以前の防護量の言葉と同じ言葉である線量当量が使用されていることに注意が必要である．ICRU および ICRP は場所および個人の**モニタリング** monitoring に用いられる線量計の校正量としての**実用量**を定義している[19,20]．場所のモニタリングである**環境モニタリング** environmental monitoring に対しては，該当する実用量は周辺線量当量 $H^*(d)$ と方向性線量当量 $H'(d, \Omega)$ である．**個人モニタリング** personal monitoring, individual monitoring に対しては，個人線量当量 $H_p(d)$ である．

なお，線量計校正のために単純化された組織代用物ファントムは，ICRU 組織等価球である **ICRU 球** ICRU sphere（密度 1 g/cm³，直径 30 cm）と **ICRU スラブ** ICRU slab（密度 1 g/cm³，30 cm×30 cm×15 cm）である（第Ⅸ章，B.2.2)，参照）．ICRU 球は，モンテカルロ計算の人体モデルと想定して，**1 cm 線量当量** 1 cm dose equivalent 等の計算評価に使用される．

1) 周辺線量当量

> 記号 $H^*(d)$ で表わされる．ある放射線場の 1 点における周辺線量当量は，ICRU 球の整列場に対向する半径上の深さ d において，ICRU 球中の対応する拡張，整列場によりつくられる線量当量である．周辺線量当量の単位は J kg⁻¹ で，その特別な名称は Sv である．

d の勧告値は，強透過性放射線に対して 10 mm，弱透過性放射線に対しては 0.07 mm である．**整列場** aligned field とは，ビームがすべて一方向から来るとした場をいう．**拡張場** expanded field とは，場の状態が着目する体積全体にわたり基準点と同じと考える場をいう．すなわち，拡張，整列場とは，ある 1 点における一方向からのビームによることを意味する．

2) 方向性線量当量

記号 $H'(d, \Omega)$ で表わされ，ある放射線場の1点における方向性線量当量は，ICRU 球の特定された方向 Ω の半径上の深さ d において，ICRU 球中の対応する拡張場によりつくられる線量当量である．方向性線量当量の単位は $\mathrm{J\,kg^{-1}}$ で，その特別な名称は Sv である．

d の勧告値は，強透過性放射線に対しては 10 mm，弱透過性放射線に対しては 0.07 mm である．

方向性線量当量に関するいかなる記述でも，基準の深さ d と方向 Ω の規定を含むべきである．記号を単純化するには，d をミリメートルで表わすべきである．この標準的システムはときには放射線場と関連づけることができる．

3) 個人線量当量

記号 $H_p(d)$ で表わされる．人体上の特定された点の深さ d における軟組織中の線量当量である．個人線量当量の単位は $\mathrm{J\,kg^{-1}}$ で，その特別な名称は Sv である．

個人線量当量は人体内で定義されており，体内で放射線の散乱と相互作用（これは物質の組成とジオメトリーに依存する）があるため，$H_p(d)$ は各個人の間で，またある個人でもその上の位置によって変わりうる．

体幹部に装着された線量計の指示値を防護量で解釈できることが，外部放射線被曝のモニタリングにとって重要である．

第IV章　基本線量と基礎理論

本章では，線量測定のために必要な基本となる線量に関して，その確率量と非確率量，光子線および荷電粒子線の各放射線量の関係，相互作用係数値，および基礎理論としての荷電粒子平衡(電子平衡)，空洞理論，測定の統計について説明する．

A. 線量測定における基本線量

1. 確率量と非確率量

線量測定における基本線量である**吸収線量**は入射する放射線(粒子)の飛跡(トラック)に沿っての物質へのエネルギー付与を表わす量である．そのエネルギー付与の現象は，本来，統計的ゆらぎのある分散した過程である．

いま，放射線照射によるある均質媒質の同じ位置への付与エネルギーを同じ期間測定する場合を考える．図IV-1にその位置の質量 m を関数とした単位質量当たりに付与されるエネルギー E/m を示した概念図を示す．大きな質量(図中の大きい $\log m$)においては E/m はほぼ一定値となり，その E/m は吸収線量 D の定義(第III章, D.2.5, 参照)と同じとなる．さらに大きい質量のところでその値は大きな質量(体積)内での放射線の減弱が原因でわずかに減少する．一方 m がある値以下では，E/m 値が変動して m の減少とともにその変動が増加(分散)するように観測される．この原因は，粒子のエネルギーはその飛跡に沿って起こる相互作用によって付与され，もし m が十分に小さい場合は，その位置(体積)にはわずかな飛跡数かあるいは飛跡がなく，他の位置に多くの飛跡を含む状態が生じる．その結果，ある粒子フルエンスに関して，測定する線量に関しての基礎となる体積の大きさによってエネルギー付与の変動が生じる．この領域における線量(E/m 値)は**確率的** stochastic な量であり，この分散による変動領域に関しての線量測定学を**マイクロドジメトリー** micro dosimetry という．一方，医療領域では対象とする質量 m は十分に大きく，一般に E/m の変動は無視できる．そのときの E/m 値は**非確率的** non-stochastic な量であり吸収線量 D と等しくなる．本書では，主にこの非確率的な領域のいわゆる一般的な医療分野における線量測定について説明する．

医療分野において放射線と物質との相互作用を議論する場合，そのマクロ的な非確率的量である**平均値** mean value を問題とする場合が多い．しかし，放射線と物質との相互作用は，本来，上記したように確率的な現象であり，相互作用数が多くなるとある**期待値**

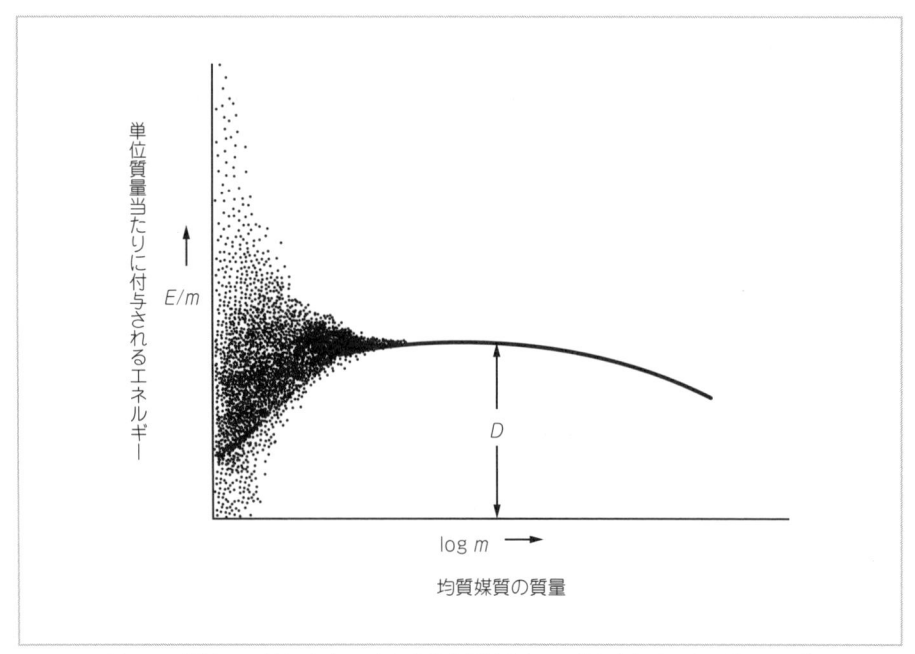

図Ⅳ-1 質量 m に対してプロットした単位質量当たりに付与されるエネルギー E/m[1]
図の点々の部分は体積(すなわち m)が小さくなるにつれて統計的ゆらぎ(分散)が重要になる範囲を表わしている.

expectation value を平均値とした統計的変動を示す.すなわち,常に放射線と物質との相互作用には統計的な変動が伴うことに注意しなければならない.

　線量測定における繰り返し観測の結果,その観測値の違い(分散)は物理学では一般に起こる現象である.それらは不完全な測定系から生じる場合もあるが,多くの物理学的現象の固有変動(ゆらぎ)に支配されている事実から生じる場合もある.すなわち,その唯一の値を持つ非確率的量と,ある確率分布に従う値を持つ確率的量間でそれらを区別する.多くの場合,この分布は確率分布が非常に狭いために重要でなくなる.例えば,ある電流の測定では一般に測定における不正確さに対してそのゆらぎが無視できるほど多くの電子を含んでいる.放射線に対してもしばしば同様の考慮が行われるが,そのゆらぎが重要な役割を発揮してそれらを明確にする必要性が生じる場合がある.

　ある確率的過程は,その分布がその平均値で唯一的に求められる**ポアソン分布** Poisson distribution に従う(D.1.1),参照).そのような過程を示す典型的な例は放射性崩壊である.一方,エネルギー付与においてはより複雑な分布を伴っている.それらの関連を説明するために,第Ⅲ章で説明したように4つの確率的量,すなわちエネルギー付与,付与エ

A. 線量測定における基本線量　75

ネルギー，線状エネルギー，そして比(付与)エネルギーで明確に区別され定義されている．例えば，比(付与)エネルギー z は付与エネルギー ε を質量 m で割った商として定義されている．繰り返し測定によって，z の確率分布と質量 m が小さくなったときの吸収線量を近似するその第1モーメントの確率分布の評価を与えるといえる．しかし，吸収線量 D の確定には，z の分布に関する知識は必要とならない．一方，たとえば生物学的細胞の照射効果のような，照射される質量要素 m における放射線の効果は D よりも z により関連しており，z の値は m が小さいときには D から大きく異なるために，既知の D に対応する z の分布についての知識が重要となる．

2. 光子線の各線量の関係

医療において最もよく使用されている光子線(X線，γ 線)の各線量の関係を説明する．すなわち，放射線場を表わす基本量である**フルエンス**，線量測定において重要なエネルギー転移を表わす**カーマ**，媒質中のエネルギー付与を表わす**吸収線量**，主に医療分野において使用されてきた**照射線量**との関係について説明する．なお，それぞれの量の定義については第Ⅲ章で説明している．

1) 概　論

図Ⅳ-2に電離放射線のフルエンスとそれぞれカーマ，照射線量，吸収線量の比較概念図を示す．

フルエンスは断面積 da の球に入射する粒子の数 dN/da と定義され，入射粒子数に比例した値であり，体積 dV 中での粒子軌道長さの合計 Ndl である(第Ⅲ章, B.3, 参照)．

カーマは非荷電粒子から荷電粒子に転移した初期運動エネルギーである(第Ⅲ章, D.1.1), 参照)．荷電粒子が起こす現象，たとえば，それらが質量 dm の基本体積 dV から出て行くか出て行かないかはカーマには影響しない．図の体積 dV 中において，eと表記した体積中で発生した2つの荷電粒子(光子線の場合は二次電子)の初期運動エネルギーはカーマに寄与する．これらの電子が残余運動エネルギーを持って基本体積から出て行くかどうかはカーマと無関係である．しかし，体積の外で発生して運動エネルギーを持って体積内に入る荷電粒子の運動エネルギーはカーマに寄与しない．

照射線量は光子線(X, γ 線)によって質量 dm の空気中で発生した二次電子(陰，陽)による空気中で発生したすべての電荷量 dQ である(第Ⅲ章, D.1.3), 参照)．すなわち，dm 中の電荷量でないことに注意が必要である．また，照射線量には制動放射線による電荷は含まないことにも注意が必要であり，この制動放射が無視できれば電荷発生と付与エネルギーとはカーマとほぼ同じように関連づけられる．

吸収線量はすべての放射線および物質に適用でき，質量 dm 当たりの平均付与エネルギー $d\bar{\varepsilon}$ と定義されている(第Ⅲ章, D.2.5), 参照)．

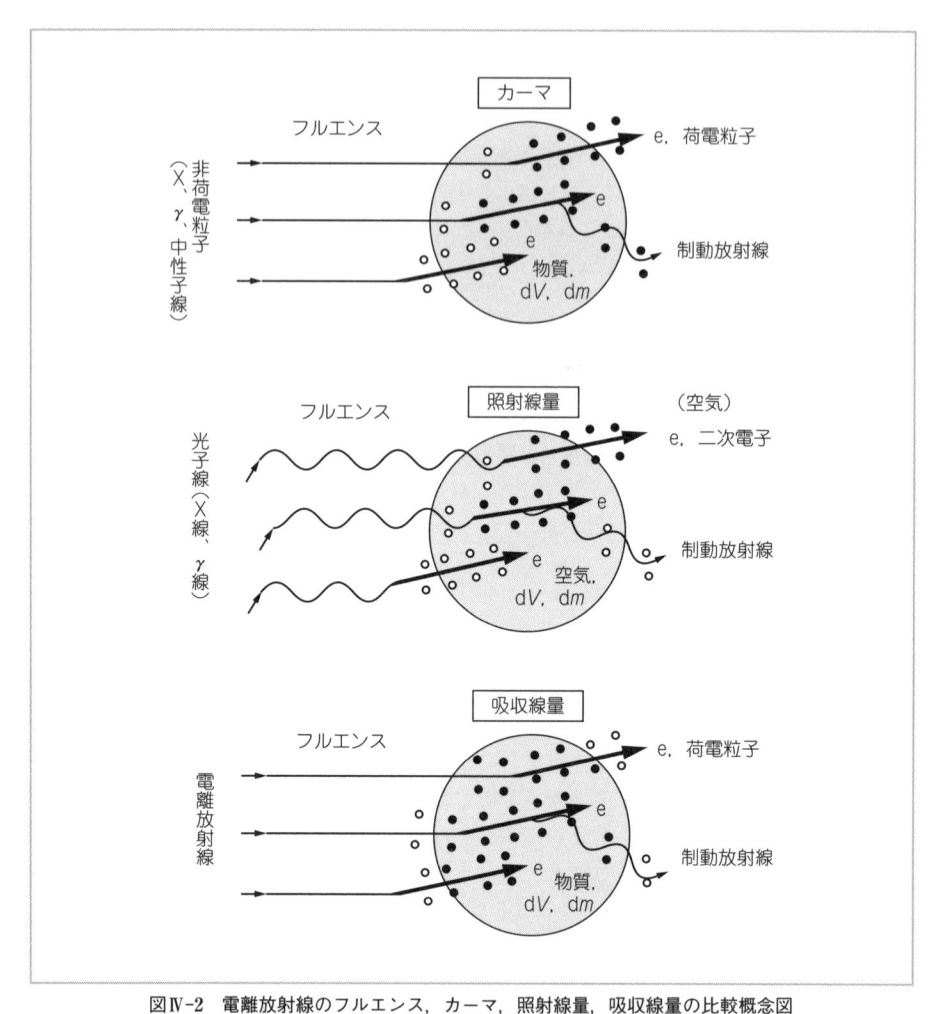

図Ⅳ-2　電離放射線のフルエンス，カーマ，照射線量，吸収線量の比較概念図
それぞれの量において，相互作用により発生した図中の●印のエネルギー付与を含み，図中の○印のエネルギー付与は含まない．ただし，照射線量はエネルギー付与でなく電荷量である．

2) フルエンスとカーマ

　フルエンスとカーマの関係について説明する．図Ⅳ-3に示すように，個々のエネルギー E の光子数 N が厚さ dl，質量 dm，密度 ρ，面積 dA を持つ薄い媒質（med）層に垂直に通過する場合を考える．粒子のトラック（＝飛跡）からエネルギーを引き抜き媒質に転移さすためのある相互作用係数が必要になる．光子線の場合，その相互作用係数として次式で

A. 線量測定における基本線量　77

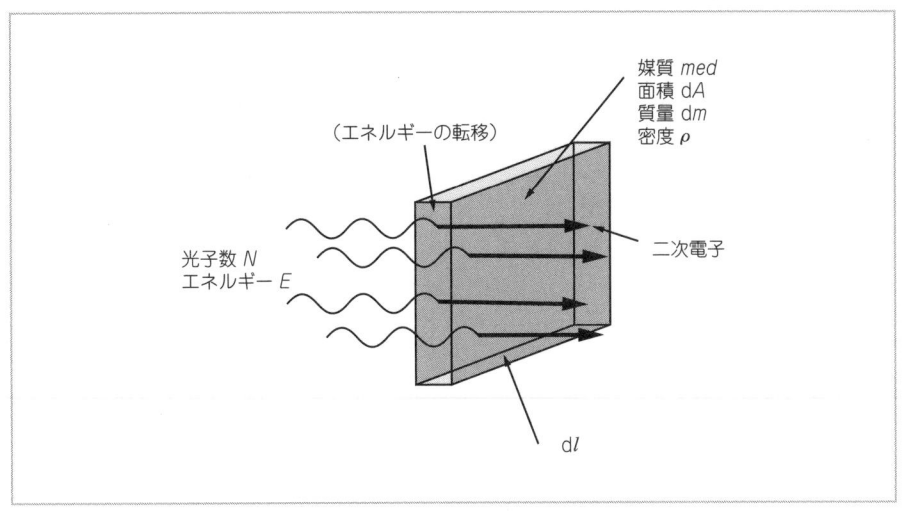

図Ⅳ-3　フルエンスとカーマとの関係説明図
エネルギー E の N 個の光子が厚さ dl，面積 dA，密度 ρ を持つ薄い媒質 med 層に垂直に通過する．フルエンスとカーマとの関係に関しては本文を参照のこと．

定義されている質量エネルギー転移係数 μ_{tr}/ρ が使われる（第Ⅲ章，C.3，参照）．

$$\frac{\mu_{tr}}{\rho} = \frac{1}{\rho dl} \cdot \frac{dR_{tr}}{R} \tag{Ⅳ-1}$$

ここで，入射放射エネルギーの割合 dR_{tr}/R を明確にするために $dE_{tr}/(N \times E)$ とすると，次式が得られる．

$$dE_{tr} = \mu_{tr} dl\, N E \tag{Ⅳ-2}$$

両辺を層の質量 dm で除して整理する．

$$\frac{dE_{tr}}{dm} = \mu_{tr} E \left[\frac{N dl}{dm}\right] \tag{Ⅳ-3}$$

右辺の dm を $\rho \times dV$ で置き換える．

$$\frac{dE_{tr}}{dm} = \frac{\mu_{tr}}{\rho} E \left[\frac{N dl}{dV}\right] \tag{Ⅳ-4}$$

ここで，左辺は媒質 dm 中のカーマ K_{med}（第Ⅲ章，D,1.1)，参照）であり，大括弧 [ ] 内は粒子トラック長の合計を体積で除した値であり（Ⅲ-6)式よりフルエンス Φ で表わされ，上式は次式になる．

$$K_{med} = \left(\frac{\mu_{tr}}{\rho}\right)_{med} E \Phi \tag{Ⅳ-5}$$

ただし，(Ⅲ-6)式の dl は体積 dV 中での粒子軌道長さの合計であり，(Ⅳ-4)式の $N dl$ と

同じである．または，エネルギーフルエンス Ψ を使えば次式になる．

$$K_{\mathrm{med}} = \left(\frac{\mu_{\mathrm{tr}}}{\rho}\right)_{\mathrm{med}} \Psi \tag{IV-6}$$

ここで，図IV-3における垂直入射は簡便化のための記述であり，(IV-5)式と(IV-6)式は入射任意角度に対して有効である．媒質内の点において，単一エネルギーで薄い層を横切る粒子に限定することはできる．このことは，その方向に関係なく，フルエンスは単位体積当たりのトラック長の合計であると考えることにより理解しやすい．線量測定では，物質が空気である空気カーマがしばしば使用される．表IV-1に単一エネルギー光子の単位フルエンス Φ 当たりの空気カーマ K_{air} を示す．

X線のようにエネルギー分布を持った最も実際的な場合には，(III-30)式で示したように，エネルギーに対する微分フルエンス Φ_E を用い，$(\mu_{\mathrm{tr}}/\rho)_{\mathrm{med}}$ の**エネルギー依存性** energy dependence を考慮して K_{med} を次式で表わす．

$$K_{\mathrm{med}} = \int_0^{E_{\max}} E\Phi_E \left(\frac{\mu_{\mathrm{tr}}(E)}{\rho}\right)_{\mathrm{med}} dE \tag{IV-7}$$

3) カーマと吸収線量

衝突カーマおよび吸収線量の関係について説明する．光子フルエンスから衝突カーマ K_{col} を計算するために，質量エネルギー転移係数 μ_{tr}/ρ を質量エネルギー吸収係数 μ_{en}/ρ で表わす必要がある．**エネルギー吸収** energy absorbed とは荷電粒子の初期運動エネルギーからその一部が制動放射線に転換される部分を除くと定義されており，2つの係数は質量エネルギー吸収係数の定義(第III章，C.4，参照)から，次式の関係がある．

$$\frac{\mu_{\mathrm{en}}}{\rho} = \frac{\mu_{\mathrm{tr}}}{\rho}(1-g) \tag{IV-8}$$

ここで，衝突カーマ K_{col} と(全)カーマ K の関係も同じであり，その結果(IV-5)式，(IV-8)式より次式が得られる．

$$(K_{\mathrm{col}})_{\mathrm{med}} = \left(\frac{\mu_{\mathrm{en}}}{\rho}\right)_{\mathrm{med}} E\Phi \tag{IV-9}$$

同様に(III-30)式で示すように，入射光子の連続スペクトル分布に対しては Φ_E に関して積分することにより次式が得られる．

$$(K_{\mathrm{col}})_{\mathrm{med}} = \int_0^{E_{\max}} E\Phi_E \left(\frac{\mu_{\mathrm{en}}(E)}{\rho}\right)_{\mathrm{med}} dE \tag{IV-10}$$

次に，光子に関してのカーマと吸収線量間の関係が明確になれば，フルエンスと吸収線量の関係が最終的に説明できる．図IV-4において，カーマと吸収線量の関係を説明する．

表IV-1 単一エネルギー光子の自由空気の空気カーマ K_{air}, フルエンス Φ, 照射線量 X 間の変換係数[19]

光子エネルギー [MeV]	K_{air}/Φ [pGy cm²]	X/Φ [nR cm²]	K_{air}/X [mGy R⁻¹]	$1-g$[注]
0.010	7.43	0.848	8.76	1.00
0.015	3.12	0.357	8.76	1.00
0.020	1.68	0.192	8.76	1.00
0.030	0.721	0.0823	8.76	1.00
0.040	0.429	0.0489	8.76	1.00
0.050	0.323	0.0369	8.76	1.00
0.060	0.289	0.0330	8.76	1.00
0.080	0.307	0.0350	8.76	1.00
0.100	0.371	0.0424	8.76	1.00
0.150	0.599	0.069	8.76	1.00
0.200	0.856	0.098	8.76	1.00
0.300	1.38	0.157	8.76	1.00
0.400	1.89	0.216	8.76	1.00
0.500	2.38	0.271	8.76	1.00
0.600	2.84	0.324	8.76	1.00
0.800	3.69	0.422	8.76	1.00
1.000	4.47	0.509	8.76	1.00
1.500	6.14	0.699	8.76	0.996
2.000	7.54	0.857	8.83	0.995
3.000	9.96	1.127	8.85	0.991
4.000	12.1	—注)	—注)	0.988
5.000	14.1			0.984
6.000	16.1			0.980
8.000	20.1			0.972
10.000	24.0			0.964

注) 約 3 MeV 以上では電子平衡が成り立たず, 照射線量 X を正確に測定することが困難である.

注) 量 g は制動放射により失ったカーマの割合を示し, 単純な合計では表わせない(第III章, C. 4, 参照).

媒質内の吸収線量 D_{med} は基本質量(体積)に付与されたエネルギーの平均値である. 一方, 光子線のカーマは入射光子によって発生した荷電粒子に転移された初期運動エネルギーであり, その荷電粒子は入射光子のエネルギーの一部を持って基本体積(あるいは薄い層)を通過する. 図中の E_{tr} は入射光子から荷電粒子に転移されたエネルギーのすべてであり,

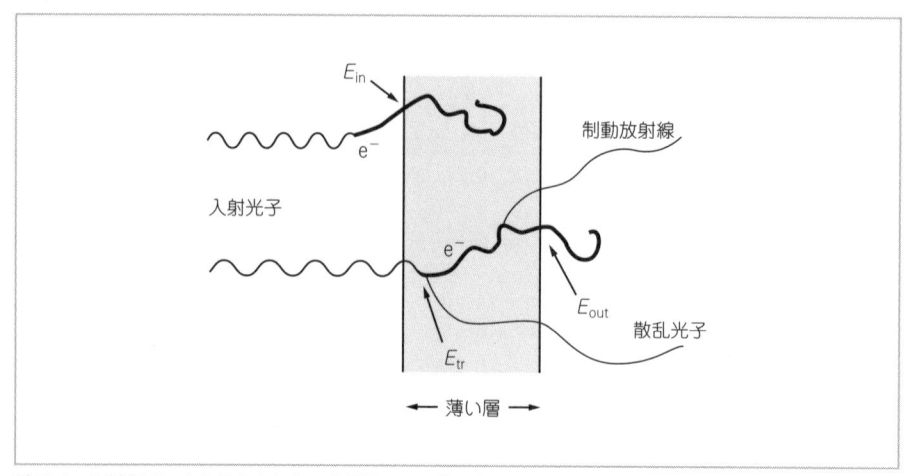

図IV-4 入射光子により放出された二次電子による薄い層への運動エネルギーの転移(E_{tr})，その層への入射したエネルギー(E_{in})，出て行くエネルギー(E_{out})の模式図
層から出射するエネルギー(E_{out})が入射するエネルギー(E_{in})と全く同じなら，荷電粒子平衡(電子平衡)が成立し，そのときの吸収線量と衝突カーマが等しくなる．このとき，図中に表わしている二次電子のトラックの全長さと層内の電子の部分的トラックの合計は正確に一致する．

この初期運動エネルギーの一部が制動放射線に変わることも含んでいることに注意しなければならない．図IV-4において，層から出て行く(全)荷電粒子の運動エネルギーをE_{out}，層に入射した荷電粒子の運動エネルギーをE_{in}とすると，層に付与されたエネルギーεは次式で表わされる．

$$\varepsilon = E_{tr} - E_{out} + E_{in} \tag{IV-11}$$

いま，$E_{out} = E_{in}$とすると次式になる．

$$\varepsilon = E_{tr} \tag{IV-12}$$

このように，荷電粒子の出て行くエネルギーと入射エネルギーが等しい($E_{out} = E_{in}$)ときを**荷電粒子平衡** charged particle equilibrium；**CPE**という(B，参照)．なお荷電粒子が電子の場合を**電子平衡** electronic equilibrium といい，医療分野ではX線あるいはγ線(光子線)による二次電子による電子平衡を扱う場合が多い．吸収線量とカーマの等価性は，荷電粒子平衡が存在し，放射損失が無視され，そして非荷電粒子が放出された荷電粒子の結合エネルギーと比べて大きいこと等の程度に依存する．もし荷電粒子ラジアンスのエネルギーに関する分布((III-11a)式，参照)が最大荷電粒子飛程に等しい距離内で一定であるなら，荷電粒子平衡(電子平衡)はある位置に存在する．

層の質量あるいは体積要素，そして確率量から平均量への変換により，(IV-12)式の両辺を質量で割り，制動放射線に変わる量を差し引いて，両辺を別々に導くと吸収線量と衝

突カーマとの関係として次式が得られる．

$$D_{med} \stackrel{CPE}{=} (K_{col})_{med} \tag{IV-13}$$

（IV-13)式は線量測定おいての非常に重要な結果を示している．すなわち，荷電粒子平衡が成り立つ特別な条件下で吸収線量と衝突カーマが等しい（式中記号 $\stackrel{CPE}{=}$）．その結果，（IV-9)式により上式の衝突カーマを置き換えると，単一エネルギーの光子に関してフルエンスと吸収線量との関係として次式が得られる．

$$D_{med} \stackrel{CPE}{=} \left(\frac{\mu_{en}}{\rho}\right)_{med} E\Phi \tag{IV-14}$$

同様に（IV-10)式から，入射光子が連続エネルギースペクトルを持つ場合は Φ_E に関して次式が得られる．

$$D_{med} \stackrel{CPE}{=} \int_0^{E_{max}} E\Phi_E \left(\frac{\mu_{en}(E)}{\rho}\right)_{med} dE \tag{IV-15}$$

（IV-14），（IV-15)式は線量測定において非常に重要な式となる．

4) 照射線量とカーマ

次に，照射線量とカーマの関係について説明する．図IV-2 に示したように，照射線量 X と空気カーマ K はお互い次のように関係している．照射線量 X に1イオン対つくるに必要な平均エネルギー W_{air}/e（電荷で割った値である）を掛けた値が転換されたエネルギーのうち衝突（電離，励起）に費やした部分であり，1 MeV 程度あるいはそれ以下の光子エネルギーに関しては二次電子が制動放射線を発生する割合は小さく，次式で近似できる．

$$X \cdot (W_{air}/e) = K_{air}(1 - \bar{g}) \tag{IV-16}$$

または

$$X \cdot (W_{air}/e) = K_{air,c} \tag{IV-17}$$

ここで，K_{air} は入射光子の空気カーマ，$K_{air,c}$ は空気衝突カーマ，$\bar{g}$ は二次電子のエネルギーが連続エネルギー分布を示す制動放射線になる割合 g の空気カーマの分布に関して平均値である．すなわち，制動放射線の照射線量 X は次式で近似できる．

$$X = \frac{e}{W_{air}} K_{air}(1 - \bar{g}) \tag{IV-18}$$

また，照射線量 X は，光子エネルギー E に関するフルエンスの分布 Φ_E およびそのエネルギーの空気の質量エネルギー転移係数，μ_{tr}/ρ，によって次式に示すように表記できる．

$$X = \frac{e}{W} \int \Phi_E E \frac{\mu_{tr}}{\rho} (1 - \bar{g}) \, dE \tag{IV-19}$$

一般にカーマと自由空間あるいは空気と異なった物質内のある点における照射線量の値と関連さすと便利である．例えば，水ファントム内のある点における照射線量ということが

できる．表Ⅳ-1 に単一エネルギー光子の自由空気の空気カーマ K_{air}，フルエンス Φ，照射線量 X のそれぞれの変換係数を示した．

質量エネルギー転移係数 μ_{tr}/ρ と $(1-\bar{g})$ の積は質量エネルギー吸収係数 μ_{en}/ρ であり（Ⅲ章，C.4，参照），（Ⅳ-19）式は次式で表記できる．

$$X = \frac{e}{W}\int \Phi_E E \frac{\mu_{en}}{\rho} dE \tag{Ⅳ-20}$$

$$X = \frac{e}{W}\int \Psi_E \frac{\mu_{en}}{\rho} dE \tag{Ⅳ-21}$$

ここで，Ψ はエネルギーフルエンスである．

二次電子が制動放射線になる割合を除いた $(1-g)$ 値を表Ⅳ-1 に示す．医療における診断 X 線領域で光子エネルギーが 1 MeV 以下では，二次電子による制動放射が起こる割合は非常にわずかであり，$(1-\bar{g})$ 値を 1.00 としてよい．なお，300 kV 以下の X 線に対する空気の $\bar{g}$ は 0.1% 以下と考えられている．ただし，上記の $(1-g)$ 値はあくまでも近似値であり，これらの値は厳密には二次電子の阻止能で評価しなければならないことの注意が必要である．

カーマあるいは照射線量は放射線治療装置の X 線，γ 線の出力線量を表わすのに使用されていた．しかし現在の放射線治療では，その出力線量は基準点吸収線量で表わし，一方，カーマあるいは照射線量はその吸収線量を求めるための測定量である．一般に数 MeV 以上または数 keV 以下の X 線の照射線量は測定が困難であり，カーマを使用する．1970 年代後半までは，世界的にはすべての電離箱は照射線量で校正 caliburation されていたが，一般にその後は空気カーマによる校正に代わっている．

照射線量 X [Ckg^{-1}] の空気の吸収線量 D_{air} [Gy] は（Ⅳ-15）式，（Ⅳ-20）式より次式で与えられる．

$$D_{air} \stackrel{CPE}{=} X \cdot W_{air}/e \tag{Ⅳ-22}$$

なお，W_{air}/e は，表Ⅲ-4 に示すように，空気中で1イオン対をつくるに要する平均エネルギー [eV/イオン対] であり，X 線照射時に空気中で発生する二次電子の W_{air}/e 値として，33.97 ± 0.05 [eV/イオン対] が与えられている．

図Ⅳ-5 に光子線（X 線，γ 線）のフルエンス，エネルギーフルエンス，カーマ，照射線量および吸収線量との関係を示す．

3. 荷電粒子線の各線量の関係

荷電粒子線（例えば電子線）のフルエンスと吸収線量の関係を説明する．ここでは図Ⅳ-3 で示したと同じように，媒質の厚さ dl の薄い層に垂直に入射する N 個の荷電粒子のトラックを考える．光子線の質量エネルギー転移係数に代わる荷電粒子線の量は単位トラック長さ当たりのエネルギー損失である阻止能であり，間接電離放射線で使用した dE_{tr} から

A. 線量測定における基本線量　83

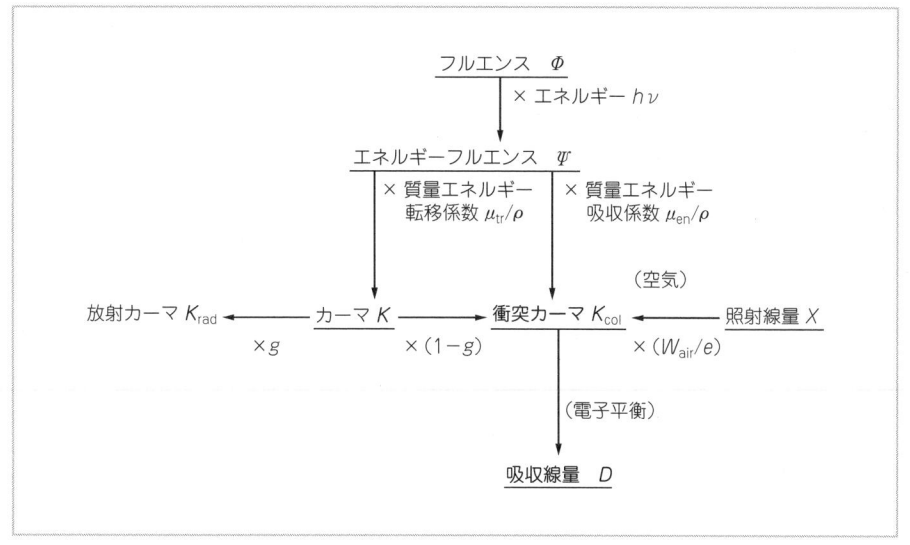

```
          フルエンス Φ
               │
               │ × エネルギー hν
               ↓
      エネルギーフルエンス Ψ
         │              │
  × 質量エネルギー    × 質量エネルギー
  転移係数 μ_tr/ρ    吸収係数 μ_en/ρ
         │              │
         ↓              ↓           (空気)
放射カーマ K_rad ← カーマ K → 衝突カーマ K_col ← 照射線量 X
         ×g         ×(1-g)              ×(W_air/e)
                                 │
                                 │ (電子平衡)
                                 ↓
                              吸収線量 D
```

図Ⅳ-5　光子線の諸線量の関係
線量測定において主に基本となる線量は衝突カーマ K と吸収線量 D である.

区別するためにそのエネルギーを dE_l と表わすと，薄い層に部分的に付与したエネルギーは次式で表わされる（第Ⅲ章，C.5，参照）.

$$dE_l = S_{col} dl\, N \tag{Ⅳ-23}$$

ここでは，その後に薄い層から出て行く制動放射線のエネルギー損失をも含む全阻止能 S よりもむしろ衝突阻止能 S_{col} を用いる. この式は，光子に対する(Ⅳ-2)式と異なり，粒子のエネルギーは必要のないことに注意が必要である. 上式の両辺を層の質量 dm で割り，さらに右辺を $\rho \times dV$ と書き換えると次式が得られる.

$$\frac{dE_l}{dm} = \frac{S_{col} N dl}{\rho dV} \tag{Ⅳ-24}$$

さらに，

$$\frac{dE_l}{dm} = \frac{S_{col}}{\rho}\left[\frac{Ndl}{dV}\right] \tag{Ⅳ-25}$$

間接電離放射線の場合の(Ⅳ-4)式と同じように(Ⅲ-6)式より，[ ]内の量はフルエンスであり，その結果，次式が得られる.

$$\frac{dE_l}{dm} = \frac{S_{col}}{\rho}\Phi \tag{Ⅳ-26}$$

最近まで，カーマと等価な荷電粒子の場合の量が存在しなかった. しかし，ICRU Report 60(1998)において，単位質量当たりに転移されるエネルギーであるシーマ C が導入され，質量 dm の物質において電子衝突により続いて発生する二次電子を除いた荷電粒子によるエネルギー損失量として定義された(第Ⅲ章，D.1.5)，参照)．この場合の二次電子線は入射一次荷電粒子線によって発生した δ 線であり，その運動エネルギーは dE_1 にすでに含んでいる．その結果，シーマは dE_1/dm に等しく，その結果，粒子フルエンスと質量衝突阻止能の積に等しい．

必然的に，光子が入射放射線である場合に起こるのと同じように，δ 線のいくつかは薄い層から出て行くためにシーマは吸収線量とは等しくない．吸収線量と関係さすために，薄い層あるいは基礎体積から出て行くすべての荷電粒子の運動エネルギーが正確にその層に入り，それを投与あるいは付与する量に完全に等しくなければならない．必然的に，次節Bで説明するように，シーマを吸収線量と等しくするためには**デルタ線平衡** delta-ray equilibrium が存在すると仮定する必要がある．その結果，次式が媒質 m に関して成り立つ．

$$D_\mathrm{m} \stackrel{\delta-\mathrm{eqm}}{=} \Phi \left(\frac{S_\mathrm{col}}{\rho} \right)_\mathrm{m} \tag{Ⅳ-27}$$

または，連続エネルギー電子線に対して，次式で表わされる．

$$D_\mathrm{m} \stackrel{\delta-\mathrm{eqm}}{=} \int_0^{E_\mathrm{max}} \Phi_\mathrm{E} \left(\frac{S_\mathrm{col}(E)}{\rho} \right)_\mathrm{m} dE \tag{Ⅳ-28}$$

ここで，Φ_E はエネルギー毎のフルエンスである．

図Ⅳ-6 に荷電粒子線のフルエンス，シーマ，吸収線量の関係を示す．

4. 光子線の相互作用係数値

光子線(X線，γ 線)の線量測定において必要となる**相互作用係数**の値について説明する．光子線の相互作用係数の値は，種々の方法で公表され，正確な精度で得ることができる．一般に医療に関係する 5 keV〜50 MeV の光子エネルギーの**質量減弱係数**は1標準偏差 1〜2%以内で得ることができる．現在，光子線の質量減弱係数は Berger and Hubbell (1987)によって公表されオンライン化された XCOM プログラム (http://physics.nist.gov/PhysRefData/Xcom/html/xcoml.html) および (http://www.nist.gov/pml/data/xraycoef/index.cfm)[21] から得ることができる．また，質量減弱係数と次に説明する**質量エネルギー吸収係数**のデータについては NISTIR 編集[22] からも得ることができる．**巻末・付表-6〜17** に医療分野で特に必要となる種々の物質，種々の光子線エネルギーの各種相互作用係数[6]を示す．

A. 線量測定における基本線量　　85

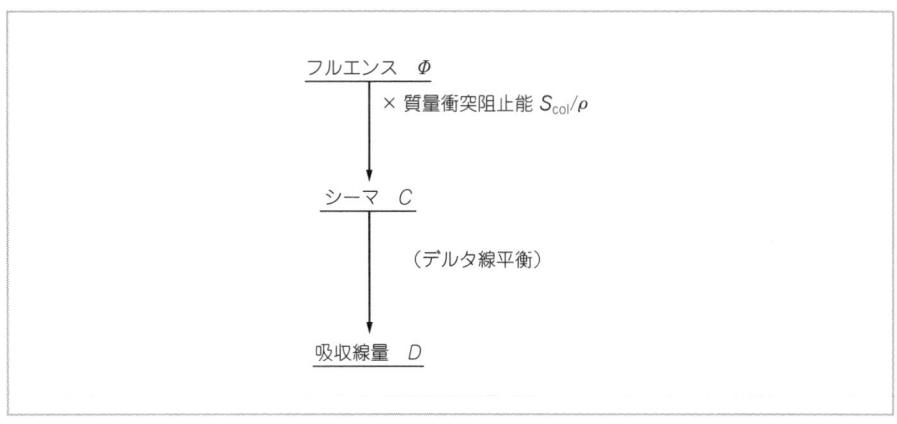

```
        フルエンス Φ
            │
            │ × 質量衝突阻止能 S_col/ρ
            ↓
        シーマ C
            │
            │ （デルタ線平衡）
            ↓
        吸収線量 D
```

図Ⅳ-6　荷電粒子線の諸線量の関係

1) 質量減弱係数

一般に光子の相互作用係数は，微視的に光子1個の相互作用に注目した場合には断面積 σ を使用し，医療で使用する場合のように光子束を巨視的に使用する場合には減弱係数 μ を使用する場合が多い（第Ⅲ章，C.2，参照）．しかし，断面積と減弱係数の言葉は同じ物理学的言葉として区別しない場合が多い．光子の5つの相互作用である干渉性散乱，光電吸収，コンプトン散乱，電子対生成，光核反応の断面積はそれぞれ，σ_ω, σ_τ, σ, σ_π, σ_κ と表わし，その線減弱係数をそれぞれ，ω, τ, σ, π, κ と表わす場合が多い．なお，全体の相互作用係数はそれぞれの値の合計となる（第Ⅱ章，C.2，参照）．

$$\sigma_{total} = \sigma_\omega + \sigma_\tau + \sigma + \sigma_\pi + \sigma_\kappa \tag{Ⅳ-29}$$

$$\mu = \omega + \tau + \sigma + \pi + \kappa \tag{Ⅳ-30}$$

干渉性散乱の原子1個当たりの断面積 $_a\sigma_w$ は次式で表わされる．

$$_a\sigma_w = \frac{8}{3} Z\pi r_0^2 [F(X,Z)]^2$$

$$= \sigma_0 Z [F(X,Z)]^2 \tag{Ⅳ-31}$$

ここで，Z は原子番号，r_0 は古典電子半径（$= 2.81794 \times 10^{-15}$ m），$F(X, Z)$ は**原子形成係数** atomic form factor，σ_0 はトムソンの古典散乱係数（$=6.65 \times 10^{-29}$ m²/電子）である．X は $(\sin\phi/2) \cdot \lambda$ で与えられる．λ は光子の波長である．干渉性散乱の断面積はエネルギーに依存し，低エネルギーほど原子番号が大きくなるにつれて散乱が増加する．また，散乱角 ϕ が小さいとき $F(X, Z)$ は Z に近づき，ϕ が大きいときは0に向かう傾向がある．したがって，散乱角が小さいとき散乱断面積は Z^2 に依存しその影響が大きい．

光電吸収の断面積についての理論計算は非常に複雑であり，すべての光子エネルギー（$h\nu$）および物質についての一般式を導くことは困難とされている．ある軌道電子による

光電吸収は結合エネルギーで急に大きくなり，不連続になる．この不連続部を**吸収端** absorption edge という．1個の原子当たりの K 殻軌道電子に対する光電吸収断面積 ${}_a\sigma_{\tau,K}$ は，$h\nu$ があまり大きくない場合に対しては非相対論計算より，次式で表わされる．

$$ {}_a\sigma_{\tau,K} = \frac{4\cdot\sqrt{2}}{(137)^4}\cdot Z^5 \cdot \sigma_0 \cdot \left(\frac{m_0 c^2}{h\nu - I}\right)^{7/2} \tag{IV-32}$$

ここで，σ_0 はトムソン古典散乱係数，$m_0 c^2$ は電子の静止エネルギー（≒0.511 MeV），I は吸収端のエネルギーである．$h\nu$ が大きくなり軌道電子の結合エネルギーが無視でき，また，Z が小さい場合には，相対論領域のボーン Born の計算によれば，次式で表わされる．

$$ {}_a\sigma_{\tau,K} = \frac{3}{2}\cdot\frac{Z^5}{(137)^4}\cdot \sigma_0 \cdot \left(\frac{m_0 c^2}{h\nu}\right)^5 \cdot (\gamma^2-1)^{3/2} $$
$$ \cdot\left[\frac{4}{3}+\frac{\gamma(\gamma+2)}{\gamma+1}\cdot\left(1-\frac{1}{2\gamma\sqrt{\gamma^2-1}}\cdot ln\frac{\gamma+\sqrt{\gamma^2-1}}{\gamma-\sqrt{\gamma^2-1}}\right)\right] \tag{IV-33}$$

ここで，γ は

$$ \gamma = \frac{1}{\sqrt{1-\beta^2}} $$
$$ = \frac{m_0 c^2 + h\nu}{m_0 c^2} \tag{IV-34}$$

で表わされる．さらに，高エネルギーで $h\nu \gg m_0 c^2$ のときには，次式で表わされる．

$$ {}_a\sigma_{\tau,K} = \frac{3}{2}\cdot\frac{Z^5}{(137)^4}\cdot \sigma_0 \cdot \left(\frac{m_0 c^2}{h\nu}\right) \tag{IV-35}$$

以上をまとめると，光電吸収が起こる確率は，原子番号 Z の増加とともに急激に増加し，光子エネルギーの増加とともに急激に減少する．たとえば K 殻軌道電子の光電吸収断面積は，すべての光子エネルギーに対して Z^5 に比例し，$h\nu$ が非常に小さい非相対論領域では $(h\nu)^{-3.5}$ に比例し，$h\nu$ が $m_0 c^2$（≒0.51 MeV）近くになる相対論領域では $(h\nu)^{-2}$ に比例し，さらに $h\nu$ が $m_0 c^2$ と比べて十分に大きい場合は $(h\nu)^{-1}$ に比例する．また，K 殻以外に起こる光電吸収断面積は K 電子による値の約 20% であることが実験的に確かめられている．

コンプトン散乱が起こる確率については，正確な理論としての相対性量子力学により求められた**クライン-仁科** Klein-Nishina の式がある．コンプトン散乱の原子 1 個当たりの断面積 ${}_a\sigma$ は，次式で与えられる．

$$ {}_a\sigma = \frac{3}{4}Z\sigma_0\left\{\left(\frac{1+\alpha}{\alpha^2}\right)\left[\frac{2(1+\alpha)}{1+2\alpha}-\frac{ln(1+2\alpha)}{\alpha}\right]+\frac{ln(1+2\alpha)}{2\alpha}-\frac{1+3\alpha}{(1+2\alpha)^2}\right\} \tag{IV-36}$$

ここで，σ_0 はトムソン古典散乱係数，$\alpha = h\nu/(m_0 c^2)$ である．

電子対生成に対する断面積の一般式，すなわち，広範囲にわたり満足する式は存在しない．正負電子のエネルギーが軌道電子によるクーロン場の遮蔽効果を無視でき，光子エネルギー $h\nu$ が小さい場合 ($m_0c^2 \ll h\nu \ll 137\, m_0c^2\, Z^{-1/3}$) の原子当たりの全断面積 ${}_a\sigma_\pi$ は，次式で近似される．

$$_a\sigma_\pi = \frac{Z^2}{137} \cdot r_0{}^2 \left(\frac{28}{9} ln \frac{2\, h\nu}{m_0c^2} - \frac{218}{27} \right) \tag{IV-37}$$

遮蔽効果が完全な場合 ($h\nu \geq 137\, m_0c^2\, Z^{-1/3}$) は，次式で近似される．

$$_a\sigma_\pi = \frac{Z^2}{137} \cdot r_0{}^2 \left(\frac{28}{9} ln \frac{183}{Z^{1/3}} - \frac{2}{27} \right) \tag{IV-38}$$

すなわち，電子対生成の原子当たりの全断面積は近似的にほぼ Z^2 に比例する．また，光子エネルギー $h\nu$ が大きくなると電子対生成を起こす確率は急激に増すが，100 MeV 以上で一定値に近づく．三対子生成の断面積は電子対生成の断面積のおよそ 1/10 であり，三対子生成は低原子番号物質に対して，その寄与率が大きくなる．

図IV-7, 8, 9 に線量測定における電離ガスとしてよく使用される空気，人体組織の吸収線量の評価に基準物質として使用される水，一般に放射線の遮蔽材料としてよく使用される鉛の各相互作用における質量減弱係数と入射光子のエネルギーの関係を示す．一般に，干渉性散乱はエネルギーのごく低いときにしか起こらないし，逆に電子対生成，光核反応はエネルギーのきわめて高いときしか起こらない．一般に，医療用 X 線を使用する場合には，光電効果，コンプトン効果，電子対生成を考えればよい場合が多い．特に，水のように低原子番号で 30～40 keV の X 線診断領域では光電効果とコンプトン効果が，それ以上の放射線治療領域ではコンプトン効果と電子対生成が主になる．ただし，電子対生成は 1.02 MeV 以下では起こらない．なお，20 MeV 以上では電子対生成が主に起こる．空気と水のそれぞれの質量減弱係数曲線はほぼ同じである．一方，鉛のような高原子番号物質の質量減弱係数では医療使用範囲で不連続な光電吸収の吸収端が現われる．

一般に，軟部組織のような低原子番号物質の干渉性散乱，光電吸収，コンプトン散乱，電子対生成のそれぞれの相互作用の質量減弱係数はエネルギーを E，物質の原子番号を Z とすると，近似としてそれぞれに依存して変化する．

$$\omega/\rho \propto Z^2/E \qquad \text{(干渉性散乱)} \tag{IV-39}$$
$$\tau/\rho \propto Z^3/E^3 \qquad \text{(光電吸収)} \tag{IV-40}$$
$$\sigma/\rho \propto 1/E \qquad \text{(コンプトン散乱)} \tag{IV-41}$$
$$\pi/\rho \propto (E - 1.02\,\text{MeV}) \cdot Z \qquad \text{(電子対生成)} \tag{IV-42}$$

2) 質量エネルギー転移係数と質量エネルギー吸収係数

質量エネルギー転移係数は，入射非荷電粒子が物質中を dl 通過中に相互作用によって入射放射エネルギーが荷電粒子の運動エネルギーに転移される割合である（第Ⅲ章, C.3,

88　第Ⅳ章　基本線量と基礎理論

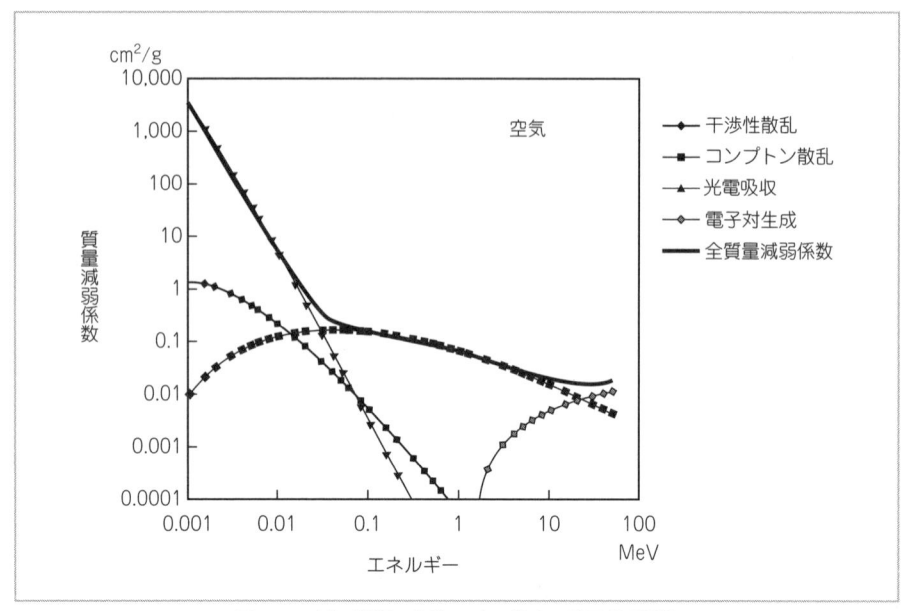

図Ⅳ-7　空気(乾燥，海抜 0 m)に対する質量減弱係数
(巻末・付表-10　光子線の相互作用係数—空気[6] より作図)

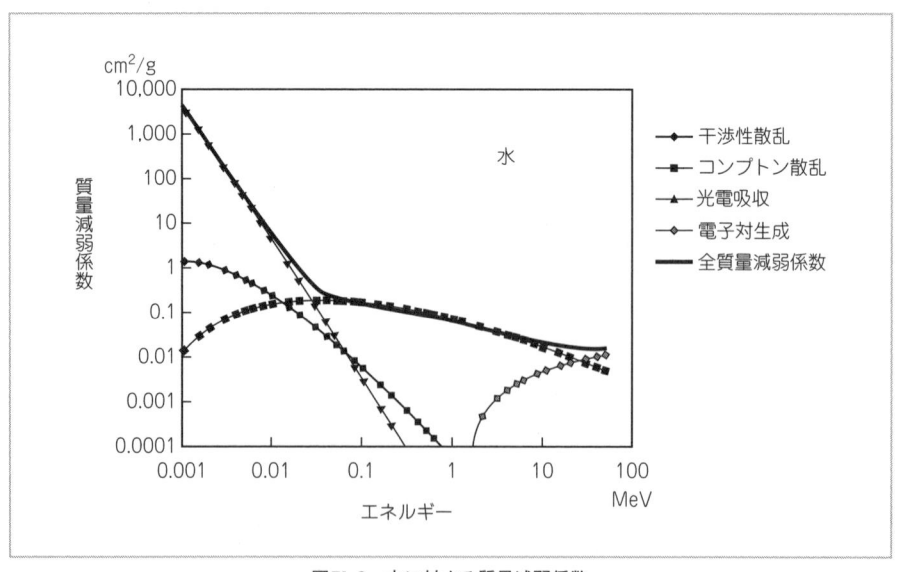

図Ⅳ-8　水に対する質量減弱係数
(巻末・付表-12　光子線の相互作用係数—水[6] より作図)

A. 線量測定における基本線量　89

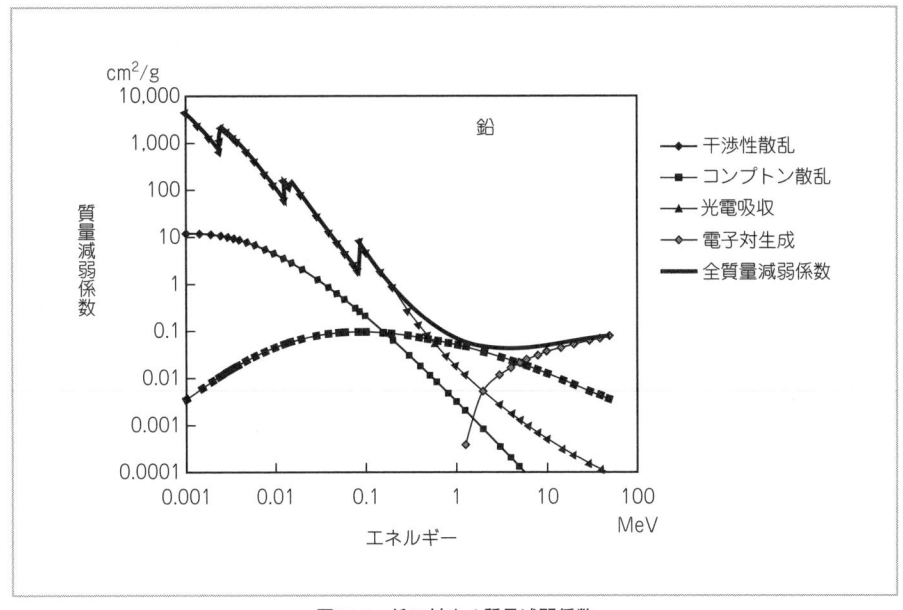

図Ⅳ-9　鉛に対する質量減弱係数
(巻末・付表-9　光子線の相互作用係数—鉛[6]より作図)

参照). いま，エネルギー E を持った光子束 N が物質と種々の相互作用を起こし，そのエネルギーのうち二次電子の運動エネルギー E_{tr} に転換した割合に減弱係数を乗じたものがエネルギー転移係数である．

一方，二次電子の運動エネルギーに転換されたエネルギーのうち制動放射線に与えられるエネルギーを差し引いたものがその物質に吸収されるエネルギーとなり，**質量エネルギー吸収係数**は質量エネルギー転移係数に制動放射になるエネルギーの割合を引いた $(1-g)$ を掛けたものと定義されている．しかし，$(1-g)$ の値は近似値であり，その取り扱いに注意が必要である．

図Ⅳ-10 に空気(乾燥，海抜 0 m)の質量減弱係数，質量エネルギー転移係数，質量エネルギー吸収係数の比較を示す．物質との相互作用によって入射光子から二次電子に渡すエネルギーとして，光電効果では入射光子のエネルギーと光電子のエネルギーとの差は相互作用を起こした軌道電子の結合エネルギー分であり，低原子番号物質ではその値は小さく，質量減弱係数と質量エネルギー転移係数の差はわずかである．一方，コンプトン効果では，二次電子である反跳電子に渡されるエネルギーはゼロから最大まで分布しており，図で示されるように2つの係数には明らかな差が生じる．電子対生成では，入射光子のエネルギーから 1.02 MeV 差し引いた値が二次電子に渡され，このエネルギーと比較して高

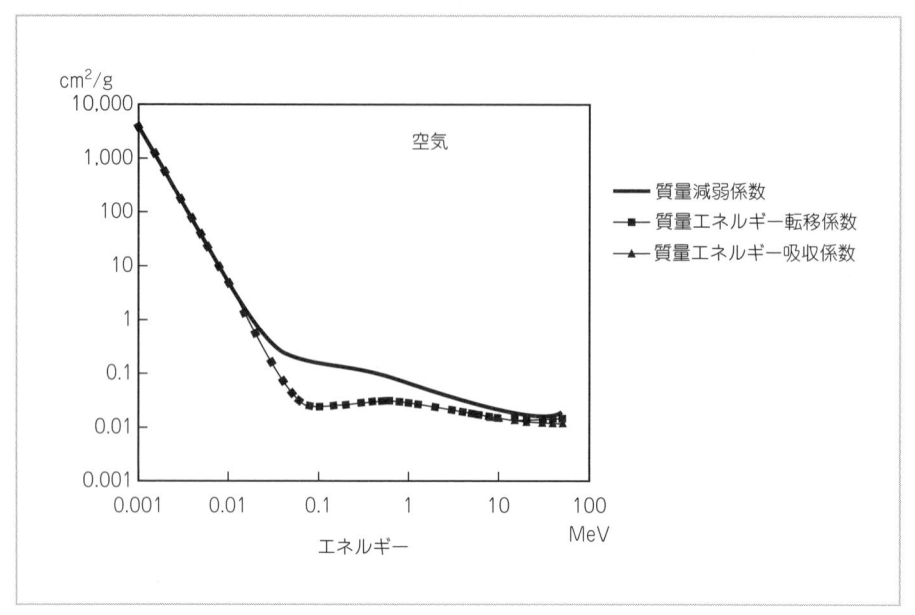

図Ⅳ-10 空気(乾燥, 海抜0m)の質量減弱係数, 質量エネルギー転移係数, 質量エネルギー吸収係数の比較
(巻末・付表-10 光子線の相互作用係数—空気[6] より作図)

いエネルギー領域では, 質量減弱係数と質量エネルギー転移係数の値は近づく.

二次電子が制動放射を起こす割合を考慮した空気の$(1-g)$値は表Ⅳ-1に示すように, 1 MeV以下では制動放射は無視でき, その値は1と近似でき, 図に示すように質量エネルギー転移係数と質量エネルギー吸収係数の差は生じない. しかし, 制動放射が発生する高エネルギー領域では, 空気のような低原子番号物質といえども制動放射の発生を無視することはできない.

図Ⅳ-11に水と緻密骨の質量減弱係数と質量エネルギー吸収係数との比較を示す. 水, 緻密骨の質量エネルギー吸収係数を比較すると, 0.2 MeVまでは緻密骨の質量エネルギー吸収係数は水, 空気に比べ大きく, 0.2 MeV以上では差はほとんどない.

5. 電子線の相互作用係数値

電子線の**相互作用係数**の値について説明する. 電離放射線の物質へのエネルギー付与は基本的に電離による二次電子(δ線も含む)による**衝突阻止能**で評価できる. 線量測定に使用する電子線の基本的な**質量阻止能**はICRU Report 37(1984)[23] に与えられている. 現在, 電子, 陽子等の荷電粒子の質量阻止能は公表されオンライン化されたプログラム(http:

A. 線量測定における基本線量　　91

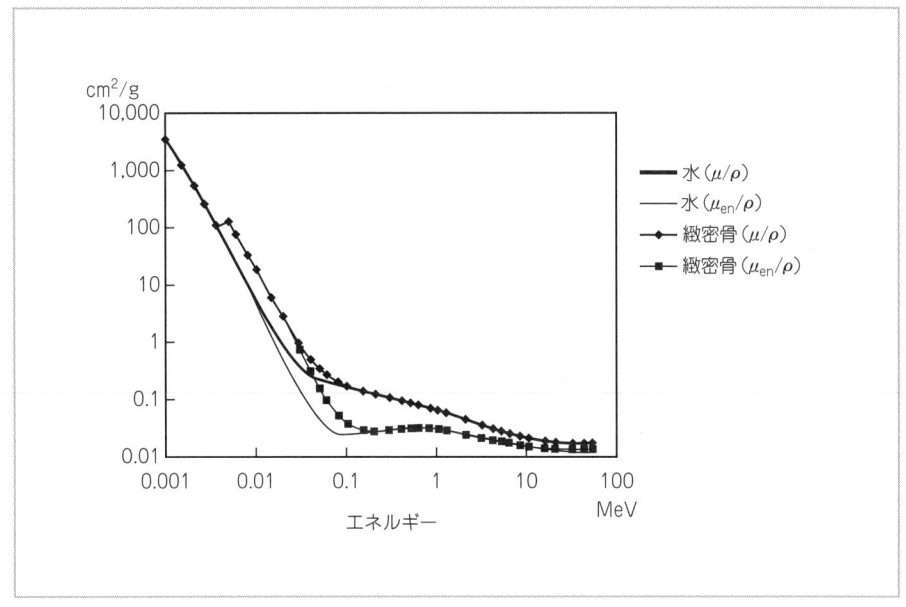

図Ⅳ-11　水と緻密骨の質量減弱係数と質量エネルギー吸収係数との比較
（巻末・付表-12, 17　光子線の相互作用係数―水，緻密骨[6]より作図）

//www.nist.gov/pml/data/star/index.cfm）[24)]から得ることができる．**巻末・付表-18〜26**に各種物質における電子の質量阻止能の値を示す．

1) 阻止能

電子線と物質との相互作用によるエネルギーの付与過程の主なものに，第Ⅱ，Ⅲ章で説明したように，電離・励起の非弾性散乱による衝突損失と，制動放射等による放射損失がある．

電子線の衝突損失係数である**質量衝突阻止能** S_{col}/ρ の理論式については，まず Bethe によって次式が提出された．

$$S_{col}/\rho = \frac{2\pi e^4}{m_0 v^2} N_A \frac{Z}{A_w}\left[ln\frac{m_0 v^2 E}{2I^2(1-\beta^2)} - \left(2\sqrt{1-\beta^2}-1+\beta^2\right)ln\,2 + 1-\beta^2 \right.$$

$$\left. + \frac{1}{8}\left(1-\sqrt{1-\beta^2}\right)^2 - \delta\right] \quad [erg\,cm^2\,g^{-1}] \tag{Ⅳ-43}$$

ここで，m_0 は電子の静止質量 [g]，e は電子の電荷 [esu]，v は電子の速度 [cm/s]，N_A はアボガドロ数，ρ は物質の密度 [g/cm³]，Z は原子番号，A_w は原子量，β は v/c，I は物質

の平均励起エネルギー average exciting energy である．なお，I はイオン化エネルギー I_0 と異なるので注意が必要である．δ は**密度効果** density effect の補正項である．高密度の物質に約 1 MeV 以上の電子が入射すると，電子の電界により原子が**分極現象** polarization を起こす．この分極効果は電子の電界の影響を減少さすように働く．密度効果は約 1 MeV 以下ではどの物質でもきわめて小さく，エネルギーの増大とともにその効果が現われ，100 MeV では阻止能を約 20%減少さす．

(Ⅳ-43)式の大括弧 [ ] 内は I が異なってもあまり変化しない．それを B とすると，次式で近似できる．

$$S_{\text{col}}/\rho \fallingdotseq 0.153 \frac{Z}{A_{\text{w}}} \beta^{-2} B \quad [\text{MeV cm}^2\,\text{g}^{-1}] \tag{Ⅳ-44}$$

ここで，原子量 A_{w} は質量数 A とほぼ等しいとすると，Z/A は低原子番号物質ではほぼ 1/2 であり，一定エネルギーの電子線の質量衝突阻止能は近似的に物質の種類には依存しない．一方，線衝突阻止能はその物質の密度に比例する．また，衝突阻止能は電子の速度が小さく $E \ll m_0 c^2$ の場合には，$\beta^{-2}(=c^2/v^2)$ に比例するので，速度が大きくなるとエネルギー損失が小さくなり，最小となる．この点での電離を最小電離という．さらに，速度 v が光速度 c に近づくと ($\beta \approx 1$)，速度の増大とともに (Ⅳ-43) 式中の [ ] 内の ln の項がきいてきて，エネルギー損失が徐々に増大する．最小電離はその運動エネルギーが $2\,m_0c^2$ に等しいあたりに存在する．一方，電子のエネルギーが非常に小さくなる (約 140 eV 以下) と，エネルギーの減少とともにエネルギー損失が小さくなる．

現在，電子線の質量衝突阻止能 (S_{col}/ρ または $(1/\rho)(dE/ds)_{\text{col}}$ と記す) についての完全な量子力学的表記として，Berger and Seltzer によって次式が提出されている[23, 25, 26]．

$$S_{\text{col}}/\rho = \frac{2\pi r_0^2 m_0 c^2 N_{\text{A}}}{\beta^2}\left(\frac{Z}{A}\right)\left\{ln\left[\frac{\tau^2(\tau+2)}{2(I/m_0c^2)^2}\right] + F(\tau) - \delta\right\} \tag{Ⅳ-45}$$

既知の定数を代入して，次式が得られる．

$$S_{\text{col}}/\rho = 0.1535\frac{1}{\beta^2}\left(\frac{Z}{A}\right)\left\{ln\left[\frac{\tau^2(\tau+2)}{2(I/m_0c^2)^2}\right] + F(\tau) - \delta\right\} \quad [\text{MeV cm}^2\,\text{g}^{-1}] \tag{Ⅳ-46}$$

ここで，

$$F(\tau) = 1 - \beta^2 + [\tau^2/8 - (2\tau+1)ln\,2]/(\tau+1)^2 \tag{Ⅳ-47}$$

であり，r_0 は電子古典半径，m_0c^2 は電子の静止エネルギー，N_{A} はアボガドロ数，$\beta = v/c$，τ は電子静止エネルギー (m_0c^2) に対する運動エネルギー T (電子線のエネルギー) の比，I は平均励起エネルギー，δ は密度効果補正項である．**表Ⅳ-2** に平均励起エネルギー I の値を示す．

図Ⅳ-12 に電子線の水における質量衝突阻止能とエネルギーの関係を示す．**図Ⅳ-13** に電子線の水と緻密骨の質量衝突阻止能を示す．**図Ⅳ-14** に電子線の水と空気の質量衝突阻止能比を示す．

表Ⅳ-2　各種物質の平均励起エネルギー $I^{6, 23)}$

物質	I(eV)	Z/A	密度
脂肪(ICRP)	63.2	0.558468	0.920
空気(乾燥)	85.7	0.499190	1.205×10^{-3}
緻密骨(ICRU)	91.9	0.530103	1.850
骨(ICRU)	106.4	0.521299	1.850
フリッケ溶液	76.3	0.553282	1.024
LiF	94.0	0.462617	2.635
筋肉(ICRP)	75.3	0.549378	1.040
筋肉(ICRU)	74.7	0.55051	1.040
フィルム乳剤	331.0	0.454532	3.815
PMMA(Lucite, perspex)	74.0	0.539369	1.190
ポリスチレン	68.7	0.537680	1.060
水(液体)	75.0	0.555087	1.000

線量測定では，後述するように，**制限衝突阻止能** restricted collision stopping power をしばしば使用する．このことはある $\varDelta$ 以下のエネルギー転移のみが含まれることを意味している．質量衝突阻止能値は(Ⅳ-45)式または(Ⅳ-46)式と(Ⅳ-47)式で与えられるが，しかしその制限衝突阻止能では $F(\tau)$ 項は次式で修正される．

$$F(\tau, \varDelta) = -1 - \beta^2 + ln\{4\varDelta(\tau - \varDelta)\tau^{-2}\} + \tau(\tau - \varDelta)$$
$$+ \{\varDelta^2/2 + (2\tau + 1)ln(1 - \varDelta/\tau)\}(\tau + 1)^{-2} \qquad (Ⅳ-48)$$

なお，制限衝突阻止能の表記はまだ密度効果の補正項 δ を含んでいることに注意すべきである．制限衝突阻止能はしばしば $L_\varDelta$ と表記され，後述する Spencer-Attix の空洞理論における制限衝突阻止能比として使用される．**巻末・付表-27** に各種物質の制限衝突阻止能 $L_\varDelta$ と非制限の衝突阻止能 S_{col} の比を，**図Ⅳ-15** に水と空気についての制限衝突阻止能 $L_\varDelta$ と非制限の衝突阻止能 S_{col} の比を示す．

電子線の放射損失係数として**質量放射阻止能** S_{rad}/ρ を使用する．**図Ⅳ-12** に電子の水における質量放射阻止能とエネルギーの関係を示す．電子線が原子核の近くを通るとき，両者の距離を r とすると原子の核電荷 Ze によるクーロン力 kZe^2/r^2 で，電子は曲げられ偏向する．このとき，電子は制動放射線の形でエネルギーを放射することはⅢ章で説明した．電子の質量放射阻止能 S_{rad}/ρ の計算式は Heitler and Evans によって提出された．
$m_0c^2 < E < 137\, m_0c^2\, Z^{-1/3}$ のとき，

$$S_{rad}/\rho = 4N(E + m_0c^2)\frac{Z(Z+1)}{137}\left(\frac{e^2}{m_0c^2}\right)^2\left[ln\frac{2(E+m_0c^2)}{m_0c^2} - \frac{1}{3}\right] \quad [\text{erg cm}^2\, \text{g}^{-1}]$$
$$(Ⅳ-49)$$

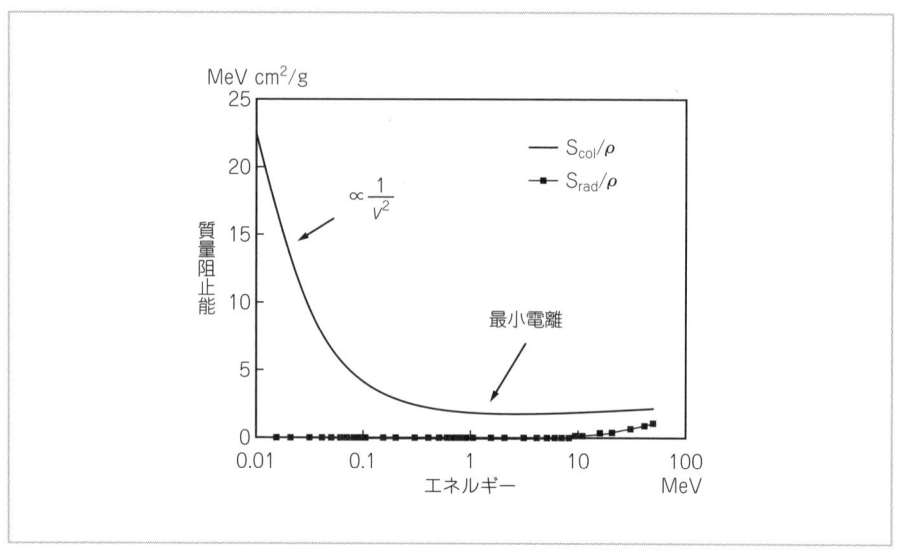

図Ⅳ-12 水の質量衝突阻止能 S_{col}/ρ と質量放射阻止能 S_{rad}/ρ
(巻末・付表-21　電子線の阻止能―水[6]より作図)

電子の質量衝突阻止能は $E \ll m_0c^2$ の場合にはそのエネルギーが大きくなるに従い小さくなり，その速度が光速度に近づくにつれて徐々に増大する．その結果，$2\,m_0c^2$ 当たりで最小電離を示す．一方，そのエネルギーが非常に小さくなる(140 eV 以下)と，エネルギーの減少とともにエネルギー損失も小さくなる．

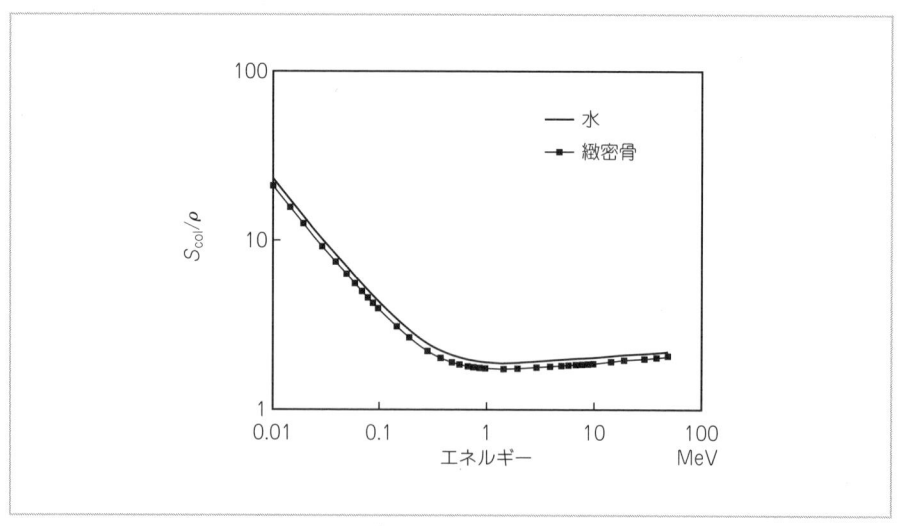

図Ⅳ-13　電子線の水と緻密骨の質量衝突阻止能
(巻末・付表-21, 26　電子線の阻止能―水, 緻密骨[6]より作図)

A. 線量測定における基本線量 　95

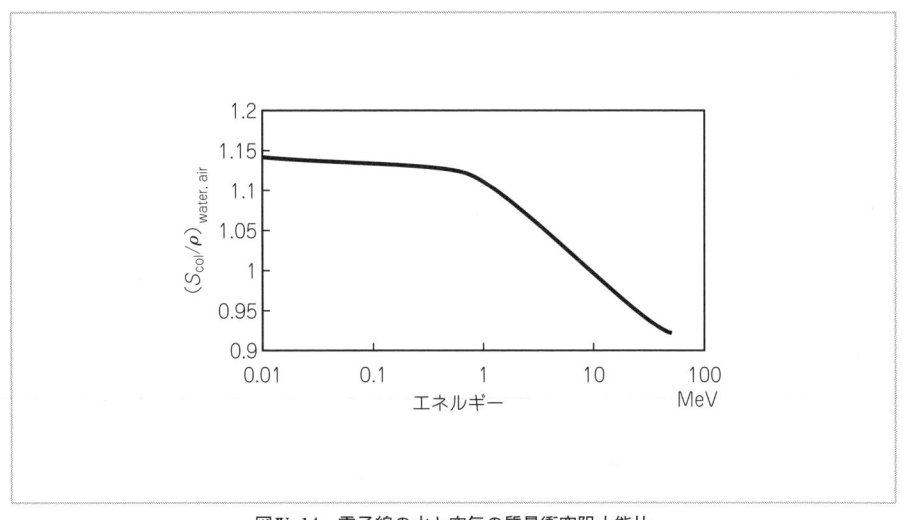

図Ⅳ-14　電子線の水と空気の質量衝突阻止能比
(巻末・付表-18, 21　電子線の阻止能―空気，水[6]より作図)

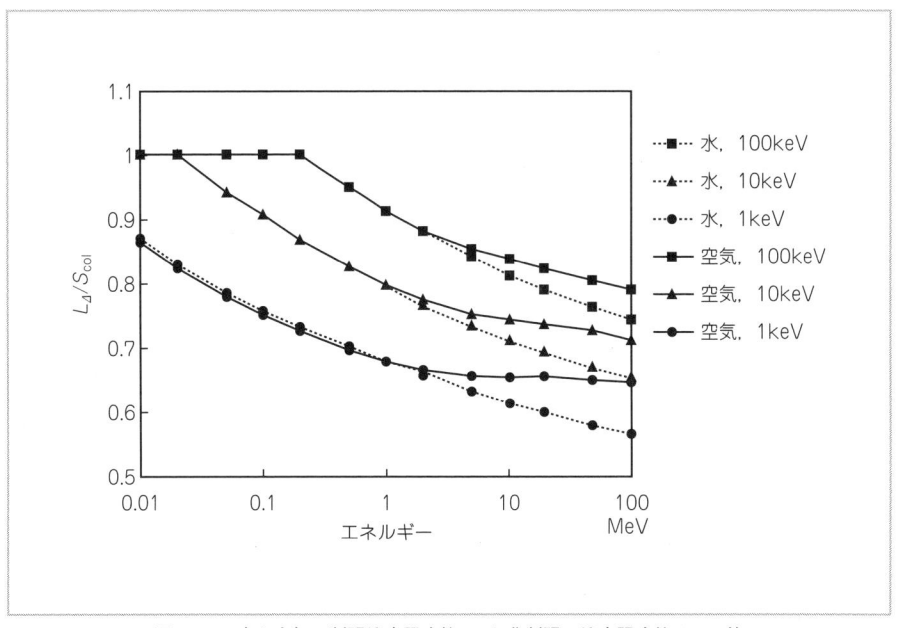

図Ⅳ-15　水と空気の制限衝突阻止能 L_Δ と非制限の衝突阻止能 S_{col} の比
$\Delta = 100\text{keV}$, 10keV, 1keVの場合
(巻末・付表-27　制限衝突阻止能 L_Δ と非制限の衝突阻止能 S_{col} の比[23]より作図)

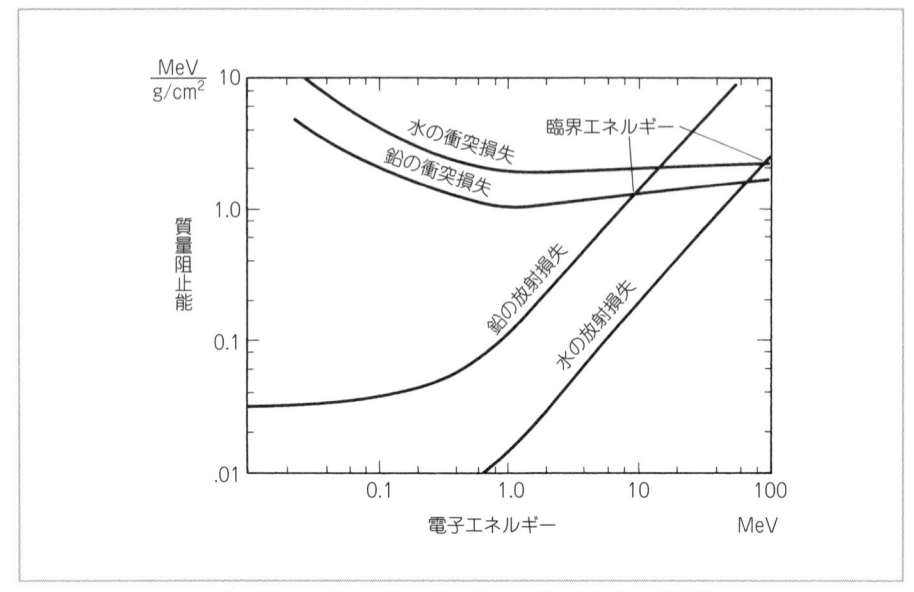

図Ⅳ-16 水,鉛のエネルギー損失と電子エネルギーの関係[9]

放射損失と衝突損失との割合は $EZ/820$ で近似できる.すなわち,放射損失と衝突損失が等しくなる臨界エネルギーは,鉛では約 10 MeV,水では約 100 MeV である.

ここで,$(E + m_0c^2)$ は電子の全エネルギー,N は 1 g 中の原子数 $(= N_A/A_W)$ であり,これを簡略化すると,

$$S_{rad}/\rho \approx Z\left(\frac{Z}{A_W}\right)\left[ln\frac{2(E + m_0c^2)}{m_0c^2} - \frac{1}{3}\right] \quad (Ⅳ-50)$$

となる.Z/A_W は低原子番号ではほぼ一定で 1/2 となり,放射損失による質量阻止能 $(S/\rho)_{rad}$ はほぼその原子番号に比例する.

一方,$E > 137\, m_0c^2\, Z^{-1/3}$ のとき,

$$S_{rad}/\rho = 4N(E + m_0c^2)\frac{Z(Z+\xi)}{137}\left(\frac{e^2}{m_0c^2}\right)^2\left(ln\frac{183}{Z^{1/3}} + \frac{1}{18}\right) \quad [\text{erg cm}^2\,\text{g}^{-1}]$$

$$(Ⅳ-51)$$

ここで,ξ は原子番号の関数で 1.1〜1.4 の間の値である.電子のエネルギーが高いほど,また原子番号の大きい物質ほど放射損失が大きい.

図Ⅳ-16 に水と鉛に対する原子の衝突損失および放射損失による質量阻止能を示す.放射損失と衝突損失との割合は次式で近似できる.

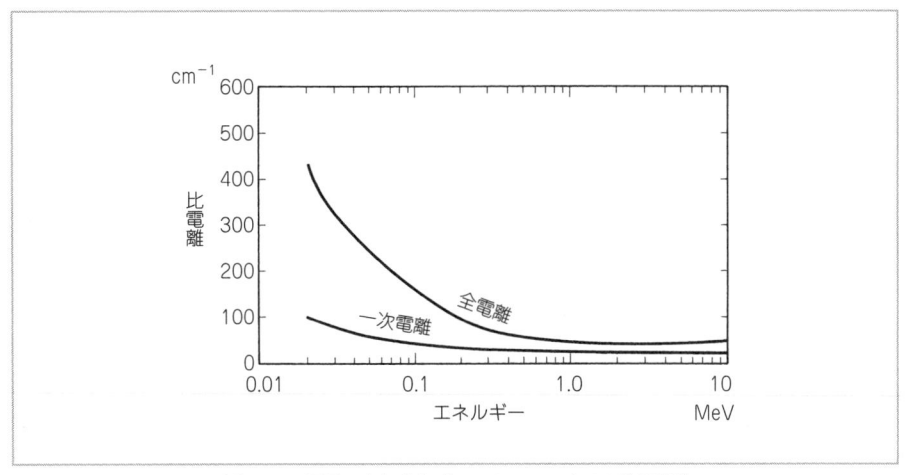

図Ⅳ-17　電子の空気中（15℃，760 mmHg）での比電離[27]

エネルギーが小さいほど，すなわち，速度が小さいほど，軌道電子との間でクーロン力が働く時間が長く，比電離が大きくなる．

$$\frac{\text{放射損失}}{\text{衝突損失}} \fallingdotseq \frac{EZ}{1,600\, m_0 c^2} \fallingdotseq \frac{EZ}{820} \qquad (\text{Ⅳ-52})$$

ただし，E は MeV 単位で表わした運動エネルギーであり，Z は原子番号である．比が 1 になる点，すなわち，放射損失と衝突損失によるエネルギー損失が等しくなるエネルギーを**臨界エネルギー** critical energy といい，鉛では約 10 MeV，水では約 100 MeV である．

2) 比電離と W 値

一般に，荷電粒子が物質に入射するとその運動エネルギーの一部を失い，その結果として，物質を構成している原子を電離してイオン化する．これを**一次電離** primary ionization という．一次電離により放出された電子を二次電子といい，そのうち他の原子を電離する能力をもつものを δ 線という．この δ 線による電離を**二次電離** secondary ionization という．なお，δ 線とは一般に荷電粒子と物質によって放出された二次電子のことを呼び，X 線，γ 線のような非荷電粒子によって放射された二次電子は δ 線とはいわない．単位長さ当たりに一次電離と二次電離によって生じる生成イオンの数を**比電離**あるいは**比電離能**という．図Ⅳ-17 に電子の空気中（15℃，760 mmHg）での比電離を示す．電子のエネルギーが小さいほど，すなわち，速度の小さい電子ほど相手の軌道電子との間にクーロン力の働く時間が長く，比電離は大きくなる．電子のエネルギーが低いときには，二次電離によるイオン対の数は一次電離によるイオン対の数の数倍もある．一般に比電離は荷電粒

子のエネルギーが低いほど大きいが,そのエネルギーがあまり低くなると逆に小さくなる.

1 keV以上の電子線の W 値を表III-4に示した.W_{air}/e は空気中で1イオン対をつくるに要する平均エネルギー[eV/イオン対,あるいは J/C] であり,X線照射時に空気中で発生する二次電子の W_{air}/e の値として,33.97 ± 0.05 [J/C] が与えられている.以前は,湿度の高い日本では 33.73 [J/C] の方が適当であるとも考えられていた.

6. 重荷電粒子線の相互作用係数値

重荷電粒子の質量は原子中の軌道電子と比べて質量も大きく,1回の衝突によるエネルギー損失は小さく,偏向も受けない.重荷電粒子線の質量衝突阻止能は電子線の場合と同様に Bethe によって与えられている.現在,重荷電粒子の質量衝突阻止能(S_{col}/ρ または $\frac{1}{\rho}\left(\frac{dE}{ds}\right)_{col}$)のより正確な式として次式が与えられている.

$$S_{col}/\rho = \frac{2\pi N_A r_0^2 m_0 c^2 z^2}{\beta^2}\left\langle\frac{Z}{A}\right\rangle\left\{\left\{ln\left(\frac{2m_0 c^2 \beta^2 T'_{max}}{I^2(1-\beta^2)}\right)\right\} - 2\beta^2 - 2\frac{C}{Z} - \delta\right\} \quad \text{(IV-53)}$$

ここで,T'_{max} は結合していない原子内の電子との正面衝突において転移できる最大エネルギー(10 MeV 陽子において $T'_{max} = 20$ keV;一方,10 MeV 電子では δ 線の最大は 5 MeV である)である.(IV-53)式は簡単に次式で表わされる.

$$S_{col}/\rho = 0.1535\frac{z^2}{\beta^2}\left\langle\frac{Z}{A}\right\rangle\left\{27.675 + 2\ln\left(\frac{\beta^2}{1-\chi^2}\right) - 2\beta^2 - 2\ln I - 2\frac{C}{Z} - \delta\right\}$$
$$\text{(IV-54)}$$

一定エネルギーの重荷電粒子の質量衝突阻止能は近似的に物質の種類にはあまり依存しない.(IV-54)式より,重粒子の質量衝突阻止能は,粒子の原子番号 z,速度 v とすると,次式に依存する.

$$S_{col}/\rho \propto \frac{z^2}{v^2} \quad \text{(IV-55)}$$

すなわち,重荷電粒子の質量阻止能は入射粒子の電荷数 z の2乗に比例し,粒子速度 v の2乗に反比例する.ここで,粒子のエネルギー E は $1/2\,mv^2$ であり,

$$S_{col}/\rho \propto \frac{z^2 m}{E} \quad \text{(IV-56)}$$

となる.(IV-56)式より,同じエネルギーの α 粒子($z=2$, $A=4$)と陽子($z=1$, $A=1$)では,α 粒子の方が約 16 倍大きい.

重荷電粒子では,医療分野では一般に制動放射線の放出は無視でき,ここでは,特にその放射阻止能を説明しない.しかし,そのエネルギーが高くなれば制動放射線が放出される.

B. 荷電粒子平衡

1. 荷電粒子平衡

図IV-4 に示したように，もし照射媒質のある体積 V から出て行くあるエネルギーを持つ荷電粒子がその体積 V に入射する同じエネルギーの同等の荷電粒子と置き換えられるなら，一般に**電子平衡**として知られている**荷電粒子平衡 CPE** が成立しているといえる．なお，CPE には電子以外の荷電粒子も含むが，医療では二次電子による電子平衡（デルタ線平衡を含む）を扱う場合が多い．しかし，完全な CPE が成立しない場合（後述する過渡的荷電粒子平衡状態）も存在する．厳密には CPE の欠如をそれぞれ独立した要因（たとえば，縦と横方向の非平衡）に分離することは不可能である．しかし，次に説明するように，特に二次電子が主に前方に偏る高エネルギー光子の場合において考えることにより，CPE 現象を理解しやすくなる．

図IV-18 に高エネルギー光子線の場合に関しての媒質中の**電子平衡**の説明図を示す．二次電子は実際にはあらゆるエネルギーと方向を持っているが，図は大幅に簡略化している．その荷電粒子平衡に関しての考え方は基本的には同じであり，図に示すように，A から G の領域（ボクセル）内でただ 1 つの電子が発生して矢印（→）上を進むように表わしている．それぞれの領域（ボクセル）内で，1 つの電子が発生し，光子線の減弱がないか無視できると仮定することにより，その結果そのカーマは一定となる．領域 A では，1 本の電子トラック（→）のみがエネルギーを付与する．その結果，領域 A 内に付与されるエネルギー（線量）は小さく，体積内から去るトラックの部分の入れ替えとしての入射するトラックはない．領域 B では，新しい電子が発生し，しかもさかのぼって領域 A で発生した電子トラックも流入する．そのために領域 B では領域 A よりも大きな線量となる．さらに領域 C の線量はさらに大きくなる．しかし，領域 D 内では，領域 A で発生した電子が止まり，電子トラックのすべての部分が存在する．このことは，この体積から出て行く運動エネルギーの合計は正確にこの領域に入り留まる運動エネルギーの合計と同じになり平衡に達している．すなわち，電子平衡は D で初めて成立したといえる．続く領域（E, F, G……）は D と同じ電子トラック数の状態であり，これらの体積内は同じように CPE が適用できる．領域 D の深さにおいて，各領域内に付与されるエネルギーである吸収線量はカーマ（直接には衝突カーマ）と等しくなる．このことは，光子線の減弱のない状態であり，続く領域 E, F, G……でも同じことがいえる．

図IV-18 の矢印（→）上の●印で示すように，光子線（X 線，γ 線）が媒質に入射すると，主に発生する二次電子（→）による電離により媒質にエネルギーを付与する．すなわち，高エネルギー光子線の場合はその二次電子は主に前方方向に進み，その二次電子の飛程とほぼ等しい深さ以降で電子平衡が成立してその吸収線量値がピークを示す．電子平衡に達した深さを**平衡厚** equilibrium thickness という．電子平衡が成立する平衡厚以降の深さでは

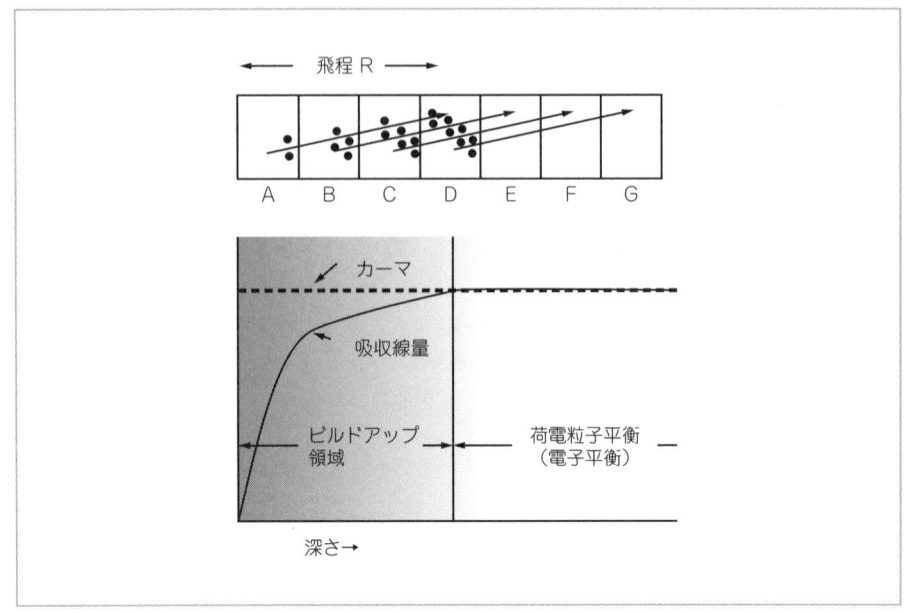

図Ⅳ-18 高エネルギー光子線の荷電粒子平衡(電子平衡)の説明図
(文献9)から修正作図)

光子線の減弱のない理想的な場合の荷電粒子平衡に達するまでのビルドアップを示している．AからGまでの領域(ボクセル)内において1つの電子トラック(矢印→で表示)が発生している．矢印上で電子トラックに沿ったエネルギー付与(●)の状態を表示している．

カーマと吸収線量は一致する．一方，表面から平衡厚に達する深さまでの領域を**ビルドアップ領域** build-up region という．

光子線以外の荷電粒子線の場合には一次入射荷電粒子線から発生する二次電子であるδ線に関しても同じ現象として説明でき，δ線による平衡を**デルタ線平衡**という．間接電離放射線である中性子線の二次荷電粒子は主に陽子線である．これらの二次荷電粒子の平衡を荷電粒子平衡 CPE という．

2. 過渡的荷電粒子平衡

光子線の場合，真の CPE を満足する状態になるのは厳密には不可能であり，**過渡的荷電粒子平衡** transient charged particle equilibrium；TCPE を扱う場合が多い．光子線の減弱により，各深さの光子フルエンスは一定のまま留まることはなく，その結果それぞれの深さで発生した二次粒子(電子)の数は一定にならない．**図Ⅳ-19** に光子線(X線，γ線)による媒質中の過渡的荷電粒子平衡 TCPE の説明図を示す．**表Ⅳ-3** に数種のエネルギー

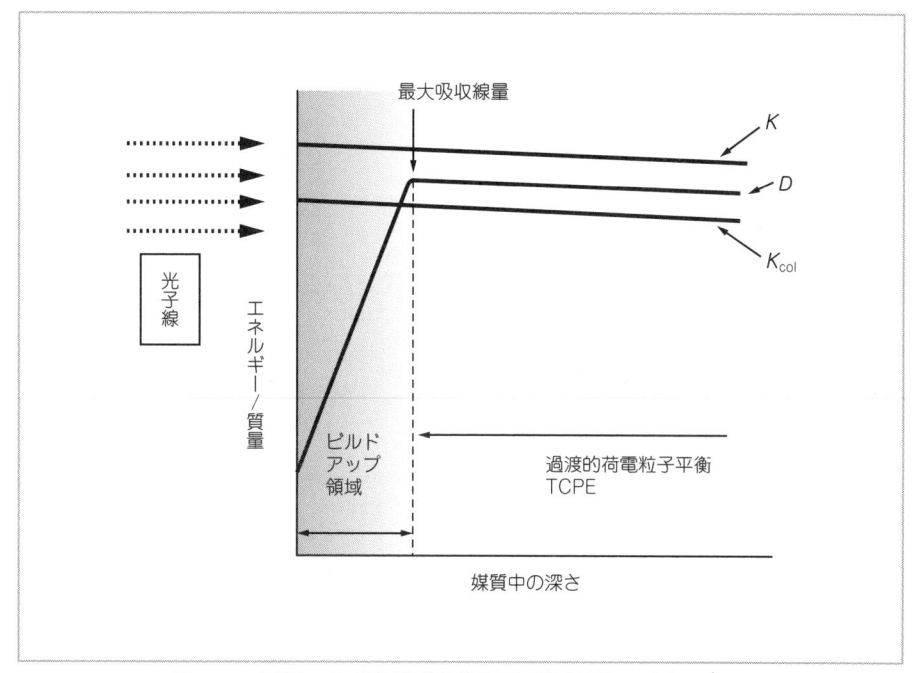

図Ⅳ-19 光子線による過渡的荷電粒子平衡(過渡的電子平衡)の説明図
光子線の減弱がある場合のカーマ；K，衝突カーマ；K_{col}，吸収線量；Dの変化を示す．縦軸は対数目盛で表示している．

の光子線に関して，過渡的な電子平衡になる水深さとその深さでの光子線の減弱の割合を示す．その結果，CPEにならない割合は光子エネルギーの増加とともに大きくなる．一般に，照射線量(ここでは空気カーマ)の測定においては約3 MeV以上の光子最大エネルギーにおいては一般的な電子平衡が成立しないといえる．またこのエネルギー以下でも，光子線の減弱に関してわずかな補正を行わなければならない．

上記したように，約1 MeV程度のエネルギー以下の光子を照射した媒質の最大吸収線量の深さでは，厳格なCPEは存在しないが多くの場合に非常に良く近似できる．さらに高エネルギー領域においては(Ⅳ-13)式の等記号＝を比例記号∝に置き換えることができる．

$$D \stackrel{\text{TCPE}}{\propto} K_{col} \tag{Ⅳ-57}$$

ここで，TCPEは過渡的荷電平衡を意味する．

光子線による過渡的荷電粒子平衡(過渡的電子平衡)を示す場合の深さによるカーマK，衝突カーマK_{col}，吸収線量Dの変化の比較を**図Ⅳ-19**に示す．ビルドアップ領域以降でD

表Ⅳ-3　過渡的荷電粒子平衡に達するに必要な近似的水深さと光子線減弱[4]

光子最大エネルギー [MeV]	過渡的な水平衡厚の近似値 [mm]	光子線減弱の割合 [%]
0.3	0.1	0.03
0.6	0.4	0.1
1	0.8	0.3
2	2.5	0.8
4	8	2
6	15	4
8	25	6
10	30	7
15	50	9
20	60	11
30	80	13

種々のX線発生装置からの制動放射線(最大エネルギー表示)に関しての値.
光子減弱の割合は過渡的な水平衡厚深さでの近似的な値である.

とK_{col}はお互いにグラフ上で平行になる領域が過渡的荷電粒子平衡TCPE領域である.その領域で,もし二次荷電粒子による放射過程と散乱線放出過程が無視できるなら,次式が得られる.

$$D \stackrel{TCPE}{\approx} K_{col}(1 + \mu \bar{x}) \tag{Ⅳ-58}$$

ここで,μはD,K,K_{col}の傾きであり,$\bar{x}$は二次荷電粒子がその入射粒子の進行方向にそのエネルギーを運び,線量として付与する平均距離である.また(Ⅳ-57)式のDとK_{col}間の比例関係$\propto$は一般に次式の補正項βを使って表わされる.

$$D \stackrel{TCPE}{=} \beta K_{col} \tag{Ⅳ-59}$$

現在の放射線治療に使用している高エネルギーX線,γ線の場合には,平衡厚に達しても,高エネルギーX線,γ線のフルエンス(またはエネルギーフルエンス)がその厚さで減弱し,完全な(絶対的)電子平衡にならない.この場合を準電子平衡あるいは過渡平衡といい,(Ⅳ-59)式のβのように小さな補正が必要である.言葉を換えて言えば,その質量阻止能の評価を改善しなければならない.

入射放射線が荷電粒子の場合,荷電粒子平衡CPEは,大きな媒質中で均一に分布しているβ線源の特別な場合を除いて,一般に完全なデルタ線平衡は達成されない.放射線治療に使用している高エネルギー電子線のビームにおいては,入射電子のエネルギーは深さに対して連続的に減弱し,この場合は平衡になることはできない.しかし,δ線の飛程はほとんどがきわめて短く,衝突損失により転移されるすべてのエネルギー(すなわち,シーマ)は局部的に付与される.すなわち,衝突のほとんどが非常に小さいエネルギー損失であり,これらの小さいエネルギーを持った電子はきわめて短い飛程を持つ.つまり,

デルタ線平衡は一般に電子線で照射された媒質中において高頻度で起こる．

しかし，限定的にデルタ線平衡がうまく適用されない状態の1つにファントム表面に近い電子線照射で起こる．この場合，エネルギーを持ったδ線の多くの前方向への比較的短いが認識可能な**デルタ線ビルドアップ** delta-ray build up が生じる．

C. 空洞理論

1. 概　論

医療における線量測定では，人体軟部組織の代用としての水の吸収線量を求める場合が多い．水あるいは組織・臓器の吸収線量を求める場合，一般に線量計である放射線計測器を媒質(水)中に直接に挿入して測定を行うか，あるいは主に空気中の電離量(電荷)の測定値から目的の媒質(水，組織・臓器)の吸収線量を理論的に計算で求める．ここでは，種々の線量を求める媒質中に放射線計測器の**空洞** cavity(電離空間)を挿入した場合の基礎理論である**空洞理論** cavity theory を説明する．なお後述するように，低エネルギーX線の電離箱の空中での照射線量あるいは空気カーマの測定は，媒質(空気あるいは空洞壁物質)中に電離気体(空気)の空洞を挿入したときの空洞理論を適用した測定である．

線量計である放射線計測器からの計測信号は一般に相互作用する物質内に吸収されるエネルギー，すなわち計測器を構成している物質の吸収線量 D_{det} と比例する．媒質(たとえば水)の吸収線量 D_{med} を測定するために計測器を媒質に挿入した場合，計測器の材質はそれを挿入して線量を測定すべき媒質の物質と異なる．一般に線量計として使用される気体封入電離箱は測定対象とする均質媒質内に導入した1つの空洞と考えることができる．そのときの線量測定の理論は空洞理論として知られ，電離箱の空洞気体の吸収線量 D_{det} からまわりの媒質の吸収線量 D_{med} を求めることができる．

図IV-20に空洞理論適用の模式図を示す．一般的な空洞理論の目的は任意の放射線(線質Q)に関して次式で表わされる空洞理論の変換係数 f_Q を求めることである．

$$f_Q = \left(\frac{D_{med}}{D_{det}}\right)_Q \tag{IV-60}$$

すなわち，媒質の吸収線量 D_{med} は次式で表わされる．

$$D_{med} = f_Q D_{det} \tag{IV-61}$$

ここでは，媒質の線量測定において空洞理論の変換係数 f_Q を導く最も実際的な方法としての空洞理論の基本的な理論およびその表記法について説明する．

空洞理論は荷電粒子平衡 CPE が成立していることが必要であり，二次荷電粒子(二次電子)の飛程と空洞の大きさにより，図IV-21に示すように空洞理論として現在3つの適用方法が提出されている．ただし後述するように，現在の修正された空洞理論では必ずしも荷電粒子平衡 CPE の成立条件は要求していない．

<u>方法1</u>：光子を媒質に照射したときの二次電子の飛程と比較して十分に大きな計測器

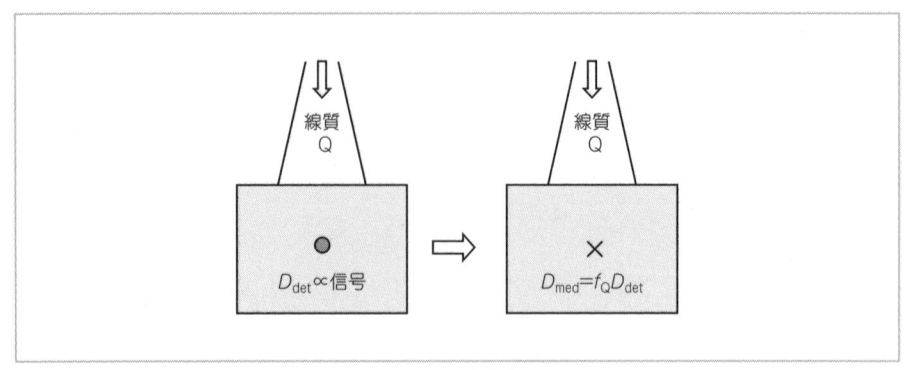

図Ⅳ-20　空洞理論適用の模式図
左図：計測器を媒質に挿入した一般的な状態で線質 Q の放射線を上方から照射して計測器の信号から測定値 D_{det} を得る．次に右図：空洞理論の変換係数 f_Q を掛けて計測器のないときの×の位置での媒質の線量 D_{med} を求める．

(空洞)を使用する場合の空洞理論.

　<u>方法2</u>：空洞中の二次電子の飛程と比較して十分に小さな計測器(空洞)を使用する場合に適用する，一般によく知られた**ブラッグ-グレイ空洞理論** Bragg-Gray cavity theory(または**空洞原理** cavity principle)およびその拡張・修正理論についての空洞理論．

　さらに，<u>方法3</u>：計測器(空洞)の大きさがほぼ電子の飛程と同じ大きさの場合の空洞理論．この場合，荷電粒子平衡 CPE は成立せずより複雑となり，空洞外で発生して計測器に入射する二次電子および計測内で発生した二次電子等のフルエンス，阻止能の変化，一次(入射)放射線の**擾乱** perturbation も考慮しなければならない．この場合の一般空洞理論として近似的手法が報告されている．

2. 大きな光子計測器における空洞理論

　図Ⅳ-22において，エネルギーフルエンス Ψ の単一エネルギーの光子線が入射する媒質 med 中に空洞を持った計測器を置いた場合を考える．その位置で荷電粒子平衡 CPE が達成されているとすると，(Ⅳ-14)式よりその位置での媒質中の線量 D_{med} は次式で表わされる．

$$D_{med} \stackrel{CPE}{=} \Psi_{med} \left(\frac{\mu_{en}}{\rho}\right)_{med} \tag{Ⅳ-62}$$

このとき，計測器内の空洞は荷電粒子平衡 CPE になるに必要な大きさよりも十分に大きく，すなわちこの空洞中で発生した二次電子の最大飛程よりも十分に大きい場合であり，図Ⅳ-22にその状態を模式的に示す．

　光子束は空洞内物質(一般には空気)と相互作用し，複数の二次電子の飛跡(トラック)を

C. 空洞理論

> **方法1**：空洞の大きさが二次電子の飛程より十分に大きい場合で，荷電粒子平衡 CPE が成立していることが基本である．
> 質量吸収係数比を使用する．
> (診断領域Ｘ線および散乱線の線量測定に適用)

> **方法2**：空洞の大きさが二次電子（δ 線も含む）の飛程より十分に小さい場合のブラッグ-グレイ空洞理論，あるいはその拡張修正理論（スペンサー-アティックス修正等）を適用する場合で，現在では CPE を特に要求しない．
> 質量衝突阻止能比を使用する．
> (空洞電離箱による測定原理および放射線治療時の高エネルギー放射線による水中線量測定に適用)

さらに，

> **方法3**：空洞の大きさが二次電子（δ 線も含む）の飛程と同じ場合が考えられる．この場合，CPE が成立せず，近似法としての質量衝突阻止能比と質量吸収係数比の重みづけを使用する一般空洞理論が提出されている．

図Ⅳ-21　空洞理論の適用方法の要約

つくる．図Ⅳ-22 では簡単にするために光子の方向およびエネルギーの変化については無視している．図において，容積的にはわずかであるが計測器の境界である壁の内側の薄い輪内での電子はまわりの媒質で発生した一部の二次電子および計測器の壁物質で発生した一部の二次電子（これらは存在する場合もしない場合もある）および空洞内の一部の二次電子であるために，その部分では CPE は成立しない．境界から離れた空洞内で大部分の体積では CPE は成立して，以下の理論が適用できる．

計測器内空洞の平均吸収線量 $\overline{D}_{det}$ は次式で表わされる．

$$\overline{D}_{det} \stackrel{CPE}{=} \Psi_{det}\left(\frac{\mu_{en}}{\rho}\right)_{det} \tag{Ⅳ-63}$$

ここで，エネルギーフルエンス Ψ_{det} は計測器の体積全体を平均した計測物質中の値であり，質量エネルギー吸収係数 $(\mu_{en}/\rho)_{det}$ は計測器内空洞物質 det に対する値である．大きな計測器では，CPE でない輪範囲は空洞の全体積の一部分であり，その寄与は小さいと考える．

(Ⅳ-62)式と(Ⅳ-63)式より，次式が得られる．

$$\frac{\overline{D}_{med}}{\overline{D}_{det}} = \frac{\Psi_{med}(\mu_{en}/\rho)_{med}}{\Psi_{det}(\mu_{en}/\rho)_{det}} \tag{Ⅳ-64}$$

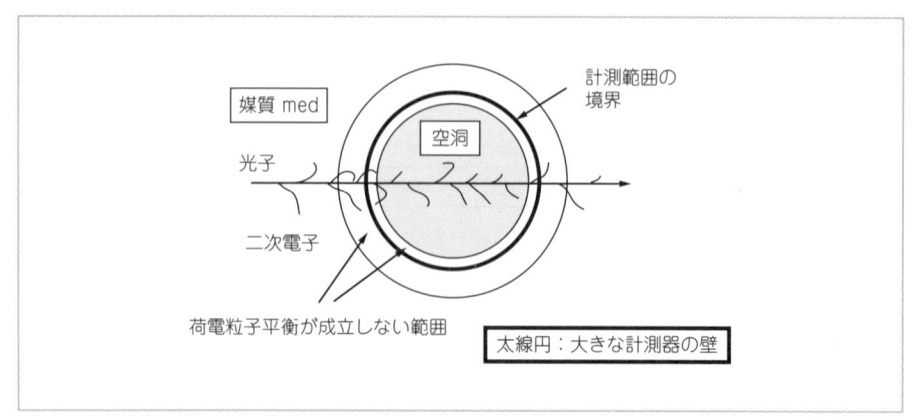

図Ⅳ-22　大きい計測器による光子線測定の模式図

大きな計測器(太線円)に入射した1つの光子によるエネルギー付与の模式図である．
短い曲線は二次電子の飛跡(トラック)で，大きな計測器内の大きさよりも十分に短い状態を表わしている．
実際には1つの入射光子は1回相互作用すると消滅して，1回の相互作用により1あるいは2個の二次電子が放出される．上図は主に二次電子が発生する場所の様子とその大きさを模式的に表わしている．

ここで，計測器を挿入することにより計測器の存在が媒質内の光子(エネルギー)フルエンスを乱さないと仮定すると，$\Psi_{\text{det}} = \Psi_{\text{med}}$ であり，吸収線量の比あるいは空洞理論の変換係数 f_Q は次式で与えられる．

$$f_Q = \frac{D_{\text{med}}}{D_{\text{det}}} = \frac{(\mu_{\text{en}}/\rho)_{\text{med}}}{(\mu_{\text{en}}/\rho)_{\text{det}}} \tag{Ⅳ-65}$$

図Ⅳ-23に水と空気の質量エネルギー吸収係数の比を示す．医療における線量測定では，しばしば水は人体軟部組織(媒質)の代用として，空気は線量計の空洞ガスとして使用される．両者の質量エネルギー吸収係数ではあまり差がなく，水の方が少し大きくなる．100 keVと10 MeVの間での全体的な変化は約2%に過ぎず，10 keV〜10 MeVまでの光子エネルギー範囲でも10%に過ぎない．その結果，(Ⅳ-65)式を用いて水の吸収線量を後述するように照射線量および空気カーマの測定値から得るには，光子エネルギーをそれほど高い精度で得る必要はない．

(Ⅳ-65)式は単一エネルギーのみで正しく，実際には光子のエネルギー分布を考慮する必要がある．媒質のある深さにおいては低いエネルギーの散乱線が存在する．また，X線である制動放射線は連続エネルギー分布を示す．連続エネルギー分布を示す光子線の空洞理論の変換係数 f_Q は次式で表わされる．

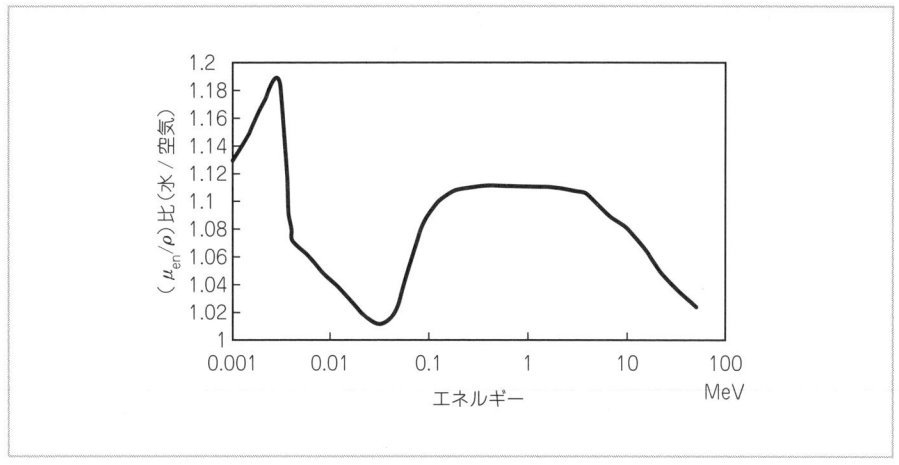

図Ⅳ-23 水と空気の質量エネルギー吸収係数の比

$$\frac{D_{\mathrm{med}}}{\overline{D}_{\mathrm{det}}} = \frac{\int_0^{E_{\max}} E \frac{\mathrm{d}\Phi_{\mathrm{med},z}}{\mathrm{d}E} \left(\frac{\mu_{\mathrm{en}}(E)}{\rho}\right)_{\mathrm{med}} \mathrm{d}E}{\int_0^{E_{\max}} E \frac{\mathrm{d}\Phi_{\mathrm{med},z}}{\mathrm{d}E} \left(\frac{\mu_{\mathrm{en}}(E)}{\rho}\right)_{\mathrm{det}} \mathrm{d}E} \tag{Ⅳ-66}$$

ここで，計測器を挿入することによる擾乱は無視できると仮定している．この比はしばしば平均値を用いて表わされ，**質量エネルギー吸収係数比** mass energy absorption coefficient ratio と呼ばれ，次式で表わされる．

$$\frac{D_{\mathrm{med}}}{\overline{D}_{\mathrm{det}}} = (\overline{\mu}_{\mathrm{en}}/\rho)_{\mathrm{med,det}} \tag{Ⅳ-67}$$

なお現時点では，X 線の媒質中のある深さにおける光子フルエンス分布はモンテカルロ・シミュレーションを使うことのみにより得ることができる．(Ⅳ-67)式の関係は，たとえば低エネルギー X 線の照射線量から求めた空気吸収線量 D_{air} から水吸収線量への変換に使用できる．荷電粒子平衡が成立している場合の計測器の空気の吸収線量 $\overline{D}_{\mathrm{det}}(=\overline{D}_{\mathrm{air}})$ は(Ⅳ-22)式で表わすことができ，媒質の吸収線量 D_{med} は次式で表わされる．

$$D_{\mathrm{med}} = X \cdot \overline{W}_{\mathrm{air}}/e \cdot (\overline{\mu}_{\mathrm{en}}/\rho)_{\mathrm{med,air}} \tag{Ⅳ-68}$$

ここで，$\overline{W}/e = 33.97$ [J/C] とすれば，次式となる．

$$\begin{aligned} D_{\mathrm{med}} &= [33.97 \cdot (\overline{\mu}_{\mathrm{en}}/\rho)_{\mathrm{med,air}}] \cdot X \\ &= f \cdot X \end{aligned} \tag{Ⅳ-69}$$

この式で，吸収線量の単位は [Gy]，照射線量の単位は [C/kg] である．ここで，f を一般に **f-ファクタ f-factor** あるいは**吸収線量変換係数** absorbed dose conversion と呼んでいる．また，照射線量 X と空気カーマ K_{air} との関係式である(IV-18)式および(IV-8)式を使用すると(IV-68)式から次式が得られる．

$$D_{med} = (1 - \bar{g})(\bar{\mu}_{en}/\rho)_{med, air} K_{air}$$
$$= \frac{(\bar{\mu}_{en}/\rho)_{med}}{(\bar{\mu}_{tr}/\rho)_{air}} K_{air} \qquad (\text{IV-70})$$

診断 X 線領域では，その二次電子による制動放射線の発生はほとんど無視でき，$(1-\bar{g})$ を 1，あるいは $(\bar{\mu}_{tr}/\rho)_{air} = (\bar{\mu}_{en}/\rho)_{air}$ と仮定すると，次式が得られる．

$$D_{med} = \frac{(\bar{\mu}_{en}/\rho)_{med}}{(\bar{\mu}_{en}/\rho)_{air}} K_{air} \qquad (\text{IV-71})$$

すなわち，空気カーマで線量計が校正されていれば(第VI章，B.3.3)，**表VI-3**，参照)，質量エネルギー吸収係数比を用いて(IV-71)式より媒質の吸収線量が得られ，たとえば容積の大きい電離箱サーベイメータ等を用いた散乱線の吸収線量測定に適用できる．しかし，水以外で骨のように高原子番号物質ではより複雑である．

3. 低エネルギー X 線の線量測定における問題点

現在，診断領域 X 線および散乱線(X 線)の線量測定は，多くの場合，荷電粒子平衡(電子平衡)の成立を条件に(IV-69)式あるいは(IV-71)式を利用して行われているが，その方法はある前提(仮定)あるいは制限の基に近似的な方法でそれらの線量測定を行っている．すなわち，これらの低エネルギー X 線では，その相互作用により発生した二次電子のエネルギーが小さく，それらによる制動放射の発生が無視でき，発生した二次電子が得た全エネルギーを二次電子の発生した場所あるいはその極近距離で物質に付与するとした前提(仮定)の基に，さらに X 線エネルギーの連続分布の実測は難しく，その実効エネルギーのみで近似した(IV-67)式を用いていることの制限等のもとで，その実用の必要性から近似法として，それらの線量測定を行っている(第VIII章，C.1. および第IX章，C，参照)．

一方，線量測定の基本概念として，医療分野における放射線の物質へのエネルギー付与は主に荷電粒子(入射荷電粒子，二次電子を含む)による電離励起の衝突損失によることを常に認識しておくべきである．

さらに計測器は，その中の光子の減弱すなわち光子平均自由行程 $s = 1/\mu$ を考慮して，あまり大きくないものでなければならないことにも注意すべきである．また実際には，計測器内のエネルギーフルエンスが媒質内と異なることを無視できない．このような場合には，追加補正あるいは媒質の等価厚と計測器の厚さ(ビーム方向での大きさ)に対する光子減弱の違いに関する**擾乱 [補正] 係数** perturbation correction factor が必要となる．

大きな光子空洞の結果は，境界領域に近い場所，たとえば**図 IV-24** に示すような，低エ

C. 空洞理論　109

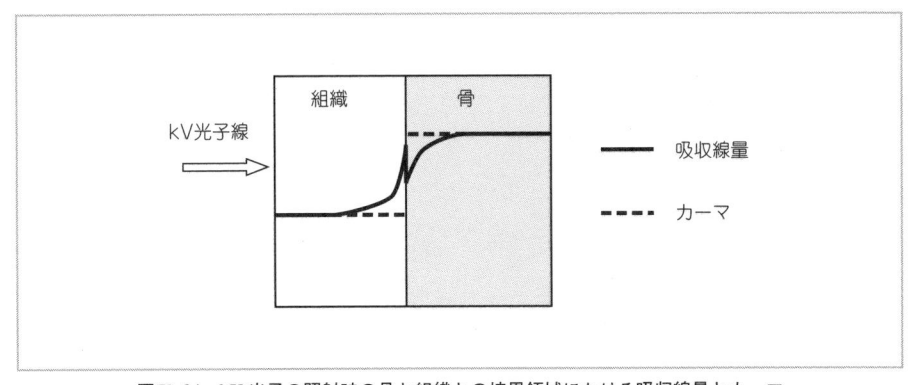

図Ⅳ-24 kV 光子の照射時の骨と組織との境界領域における吸収線量とカーマ
破線はカーマを示し，境界近くでは吸収線量と異なる．ここでは，光子の減弱は無視している．両媒質の荷電粒子平衡 CPE は境界近くを除き成立している．境界では電子散乱効果が起こっている．

ネルギー(kV) X 線が照射された患者体内の骨と組織での吸収線量の変化を計算するときに利用できる．ここでは低エネルギーで認められる光子の減弱効果は無視している．**図Ⅳ-24** において，組織と骨内の平衡線量比の大きさはそれぞれ光子スペクトルを考慮した $(\overline{\mu}_{en}/\rho)_{tissue}$ と $(\overline{\mu}_{en}/\rho)_{bone}$ の比と等しい．一方，境界の極近傍(すなわち，電子の飛程以内)では CPE は成立しない．そこでの吸収線量は，高い原子番号の骨からの後方散乱により電子の増加等のために，図に示したような複雑な値になる．一方，電子への転移したエネルギーであるカーマ値は同じ物質内で変化しない．

　境界での線量の比は電子フルエンスと(質量)阻止能比で正確に与えられることは後ほど説明する．また，高エネルギー X 線(MV)領域において，その二次電子の飛程と実際的な放射線計測器の大きさを考慮すると，質量エネルギー吸収係数比が使える大きな光子計測器の測定は現実には不可能である．なお，質量エネルギー吸収係数比である (μ_{en}/ρ) 比は電離箱の壁材質に対する補正においての1つの要因として後ほど再び説明に使用する．

4. ブラッグ-グレイ空洞理論

　ブラッグ-グレイ空洞理論(空洞原理)は，1929，1936 年に Gray が独自に発表したが，その後すでに 1912 年に Bragg がその考えを報告していることがわかり，ブラッグ-グレイの空洞理論と呼ばれるようになった．Bragg が定性的論理を提出し，Gray が電子の数，エネルギー，方向の変化が無視できるほど小さなガス封入空洞が光子線照射の媒質内において存在する場合について(当時は電子線の利用はなく)，さらに詳しく定量的な方法で意味づけした．Gray の最初の論文では，媒質中の空洞は完全な球形でなく**図Ⅳ-25**に示すように瓢箪形で示され，その形には関係なく，放射線の場が乱されない小さな空洞を考え

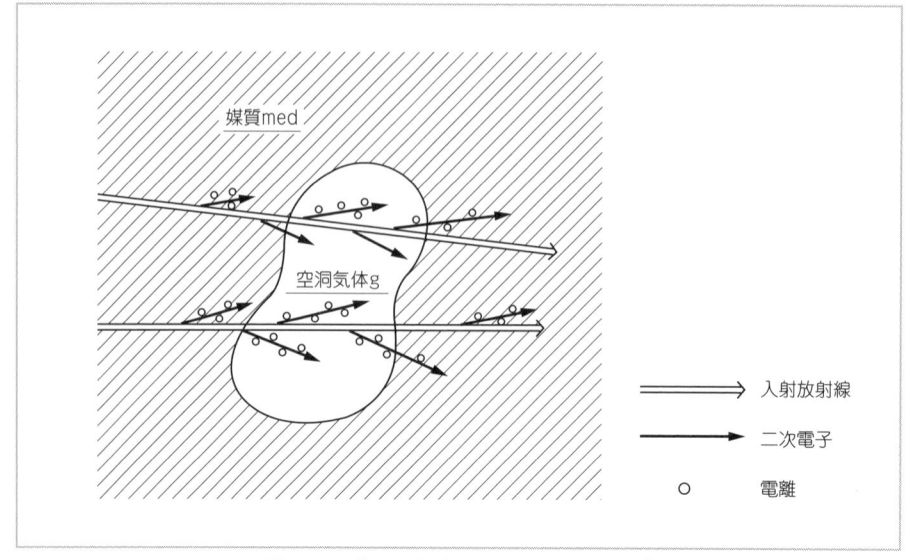

図Ⅳ-25 ブラッグ-グレイの空洞理論説明図[11]
説明は本文参照.

ればよいとしている．すなわち，ブラッグ-グレイの空洞理論は，厳密に放射線場の乱れのない，電子平衡が成立している場合のみに適用できるとした．すなわち，電子平衡が完全に満足できるためには，空洞の大きさは荷電粒子の飛程に比べて十分に小さいことが条件である．ただし，このことに関しては後述するように，現在では特に必要条件でなくなっている．

媒質中で計測器の存在しない状態と同じように電子フルエンスを計測し，導入により乱れが生じない光子線計測器はブラッグ-グレイ空洞といえる．その主な線量測定器としてガス封入計測器である電離箱が使われている．Gray は放射線場の乱れがない場合は電離箱のガス g 中とまわりの媒質 med 中の単位質量当たりのエネルギー損失の比あるいは吸収されたエネルギーの比は導入した空洞と空洞を導入する前の質量等価な媒質との体積比に比例することを示した．その後，その比はそれぞれの質量阻止能の比で表わされることが示された．

図Ⅳ-25 に示すように，吸収線量を測定する媒質 med 中に気体 g が満たされた小さな計測器空洞を考えた場合，その空洞をつくることにより入射した放射線の場が乱されないとすると，ブラッグ-グレイの空洞理論に従えば，媒質の吸収線量 D_{med} は次式で表わされる．

$$D_{med} = J_g \cdot \overline{W} \cdot (S/\rho)_{med,g} \tag{Ⅳ-72}$$

C. 空洞理論

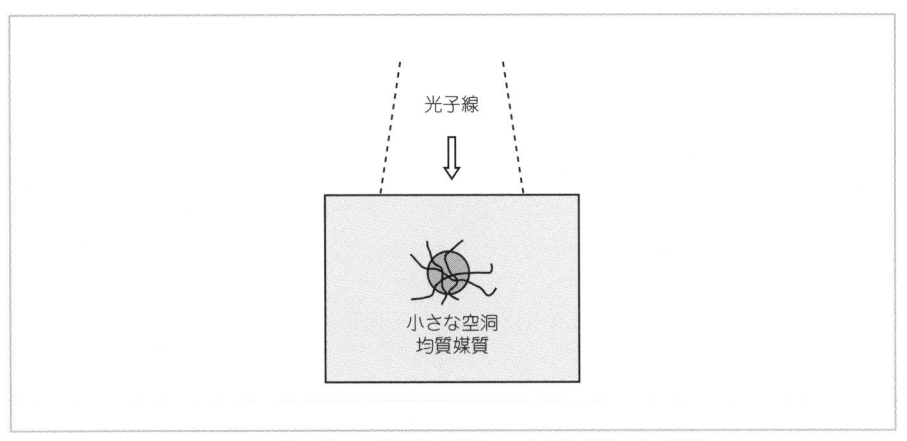

図IV-26 光子線の二次電子の飛程より小さな空洞による測定
光子線を照射した媒質中での小さな空洞を図示している．空洞の中心が測定点であり，空洞に入射する二次電子の飛跡（トラック）を示している．このような空洞をブラッグ-グレイ空洞と呼ぶ．

ここで，J_g は空洞気体 g の単位質量当たりにつくられたイオン対の数（**イオン密度** ion density），$\overline{W}$ は空洞気体中で 1 イオン対つくるに要する平均エネルギー（一般に簡単に W 値といい，$\overline{W}/e$ 値で表わす），$(S/\rho)_{\text{med, g}}$ は荷電粒子（X 線，γ 線の場合はその二次電子）の媒質 med と空洞気体 g との**平均質量阻止能比** mean mass stopping power ratio である．すなわち，$J_g \cdot \overline{W}$ は計測器の空洞気体の吸収線量であり，他の媒質で同じ荷電粒子の線束である（放射線場の乱れがない）場合には，その媒質の吸収線量は 2 物質の質量阻止能の比に等しくなる．

ブラッグ-グレイの空洞理論をさらに詳しく理解するために，図IV-26 に示す状態を考える．図では，光子線は均一媒質に入射し，数本の二次電子の飛跡（トラック）を生じている．そこに二次電子のトラックを乱さないように十分に小さい計測器空洞を導入する．この場合，どの方向にも計測器の範囲は荷電粒子平衡を満たすために必要なビルドアップ領域の極小部分のみが存在する．その結果，この小さな計測器内の吸収線量を（IV-67）式の質量エネルギー吸収係数比の光子エネルギーフルエンスと $(\overline{\mu}_{\text{en}}/\rho)_{\text{det}}$ からは求めることはできない．それにかわり，電子フルエンスと吸収線量の関係を使うことが論理的であり，その位置での媒質の吸収線量 D_{med} と空洞体積内の平均を意味する横バーで表示した計測器内空洞の平均吸収線量 $\overline{D}_{\text{det}}$ の比は（IV-27）式より次式で表わされる．

$$\frac{D_{\text{med}}}{\overline{D}_{\text{det}}} = \frac{\Phi_{\text{med}}(S_{\text{col}}/\rho)_{\text{med}}}{\Phi_{\text{det}}(S_{\text{col}}/\rho)_{\text{det}}} \tag{IV-73}$$

もし，計測器の導入が媒質に存在する電子フルエンスを乱さないなら，次式が成立する．

$$\Phi_{\text{det}} = \Phi_{\text{med}} \tag{IV-74}$$

その結果，(IV-73)式は次式で書き換えられる．

$$\frac{D_{\text{med}}}{D_{\text{det}}} = \frac{(S_{\text{col}}/\rho)_{\text{med}}}{(S_{\text{col}}/\rho)_{\text{det}}} \tag{IV-75}$$

(IV-75)式は**質量衝突阻止能比** mass collision stopping power ratio といわれ，しばしば簡単に $S_{\text{med, det}}$ または $S/\rho_{\text{med, det}}$ と記述され，ブラッグ-グレイの空洞理論式である(IV-72)式が得られる．**図IV-14** に媒質としての水と空洞ガスである空気との電子線の質量衝突阻止能比を示した．

実際の場合，電子のエネルギー分布が存在し，阻止能比は次式で表わさなければならない．

$$\frac{D_{\text{med}}}{D_{\text{det}}} = S^{\text{BG}}_{\text{med, det}}$$

$$= \frac{\int_0^{E_{\max}} (\Phi_E)_{\text{med}} (S_{\text{col}}/\rho)_{\text{med}} dE}{\int_0^{E_{\max}} (\Phi_E)_{\text{det}} (S_{\text{col}}/\rho)_{\text{det}} dE} \tag{IV-76}$$

ここで，衝突阻止能のエネルギー依存性を明確に示し，$(\Phi_E)_{\text{med}}$ は計測器のない状態のものである．さらにここでの電子は最初の二次電子のみであり，δ線を含まないことに注意しなければならないことは後に説明する．$S^{\text{BG}}_{\text{med, det}}$ はブラッグ-グレイ空洞における阻止能比であることを意味する．

上述したように，計測器をブラッグ-グレイ空洞として扱うためには，以下の条件(**ブラッグ-グレイの空洞条件** Bragg-Gray cavity requirement)が完全に満たされていなくてはならない．

① 空洞はその空洞がない場合に存在した荷電粒子フルエンス(エネルギー分布も含む)を乱していけない．空洞の有無により荷電粒子のエネルギースペクトルが変わらない．

このことは，光子線の場合の電離箱のガス(実際には空気の場合が多い)封入空洞は電子の飛程と比べて十分に小さくなければならないことを意味する．

さらに一般的に，第2条件として追加される．

② 空洞内の吸収線量はそれを横断する荷電粒子によってすべてが付与される．

このことは，空洞内で荷電粒子(たとえば，X線，γ線照射により発生する二次電子)を発生する一次放射線(たとえば，X線，γ線)による空洞内での相互作用は無視できるほど小さく，一次放射線のフルエンスは変化しないことが必要であることを意味する．

さらに，第3の条件がときどき追加される．

③ 空洞のない場合(導入前)に荷電粒子平衡が成立しなければならない．

この条件は歴史的にのみ意味があり，Gray の最初の理論はこのことを要求していた．しかし現在では，阻止能比は計測器の位置における荷電粒子(電子)スペクトルに関して

(Ⅳ-76)式で評価しており，荷電粒子平衡 CPE を要求していない．すでに記述しているように放射線治療における電子ビームは CPE を満足していない．

5. 空洞理論の拡張および修正
1) スペンサー-アティクスの修正

ブラッグ-グレイ空洞理論の(Ⅳ-76)式で評価される阻止能比において，電子は二次電子のみであり，荷電粒子から放出される二次電子である δ 線を含まないことを記述した．しかし，ブラッグ-グレイ理論は，事実上，すべての衝突損失は空洞内へのエネルギー付与になると仮定している．すなわち，多くの場合において荷電粒子は連続的にエネルギーを失う continuous slowing down であるべきことを意味する．事実，このことをグレイの空洞理論の条件の１つとしている場合もあった．

Spencer and Attix(1955)は近似法で限定 δ 線飛程の効果を勘定にいれるブラッグ-グレイの考えの拡張を提案した(**スペンサー-アティクス修正** Spencer-Attix modification). Burch(1955)も同様の考えを提出している．スペンサー-アティクス修正において，入射電子線，二次電子線，δ 線の区別なく，あるカットオフエネルギー Δ 以上のすべての電子は空洞に入射するフルエンススペクトルの一部であると考える．すなわち，エネルギーが Δ 以下の空洞中に失われたすべてのエネルギーは空洞内にあると仮定し，そして Δ 以上のすべての損失は完全に空洞から出て行くと仮定する．Δ の大きさは空洞の大きさと関連する．Spencer and Attix は，Δ は空洞物質(たとえば空気)の空洞を横断するにちょうど十分な飛程を持った電子のエネルギーに等しくすることを提案した．部分エネルギー損失は Δ 以下に限定され，一般には L_Δ で表わされる限定衝突阻止能を使うことにより計算できる．

現在，スペンサー-アティクス修正の次の２因子モデル近似式が提出されている (Nahum, 1978, ICRU Report 35[26]). ２因子モデルでは，空洞内の電子フルエンスを２つのグループに分けて，Δ 以上の電子フルエンスにより付与されたエネルギーの積分と Δ 以下の電子による付与されたエネルギーの合計に分けて扱っている．

$$\frac{D_{med}}{D_{\det}} = \frac{\int_{\Delta}^{E_{\max}} \Phi_E^{tot}(L_\Delta(E)/\rho)_{med} dE + [\Phi_E^{tot}(\Delta)(S_{col}(\Delta)/\rho)_{med}\Delta]}{\int_{\Delta}^{E_{\max}} \Phi_E^{tot}(L_\Delta(E)/\rho)_{\det} dE + [\Phi_E^{tot}(\Delta)(S_{col}(\Delta)/\rho)_{\det}\Delta]} \quad (Ⅳ-77)$$

ここで，電子フルエンスは δ 線等すべてが含まれねばならないことを強調するために Φ^{tot} と表わしている．(Ⅳ-77)式の [ ] 内の項目はエネルギーが Δ 以下に落ちた電子によって付与されたエネルギーを表わしている．$\Phi_E^{tot}(\Delta)$ はエネルギー Δ で評価されたエネルギー微分のフルエンスである．$L_\Delta(E)/\rho$ は**制限質量衝突阻止能** restricted stopping power であ

り，$S_\mathrm{col}(\varDelta)/\rho$ は非制限の質量衝突阻止能である．

スペンサー–アティクス阻止能比は $S_\mathrm{med, det}^\mathrm{SA}$ と表記される場合がある．限定のない(非限定)阻止能である一般的なブラッグ–グレイ比 $S_\mathrm{med, det}^\mathrm{BG}$ のかわりに $S_\mathrm{med, det}^\mathrm{SA}$ を使用すると実験結果とよく一致する．空洞と媒質の混合物としての平均原子番号 Z が非常に近い，たとえば，空気と水の場合では，$S_\mathrm{med, det}^\mathrm{SA}$ と簡単な $S_\mathrm{med, det}^\mathrm{BG}$ 間にわずかな誤差が生じる．たとえば，MV 光子線と電子線照射時の $\varDelta = 10 \,\mathrm{keV}$ に関して $S_\mathrm{med, det}^\mathrm{SA}$ は $S_\mathrm{med, det}^\mathrm{BG}$ より一般に約1％高くなる．

スペンサー–アティクス修正の適用では，空洞内そして媒質内の電子フルエンスはエネルギー $\varDelta$ まで理想的に減弱するだけで，それ以下では減弱する必要はない．このことは，電子フルエンスはフルエンススペクトルにおいて低エネルギーまで理想的に減少するとしたブラッグ–グレイ理論よりも達成しやすい状態である．事実，$\varDelta$ より小さなエネルギーで，空洞物質内の電子フルエンスは，その飛程が空洞の大きさよりも小さいので，空洞物質それ自身で発生する δ 線による測定よりも大きくなる．

大きな空洞(大きい $\varDelta$)または小さな空洞(小さな $\varDelta$)に関して，$S_\mathrm{med, det}^\mathrm{SA}$ と $S_\mathrm{med, det}^\mathrm{BG}$ の差について説明する．大きい空洞では $S_\mathrm{med, det}^\mathrm{SA}$ の多くが簡単な非限定の $S_\mathrm{med, det}^\mathrm{BG}$ に近づいている．このことは，大きな空洞内エネルギーを付与する多くが入射電子であり，空洞の大きさと比べて小さい飛程を持ったほとんどが δ 線の飛程を無視することを暗に含んだブラッグ–グレイ仮定よりも意味がある．しかし，空洞が非常に小さければ，まわりの媒質で発生した δ 線は空洞線量の多くの部分として応答する．光子線の場合，空洞の大きさは，空洞内で光子の相互作用から生じる線量の部分を考慮しないブラッグ–グレイ原理を無視するような，そんなに大きな空洞はつくれない．最近のモンテカルロ研究の結果，$\varDelta = 10 \,\mathrm{keV}$ のスペンサー–アティクス修正空洞理論は $300 \,\mathrm{keV}$ あるいはそれ以上の光子エネルギーに関して，0.5％以内で適用できると結論づけている．非常に大きい空洞の場合については次節の一般空洞理論として別に説明する．

放射線治療では電子線，陽子線，重粒子線照射も扱う．その場合，一次粒子は電子線等の荷電粒子であり，その制動放射を無視することにより光子由来の二次電子は存在しないとする．その結果，ブラッグ–グレイの考えはそれらのビーム中の計測器にも簡単に拡大できる．

一方，kV X 線の線量測定ではファーマ形電離箱の大きさ(第Ⅵ章，B.4，参照)ではブラッグ–グレイの空洞の適用は難しいといえる．kV X 線の場合は，記述したように，(Ⅳ–67)式の質量エネルギー吸収係数比を使用して吸収線量を求めることが可能である．

2) 小さな空洞における修正

媒質中の線量 D_med とブラッグ–グレイ空洞として振舞う計測器中の線量 D_det の関係の最も簡単な表記は次式で示すことができる．

$$D_{\text{med}} = D_{\text{det}} S_{\text{med, det}} \qquad \text{(IV-78)}$$

ここで，$S_{\text{med,det}}$ は一般に媒質中の目的場所での全電子フルエンススペクトルからのスペンサー–アティクス修正理論を使って評価されている．しかし，高エネルギーの電子線や光子線の場合，実際には小型の電離箱でさえも本当のブラッグ–グレイの条件を満たしていない．その理由の1つは光子線の場合の電離箱壁材質の効果である．もし，壁が放射線相互作用において媒質等価でないなら，空洞内の二次電子のいくつかは周りの媒質からよりも壁物質における相互作用から発生する．その結果，理想的な電子フルエンスの状態が乱されることになる．このことは，空気空洞そのものが電子計測器として機能するために十分に小さいけれども，条件を満足しない場合になる．

電子線ビームの場合，考慮すべき光子発生の二次電子は存在しない．たとえば，MVの電子ビームにおいて TLD チップや半導体ダイオードの感度は阻止能比によって予想評価されなければならない．しかし，電子フルエンスが空洞によって全く乱されないという仮定には，一次電子線の飛程と比べて小さい計測器，あるいは媒質と同じように電子を散乱する物質に対しては適用に限界がある．

ブラッグ–グレイの仮説からの違いは一般に擾乱として扱い，簡単に擾乱補正係数 p（いくつかの係数がつくられている）を使用して，次式で表わすことができる．

$$D_{\text{med}} = D_{\text{det}} S_{\text{med, det}} p \qquad \text{(IV-79)}$$

放射線治療の線量測定において電離箱を使う場合，擾乱補正係数は精度を保証するために広範囲に使用される重要なものである（第Ⅶ章，C.2，参照）．

3) 一般空洞理論

空洞理論が適用できる既述した場合以外にも，たとえば空洞の大きさが二次荷電粒子（δ線も含む）の飛程と同じ場合に計測器を使った場合，光子線（または中性子線）からの線量を測定する必要性も存在する．このような場合は正確な理論は存在せず，**一般空洞理論** general cavity theory と呼ばれる1つの近似法が開発されている．Burlin (1966) は阻止能比と質量吸収係数比を重みづけした1つの係数 d を提案した（(IV-67)，(IV-75)式，参照）．

$$\overline{\frac{D_{\text{det}}}{D_{\text{med}}}} = d S_{\text{det, med}} + (1-d)\left(\frac{\mu_{\text{en}}}{\rho}\right)_{\text{det, med}} \qquad \text{(IV-80)}$$

ここで，d は小さなブラッグ–グレイ空洞を1として，大きい空洞をゼロとした変数である重みづけ係数である．Burlin は，空洞内発生の電子フルエンスの指数関数的ビルドアップによって均衡化される壁を通して空洞に入る電子フルエンスの指数関数的減弱を基に d を概算することにより，(IV-80)式が非常にうまく近似できる理論であることを示した．さらにこのことは多くの研究者により検討されたが，将来，モンテカルロ・シミュレーション等でその精度を検討すべきとされている．

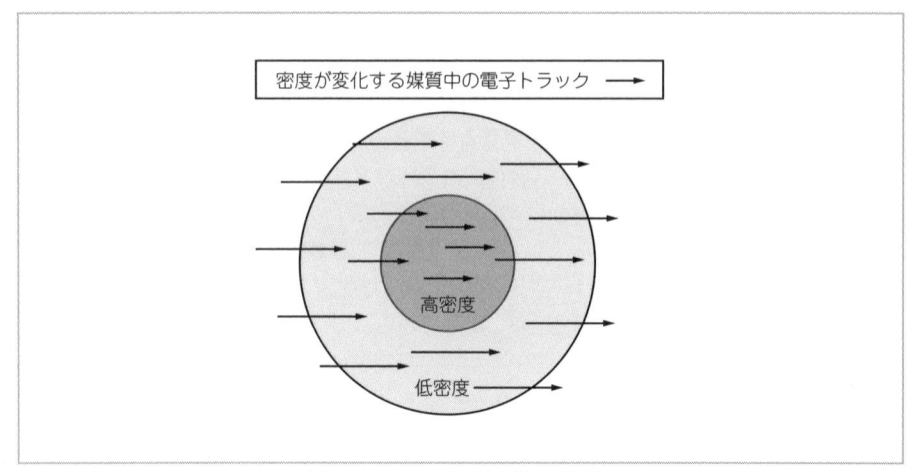

図Ⅳ-27 ファノ定理(理論)の説明図

単位体積当たりの二次電子の全トラック長さ(電子フルエンス)は,媒質の密度が変化しても,同じままである.電子トラックを簡単のために→で表わしている.

6. ファノ定理(理論)

Fano(1954)は理論的に次のことを証明した.これを**ファノ定理**(理論)Fano theorem という.

"一次間接電離放射線(X線,γ線または中性子線)の一定(一様)のフルエンスを照射しているある混合物の媒質中においては,二次放射線(電子線または陽子線)のフルエンスも一定(一様)であり,ある点からある点への密度の変動のような媒質の密度依存性はない".

図Ⅳ-27にファノ定理(理論)の説明図を示した.荷電粒子平衡 CPE を十分に達成した大きな媒質が二次電子トラック(飛跡,図中に簡単に→で表わす)を生じる間接電離放射線によって照射される.中心部分に高密度でまわりの媒質と全く同じ元素混合物媒質がある.この中心部分では単位体積当たり多くの電子トラックが発生するが,おのおののトラックの長さは高い阻止能により相対的に短い.そしてファノ理論は中心部分の大きさに関係なく,"中心部分の電子フルエンス(体積当たりの全トラック長さ)は正確に周りと同じである"ことを予言している.

逆に媒質中に低密度の空洞をつくっても,空洞中の物質の元素組成が同じならば,電子フルエンスは少しも変化せず,このような場合には,空洞の大きさについての制限はなくなる.すなわち,空洞が均質な物質で元素組成が周りの物質と同じであるならば,空洞を通過するさいにエネルギーの一部しか失わない荷電粒子については,考慮しなくてもよい

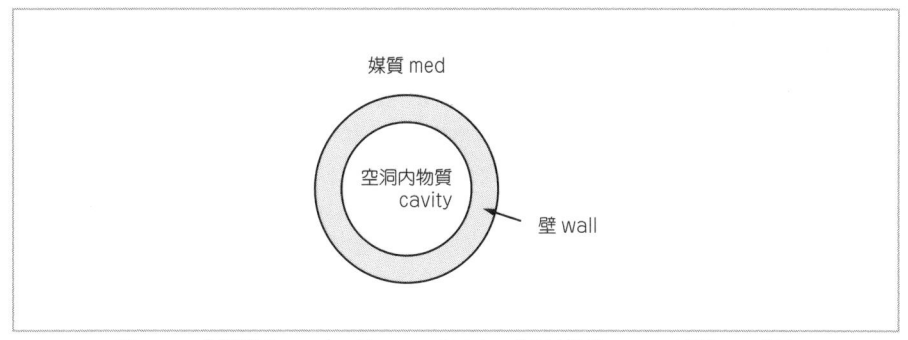

図Ⅳ-28 均質媒質 med 中に壁 wall で囲まれた空洞内物質 cavity を封入した状態

ことを意味する．ファノ理論の実際の使用例は低エネルギー X 線の線量測定の場合である．そこではブラッグ-グレイ状態を十分満足する小さいガス空洞がつくれない．もし，低密度空洞が周りの媒質と同じような元素状態にできるのなら，空洞（たとえば，空気等価壁で囲まれた空気）の大きさの制限がなくなる．この理論は媒質の質量阻止能がその密度に依存しないことを仮定している．この定理は，均質な**空洞電離箱** cavity ionization chamber が広く使用されていることを正当化している．

荷電粒子平衡が成立していない 2 つの異なる媒質の境界付近では，この定理は成立しない．相対論的エネルギー（電子で約 0.5 MeV 以上）では，生じる密度効果の結果として適用できない．しかし，この適用外の問題は実際的にはあまり重要とならない．

7. 空洞理論の適用と問題点

医療においては，組織吸収線量はじめ種々の物質の吸収線量が必要になる．放射線治療では，一般に空洞電離箱はじめ種々の線量計を用いて測定した値から求めた水吸収線量を治療線量の基準として使用する．高エネルギー X 線，γ 線，電子線の線量測定では，空洞電離箱形線量計を用いて水中の吸収線量を測定する（第Ⅶ章，C，参照）．水中での測定には空洞理論が適用できることが前提であり，上記したように理想条件のみに適用される空洞理論をさらに修正して使用しなければならない．ここでは，**図Ⅳ-28** に示すように水等の均質媒質（med）中に壁物質（wall）で囲まれた空洞内物質（cavity）を封入した状態を考える．

たとえば，すべての物質が同一の場合で，水中にポリエチレン等の水等価壁容器に水等価の硫酸第一鉄線量計（フリッケ線量計）を封入した場合には空洞理論は必要としない．この場合，すべての物質は厳密には同一ではないがその測定値は直接ほぼ水吸収線量と近似できる．

すべての物質が密度以外は同じ場合には，ファノ定理が適用でき簡単なブラッグ-グレ

イ空洞理論が成立する．たとえば，中性子線の組織等価液体の吸収線量を組織等価プラスチック壁で組織等価ガスを封入した空洞電離箱で測定した場合に適用できる．

　媒質と壁物質が同じで空洞内物質が異なる物質の場合には，空洞の大きさのみの関数となり，空洞を電子の飛程と比較して十分に小さくすることによりスペンサー-アティクス修正空洞理論を使って評価できる．すなわち，小型の固体線量計を水中に入れて吸収線量の求める場合に相当する．一方，空洞が大きすぎる場合は一般空洞理論が適用できる．

　壁物質と空洞内物質が同じで媒質が異なる場合は，壁物質の厚さに依存してその適用する空洞理論が異なる．その壁物質厚さが二次電子の飛程より薄い場合は壁物質厚さに依存して修正を行うことにより空洞理論が適用できる．現在の高エネルギー放射線治療時のX線，γ線，電子線の水中線量を空洞電離箱で測定する場合に相当する．そのときの空洞電離箱はビルドアップキャップを使用せず，その極薄い壁厚さに関しては擾乱補正することによりスペンサー-アティクス修正空洞理論を適用している（第Ⅶ章，B, C, 参照）．一方，壁厚さが二次電子の飛程より厚い場合は，電子平衡が成立していればその測定値は空洞内物質（たとえば空洞ガス：空気）だけに囲まれたように応答する．すなわち，（Ⅳ-67）式から，媒質の吸収線量は媒質と空洞内物質の質量エネルギー吸収係数比から得られる．

　さらにすべてが異なる物質の場合はさらに複雑で完全な理論は存在しないが，種々の近似法が報告されている．

　線量測定では，対象放射線の線質（エネルギー分布）を知る必要がある．医療分野において利用する放射線は放射性同位元素RIからのγ線を除き，X線，電子線，陽子線，重粒子線，中性子線，β線は一般に使用状態では単一エネルギーでなく，連続エネルギースペクトルを示す．また，これらの放射線が人体内に入射すると，その深さによってそのエネルギー分布が変化する．線量測定では，（Ⅳ-66）式，（Ⅳ-76）式，（Ⅳ-77）式で示したように，そのエネルギーの変化を正確に評価しなければならない．

　しかし現時点では，医療で使用している環境状態での大出力（線量）の線質であるエネルギー分布，さらにそれらの人体内のエネルギー分布の変化を，直接的に実測する方法は開発されていない．そのために現在実際の線量測定においては，低エネルギーX線においては主にその半価層値を用いた平均エネルギー（実効エネルギー）を用いた方法（第Ⅷ章，B. 4, 参照）を用いて，一方高エネルギー放射線においては，主に理論的にモンテカルロ法を用いたシミュレーション法を参考にした種々の近似法（第Ⅶ章，C. 5, 参照）を採用している．すなわち現時点での線量測定では，その線質であるエネルギー分布を理論的にあるいはその平均値を間接的な測定で求め，あるいは推定することによる近似的な方法で医療における線量を測定（計測および定量）している．そのために，その測定においてはこれらのエネルギー分布の近似方法における誤差および不確定度について常に評価する必要がある．

D. 放射線計数および線量測定の統計

　放射線と物質との相互作用は，本来，確率的な現象であり，計測器に入射してその相互作用数が多くなるとある期待値を平均値とした統計的変動を示す（A.1，参照）．すなわち，その相互作用を利用する放射線計測では統計的変動を考慮しなければならない．一般に，医療分野における線量測定ではマクロな測定平均値を主に扱い，その統計的変動を考慮すべき場合は限られている．しかし，放射能の定量あるいは線源から放出される放射線数の計測（計数）では，その統計的変動を考慮する必要がある場合が多い．一方，医療分野における一般的な線量測定においては，統計的変動は考慮しなくてもよい場合が多いが，その測定の不完全性については検討が必要となる．

1. 放射線計数における統計的変動
1）確率分布

　一般に放射線検出器の場合は，その観測回数を増すにつれて計数値を"真"の計数値 m に近づけることができる．放射線検出の場合，次式で示す何回もの計数値の算術平均 $\bar{x}$ が最もよい近似である．

$$m \approx \bar{x}$$

$$\bar{x} = \frac{1}{n}\sum_{i=1}^{n} x_i \qquad (\text{Ⅳ-81})$$

ここで，x_i は i 番目の測定の計数値，n は測定回数であり，$\bar{x}/m$ は**検出効率** detective efficiency あるいは**計数効率** counting efficiency である．

　真の平均値のまわりの統計的ゆらぎの程度は**標準偏差** standard deviation；SD と呼ばれるパラメータ σ によって表わすことができる．標準偏差 σ は十分な多数の観測値より求められた真の平均値からの偏差の事情平均の平方根として定義されている．すなわち，十分大きい n に対して次式で定義されている．

$$\sigma^2 = \overline{(m-x)^2}$$

$$= \frac{1}{n}\sum_{i=1}^{n}(m - x_i)^2 \qquad (\text{Ⅳ-82})$$

ここで，σ^2 は通常，**分散** variance と呼ばれている．実際には，m は未定なので次式の近似式が使用される．

$$\sigma^2 \approx \frac{1}{n-1}\sum_{i=1}^{n}(\bar{x} - x_i)^2 \qquad (\text{Ⅳ-83})$$

この場合は，n は比較的小さな値でもよい．上式で n でなく $n-1$ で除しているのは同じデータから $\bar{x}$ を計算して用いているために，自由度が1減っているためである．

　本来，放射性核種（線源）の崩壊も確率論的現象であり，λ を崩壊定数とすると単位時間

に自然核変換する放射性核種の数 $dN/dt(=\lambda N)$ はその平均値であり，(II-19)式の指数関数式は確率的な期待値である．すなわち，ある核が崩壊するかどうかは確率論的に記述でき，時間 t の間に崩壊するものとしないものとの2種に分けられ，崩壊しないで残る確率は $e^{-\lambda t}$，崩壊する確率 p は $(1-e^{-\lambda t})$ となる．N_0 個の放射性核種が存在する系について，時間 t の間 x 個の原子核が崩壊する確率 $P(x)$ は**二項分布** binominal distribution に従い，次式になる．

$$P(x) = \frac{N_0!}{(N_0-x)!x!}(1-e^{-\lambda t})^x(e^{-\lambda t})^{N_0-x} \qquad (\text{IV-84})$$

その真の平均値は次式で表わされる．

$$m = N_0(1-e^{-\lambda t}) \qquad (\text{IV-85})$$

さらに $\lambda t \ll 1$, $N_0 \gg 1$, $pN_0 \ll N_0^{1/2}$ の場合は，(IV-84)式は**ポアソン分布**で表わされる．

$$\begin{aligned} P(x) &= \frac{m^x e^{-m}}{x!} \\ &= \frac{(\bar{x})^x e^{-\bar{x}}}{x!} \end{aligned} \qquad (\text{IV-86})$$

このことは，ある線源の計数率を多数回(100回以上)測定した場合の測定値は，ポアソン分布にほぼ一致する．

さらに，$\bar{x}$ の値が大きく($\bar{x} > 20$)なると，(IV-86)式は数学的には**正規分布** nominal distribution(**ガウス分布** Gauss distribution)で近似できる．

$$P(x) = \frac{1}{\sqrt{2\pi\bar{x}}} e^{-\frac{(x-\bar{x})^2}{2\bar{x}}} \qquad (\text{IV-87})$$

ここで，$\bar{x}=0$, $\sigma=1$, $s=(a-\bar{x})/\sigma$ としたときを**標準正規分布** standard nominal distribution といい，次式で表わされる．

$$P(x) = \frac{1}{\sqrt{2\pi}} e^{-\frac{s^2}{2}} \qquad (\text{IV-88})$$

図IV-29に計数値が20の場合についての正規(ガウス)分布とポアソン分布の比較図を示す．計数値が大きくなれば対称性をもつようになり，ポアソン分布は正規分布に近づくようになる．

2) 標準偏差と分散

ポアソン分布の分散 σ^2 は次式で表わされる．

$$\begin{aligned} \sigma^2 &= \sum_{x=0}^{n}(x-\bar{x})^2 \cdot P(x) \\ &= \sum_{x=0}^{n}(x-\bar{x})^2 \cdot \frac{\bar{x}^x e^{-\bar{x}}}{x!} \end{aligned}$$

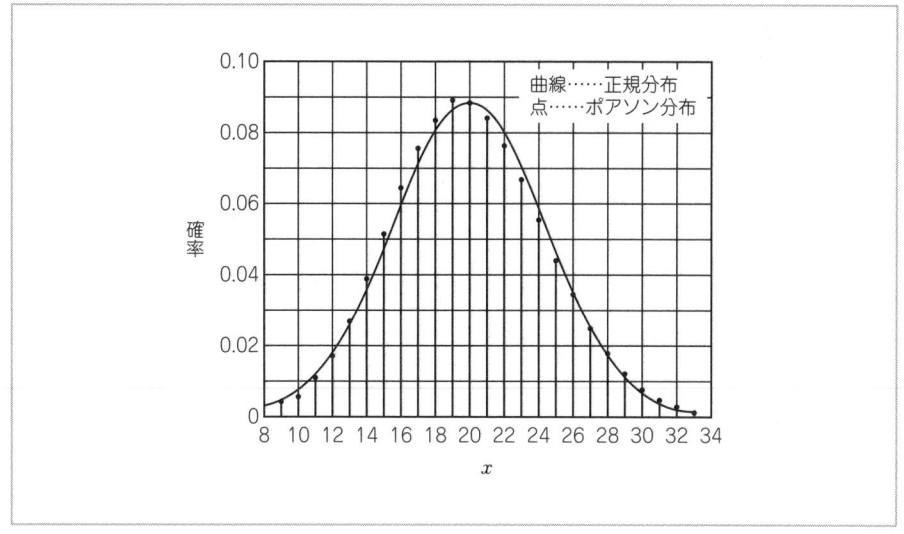

図IV-29 計数値が20の場合についての正規(ガウス)分布とポアソン分布の比較図[2)]
縦軸は(IV-86)式および(IV-87)式の$P(x)$を示す．正規分布は$m=\sigma^2$になる特定な場合である．

$$= \bar{x} \tag{IV-89}$$

すなわち，その分散σ^2は平均値$\bar{x}$と等しくなり，その分布の標準偏差σは$\sqrt{\bar{x}}$となる．さらに，同じ計測を多数回繰り返すとそれらの分布は正規分布に従い，全計測値の平均値の$\pm\sigma$の範囲に68.3%が，$\pm2\sigma$の範囲に95%が，$\pm3\sigma$の範囲に99.7%が入る．なお，$\pm0.674\sigma$の範囲に50%が入る．すなわち，放射性核種の崩壊の結果，放出される放射線を検出するとその数はある値(期待値)に対して分散する．

いま，ある核種の放射能を計測して，1回の計数で得られる値nをポアソン分布における平均値mとみなすと，その不確かさは標準偏差σで表わされ，時間(t)微分の計数率ではσ/tとなる．計数時間tの計数値Nのとき，一般の計測結果の表示法としての$n\pm\sigma_n$は次式で表わされる．

$$n \pm \sigma_n = \frac{N \pm \sqrt{N}}{t}$$
$$= \frac{N}{t} \pm \frac{\sqrt{N}}{t} \tag{IV-90}$$

実際には，試料の計数率n_tからバックグラウンドの計数率n_b，その測定時間t_bを考慮して，**正味計数率** net counting rate である$n_s\pm\sigma_s$を求めなければならない．

$$n_s \pm \sigma_s = (n_t - n_b) \pm \sqrt{\sigma_t^2 + \sigma_b^2}$$
$$= \left(\frac{N}{t} - \frac{N_b}{t_b}\right) \pm \sqrt{\frac{N}{t^2} + \frac{N_b}{t_b^2}} \tag{IV-91}$$

計数値(率)の四則演算はそれぞれ次式で与えられる.
$$(a \pm \sigma_a) + (b \pm \sigma_b) = (a + b) \pm \sqrt{\sigma_a^2 + \sigma_b^2} \tag{IV-92}$$
$$(a \pm \sigma_a) - (b \pm \sigma_b) = (a - b) \pm \sqrt{\sigma_a^2 + \sigma_b^2} \tag{IV-93}$$
$$(a \pm \sigma_a) \times (b \pm \sigma_b) = (a \times b) \pm (a \times b)\sqrt{\left(\frac{\sigma_a}{a}\right)^2 + \left(\frac{\sigma_b}{b}\right)^2} \tag{IV-94}$$
$$(a \pm \sigma_a) \div (b \pm \sigma_b) = (a \div b) \pm (a \div b)\sqrt{\left(\frac{\sigma_a}{a}\right)^2 + \left(\frac{\sigma_b}{b}\right)^2} \tag{IV-95}$$

標準偏差が最小となり,試料からのみの計数率の精度を最大とする測定時間 T を求めることができる.試料からのみの計数率の標準偏差は次式で表わされる.
$$\sigma_s = \sqrt{\frac{n_t}{t} + \frac{n_b}{t_b}} \tag{IV-96}$$

これを微分すると次式が得られる.
$$2\sigma_s d\sigma_s = \frac{n_t}{t^2}dt - \frac{n_b}{t_b^2}dt_b \tag{IV-97}$$

ここで,$d\sigma_s=0$,$dt + dt_b = 0\,(\because t + t_b = $ 一定値$)$ から,σ_s を最小にするためには試料計数時間 t とバックグラウンドの計数時間 t_b の以下の条件が求められる.
$$\frac{t}{t_b} = \sqrt{\frac{n_t}{n_b}} \tag{IV-98}$$

2. 線量測定における不完全性

線量測定における不完全性に関連した用語,および測定における**不確定度** uncertainty に関して説明する.

1) 用 語

読み値 meter reading とは,線量計が表示しているままの値である.

指示値 indicated value とは,測定器の読み値(表示値)と線量計に表示されている倍率から得られる値である.

真値 true value は器械によって測定されるべき物理量の値である.

約定真値 conventional true value は,真値は実際にわからないので器械の校正を行い,性能を決めるときは代わりに約定真値が使われる.テストする器械と比較するリファレンス機器によって通常,決められる値である.

測定値 measured value とは，その指示値に必要な補正を施した値に国家標準から得たその線量計の校正定数を考慮した値とする．

誤差 error とは，ある量の測定値と真値との差をいう．

偶然誤差 random error とは，誤差のうち，大きさ，符号がランダムに変化するもので，測定中のゆらぎ効果によって起こるものである．

系統誤差 systematic error とは，誤差のうち，一定か，ランダムでない変化をするもので，測定中の一定か変化するゆがみによって起こるものである．

ランダム不確定度 random uncertainty とは，偶然誤差が存在すると見積もられる限界で，普通，示された確率水準に対する信頼限界で表わされる．

系統不確定度 systematic uncertainty とは，系統誤差が存在すると見積もられる限界をいう．

全不確定度 overall uncertainty とは，ランダム不確定度と系統不確定度の組み合わせで得られる不確定度．一般に全不確定度がランダム不確定度を含むときには，これを95％信頼限界で計算した値で表わす場合がある．

2) 不確定度

線量測定は，一連の測定の平均値に，既知でしかも定量的に評価され得る系統的な影響に対して補正することによって行われる．測定値の全不確定度は，測定における偶発的，系統的不確かさ，種々の物理定数，変換係数から推定される．系統誤差はバイアスを導入する．系統不確定度はこれらの系統誤差に対する上限として推定される．偶然誤差は同一条件で測定を繰り返すときに見られるよくある変化である．ランダム不確定度は測定値の統計処理で得られる．偶然誤差と系統誤差は測定値に1つの最終誤差(知られていない，また知ることができない)を与えるために合算される．ランダムおよび系統的な不確かさは最終的全不確定度に寄与する．ランダム不確定度と系統的な不確かさは最終的全不確定度に寄与する．ランダム不確定度と系統不確定度は別々に記載し，その後に推定全不確定度を与えるために合算すべきである．

(1) ランダム不確定度

ランダム不確定度は測定値の変化に由来する．ある一連の測定の観測値 X_i の数(測定回数)を n とすると，(Ⅳ-81)式で示したように，期待値の最良評価値は算術平均(または平均値) $\overline{X}$ で表わされる．

$$\overline{X} = \frac{1}{n}\sum_{i=1}^{n} X_i \tag{Ⅳ-99}$$

この平均値のまわりの観察値のばらつきは，(Ⅳ-83)式で示した標準偏差 $S(x)$ で特徴づけられる．

表IV-4　測定回数に対する t の値

測定回数 n	tの値	
	p = 95%	p = 99%
3	4.3	9.9
4	3.2	5.8
5	2.8	4.6
6	2.6	4.0
8	2.4	3.5
10	2.3	3.2
20	2.1	2.9
∞	2.0	2.6

$$S(x) = \sqrt{\frac{1}{n-1} \sum_{i=1}^{n} (X_i - \overline{X})^2} \tag{IV-100}$$

ここで，$S^2(x)$ という量は測定値の分散と呼ばれている．そのときの**変動係数** coefficient of variation；V は次式で表わされる．

$$V = \frac{1}{\overline{X}} \sqrt{\frac{1}{n-1} \sum_{i=1}^{n} (X_i - \overline{X})^2} \tag{IV-101}$$

平均値 $\overline{X}$ の標準偏差は $S(\overline{x})$ で与えられる．

$$S(\overline{x}) = \sqrt{\frac{1}{n(n-1)} \sum_{i=1}^{n} (X_i - \overline{X})^2} \tag{IV-102}$$

ここで，$S^2(\overline{x})$ は平均値の分散と呼ばれている．

信頼限界はある確率以内でこれらの限界内に真の値があると予期されるものとして定義される．この確率はこれらの限界に関連した信頼限界と呼ばれている．通常パーセントで表わされる．平均値 $\overline{X}$ の信頼限界 L は次式で表わされる．

$$L(p, n) = \pm tv \tag{IV-103}$$

ここで，p は信頼水準，t は p と n の関数で，Student の t 検定から得られる．t の値を2つの p の値について**表IV-4**に示す．v はパーセントで表わされる平均値の相対標準誤差で，次式で表わされる．

$$v = 100S(\overline{X})/\overline{X} \tag{IV-104}$$

これは平均値の変異係数として知られている．

1つ以上のランダム不確定度があれば，全ランダム不確定度(パーセント)を得るために求積として合算される．

(2) 系統不確定度

測定の系統的不確かさは，その測定において考えられるゆがみを示し，結果に影響する

と考えられる物理的影響を考慮して推定される．最初に考慮すべき物理的影響のすべてをあげることが必要である．これは多分に経験，判断そして時として直感による．それから各影響に関連した系統的不確かさ($\pm \Delta X_j$)を推定する必要がある．系統的不確かさは問題とする影響から生ずる可能性のあるゆがみに対する上限推定値として表わすべきである．たとえば，校正定数，温度気圧補正，位置設定等の系統的不確かさ($\pm \Delta X_j$)が考えられる．

(3) ランダムおよび系統不確定度の合算

ランダム不確定度は統計的計算の結果であり，一方，系統不確定度は単純な推定であるので，全不確定度を得る完全な方法は存在しない．系統誤差は任意に分布しているが推定限界 ΔX_j の中で均一の確率をもっていると仮定すると，測定値の95%信頼限界での全不確定度 u は次式となる．

$$u = \sqrt{(tv)^2 + a\sum_{j}(\Delta X_j)^2} \qquad (\text{IV-105})$$

ここで，t は表Ⅳ-4の95%信頼水準での値，v はパーセントで表わされた測定値の平均の相対標準誤差，ΔX_j はパーセントで表わされた j 番目の系統誤差の推定限界，u はパーセントで表わされた全不確定度，a は重み係数であり，種々の条件により決まってくる値である．

第V章 放射線計測器

　本章では，放射線検出の基本器具であり，主に放射線場の測定である放射線計測で使用されている放射線計測器について説明する．放射線計測の目的は粒子数(フルエンス)，粒子の線質(種類，エネルギー)およびその強度(粒子数×エネルギー)を計測して放射線場を特定することである．放射線計測器は，放射線と物質との相互作用を利用することにより粒子数，線質，強度を効率よく検出定量している．すなわち，放射線と物質との相互作用を効率よく利用できれば，どんな物質，材質でも放射線計測に利用できる．

A. 放射線計測器の種類と分類

　現在使用されている**放射線計測器** radiometry device, radiation detector の分類を図V-1に示す．放射線計測器は，気体および固体の**電離**作用の利用，**蛍光**作用の利用，**飛跡**の利用，**チャレンコフ放射**の利用したものが使用されている．

　医療で使用している放射線は物質を電離する能力を持つ電離放射線である(第I章，B，参照)．その電離放射線の電離作用により放出されるイオンを計測することが一番効率のよい放射線検出の方法であり，一般に，気体および固体中の電離作用を利用した多くの放射線計測器が使用されている．一方，蛍光物質は放射線照射による外部からのエネルギー供給により蛍光を発し，その蛍光現象を利用した効率のよい放射線計測器が使用されている．その他，放射線照射により発生する飛跡の利用，チャレンコフ放射，およびその他の種々の相互作用を利用した計測器が使用されている．

　医療領域では，一般的な放射線計測器は核医学検査の放射線および放射能計測および管理区域等の環境放射線を対象とした放射線管理計測に使用されている．なお，X線画像診断領域ではその放射線量の測定を直接には必要とせず，放射線と物質との相互作用を利用した医療画像取得のために放射線計測の知識が必要となる．特に，最近のX線診断画像はデジタル化され，放射線計測を応用した新しい画像取得装置の開発が続いている．

　一方，放射線が人体に付与するエネルギーである吸収線量を知る必要のある放射線治療，医療従事者の放射線防護管理，放射線生物学等における線量の確定に必要な線量測定器(線量計)に関しては次の第VI章で説明する．また，吸収線量をはじめとする種々の線量は放射線計測器により求められる強度(粒子数×そのエネルギー)から理論的に求めることができる(第IV章，A.2.および3，参照)．

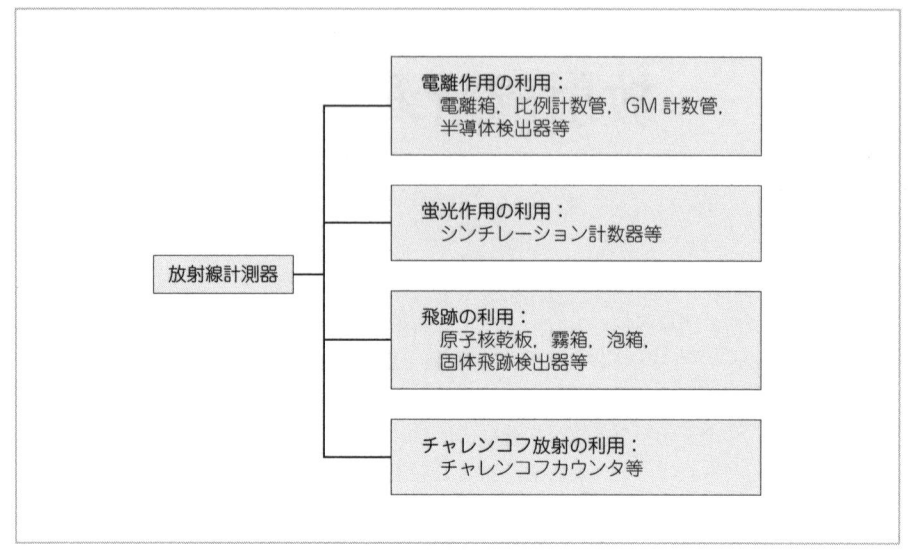

```
放射線計測器 ─┬─ 電離作用の利用：
              │    電離箱，比例計数管，GM計数管，
              │    半導体検出器等
              │
              ├─ 蛍光作用の利用：
              │    シンチレーション計数器等
              │
              ├─ 飛跡の利用：
              │    原子核乾板，霧箱，泡箱，
              │    固体飛跡検出器等
              │
              └─ チャレンコフ放射の利用：
                   チャレンコフカウンタ等
```

図 V-1　放射線検出器の分類

B. 気体イオン計測器

気体イオン計測器 gas ion detector は，電離放射線の電離作用により発生するイオンを直接的に測定する最も基本的な放射線測定器である．さらに医療分野において使用する気体イオン計測器の代表的な電離箱において，使用する気体は多くが空気であり，取り扱いやすく，しかも空気は線量測定において基本となる水(軟部組織)とあまり原子番号が異ならず，その線質(エネルギー)依存性の補正係数は大きくならないのが特徴である．

1. 概　論

気体イオン計測器は，基本的に，気体(ガス)を充填した比較的簡単な構造をした種々の**ガス入り計測器** gas-filled detector である．それらは一般に2つの電極を持ち，それぞれの間で電位差(電圧)をつくり出す構造を持ち，気体を充填した容器である．気体は理論的に完全な絶縁体であり，電位差がない場合は2つの電極間を流れる電流は生じない．放射線の相互作用による気体を電離した結果生じる電子および陽イオンは，電極間に電場(電位差)が存在すると，それぞれその反対電位を持つ電極方向に移動して**電離電流** ionization current が生じる．

図 V-2 に気体イオン計測器の基本回路を示す．この方式の計測器は図に示すように外壁から絶縁された中心電極を持ち，それに抵抗 R を通じて電圧 V が加えられる．抵抗 R にはコンデンサ C が並列につながれている．図において，外壁は負の**陰極** cathode で，

B. 気体イオン計測器　129

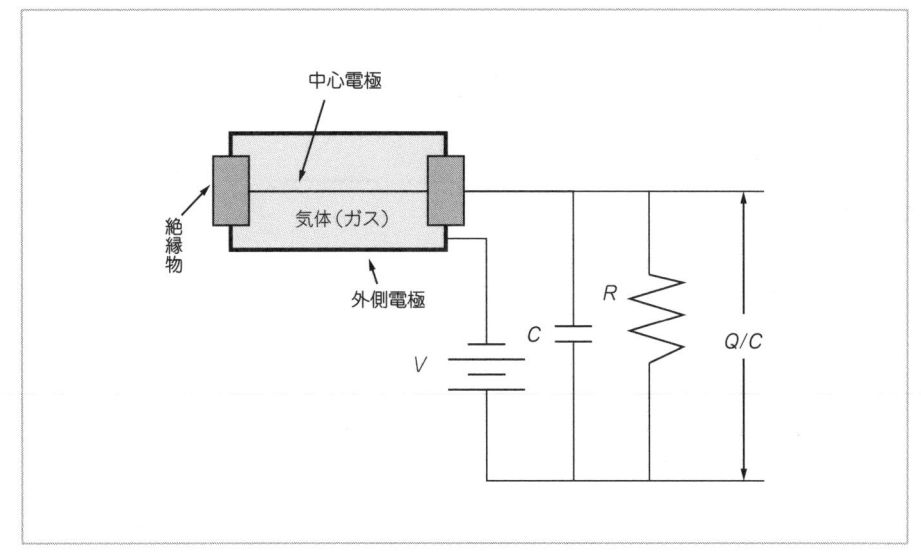

図V-2　気体イオン計測器の基本回路
V：印加電圧，C：コンデンサ，R：抵抗，Q/C：コンデンサ内の集電荷

中心電極は正の**陽極** anode になっているので，正の電荷は壁の方へ，負の電荷は中心電極の方に引き寄せられる．時定数 RC が，電荷が集められるに必要な時間よりずっと長い場合には，コンデンサにたまる集電荷 Q と電圧 V の関係が表わせる．

　図V-3 に気体イオン計測器の電離電流と電極間電場(電圧)の関係を示す．印加電圧 V をかけない場合，ガス内には電界が存在しないので電流は流れない．発生した電子と陽イオンは再結合(**イオン再結合** ion recombination)するか拡散して消滅する．電圧を上げると電界によりイオン対が分離し再結合は減少する．正と負の電荷はその**流動速度** drift velocity を増し，それぞれの電極に向かい電流が流れる．電流は印加電圧とともに増加する．十分高い印加電圧をかけると電界は大きくなり，再結合を減らし，電離によって発生した全電荷が電離電流として観測され飽和する．この領域が電離箱を通常に動作させる**電離飽和** ionization saturation の領域である．

　気体内を荷電粒子が通過すると，気体の原子，分子を電離する．その結果，気体中でイオン対がつくられ，そのイオン対の数は荷電粒子が失った(阻止された)エネルギーに比例する．1 つのイオン対をつくるに必要なエネルギー W 値を**表Ⅲ-4** に示した．たとえば，100 kV X 線が空気中で平均エネルギー 30 keV の二次電子を発生したとすると，電子の W 値は 33.97 eV であり，二次電子 1 個当たり 30,000/33.97＝約 880 個のイオン対がつくられる．電離により発生した二次電子は，**図Ⅱ-6** で示したように，気体中を走りまわ

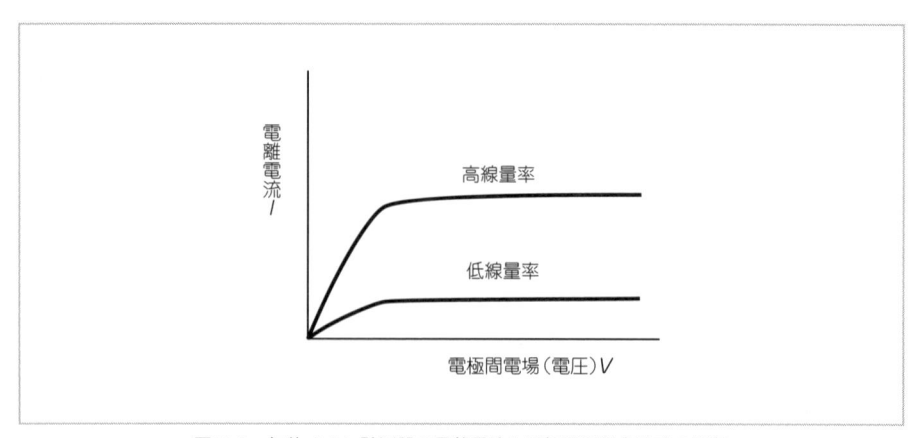

図V-3 気体イオン計測器の電離電流と電極間電場(電圧)の関係

表V-1 イオンの移動度(1気圧, 15℃)

気体	陽イオン μ^+[cm/sec・V]	陰イオン μ^-[cm/sec・V]
水素	5.7	8.6
窒素	1.29	1.82
酸素	1.33	1.79
空気	1.41	1.78
ヘリウム	5.11	6.30
アルゴン	1.37	1.70
炭酸ガス	0.79	0.95
アセチレン	0.71	0.86

り多重散乱等でそのエネルギーを失う．電子が最初に衝突して次に衝突するまでに走る距離を平均自由行程といい，気体の種類が一定であれば単位体積中の気体分子数に逆比例する．ここで電場が存在すると，電子は流動速度 ω で多数の電子全体として電場の方向に移動する．これらの電子は気体中の原子分子と結合して陰イオンをつくることがある．この傾向はハロゲンガスで特に強く，酸素，水蒸気もこの傾向がある．一方，窒素，二酸化炭素，希ガスでは，陰イオンの生成はほとんどない．

電子が中性原子と結合してできる陰イオンおよび電離により残された陽イオンの流動速度はイオンの質量が電子と比較して大きいために，電子の流動速度よりはるかに小さい．いま電場の強さを ε，気圧を p とすると流動速度 ω は次式で表わされる．

$$\omega = \mu \frac{\varepsilon}{p} \tag{V-1}$$

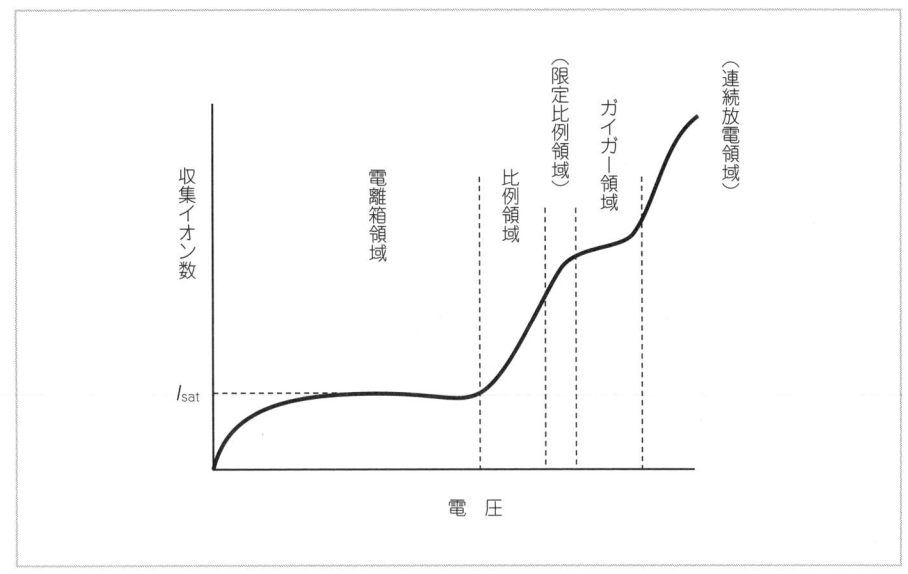

図 V-4 気体イオン計測器における供給電圧による集電荷の変化

ここで，比例定数 μ を**移動度** mobility という．表 V-1 にイオンの移動度を示す．陰イオンの気体中の流動速度は電子と比べると非常に小さく，速い出力パルスの形成には寄与しない．

図 V-2 に示したような気体イオン計測器における供給電圧による集電荷の変化を図 V-4 に示す．2 つの電極間電圧が小さいとき，イオン再結合のためにイオン対の消滅が起こり，気体で発生した電荷の収集は比較的少なくなる．そこで電圧を増加することによりイオンの流動速度を増加させてイオン収集時間の短縮によって，それらが再結合する前に生じた電荷の大部分を集めその電流信号を増加させる．なお，陰イオンと陽イオンの再結合係数は電子と陽イオンとのイオン再結合係数の約 10^4 倍大きい．図中の横破線で示した収集イオン数が飽和したときの値を**飽和電流** saturation current ; I_{sat} といい，最終的に放射線がつくり出すすべてのイオン対が集められた状態である．すなわち，イオン再結合は電界強度を強くすることにより，電子の移動速度が上昇して再結合率は減少し，電荷収集時間も短く，電荷収率も大きくなる．再結合が少なく，理想的にはなくなり，放射線で発生した電離電子はほとんど収集される領域で使用する計測器を電離箱といい，その領域を**電離箱領域** ionization chamber region という．この領域の収集電荷は電圧変化にほとんど無関係で一定で**プラトー**となる．したがって 1 個の放射線によって電離箱内で N 個のイオン対が生じたとすると集められた電荷 Q は次式で表わされる．

$$Q = Ne \tag{V-2}$$

図V-2のコンデンサ C の両端の電圧の変化量 ΔV は次式で表わされる.

$$\Delta V = \frac{Ne}{C} \tag{V-3}$$

ここで，C は電離箱の集電極と高圧電極間の静電容量とコンデンサの持つ静電容量の和である.

電離箱領域を超えて電圧を増加さすと，気体中で発生した電子はさらに加速されて気体電離を増殖させ，飽和電流 I_{sat} を超えた電流が観測される. 電極間への供給電圧をさらに増加さすことにより観測電流も増加し，順番に**比例領域** proportional region, **限定比例領域** limited proportional region（または境界領域），**ガイガー領域** Geiger region, **連続放電領域** continuous discharged region となる.

比例領域では，生じた電荷（電子）は加速され，衝突した気体分子をさらに電離（二次電離）して合計電荷量はガス増幅される. 比例領域ではその増幅率 M は一次電離量とは無関係で印加電圧のみの関数となっている. したがって出力パルスの大きさ（**パルス波高** pulse height）の値（パルス波高値）は一次電離のみの関数となる. すなわち，電極への印加電圧と一次電荷量（初期電離量）は，気体の種類に依存して比例し，さらに出力パルス波高の値がエネルギーに比例する. 比例領域では放射線の線質（種類およびエネルギー）の測定が可能となる. なお，限界比例領域では，二次電離によりつくられた陽イオン数が多くなり，検出器内の電界分布が変化するために，比例関係がくずれる.

ガイガー（GM）領域では，電極間電圧を非常に大きくして，1つの電離をきっかけに**電子なだれ** electron avalanche を起こさせ，一次電離量および線質に関係なく検出器の電子回路のみで決定される波形と波高を生じさせる. すなわち，ガイガー領域では集められる電荷量が一次電離量とは無関係であり，印加電圧ともほとんど無関係である.

2. 電離箱

電離箱は2つの電極間に二次的な電離が起こらない程度の電圧をかけて，放射線照射によって気体中に生じたイオンを集める構造になっている. 電離箱はすべての放射線の測定に用いられ，比較的高い線量の測定に適している. 医療での使用では，電離箱内の気体として外気すなわち約1気圧の空気を用いる場合が多いが，その特性を変えるために他の気体を用いたりする場合がある. 電離箱には**直流電離箱** DC ionization chamber と**パルス電離箱** pulse ionization chamber, **グリッド電離箱** gridded ionization chamber がある.

直流電離箱は入射放射線による電離電荷を測定する方法で，一般にはこの直流電離箱が多く使用されている. 医療分野では，この電離箱計測器が電離量を測定するために最も信頼でき，なおかつ簡便であることにより多用されている. 電離箱内で収集された電荷を電離電流として直接計測する器具と電荷の移動による電位差（電圧変化）として計測する器具

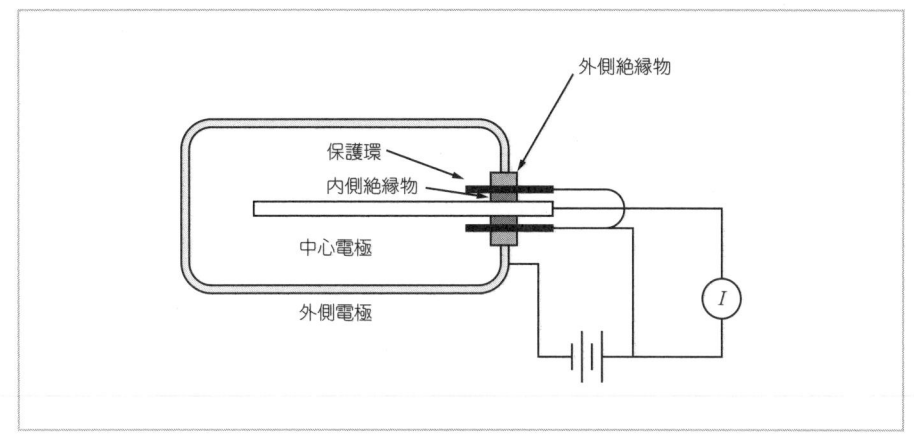

図V-5 保護環構造を使用した円筒形電離箱
I：高感度電流計

が使用されている．

パルス電離箱は直流電流を測定するのと異なり，正イオンおよび電子の移動によって電極に誘導される電圧変化を1つのパルスとして測定する．電離箱からのパルスの高さから，入射荷電粒子の1個1個の電離の大きさを測定し，そのエネルギーを測定することができる．入射電子によるパルスを利用する電子電離箱を速い電離箱，一方イオン電離箱を遅い電離箱という場合がある．また，電極間にグリッドを挿入することによりエネルギー分解能を良くした**グリッド電離箱**がある．

電離箱内の気体(ガス)は乾燥状態，1気圧の空気，あるいは中性子線計測時の組織透過ガス等の特性を変えるために種々の気体が用いられたりする．電離箱は一般にすべての電離放射線の測定に使用でき，その電離は荷電粒子の一次電離でも非荷電粒子の二次電離でもよい．また上記したように直流平均値方式でもパルス方式でも使用されている．パルス電離箱は重荷電粒子線の比電離やエネルギーをその**パルス波高分析器** pulse height analyzer で測定する場合がある．しかし医療分野では，パルス電離箱は入射放射線のエネルギー(線質)の測定に使用されることもあったが，最近は後述するエネルギー分解能の良い半導体検出器(D，参照)等の出現により，あまり使用されない．

直流電離箱には多くの形式のものがあるが，主に医療では**図V-5**に示したような円筒形のもの(**円筒形電離箱** cylindrical ionization chamber)が多用されている(第Ⅵ章，B，参照)．円筒形の中心電極は中心軸上で外壁(**電離箱壁** chamber wall)の外側電極と絶縁されて配置されている．適当な電圧を2つの電極間に加え，図V-4で示した電離箱領域で使用する．一般に高電圧をかける電極を**高圧電極**，電流および電圧変化を測る電極を**集電極**

と呼び，普通集電極はアースに近い電圧になっている．ほとんどの測定では電離電流は10^{-12} A 程度と非常に小さく，2つの電極間にある種の支持**絶縁物** insulator を使用する必要がある．100 V の印加電圧に対して漏洩による成分を 1% 以下に下げるためには $10^{16}\Omega$ 以上の抵抗が絶縁物に要求される．一般に絶縁物表面に湿度やよごれの付着による漏電が起こることがある．電離箱の低電流測定では電離箱に図 V-5 に示すような**保護環** guard ring を用いて絶縁物の漏洩の影響を減らす場合が多い．

電離箱の典型的な現象は，絶縁体の電気的崩壊および計測器の電離体積のゆがみに加えて，図 V-4 に横点線で示した範囲で，電離箱電極への付加電圧に実際的な限界が存在することである．電離箱を安全に使用できる少し低い限界での使用が一般的に勧告されている．なお，放射線治療線量測定に使用する 0.6 cc 電離容積の電離箱の典型的な電圧は 200～400V の範囲である（第 VI 章，B.4，参照）．しかし，電極間距離が非常に小さい平行平板形電離箱あるいは非常に小さい円筒形電離箱ではこれよりも低い電圧が使用されている．医療で使用する領域ではその空洞内電離電流は $10^{-10} \sim 10^{-13}$A 程度が多く，このような微弱な電流を測定するために，図 V-5 に示したように高感度電流計でその電離電流を直接計測することも可能であるが，一般には長いケーブル内での漏電を避ける意味からも図 V-2 に示したように高抵抗 R に出力電流を流して，高抵抗の両端の電圧変化 V を**電位計** electrometer で測る場合が多い．そのときの電流 i は次式で表わされる．

$$i = \frac{V}{R} \tag{V-4}$$

一般に電位計に高電圧供給部および測定表示部が付随している．現在は多くの場合，図 V-6 に示すように負のフィードバックオペアンプの使用した電位計が基本となっている．その他，**コンデンサ型電離箱** condenser chamber, capacitor ionization chamber が用いられ，電離箱をあらかじめ充電しておき，これに放射線が入射して起こった電離で充電された電荷が減少する量を測定する方法も採用されている．

医療分野では，電離箱を主に直流平均値方式で利用して，その出力電流を測定することによる入射放射線の線量計として使用する場合が多い（第 VI 章，B，参照）．一般に電離箱はその優れた長時間の安定性の特徴によって，放射線治療分野のみでなく多くの分野で利用されている．放射線治療分野での線量計としての電離箱の使用については第 VI および第 VII 章で詳しく説明する．

放射線防護管理分野では，**放射線サーベイメータ** radiation survey meter（サーベイメータ）として可搬型電離箱が使用される（第 IX 章，C.1.1)(1)，参照）．**電離箱式サーベイメータ** ionization chamber type survey meter は通常数百 cm³ の体積の空気を封じ込んでおり，電池電源の電位計回路を用いてその飽和電離電流を測定する．壁は一般に空気等価なプラスチックあるいはアルミニウムからつくられている．入射放射線が電離箱壁あるいは**入射窓** entrance window で著しく減弱せず，また壁厚さで電子平衡が成立する程度のエ

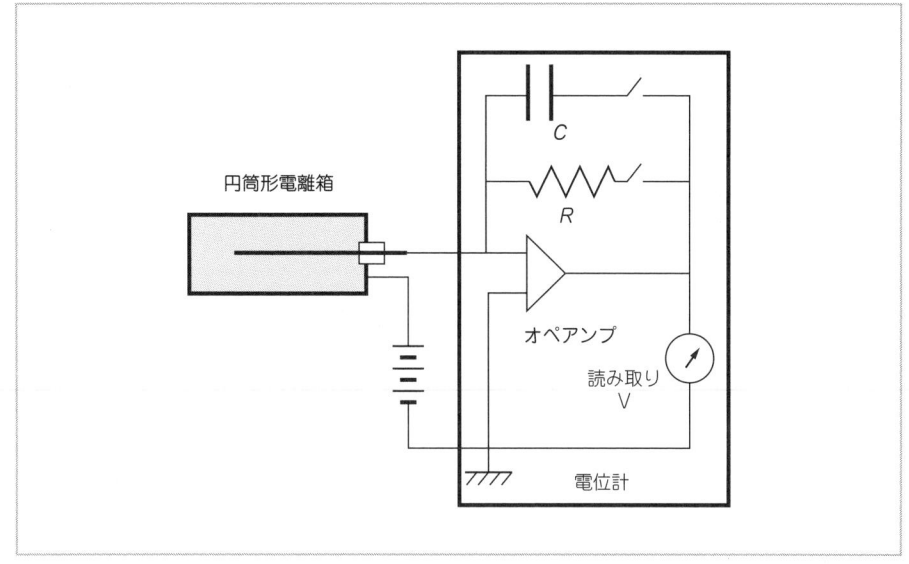

図V-6　円筒形電離箱の電位計による測定

ネルギーを持ったγ線，X線(25 keV〜3 MeV)の測定に主に用いられる．β線の検出には電離箱前壁のキャップを外して測定できる場合もある．これらのサーベイメータは校正することによって空間被曝線量計として使用されている場合もある．一般的に電離箱式サーベイメータは極少線量率($0.1〜0.2\,\mu Sv/h$)の測定には適しない．**ポケット電離箱** pocket chamber は小型電離箱である．

　放射線治療分野の小線源治療および核医学分野では，ガンマ線源校正用電離箱として図V-7に示すような**ウェル(井戸)形電離箱** well-type ionization chamber(**キュリーメータ** Curie meter)が使用されている(第Ⅶ章，D.3.1)，図Ⅶ-20，および第Ⅷ章，D.5，参照)．この電離箱は，長時間安定性を利用して同じ幾何学的状態で未知線源の電離電流を**標準線源** standard source の電離電流と比較して，放出核種の標準化を行う．通常の動作特性の変化は数年間にわたって±0.1％程度である．その使用に当たっては，ウェル内の試料配置の幾何学的状態による測定値の変化が大きく，その測定効率等の変化に特に注意が必要である．なお，ウェル(井戸)形電離箱を注意深く使用することにより，β線源の定量も可能である．

3. 比例計数管

比例計数管は1940年代後半に導入された．比例計数管では，図V-4に示す比例領域で

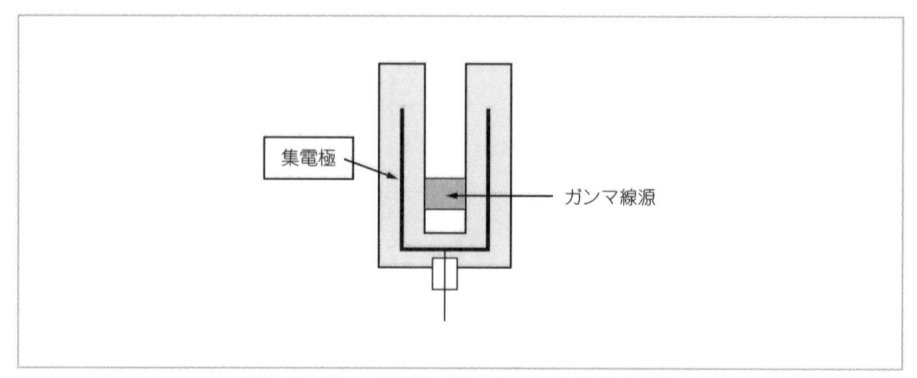

図V-7　ガンマ線源校正用のウェル(井戸)形電離箱

使用し，測定器のガス中で初めの電離によって生成されたイオン対の数(初期電離量)と増幅されたイオン対の数が比例関係にある．比例計数管はパルス方式で用いられるのが一般的であり，そのパルスの大きさと初期電離量が比例関係になっていることが重要である．この**ガス増幅** gas amplification によって，比例計数管のパルスの高さ(**パルス波高**)はパルス電離箱の出力パルスと比較すると非常に大きくなる．比例計数管では，出力パルスの高さが放射線によって生成されたイオン対の数に比例し，$10^2 \sim 10^4$ の**ガス増幅率** gas multiplication factor が得られる．

比例計数管は一般に α 粒子，β 粒子および中性子の測定に広く利用されている．比例計数管は，その非常に大きいガス増幅率により，α 粒子と β 粒子が混在している放射線場において α 粒子のみを測定することができる．また，パルス方式の β 線測定に特に便利である．一方，低エネルギーX線光子の測定にも使用され，比例計数管が最もよく用いられるそのエネルギー領域は一般に $250\,\mathrm{eV} \sim 100\,\mathrm{keV}$ である．

比例計数管内のガス中で十分に高い電界にすると，最初の電離によって発生した一次電子は中性のガス分子と衝突して二次電子を発生する．二次電子がさらに三次電子と次々と電子なだれが発生する．一方，陽イオンあるいは陰イオンはその移動度が小さく，衝突間にほとんどエネルギーを得ることができない．1個の電子が分子と相互作用してガス分子を励起し，その励起から安定状態にもどるときに光量子を発生する．この光量子により**光電子**がつくられる．なお，この光電子は光子(X線，γ 線)の相互作用の光電吸収(第Ⅱ章，C.2，参照)時に放出される光電子ではないので注意が必要である．その結果，第1の電子なだれによって n 個の電子，および1個の光量子により ε 個の光電子がつくられるとすると，電子なだれによるガス増幅率 M は，次式で表わされる．

$$M = n + n^2\varepsilon + n^3\varepsilon^2 + \cdots\cdots = \frac{n}{1-n\varepsilon} \tag{V-5}$$

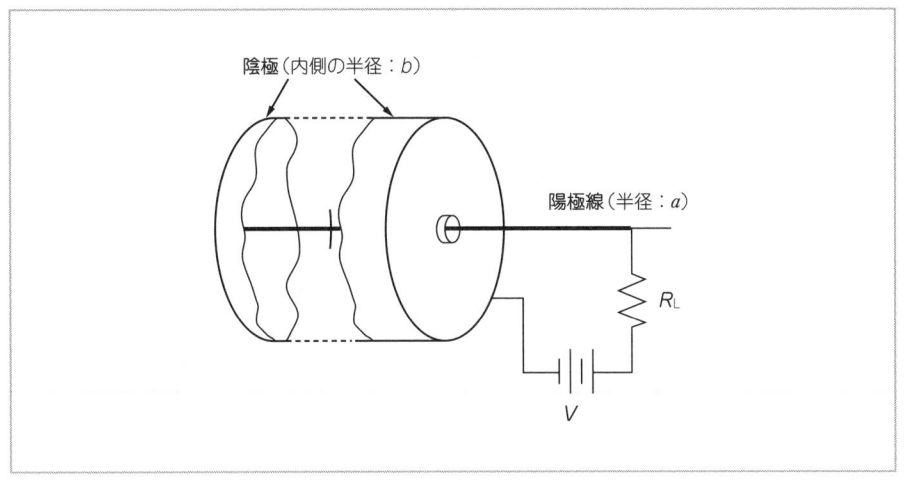

図V-8　円筒形比例計数管
中心電極が陽極である．外側の陰極は充填ガスに対する気密容器でもある．出力パルスは負荷抵抗R_Lの両端に生じる．

ここで，$n\varepsilon$は1より小さく，$n\varepsilon \ll 1$すなわち光量子による光電子の発生が無視できると，次式になる．

$$M \approx n \tag{V-6}$$

このとき，電子の数は一次電離によって生成した電子の数に比例する．ガス増幅率は幾何学的条件，ガス圧，電極間電圧の関数である．

比例計数管は強い電場が要求されるので一般に図V-8に示すような円筒形で，その中心電極(陽極)近傍の強い電場が利用される．この形状では印加電圧の極性が重要であり，電子を中心軸線に引きつける必要がある．円筒形状ではその半径rにおける電界$\varepsilon(r)$は次式で与えられる．

$$\varepsilon(r) = \frac{V}{r \ln(b/a)} \tag{V-7}$$

ここで，Vは陽極と陰極間の印加電圧，aは陽極線の半径，bは陰極の内側の半径である．大きな電界はrの小さい陽極線のすぐ近くで生じる．電子は陽極に引き付けられ，電子が高電界領域に向かって引き寄せられる．いま，$a = 0.008$ cm，$b = 1.0$ cmの円筒形計数管に2,000 Vの電圧Vが印加されると，陽極表面の電界は5.18×10^4 V/mになる．一方，平行平板形電極の場合は平板電極間に一様に掛かり，間隔1.0 cmで同じ電界をつくるのに51,800 Vが必要になる．また，最初の入射放射線の相互作用でつくられる全イオン対に対して一様な増幅を実現するためには増幅領域は全体積のうちの，ほとんどの一

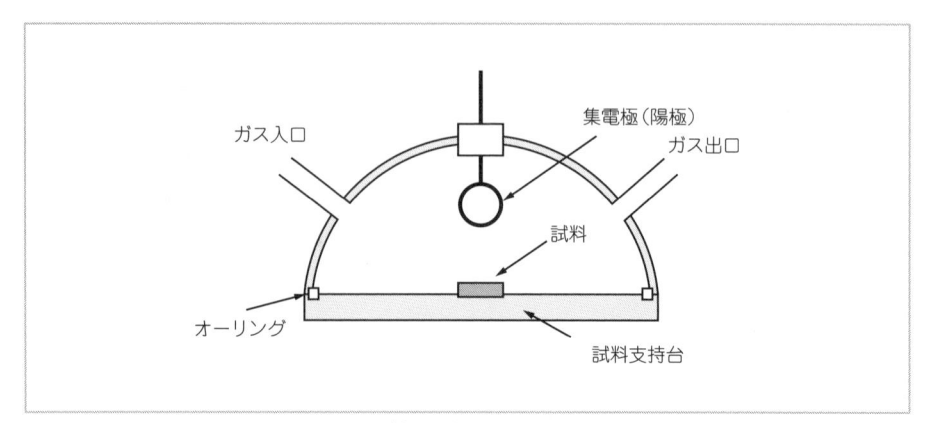

図V-9 2π(窓なし)ガスフロー比例計数管
半球体積およびループ形陽極線を持つ．導入するガスの量を少なくするために，試料および試料皿をすべて挿入する．

　次イオン対は増幅領域の外側につくられるような，極小さい体積(全体の0.2%程度)に制限する必要がある．この場合，一次電子は増幅が起きる前に単に増幅領域に移動するだけである．したがって，各電子はどの場所でつくられても同じ増幅を受け，その増幅率は最初のイオン対に対して同じになる．

　比例計数管の内部気体は，ガス増幅に基づいているので，負イオンを形成するごく微量の酸素のようなガスは避ける必要がある．そのためにガス増幅率を約100以下に保つ場合には，比例計数管の充填ガスとして，普通，純粋な希ガス(不活化ガス)あるいは2種の不活化ガスの混合物が有用な比例ガスとなる．約100以上のガス増幅率になると，ガスに多原子添加物を加える．安価なアルゴンガスが不活化ガスとして使用され，通常，90%のアルゴンと10%のメタンの混合ガス(**PRガス** PR gas)が通常の比例ガスとして使用される．さらに光量子の**クエンチング** quenching(消光)作用のために少量の**クエンチング・ガス** quenching gas(**Qガス**，消光ガス)を混ぜる．Qガスとして，(98%ヘリウム＋2%イソブタン)が良く使用される．また，γ線を効率よく検出するためにより重い不活化ガス(クリプトンあるいはキセノン)が使用される場合がある．

　放射性同位元素RIから放出される飛程の短いα粒子，β粒子を計測するために，図V-9に示すような窓なしの**ガスフロー比例計数管** gas flow proportional counterが用いられる．この場合，計数管本体内にRI線源を入れるために，計数管の窓，壁等による吸収を考慮しなくてもよく，後方散乱，**自己吸収** self-absorptionを考慮すればよい．散乱，自己吸収が無視できるような測定試料を作成することにより，**2π計数管** two pi counterあるいは**4π計数管** four pi counterとして使用される．**窓なしガスフロー比例計数管** win-

B. 気体イオン計測器　139

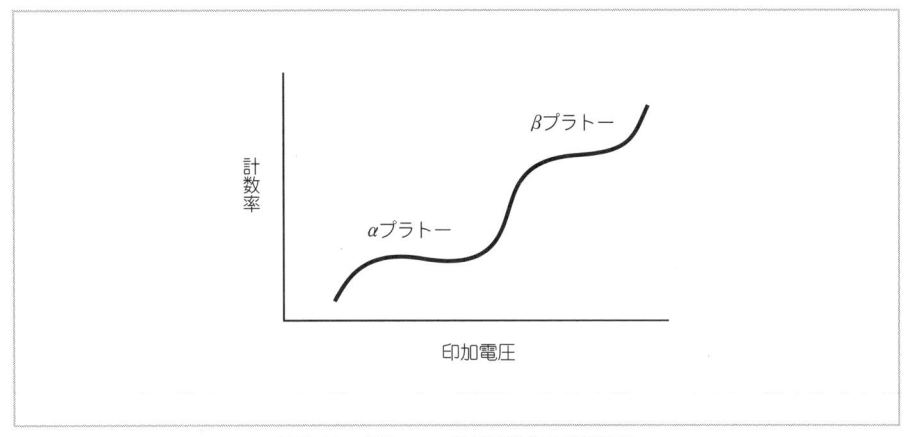

図V-10　ガスフロー比例計数管の電圧特性
α粒子とβ粒子を放出するRI線源をPRガス（90％アルゴン＋10％メタン）内で測定した場合．

dow less gas flow proportional counter は微弱放射能の測定，α線源および低エネルギーβ線源の放射能の**絶対測定** absolute measurement にきわめて有効な測定器の1つである．

図V-10にガスフロー比例計数管の電圧特性を示す．図ではα粒子とβ粒子を放出するRI線源をPRガス内で測定した場合であり，横軸座標は印加電圧，縦軸座標は計数率を表わしている．印加電圧の上昇に伴いほぼ一定の計数率になる領域が存在し，その水平域をプラトーという．図では**αプラトー** alpha plateau，**βプラトー** beta plateau と呼ぶ2つの水平域が存在している．αプラトー範囲では，β線（粒子），γ線の感度が小さく，比例計数管内でα粒子がその全エネルギーを消費し，その出力パルスのみが計測される．しかし，β線やγ線のバックグラウンドが非常に高い場合にはα粒子のみの測定が困難になる場合がある．α粒子計数のための最適動作電圧は，このプラトーの中央部にあり，計測器によるがほぼ1,000～1,200 Vの印加電圧である．一般に窓なしガスフロー計数管がα線測定に広く用いられている．印加電圧がαプラトーを超えて増加すると，計数率は再び上昇を始め，β線が計測されだすβプラトーに達する．図のβプラトーの動作電圧領域は1,700～1,800 Vであり，一般にαプラトーよりその範囲は一般に狭い．また，比例係数管では出力パルスの立ち上がりが速く，強度の高いβ線が測定できる．

中性子線測定用として計数管内ガスとしてBF_3ガスを用いた**BF_3比例計数管** BF_3 proportional counter が使用される．熱中性子は^{10}Bに対して非常に大きい反応断面積の$^{10}B(n, α)^7Li$反応を起こし，その反応により放出されたα線および^7Liイオンの電離を利用する．この反応は発熱反応であり，2.78 MeVのエネルギーが放出される．$^{10}B(n, α)^7Li$反応により生じるα粒子は，エネルギーが大きく比電離も大きいので，この反応のみを

選別して計測できる．またホウ素(B)は計数管内壁に塗った固体化合物の形で利用する場合もある．比例計数管は上述したように異なった大きさの出力パルスを生じる2種の入射粒子を選別でき，特に中性子計測において有用な計測器になっている．また，熱中性子線検出用の比例ガスとして ^{3}He が使用される．高速中性子スペクトル用の比例計数管に水素，メタン，ヘリウム，あるいは低原子番号物質のガス，**組織等価ガス** tissue equivalent gas が使用される．

また一般に，中性子を計測するためには，中性子による核反応等によって放出される荷電粒子の電離を利用する場合が多い．中性子と物質との相互作用を利用する検出器にはエネルギー依存性をもち，広いエネルギー範囲にわたって $1/v$ 法則(第Ⅱ章，C.5，参照)が適用される．また，多くの場合，中性子は他の放射線，特に γ 線を伴うことが多く，これらを分離測定することが重要となる．

中性子サーベイメータ neutron survey meter として，放射線治療装置であるリニアック加速器からの漏洩中性子線の測定に**中性子レムカウンタ** neutron rem-counter が使用されている(E.4，参照)．なお，リニアック加速器からの中性子線はいろんなエネルギー分布を示す速中性子線であり，パラフィン等でそのエネルギーを落としてから測定している．レムカウンタは BF_3 や ^{3}He ガスを封入した比例計数管が使用されている．中性子レムカウンタには，ポリエチレンやパラフィンなどの含水素減速材が使用され，その中央に熱中性子検出器を用いて，速中性子線を測定し，直接に線量当量率で表示されるようになっている(E.4．および第Ⅸ章，C.1.1)(4)，参照)．

4．GM 計数管

GM 計数管 Geiger-Müller counter は，1928年 Geiger, H.と Müller, W. により開発され，長年，放射線の検出器の基本測定器として使用されている．GM 計数管は図 V-4 のガイガー領域で働く計数管であり，比例計数管と同様に管内で1つのイオンが発生すれば放電が起こり検出される．すなわち電離作用があれば検出でき，すべての電離放射線が検出できる．その特徴は感度が高く，多くの種類，形の計数管がつくれ，その出力パルスが大きいことである．

GM 計数管は比例計数管よりもずっと高い電界が印加され，おのおのの電子なだれの大きさはずっと大きい．適当な条件下では1つのなだれが別の場所での第2のなだれを駆動し，自己伝搬型連鎖反応を起こす．さらに電界を増すとこの過程が急激に拡がり，原理的にはきわめて短時間に指数関数的になだれの数が増える．しかし，この**ガイガー放電** Geiger discharge が一度ある大きさに達すると，なだれがすべて集まりパルスとなり，最終的には連鎖反応が終了する．この限界点は常に同じ数のなだれからつくられた後に到達するので，この過程を開始した最初のイオン対の数の大小にかかわらず，GM 計数管からのすべてのパルスは同じ波高を示す．したがって，GM 計数管では入射放射線のエネルギー

図V-11　β線用端窓(ベル)型 GM 計数管

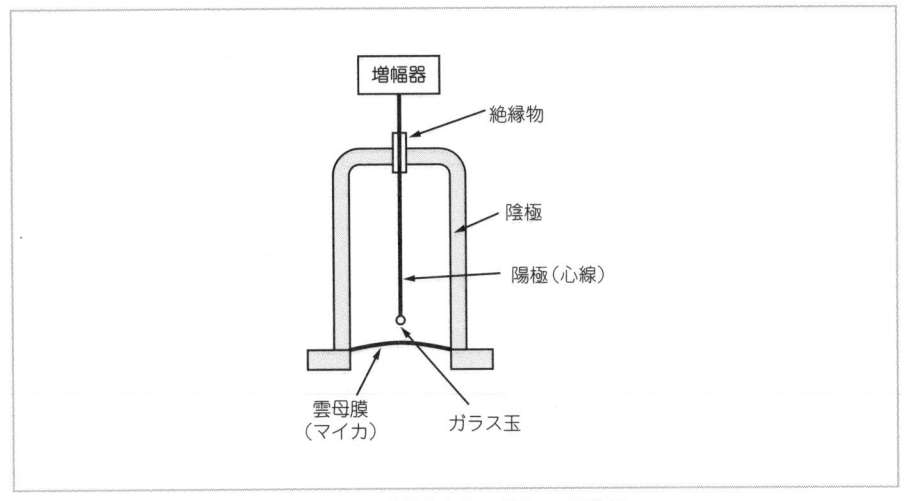

スペクトル分布の測定には使用できない．

　図V-11にβ線用端窓(ベル)型 GM 計数管を示す．GM 計数管は多くの形のものが使用され，円筒型，針型，ジャケット型，ガスフロー型等があり，その大きさも数 mm から十数 cm までが使用されている．β線用 GM 管の特徴は外壁あるいは窓が薄く，普通 30 mg/cm² 程度の厚さになっている．さらに低エネルギーβ線では特に薄い窓が必要となり，図V-11に示したような 1.4 mg/cm² 程度の雲母(マイカ mica)を使用した端窓型 GM 計数管が一般によく使用されている．マイカの外側には一般に外部からの物理的衝撃を防ぐために防護網でカバーされている．さらに薄い窓が必要なときにはガスフロー型 GM 計数管が使用される．

　GM 計数管はパルスを計測するための電圧パルスは一般に数 V 程度の大きさであり，パルス波形整形回路の前に，一段の増幅回路だけで一般に十分である．GM 計数管は一次イオン数によらず一定の出力パルスであり，入射放射線のエネルギーや種類で出力パルスが変化する比例計数管やシンチレーション計数管とは異なる．GM 計数管の陽極すなわち心線は 1/3,000～1/4,000 インチ径の細い線で一般にタングステンが使用される．心線は両端を固定するが，図V-11のように片端はガラス玉が付いているだけの場合もある．また輪状の陽極もある．一方，陰極は導体の GM 管の壁(表面)の場合が多い．

　GM 計数管の内部気体は，比例計数管と同じく，ガス増幅に基づいているので，負イオンを形成するごく微量の酸素のようなガスは避ける必要がある．そのために GM 計数管の充填ガスとして，普通，不活性ガス(希ガス)であるヘリウム，アルゴン，ネオンが用い

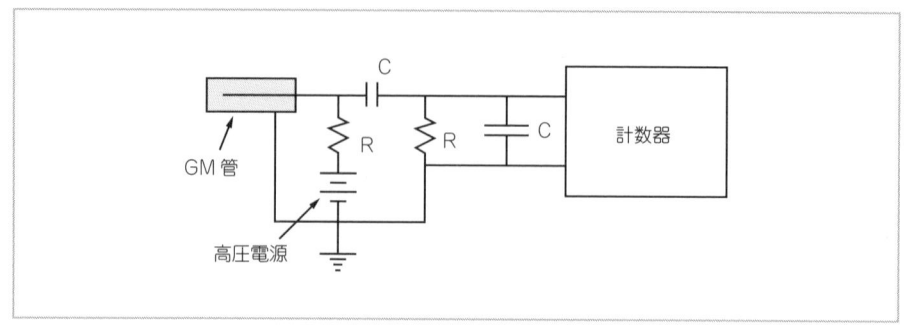

図 V-12　GM 計数管の計数器入力回路

られる．さらにクエンチング(消光)作用のために少量の有機ガス(アルコール，エーテル等)，またはハロゲンガス(臭素，塩素等)のクエンチング・ガス(Q ガス)を混ぜる．原理的にはハロゲン消光型計数管は長時間の使用に適しており，現在最も普及している．アルゴンのような単一ガスを GM 計数管に充填した場合，つくられる陽イオンはすべて同じ種類のガスイオンである．最初のガイガー放電が終了した後，陽イオンは陽極線からゆっくりと流動して，最後には計数管の陰極あるいは外周の壁に到達する．ここで，陽イオンは陰極表面からの電子と結合して中性となる．このときに陰極表面でもう1つの電子を生成し，これがもう1つのなだれを生成して第2のガイガー放電が発生し，結果として多重パルスが発生する．GM 計数管では，過度の多重パルスの消滅する必要性が生じる．**外部消光** external quenching は各パルスの後の一定時間中，さらに増幅を続けられない値まで印加電圧を下げる方法である．陽イオンが陰極へ動く時間(通常数百 μs)と自由電子の移動時間(通常約 1 μs)の和以上の時間，電圧を下げて置く．しかし，充填ガスに第2の成分を添加する**内部消光** internal quenching(**自己消光** self-quenching ともいう)を用いて多重パルスを防止する方法が一般的である．入射放射線がつくった陽イオンにかわり Q ガスの陽イオンが中性化するとき，電子は放出しにくく，適切な消滅ガスを選ぶと追加なだれが発生しなくなる．

　図 V-12 に GM 計数管の一般的な計数器入力回路を示す．GM 管と計数器の間は容量 C で直流的に切ってあり，計数器には高圧はかからない．抵抗 R が高圧電源と陽極の間に入っているので，放電が起こると陽極の電位が下がるようになっている．2つの抵抗 R は放電のあと，入力容量にたまった電荷を逃して各部の電位を元のようにする働きもする．

　GM 計数管は電極間電圧を上げてゆくと，通常約 1,000 V 程度の電圧から放射線を計数しはじめ，さらに電圧を上げると図 V-13 に示すように計数域(**プラトー**)と呼ばれる計数値がほぼ一定の領域に入る．この計数域の印加電圧は一般に数百 V にわたり，その傾斜は数%/100 [V] 以下である．**特性曲線** characteristic curve のプラトーにわずかな傾斜が

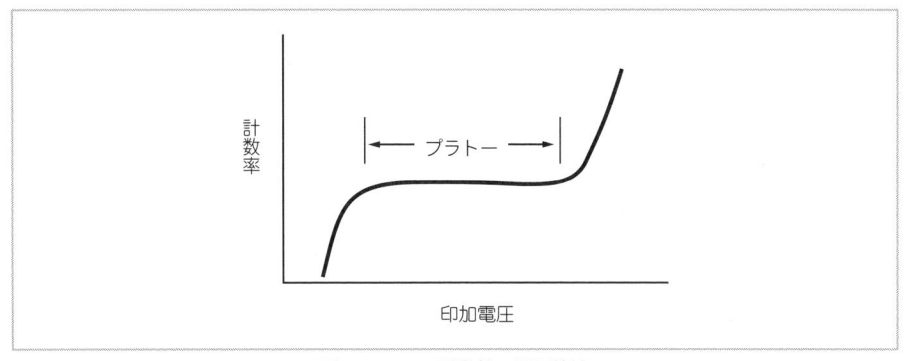

図 V-13　GM 計数管の電圧特性

あるのは，電圧が高くなるにつれて，有効体積が増していくのが一因である．そのほか，放射線が入射していないのに出る偽パルスの発生確率が電圧増加とともにふえることも一因となっている．一般に5%以下/100 [V] が望ましい．GM 計数管は通常約 900～1,200 V 程度の印加電圧で使用している．さらに印加電圧を上げていくと放電領域になる．

GM 計数管では，通常放電中に約 10^9～10^{10} 個のイオン対がつくられ，その出力パルスは異常に大きな収集電荷量を示し，出力パルスの波高も大きく，数 V 程度である．GM 計数管の欠点はパルスが現われない時間が発生し，その補正が必要になることである．図 V-14 に GM 計数管の**不感時間** dead time, **分解時間** resolving time, **回復時間** recovery time の説明図を示す．GM 計数管内でパルス形成の放電が一度起きると，そこでの電場が弱まり，その後しばらくは一次電離が起きてもパルスとしての信号は取り出せない．この時間を不感時間 t_D という．その後，電場の回復とともに小さなパルスが現われる．このパルスの高さが計数回路の波高弁別電圧以上になり計数されるようになるまでの時間を分解時間 t_r という．さらに電場が回復して最初のパルスと同じ高さまでにパルスが回復するまでの時間を回復時間 t_R という．分解時間は，印加電圧，波高弁別電圧，計数管の形状に依存するが，100～400 µs 程度である．

比例計数管の分解時間は 1 µs 程度に対して，GM 計数管の不感時間，分解時間は数百 µs であるために，それによる一般に計数率補正が必要となる．いま，分解時間 t_r を τ 秒とし，実測された計数率を m cps (count per second) とすると，$m\tau$ は単位時間当たりで計測されない割合であり，真の**計数率** true count rate n が失われる割合は $nm\tau$ となる．ここで，$nm\tau$ cps は**数え落とし** count loss である．真の計数率 n は次式で表わされる．

$$n - m = nm\tau$$

$$n = \frac{m}{1 - m\tau} \tag{V-8}$$

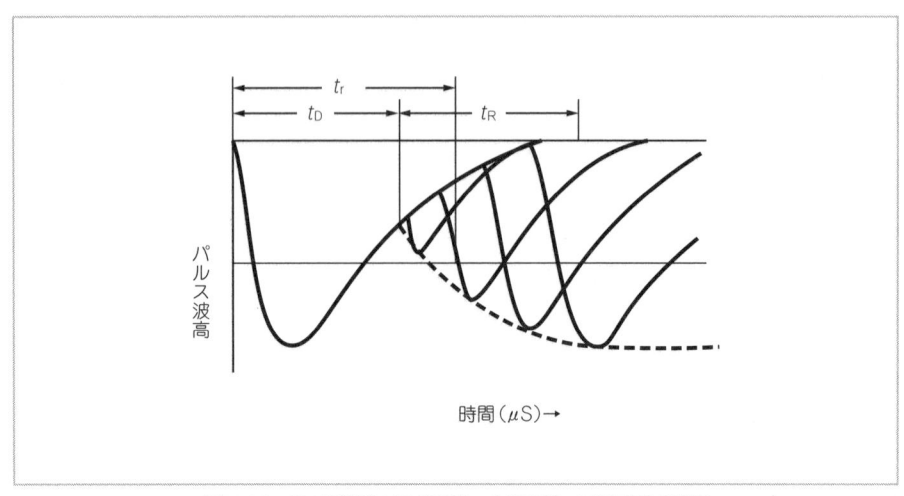

図 V-14　GM 計数管の不感時間，分解時間，回復時間の説明
t_D：不感時間，t_r：分解時間，t_R：回復時間

　GM 計数管の分解時間 t_r はオシロスコープ波形から測定できる．また，一般に **2 線源法** two source method と呼ばれる方法で求められる．これは 2 つの線源を一緒にして計測した計数率は個々別々に計測した和より低くなり，この差分から分解時間 t_r を求める方法である．線源 A，線源 B，線源 A＋線源 B，バックグラウンドの真の計数率をそれぞれ n_A，n_B，n_{AB}，n_b として，それらの実測値をそれぞれ m_A，m_B，m_{AB}，m_b とすると，次式が成立する．

$$n_{AB} + n_b = n_A + n_B \tag{V-9}$$

(V-8)式，(V-9)式より，次式が得られる．

$$\frac{m_{AB}}{1 - m_{AB}\tau} + \frac{m_b}{1 - m_b\tau} = \frac{m_A}{1 - m_A\tau} + \frac{m_B}{1 - m_B\tau} \tag{V-10}$$

ここで，$m\tau < 1$，および $m_b \ll 1$ ならば，次式の近似式が使用できる．

$$\frac{m}{1 - m\tau} \fallingdotseq m + m^2\tau \tag{V-11}$$

$$\frac{m_b}{1 - m_b\tau} \fallingdotseq m_b \tag{V-12}$$

(V-10)式に代入して，次式から分解時間 t_r の τ 秒が計算できる．

$$m_{AB} + m_{AB}^2\tau + m_b = m_A + m_A^2\tau + m_b + m_B^2\tau \tag{V-13}$$

$$\tau = \frac{m_A + m_B - m_{AB} - m_b}{m_{AB}^2 - m_A^2 - m_B^2} \tag{V-14}$$

上式より分解時間 τ を正確に決定するためには，$m_A + m_B$ が m_{AB} にほぼ等しいために実際には m_A，m_B，m_{AB} の値を相当正確に測定する必要がある．また，分解時間 t_r は計数率には無関係であり，$m\tau$ が1より小さいと仮定したことに注意が必要である．

　放射性同位元素の崩壊数である放射能の絶対値を GM 計数管によって測定する場合には，その計数効率が問題となる．いま，試料の線源の強さ（たとえば放射能）を S，その計数率を M とすると，計数効率は M/S である．その測定精度を確保するためには，計数効率に関与しているそれぞれの因子を正確に補正しなければならない．

　たとえば，図V-11 に示した β 線用端窓型 GM 計数管の全計数効率は次式で表わされる．

$$\frac{M}{S} = G \cdot f_b \cdot f_s \cdot f_\omega \cdot \varepsilon_\beta f_m \cdot f_\tau \tag{V-15}$$

　　　　G：計数装置の幾何学的条件によって決まる効率（幾何学効率）
　　　　f_b：線源支持台による後方散乱係数
　　　　f_s：線源自身の自己吸収係数
　　　　f_ω：線源から GM 管の内側までの間の吸収による補正係数
　　　　ε_β：β 線に対する GM 管の固有の効率
　　　　f_m：多重計数の補正係数
　　　　f_τ：不感時間の補正係数

幾何学効率 geometrical efficiency；G は，線源から放出される放射線のうち GM 管内に入射する割合で表わされ，線源が GM 管の軸上にある点線源とすると，円筒電極の径と電極端と線源間の距離で決まる．図V-15 に示すような端窓型の幾何学効率 G は，線源を点線源と仮定すると次式で表わされる．

$$\begin{aligned}
G &= \frac{1}{4\pi R^2} \int_0^\alpha 2\pi R^2 \sin\theta\, d\theta \\
&= \frac{1}{2}(1 - \cos\alpha) \\
&= \frac{1}{2}\left(1 - \frac{d}{\sqrt{d^2 + r^2}}\right)
\end{aligned} \tag{V-16}$$

ここで，注意しなければならないことは，GM 管の窓の大きさから r を決めると電場のゆがみ等で正確でなく，GM 管の窓と線源管にコリメータを挿入してコリメータの径を用いて上式を計算する方が良い場合が多い．

　$Gf_b f_s f_\omega$ の積の値は，線源崩壊のときに有効体積に実際に達する粒子の割合を表わす．線源支持台による**後方散乱係数** backscatter factor；f_b は，後方の物質の厚さと原子番号によって異なり，1～2 程度の値となる．一般に，β 線の後方散乱は支持物質の厚さとともに増大し，その飛程の約 1/3 程度の厚さで飽和する．後方散乱による計測率の増加率を

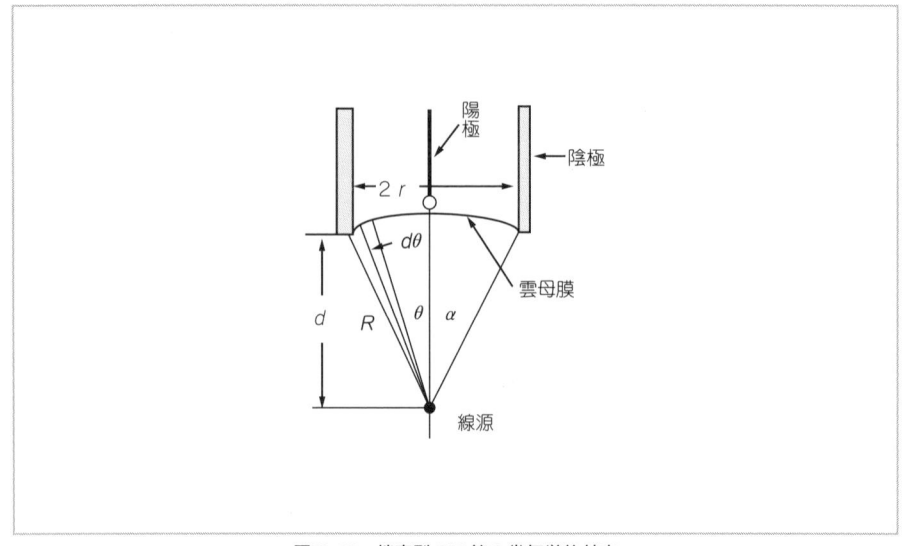

図V-15 端窓型GM管の幾何学的効率

後方散乱係数，その飽和に達した後方散乱係数を**飽和後方散乱係数** saturated backscatter factor という．飽和後方散乱係数はβ線の最大エネルギーが約0.6 MeV以上でエネルギーに依存しなくなる．一方，原子番号の大きいほど，その飽和後方散乱係数も大きくなる．なお，β^+線の後方散乱係数の確率はβ^-線より約30%小さい．

線源自身の**自己吸収係数** self-absorption efficiency；f_sは，線源の厚さにより線源自身による放射線の吸収の補正係数である．一方，散乱によって計数率が増加する効果もある．線源はできるかぎり薄くすべきである．線源からGM管の内側までの間の吸収による補正係数f_ωは，GM管の窓，空気，線源と計数管の間に置いた吸収体による吸収が考えられる．

線源の強さと計数率との関係を表わすのに，計数率とGM管に入ってくる放射線数との関係を知る必要がある．この関係は不感時間の補正係数f_τ，多重計数の補正係数f_m，β線に対するGM管の固有の効率ε_βの積で表わされる．不感時間補正係数f_τは(V-8)式のm/nである．不感時間のτがわかっているときは(V-8)式から計算できる．多重計数の補正係数f_mは不感時間補正後の計数率と有効体積中で起きた一次放電との比であり，1よりわずかに大きい．β線に対するGM管の固有の効率ε_βは有効体積中に入ったβ線が放電を誘起する数の割合で定義され，GM管では1つのイオン対で十分に放電を起こせることからほぼ1に近い．すなわち，GM管の場合はf_m，ε_βは1と扱える場合が多い．

GM計数管のガス中につくられた1個のイオン対は完全なガイガー放電が生じ，有感体

積に入射した荷電粒子に対する計数効率は100%である．したがって，荷電粒子線に対するGM計数管の実効計数効率は吸収，後方散乱の起こる確率で決まる．γ線，X線の場合はGM計数管のようなガス入り計数管では一般に計数管の壁での相互作用でつくられる二次電子がガス中に到達してつくるイオン対によるパルス数である．したがって，γ線，X線の計数効率は二次電子のつくられる確率，二次電子がガスに到達する確率に依存する．一方，中性子線の計数にはGM計数管はほとんど用いられない．しかし，ヘリウム入りGM計数管は，ある程度，速中性子に対して応答する．

GMサーベイメータ GM survey meterが放射線場の計測に簡便に使用されている(第IX章，C.1.1)(2)，参照)．GMサーベイメータはヘリウム，アルゴン等の不活性ガスが封入され，700〜1,000 Vの直流電圧で印加されている．GMサーベイメータは電離箱式サーベイメータと比較すると，非常に感度が高く，バックグラウンドレベルからの測定が可能であり，放射線漏洩等を検査するためには非常に有用である．しかし，GM計数管の計数率は空気カーマ，吸収線量等を直接に表わしているわけでなく，いわゆる線量計として使用できないことに注意が必要である．さらに，100〜400 μsの分解時間を有するために高線量率場での測定では窒息現象を起こして計数値を表示しなくなることもあり，使用上注意が必要である．GMサーベイメータには，X，γ線用と，β線用の端窓型，さらにβ線の**表面汚染** surface contamination 検査に使用される大面積端窓型が使用されている(第IX章，C.1.1)(5)，参照)．端窓型のGMサーベイメータはβ線が測定できるように入射窓はマイカ(雲母)であり，X，γ線を測定する場合にはアルミニウムのキャップを着けて使用する．

C. シンチレーション計数器

放射線による**蛍光作用**は，気体電離作用と同様に，RöntgenによるX線の発見時から放射線の検出に利用されている(第I章，D，参照)．放射線検出用の**蛍光物質** luminescent material(**蛍光体** phosphor)を**シンチレータ** scintillatorという．放射線照射によりシンチレータ中に発生した光を**光電子増倍管**(光電管)**PMT**で定量できるようになり，**シンチレーション計数器** scintillation counter(**シンチレーション検出器**)が開発された．シンチレーション計数器は気体イオン計測器と同様に使用頻度の高い放射線検出器として多くの分野で広く利用されている．

シンチレーション計数器の特徴は，他の方式の検出器よりも分解時間が短く，光電子増倍管の利用によりその検出効率が高く，さらに大型の検出器がつくれ，液体シンチレータのように測定対象の試料を溶かし込むことも可能であり，さらにγ線，β線のエネルギー分析が可能であることである．

1. シンチレータの種類と特性

ある物質が放射線のエネルギーを吸収して，そのエネルギーを光(可視光，紫外線，赤外線)の形で放射する現象を一般に**ルミネセンス** luminescence(冷光)という．ルミネセンスには光，機械的ひずみ，化学反応，加熱によるものもある．エネルギーを吸収した蛍光体が励起状態から元の状態へ戻り転移するときに光を放出する．ルミネセンスには，物質がエネルギーを受け取ると同時に光を発する**蛍光**と，ある時間後も光を放出し続ける**燐光** phosphorescence がある．一般に蛍光や燐光を発する物質を蛍光体，あるいは蛍光物質という．

蛍光過程とは何らかの方法を用いてエネルギーを受け取り励起した物質からの可視光の即発的放出(10^{-8} s 程度)をいう．一方，燐光は蛍光より長い時間の光の放出であり，一般にその放出時間がずっと遅い．蛍光には**遅発蛍光** delayed fluorescence と**即発蛍光** prompt fluorescence がある．これらはともにほぼ同じ発光スペクトルを持つが，遅発蛍光は励起後の発光時間ははるかに長い．良いシンチレータ用の材料は好ましくない燐光や遅発蛍光の寄与を最小にして，できるだけ高い効率で入射放射線のエネルギーを即発蛍光に変換するものでなければならない．シンチレータとして放射線の検出に使用する場合，光を発する時間が短いほど利用度が高くなる．

蛍光体に放射線が入射してから t 時間の間に放出される光子数 n_p は次式で近似される．

$$n_p = n_\infty(1 - e^{-t/\tau}) \tag{V-17}$$

ここで，τ は $1-e^{-1}(=63\%)$ の光子が放出されるに要する時間で，シンチレータの**減衰時間** decay time という．すなわち，シンチレータの減衰時間とは，シンチレータ中の励起された分子が基底状態へもどるときの蛍光量がはじめの 1/e になるまでの時間をいう．n_∞ は放出される全光子数である．

シンチレータには**無機シンチレータ** inorganic scintillator と**有機シンチレータ** organic scintillator があり，さらにキセノンやその他の不活性物質，種々のガラス等がシンチレータとして用いられる．一般にシンチレータは材質によって，① 無機結晶，② 有機結晶，③ 有機物の溶液(液体)，④ 有機物の固体(プラスチック)，⑤ 不活性ガス，の5種類に分類できる．放射線計測におけるシンチレータの特性としては，① 蛍光効率が高い，② 入射エネルギーと蛍光量が比例している，③ 蛍光体の透明度がよい，④ 蛍光の減衰時間が短い，⑤ 高速の信号パルスを発生する，⑥ 検出器として十分に大きい，⑦ 光電子増倍管との波長整合のよい，等が要求される．また，シンチレータ中で発生する蛍光の波長は分布しており，この波長分布が効率よく計測できることが重要となる．

シンチレータ内で入射放射線のすべての吸収エネルギーが光に変換する効率(**蛍光効率** fluorescent yield または**シンチレーション効率** scintillation efficiency)は 1～40% である．蛍光効率が大きいほど低エネルギー放射線が測定できる．電子の場合では蛍光効率はエネルギーが変化しても一定であるが，重荷電粒子では低エネルギーで蛍光効率が変化するこ

表V-2 無機シンチレータと有機シンチレータの一般的特性の比較

特性	無機シンチレータ	有機シンチレータ
減衰時間	長い	短い
発光量	大	小
主な測定線種	γ線	β線
実効原子番号	大	小
潮解性	NaI(Tl)であり	なし

とに注意が必要である．一方，減衰時間が短いほど速い計測が可能となる．無機材料は高出力と直線性の点で優れているが応答時間がかなり長い．有機シンチレータの応答ははるかに速いが光の収集が少ない．また，その使用目的もシンチレータを選択する主要な要因となる．無機結晶は成分中の原子番号が大きく，密度も高いことからγ線スペクトル測定用として優れている．一方，有機物はβ線スペクトル測定や中性子測定に有用である．無機シンチレータと有機シンチレータの一般的特性の比較を表V-2に示す．

なお，遅発蛍光の一種類としてTLD(熱蛍光線量計)がある．TLDは放射線場の計測に使用されるよりも，主に線量測定の分野で利用されている(第Ⅵ章，D.1，参照)．

2. 無機シンチレータ

無機結晶シンチレータ inorganic crystalline scintillator は，少量の不純物を含ませた無機塩の結晶で，主に**アルカリハライド結晶** alkali halide crystals(NaI, CsI等)が利用されている．結晶に発光のための**活性化物質** activator として少量の不純物を加えることにより蛍光の発光中心をつくる．無機結晶に付加する活性化物質として，NaIとCsIにはTl，LiFにはEu，ZnSにはAgが用いられる．

図V-16に無機結晶シンチレータの蛍光機構の説明図を示す．蛍光体の結晶は電子が充満している**価電子帯** valence band(**充満帯** filled band)，電子が占拠していない**禁止帯** forbidden band，電子が結晶内を自由に動き回る**伝導帯** conduction band からなっている．そして，蛍光体の禁止帯には電子が捕まる**トラップ** trap(電子捕獲中心)がある．一般に，これらトラップをつくるために活性化物質として微量の不純物を結晶にまぜる．蛍光体ではトラップに電子が捕まった状態になる．放射線の照射による一次荷電粒子，発生したδ線および二次電子等は蛍光体の結晶中を進みながら価電子帯にある電子にエネルギーを与え，伝導帯に押し上げていく．その結果，その電子の飛び出した価電子帯には**空孔**(**正孔，ホール**)hole が残される．その空孔にトラップの電子が瞬時に落ち込み，そのエネルギー差に相当するエネルギーを光の形で結晶外に放出する．空になったトラップは伝導帯に押し上げられた電子によって再び埋められる．一方，燐光を発する蛍光体は，もともとトラ

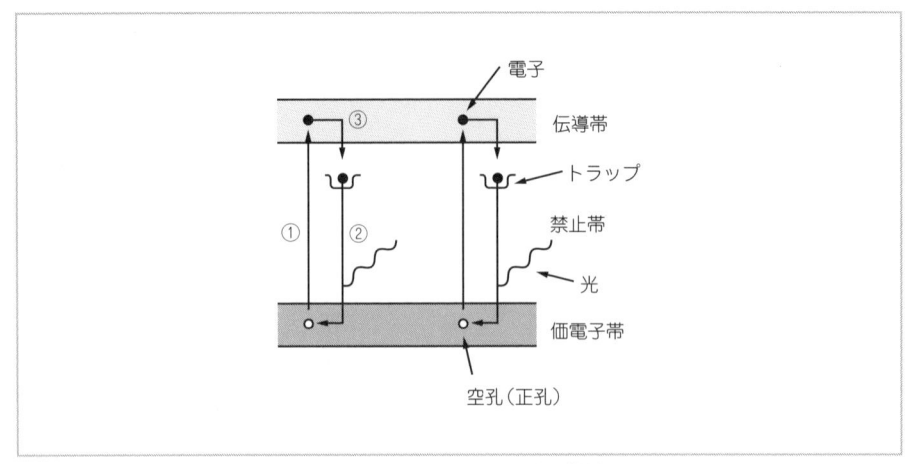

図V-16 無機結晶シンチレータの蛍光機構の説明図

① 放射線照射による電離により生じた二次電子により，価電子帯中の電子が伝導帯に押し上げられ，価電子帯に空孔(正孔)ができる．
② トラップの電子が価電子帯の空孔を埋め，光を発する．
③ 伝導帯の電子がトラップを再び埋め，元の状態に戻る．

ップが空になっており，伝導帯に押し上げられた電子がトラップを埋め，そのトラップに捕まった電子が周囲の室温などで徐々に価電子帯に落ちることによって光を発する．

表V-3に無機結晶シンチレータの種類と特性を示す．医療分野では，タリウム活性化ヨウ化ナトリウム sodium iodide；**NaI(Tl)** シンチレータ NaI(Tl) scintillator が γ 線測定用として最もよく使用されている．1950年代初頭のNaI(Tl)の発見は新しい**シンチレーション計数器(シンチレーション・カウンタ)** scintillation counter による γ 線スペクトル測定のはじまりとなった．NaI(Tl)は γ 線に対する吸収係数が大きく，発光効率が大きい，減衰時間が優れ，大きな単結晶が得られることに特徴がある．一方，NaI(Tl)は**潮解性** deliquescence(吸湿性)があり，結晶をアルミニウムなどのケースで密封しなければならない．そのために光電子増倍管の光電面に接する部分は透明ガラスを使用している．NaI(Tl)はアルミニウムのケース等により密封されているために低エネルギー電子，重荷電粒子の測定には適しない．

タリウム活性化ヨウ化セシウム cesium iodide；**CsI(Tl)** は NaI(Tl) よりも吸湿性は少なく，ケースによる吸収を考慮する必要性はなく，低エネルギー電子，重荷電粒子の測定に利用できる．しかし，低エネルギー部分で蛍光効率が変化することに注意が必要となる．一方，CsI(Na)は吸湿性がある．

銀で活性化した**硫化亜鉛** zinc sulfide；**ZnS(Ag)** は最も古い無機シンチレータの１つで

表V-3 無機結晶シンチレータの種類と特性

シンチレータ	密度 [g/cm²]	最大発光波長 [nm]	相対効率 [%]	減衰時間 [μs]	対象放射線, 特徴
NaI(Tl)	3.67	410	100	0.23	γ線, 潮解性
LiI(Eu)	4.06	470	35	1.4	γ線, 中性子
CsI(Tl)	4.51	565	45	1.0	α線, β線, γ線
CsI(Na)	4.51	420	80	0.63	α線, γ線, 吸湿性
ZnS(Ag)	4.09	450	130	0.2	α線, 中性子, 粉末
CdWO₄	7.90	490	17〜20	0.9〜20	γ線, X線CT用
Bi₄Ge₃O₁₂(BGO)	7.13	480	15	0.30	γ線, 加工が容易
Lu₂SiO₅:Ce(LSO)	7.35	420	72	0.04	γ線, PET用
Gd₂SiO₅:Ce(GSO)	6.71	430	20	0.60	γ線, PET用
BaF₂	4.89	220〜320	5〜26	0.60	γ線, PET用

ある．ZnS(Ag)は粉末状しか得られないが，NaI(Tl)と同じように蛍光効率が大きく，α粒子やその他の重イオン検出用の薄い箔に使用が限定される．それ自体の蛍光に対する多結晶層による不透明さがあり，約 25 mg/cm² 以上の厚さにできない．

ビスマス酸ゲルマニウム($Bi_4Ge_3O_{12}$)；**BGO** は実効原子番号が NaI(Tl)より大きく潮解性もなく，X線やγ線に対する吸収も大きく，残光も少ないので核医学検査の PET 用検出器として利用されている（第Ⅷ章，D.2，参照）．Lu_2SiO_5：Ce(**LSO**)，Gd_2SiO_5：Ce(**GSO**)，BaF_2 も PET 用検出器として使用されている．

その他，X線CTの検出器として $Bi_4Ge_3O_{12}$(BGO)，NaI(Tl)，CsI(Tl)，CdWO₄等が使用されていた（第Ⅷ章，A.3，参照）．

3. 有機シンチレータ

有機シンチレータの大半は**パイ電子** π-electron として知られているある種の対称的な性質を持った有機分子に基本を置いている．有機シンチレータとして，ベンゼン核を持つ芳香族の炭水化物が主として用いられている．その代表的なものとして**アントラセン** anthracene($C_{14}H_{10}$)と**スチルベン** stilbene($C_6H_5CH=CHC_6H_5$)がある．有機物質中の蛍光過程は単一分子のエネルギー準位間での遷移によって生じる．これは分子の種類によって定まるものであり，その物理的状態には依存しない．たとえばアントラセンは個体の多結晶状態でも，気体でも，溶液の一部であっても蛍光が観測できる．これらは無機結晶の蛍光とは著しく異なっている．一般に，有機結晶は無機結晶に比較して減衰時間が短く，しかし大きな結晶では減衰時間が長くなる場合もあり，重荷電粒子に対しての蛍光効率が小さい．

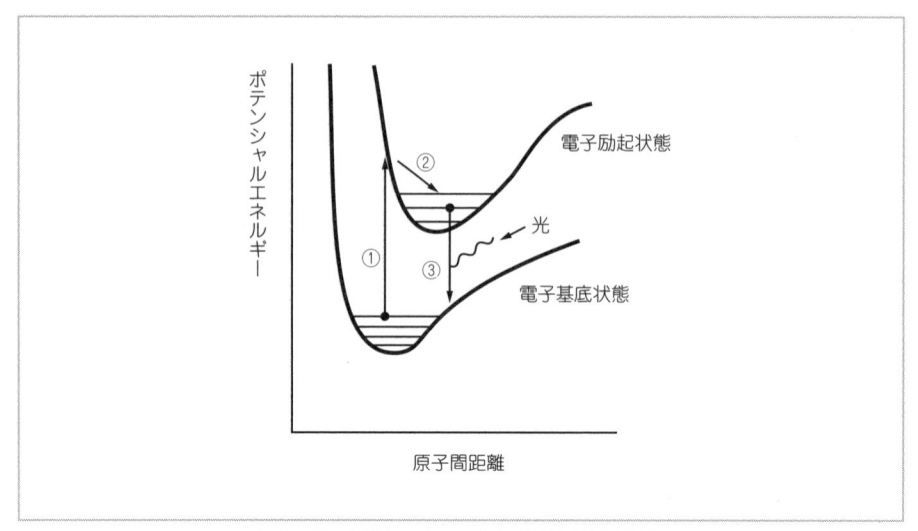

図V-17 有機シンチレータの蛍光機構の説明図

① 放射線照射による電離により生じた二次電子により電子基底状態の電子が電子励起状態に押し上げられる．
② 電子励起状態に押し上げられた電子は，その振動エネルギーを他の分子に伝え，その励起レベルに落ちる．
③ 励起レベルの電子は光を放出(蛍光)して電子基底状態に戻る．

　図V-17に有機シンチレータの蛍光機構の説明図を示す．透明な有機結晶の発光の機構は分子過程であり，分子のポテンシャルエネルギー図を用いて説明することができる．放射線照射による電離により生じた二次電子により電子基底状態の電子はエネルギーが与えられて電子励起状態に押し上げられる．電子励起状態に押し上げられた電子は，その振動エネルギーを他の分子に伝え，その励起状態の下のレベルに落ちる．励起レベルの電子は最終的に光を放出(蛍光)して元の電子基底状態に戻る．これらの過程の平均寿命時間は10^{-8} s(10 ns)程度であり，分子振動に必要な時間に比べて長い時間になる．電子励起状態と電子基底状態が近接している場合には，励起状態から直接に基底状態にエネルギーが移動し，逆に2つの状態の差が大きすぎると分子が分離する場合もある．
　有機シンチレータはそれ自体の放出した蛍光に対して透明であり，蛍光の自己吸収はほとんどない．シンチレーション効率ができるだけ大きいことが望ましいが，励起分子が発光を伴わずに熱によって失う遷移が存在し，これらの過程を**クエンチング**(消光)という．
　表V-4に有機シンチレータの種類と特性を示す．有機結晶シンチレータとして，上記したようにアントラセンとスチルベンが使用されている．アントラセンは高いシンチレーション効率が特徴であり，スチルベンはシンチレーション効率が低いが荷電粒子と電子の

表V-4 有機シンチレータの種類と特性

シンチレータ	密度 [g/cm^2]	最大発光波長 [nm]	相対効率 [%]	減衰時間 [ns]	対象放射線,特徴
アントラセン	1.25	445	47	～30	α線, β線, 昇華性
トランス-スチルベン	1.16	410	28	4～8	α線, β線
プラスチック	0.867～1.032	350～450	28～32	2～3	α, β, γ, 中性子等
液体シンチレータ	0.86	350～450	19～28	2～8	α線, β線

注）相対効率：NaI(Tl)の発光量を100％とする．

シンチレーションを区別するのに用いられている．シンチレーション効率が結晶軸に対する荷電粒子の方向に依存する．この方向による変化は20～30％もあり，入射放射線が結晶内でいろいろな方向に飛跡をつくる場合，これらの結晶のエネルギー分解能を劣化させる．

液体シンチレータ liquid scintillator は液体の溶液（有機溶媒）に有機物を溶かしたものである．その有機物（溶質）として，**ターフェニル**（$C_{18}H_{14}$），**PPO**（2,5-diphenyloxazole），**POPOP**（1,4-di-〔2-(5-phenyloxazolyl)〕-benzene 等が発光体として使用されている．溶媒としてはキシレン，トルエン等がある．このシンチレータからの蛍光の波長分布は溶質からの蛍光のみで，溶媒からはほとんど光を出さない．ターフェニルをトルエンに溶かした場合，発生する波長は一般に使用されている光電子増倍管の光電陰極のスペクトル感度特性より短波長側にずれている．そこで第2溶質としてPOPOP等を混入すると蛍光の波長が長波長側にずれて光電陰極のスペクトル感度特性とよく合致するようになる．このような蛍光の波長をずらす働きをするものを**波長シフタ** wave length shifter と呼ぶ．しかし現在では光電子増倍管が改良され，波長シフタを使用する必要性はほとんどなくなっている．シンチレータの効率は溶液濃度に依存し，飽和濃度より低い濃度で最大となる．放射線によって溶剤中につくられた励起はクエンチング作用が行われないうちに溶質に伝達される．クエンチングの補正法として，内部標準法，試料チャンネル比法，外部標準法，外部標準計数法，外部標準チャンネル比法が報告されている．

液体シンチレータでは測定物を溶液内に直接まぜて測定する場合が多く，幾何学効率が良い．有機結晶シンチレータが大型のものができないのに対して，有機液体シンチレータは大きくできる．液体シンチレータの蛍光の減衰時間はns(ナノ秒)で非常に短い．特に低エネルギーβ線を効率よく測定することは通常の放射線検出器では困難であり，液体シンチレータが利用される．液体シンチレータは周りの吸収を考慮する必要がなく，低エネルギーβ線，特に生体物質に近い低原子番号の^{14}C，^{3}Hからのβ線測定に利用されている．液体シンチレータ中の溶存酸素のような不純物を除去することが重要となる．

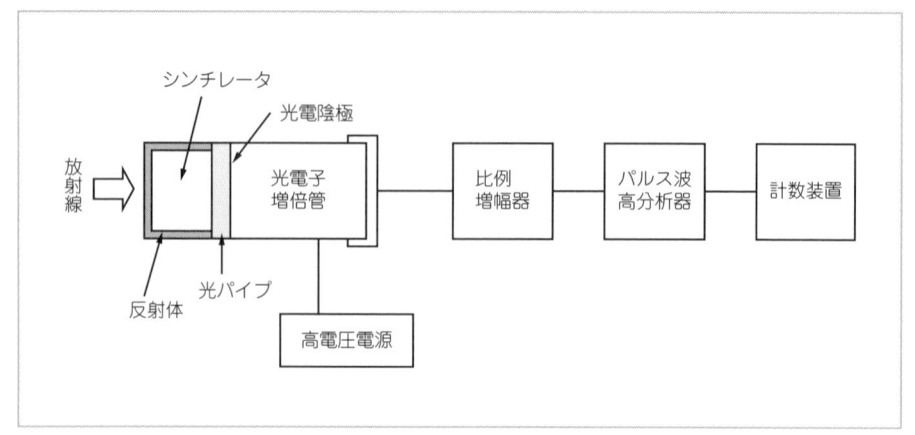

図V-18 シンチレーション検出器を用いた測定装置ブロック図

プラスチックシンチレータ plastic scintillator は液体シンチレータの溶質をポリスチレンのような重合体中に溶かし込んだものである．その溶質は p-ターフェニルと POPOP, 溶剤としてポリスチレンとポリビニルトルエンが良く用いられる．その特性は液体シンチレータと同じである．プラスチックシンチレータは加工が容易で，種々の形，大きさのシンチレータをつくることが可能である．その密度は水と同じであり，よく使用されるプラスチックシンチレータに NE 102, NE 110, Pilot B, Pilot Y がある．その発光量はアントラセンより低いが，減衰時間が短く，高計数率に対応できる．

4. シンチレーション計数器の測定系

図V-18 にシンチレーション計数器の測定装置ブロック図を示す．放射線の入射によりシンチレータ内部で瞬間的な光が発生する．発生した光の大部分は**反射体** reflector, **光パイプ** light pipe によって**光電子増倍管**の光電面である**光電陰極** photocathode に集められる．図V-19 に種々の光電子増倍管の構造図を示す．光電陰極から光によって**光電子**が放出される．なお，この金属物質の光電陰極から光によって光電子(金属内自由電子)を放出する現象も光電効果という．この光電効果は，電離放射線である光子線の主な相互作用の光電吸収(効果)(第Ⅱ章，C.2，参照)とは異なる．光電子増倍管の光電子は多段ダイノード dynode の二次電子増倍作用によって増倍され，電流パルスとなり，陽極に到達する．陽極を**コレクター** collector ともいう．光電子増倍管は非常に弱い光を検出することが可能である．ダイノードは陽極に近いものほど高い電圧がかけられ，その電子増倍作用は二次電子放出によって行われる．光電子増倍管の光電陰極から放出された光電子は集束電極によって第1ダイノードに集められて二次電子を放出する．さらに電子は多段ダイノ

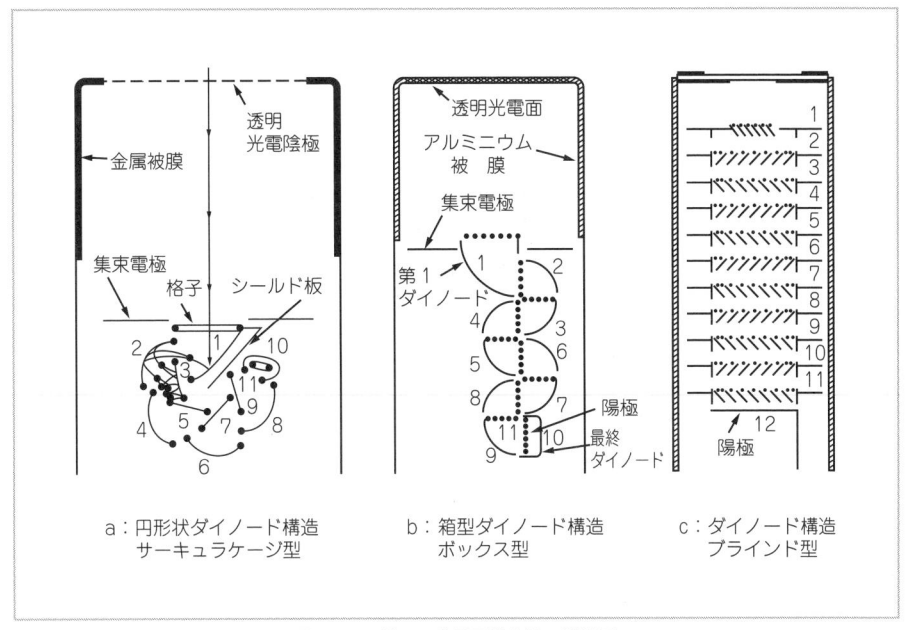

図V-19 種々の光電子増倍管の構造図

a：円形状ダイノード構造 サーキュラケージ型
b：箱型ダイノード構造 ボックス型
c：ダイノード構造 ブラインド型

ードにより次々と増倍される．ダイノードの数は増倍管の種類により異なるが，ほぼ10段程度である．ダイノード1段当たりの倍増率は入射電子1個当たりの二次電子の数である二次電子放射率で表わされる．二次電子放射率 m を4とし，ダイノードの数を10段とすると，電子の増倍率は $m^{10} \fallingdotseq 10^6$ 程度になる．

光電陰極で発生する光電子の数を n_e，光電子増倍管の二次電子増倍率を M とすれば，光電子増倍管の最終出力として q の電荷が得られる．

$$q = M n_e \tag{V-18}$$

n_e は次式で表わされる．

$$n_e = E_n \cdot C_{np} \cdot F_p \cdot S_m \cdot f \cdot F_e \tag{V-19}$$

ここで，E_n は入射放射線がシンチレータ中で失ったエネルギー，C_{np} は放射線のエネルギーが光に変換される効率，F_p はシンチレータ中で発生した光が光電面に集められる割合，S_m は光が光電面に到達したとき発生する光電子の単位 eV 当たりの数，f は光電面に到達する蛍光のスペクトルと光電面のスペクトル感度との合致の度合を表わす係数，F_e は光電面から発生する光電子のうち増倍されるものの割合である．

光電子増倍管は，光が入らなくても陽極にわずかに電流が流れる．それを**暗電流** dark current という．その原因は光電陰極からの熱電子放出による．暗電流の対策として，光

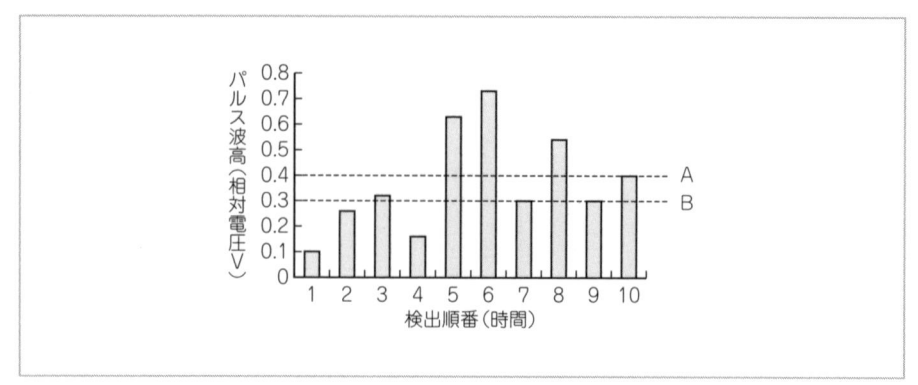

図V-20 波高分析器の波高選別の原理

電子増倍管を液体窒素等で冷却する場合もある．このほかの雑音の原因としては絶縁物の漏電，残留ガスの励起等がある．

計数測定における不感時間 τ_D は2つのパルスとして区別して計数できる最小のパルス間隔である．計数率 m に対してパルスを数え落とす割合は τ_D で表わされる．シンチレーション計数器における不感時間(分解時間)は計数装置の回復時間によって決められ，一般にその値は $1～5\,\mu s$ である．

光電子増倍管の後，比例増幅器の出力を波高弁別器とパルス波高分析器を通して計数回路で計数する．

5. シンチレーション計測器による測定
1) 光子線の測定

光子線(γ線，X線)がシンチレータに入射すると，その結晶内で主に光電吸収，コンプトン散乱，電子対生成で電子を放出する．それぞれの相互作用の確率は減弱係数で表わされ，幾何学的効率，吸収(自己，容器等)補正等の必要な種々の補正を正確に行うことによりシンチレータに入射する光子数(フルエンス)の絶対測定が可能である．しかしその絶対測定の困難性のために，既知の標準線源を用いた比較による**相対測定** relative measurement により，求めるべき光子数あるいは測定線源の放射能を決定するのが一般的である．そのとき，測定すべき放射線に等しいエネルギーを持つ標準線源(放射線場，RI線源)を使用すべきである．

シンチレーション計測器により，γ線のエネルギー測定が可能である．たとえば NaI(Tl)シンチレータの結晶に入射した γ 線は相互作用により二次電子(光電子，コンプトン反跳電子，電子対生成の陰陽電子)を放出する．これらの電子の多くは結晶内で止まりほぼすべてのエネルギーを結晶に与える．その結果，γ線が失ったエネルギーにほぼ比例し

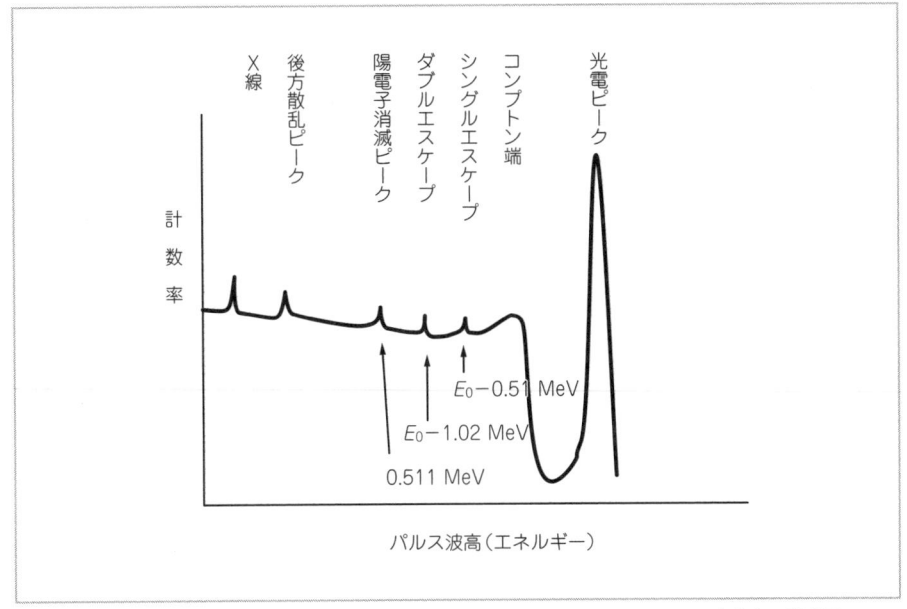

図V-21 単一エネルギーのγ線のNaI(Tl)検出器による波高分布(スペクトル)検出の模式図

（グラフ中のラベル：光電ピーク、コンプトン端、シングルエスケープ、ダブルエスケープ、陽電子消滅ピーク、後方散乱ピーク、X線／縦軸：計数率／横軸：パルス波高（エネルギー）／$E_0-0.51$ MeV、$E_0-1.02$ MeV、0.511 MeV）

た蛍光を発生する．この蛍光量は光電子増倍管の出力と比例関係にあり，出力パルスの波高分布から入射γ線のエネルギーを知ることが可能である．パルス波高分布の測定器に**波高分析器** pulse height analyzer；**PHA** が使用される．**図V-20**に波高分析器の波高選別の原理を示す．図において，波高分析器でパルス波高を選別電圧で(0.4)にセットすると0.4以上の5, 6, 8番目を選別し，選別電圧Bで(0.3)にセットすると0.3以上の3, 5, 6, 8, 10番目を選別して選別Aのカウントを除くと，0.3～0.4間の波高の3, 10番目のみを計数する．このように手動で選別電圧をセットした初期の波高分析器を**シングルチャンネル波高分析器** single channel pulse height analyzer と呼んでいた．そのときの選別電圧Bをベース電圧，A-Bを**ウィンドウ幅** window width と呼んでいた．現在では，一般的に分析可能なパルス電圧を一定間隔で等分割した**マルチチャンネル波高分析器** multi-channel pulse height analyzer；**MCA**（多重波高分析器）が使用され，ほとんどがパソコン処理されている．

図V-21に単一エネルギーのγ線(光子)のNaI(Tl)検出器による波高分布(スペクトル)検出の模式図を示す．図の横軸は結晶内で発光したエネルギーで**パルス波高値** pulse height value（チャンネル数）であり，縦軸は計数率である．波高分布には数種類のピークが出現する．入射γ線(光子)のエネルギーをE_0とすると，γ線(光子)のNaI(Tl)結晶内

での光電効果により発生した光電子のエネルギー $E_0 - I$(電離ポテンシャル)に相当し,エネルギー分解能に依存した**光電ピーク** photo peak が検出される.一般にこの光電ピークの高さは入射光子数に比例した量であり,この光電ピーク数を計測することにより,入射光子数が定量できる.NaI(Tl)結晶内でコンプトン散乱を起こした場合,反跳電子の最大エネルギーに相当する**コンプトン端** Compton edge が表われ,低エネルギー側にゆるやかに分布する.1.02 MeV 以上の γ 線の場合にはその分布のうえにシングルエスケープとダブルエスケープの小さな**エスケープピーク** escape peak が乗ってくる.結晶内で電子対生成を起こした場合,発生した陽電子の消滅放射線のピーク(0.511 MeV)が生じる.この消滅放射線は 2 本発生し,その 1 本が結晶から逃げた場合と 2 本が逃げた場合が**シングルエスケープピーク** single escape peak($E_0 - 0.51$ MeV)と**ダブルエスケープピーク** double escape peak($E_0 - 1.02$ MeV)のピークになる.結晶外部で後方散乱を起こしエネルギーを低下させて結晶に入射した**後方散乱ピーク** backscatter peak が生じる.このほか,外部で発生した特性 X 線のピークも生じる場合がある.さらに,2 本の γ 線がほぼ同時に結晶に入射した場合,そのエネルギーの和に相当する**サムピーク** sum peak が生じる場合がある.実際に測定されるスペクトルはその結晶の大きさ,入射 γ 線のコリメーション等によって変化する.結晶が大きいほど全エネルギーピークは相対的に高くなる.

波高分析器のパルス波高値(チャンネル数,横軸)は入射エネルギーに比例した量であり,同一測定条件(増幅度)で既知のエネルギーの γ 線を測定しておくことにより,未知の γ 線のエネルギーを決定することができる.一方,γ 線より比較的低いエネルギーでゼロから最大までの連続エネルギー分布を示す X 線のエネルギー分布の測定はシンチレータでは一般に容易でない.X 線のエネルギー分布は,現在,後述するより分解能の高い半導体検出によって可能となっている.

シンチレーション式サーベイメータ scintillation survey meter として,X 線,γ 線に対して感度が高く,環境放射線レベルの低線量率測定に適した NaI(Tl)シンチレータが使用されている(第IX章,C.1.1)(3),参照).

2) 電子線の測定

電子線はほとんどのシンチレータ内でそのエネルギーと蛍光量が比例するが,約 100 keV 以下ではその比例関係がくずれ,逆にエネルギーが高くなると制動放射によるエネルギー損失が大きくなる.有機シンチレータでは,無機シンチレータに比べて原子番号が低く,後方散乱による電子のエネルギー損失を小さくすることができる.

低エネルギーの β 線を放出する微弱放射能の測定に液体シンチレータが使用されている.その代表として医学生物関係の研究によく用いられる ^{3}H からの 18.6 keV の β 線等の測定がある.その測定では,低バックグラウンドでの測定が重要となる.**液体シンチレーション計数器**(**液体シンチレーションカウンタ**)liquid scintillation counter は液体シンチ

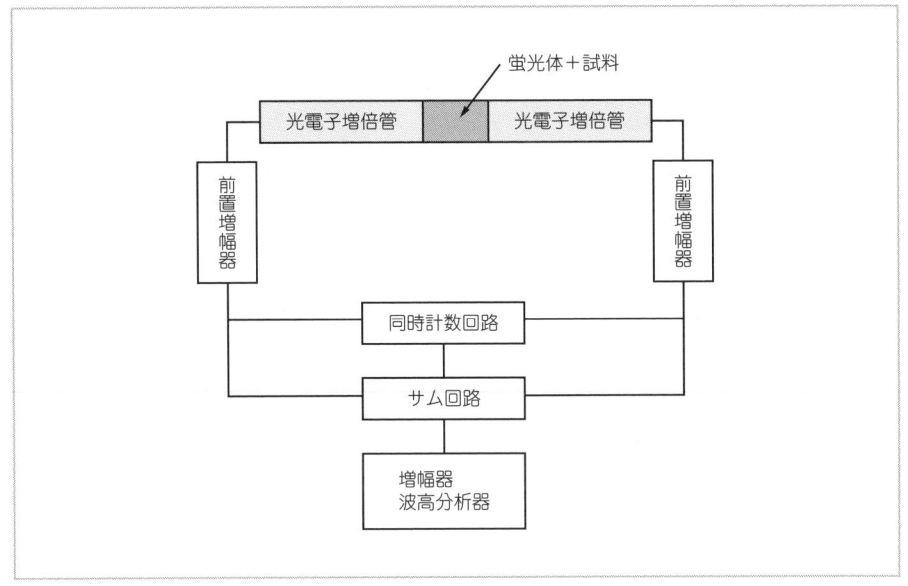

図V-22　低雑音液体シンチレーション計数器の構成

レーション溶液に放射性試料を溶解させるために，^{3}H の β 線で約 60％，^{14}C の β 線で約 90％以上の計数効率が得られる．図V-22 に低雑音液体シンチレーション計数器の構成を示す．図に示すように2つの光電子増倍管で**同時計測** coincidence count を行う．同時計測することにより，それぞれの光電子増倍管の雑音は独立に起こり除去できる．サム回路により大きな出力パルスが得られ，**SN 比** signal-to-noise ratio が向上する．さらに蛍光試料を GM 計数管で挟み宇宙線等の外部放射線を除去した低雑音液体シンチレーション計数器も使用されている．

3) 重粒子線の測定

重荷電粒子線は無機，有機のどのシンチレータを用いても計測は可能である．特に ZnS (Ag) は α 線計測に対して使用でき，β 線，γ 線に対して感度が低く，これらのバックグラウンドの高い状態でも α 線の測定が可能である．

D. 半導体検出器

半導体検出器は，**半導体** semiconductor の**空乏層** depletion layer (**空乏領域** depletion legion, **有感領域** active volume) 内に生成される**電子正孔対**を測定することによって放射線を検出する．半導体検出器の素材として，従来，**シリコン** silicon；Si, **ゲルマニウム** ger-

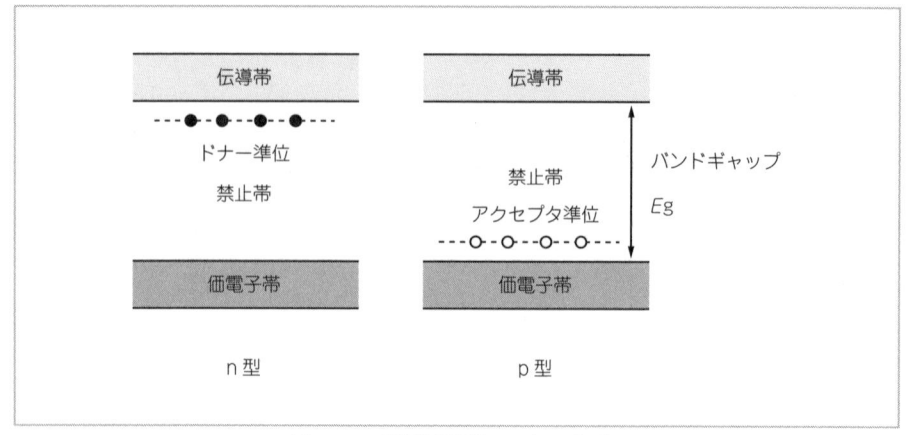

図V-23 不純物半導体のエネルギー帯

manium；Ge が使用されてきたが，最近は **CdTe** cadmium telluride，**ダイヤモンド** diamond 等が導入されている．半導体検出器は，シンチレーション・カウンタよりそのエネルギー分解能が高く，超小型にすることが可能で，防水性もあり，X線，γ線，電子線，β線，重荷電粒子線の高精度測定，エネルギー分析に使用されている．

1. 半導体

図V-23 に半導体の**エネルギー帯** energy band を示す．一般に結晶性物質には格子に周期性があり，そのためにその固体内の電子に許容されるエネルギーは帯状になる．半導体結晶のエネルギー帯は絶縁体と類似している．半導体の禁止帯の幅は 1 eV 程度であり，絶縁体の場合は 5 eV 以上である．なお，導体の代表として銅(Cu)の電気抵抗率 ρ [Ω・cm] は 10^{-6}，絶縁体の ρ は約 10^8 程度，半導体の ρ は $10^{-2} \sim 10^8$ 程度の範囲である．

放射線照射により半導体内の価電子帯で電子が発生し，その電子が禁止帯を通過して伝導帯に移動したあとの価電子帯の穴を空孔(正孔，ホール)という．その電子正孔対が外部電場による電位差により半導体内で移動することにより電流が発生する．放射線計測ではその**電離エネルギー**を計測している．半導体検出器は主に放射線のエネルギー(線質)を測定するのに用いられる．その原理は半導体に逆方向の電圧をかけて，そこに放射線が入射すると電子正孔対が生成され，エネルギー損失に比例した電流が発生し，それをパルスとして測定する．

半導体には不純物を含まない完全結晶の真性半導体と，不純物を含んだ不純物半導体がある．**図V-23** に示した不純物半導体には，シリコン Si やゲルマニウム Ge の半導体に燐(P)等のドナー電子を少量入れた n 型半導体と，ホウ素(B)等のアクセプタを入れた p 型

D. 半導体検出器   161

表V-5 半導体 Si と Ge の性質[29]

性質	シリコン Si	ゲルマニウム Ge
原子番号	14	32
原子量	28.06	72.6
結晶構造(格子定数)	面心立方(5.43Å)	面心立方(5.657Å)
密度(300 K)[g/cm³]	2.33	5.33
融点[℃]	1,420	936
相対誘電率	12	16.1
固有キャリア密度(300 K)[cm^{-3}]	1.5×10^{10}	2.4×10^{13}
(TK)	$2.8 \times 10^{16} T^{3/2} e^{-6450/T}$	$9.7 \times 10^{16} T^{3/2} e^{-4350/T}$
体積(電気)抵抗率(300 K)ρ [Ω·cm]	2.3×10^{5}	47
電子移動度(300 K)μ_e [cm²·V^{-1}/s]	1,350	3,900
(77 K)	2.1×10^{4}	3.6×10^{4}
(TK)	$2.1 \times 10^{9} T^{-2.5}$	$4.7 \times 10^{7} T^{-1.66}$
正孔移動度(300 K)μ_h [cm²·V^{-1}/s]	480	1,900
(77 K)	1.1×10^{4}	4.2×10^{4}
(TK)	$2.3 \times 10^{9} T^{-2.7}$	$1.05 \times 10^{9} T^{-2.33}$
電子拡散係数(300 K)[cm²/s]	35.1	101.4
正孔拡散係数(300 K)[cm²/s]	12.5	49.4
バンドエネルギーギャップ(300 K)[eV]	1.115	0.665
(TK)	$(1.2 - 2.8) \times 10^{-4} T$	$(0.78 - 3.4) \times 10^{-4} T$
電子正孔対生成平均エネルギー(77 K)ε [eV]	3.6	2.9
電離エネルギー損失(dE/dl)[MeV/(g/cm²)]	1.66	1.40
放射距離[g/cm²]	21.82	12.25

半導体がある．n 型半導体の不純物は容易に電子を伝導帯に上げることができるので，**ドナー不純物** donor impurity という．n 型物質中の不純物の影響は全く不純物のない物質に比べて伝導電子の数を多くし，同時に正孔の数を小さくする．**ドナー準位** donor level と伝導帯の底との間のエネルギー間隔は小さい．したがってその電気伝導度はほとんど電子の流れによって決められる．p 型物質中の**アクセプタ不純物** acceptor impurity は禁止帯に電子の場所をつくる．**アクセプタ準位** acceptor level は禁止帯の底近くになる．

　半導体検出器の半導体物質として，荷電粒子のスペクトル測定用として**シリコン(Si)検出器** silicon detector が，γ 線測定用として**ゲルマニウム(Ge)検出器** germanium detector がリチウム(Li)ドリフト型検出器として使用されている．そのほか，高純度 Ge が半導体検出器に使用されている．表V-5 に半導体シリコン Si とゲルマニウム Ge の性質を示す．その他の半導体検出器として，**CdTe 検出器** cadmium telluride detector，ダイヤモンド検出器，MOSFET 検出器が開発され，放射線医療分野に使用されている．また，HgI₂，

GaAs 等の半導体検出器が使用されている．半導体検出器は crystal counter，半導体ダイオード検出器，半導体放射線検出器，半導体接合検出器とも呼ばれている．

半導体検出器は**固体検出器** solid state detector；SSD と呼ばれる場合がある．固体の放射線検出器は，空気に比較して密度が約 2×10^3 倍でかつ 1 イオン対をつくるに必要なエネルギーである W 値に相当する電子正孔対生成平均エネルギーは約 3〜4 eV で約 1/10 程度なので，原理的には同じ容積を持つ電離箱に比べ約 2×10^4 倍もの感度を有している．したがって，優れた空間分解能を持つ超小型の線量計として使用することが可能である．また耐水性を持たせることも容易で，水ファントムにそのまま挿入できることが多い．感度が気圧の影響を受けないことも電離箱にはない利点である．

一般に放射線を検出する場合，固体媒体を利用するので有利である場合が多い．シンチレーション検出器も同じ固体検出器であるが，入射放射線のエネルギーを光に変換し，続いて電気信号に変換する多くの効率の低い過程を含み，そのエネルギー分解能はよくない．気体イオン計測器における W 値は約 35 eV が必要である．NaI(Tl) シンチレータでは，光電子増倍管の光電面から 1 個の光電子を発生させるには約 700 eV が必要であり，たとえば，^{137}Cs の 0.662 MeV γ 線に対する NaI(Tl) のエネルギー分解能は光電子の統計的揺らぎによって制限され，約 6% に制限される．一方，上記したように半導体検出器の結晶内で 1 個の電子正孔をつくるのに，Si では 3.6 eV，Ge では 3.0 eV 程度であり，他の計測器等と比較して小さな値である特徴がある．半導体内での電子正孔をつくるのに小さなエネルギーであることは測定電荷量が多くなり，その結果，測定されるエネルギー幅の統計的偏差が小さくなり，エネルギー分解能が良くなる．また，半導体検出器は低いエネルギー領域までエネルギーと電子正孔対数の比例性が非常によく，エネルギー測定器として優れている．

一方，半導体検出器の欠点としては検出部が小型に限られ，**放射線損傷** radiation damage による性能劣化を起こしやすく，一般に医療分野での放射線測定には入射粒子数を極端に制限する必要があり，実際の臨床に使用されている大線量の状態での測定が困難であることである．

2. 半導体検出器

1949 年，Mckay, K.G. はゲルマニウム Ge の p-n 接合の性質を用いて初めて半導体検出器の開発に成功した．現在，半導体検出器として，**p-n 接合型** p-n junction type，**表面障壁型** surface barrier type，**Li ドリフト型** Li drift type 等が使用されている．また，半導体検出器は空乏層の厚さが印加電圧により変化する**障壁型** barrier type とあまり変化しない均一電場の**均一型** homogeneous type に分類される．**p-n 接合型検出器** p-n junction type detector と**表面障壁型検出器** surface barrier type detector が障壁型であり，それらはほとんどがシリコン Si(表面障壁型 Si 半導体検出器)である．一方，均一型にシリコン

D. 半導体検出器

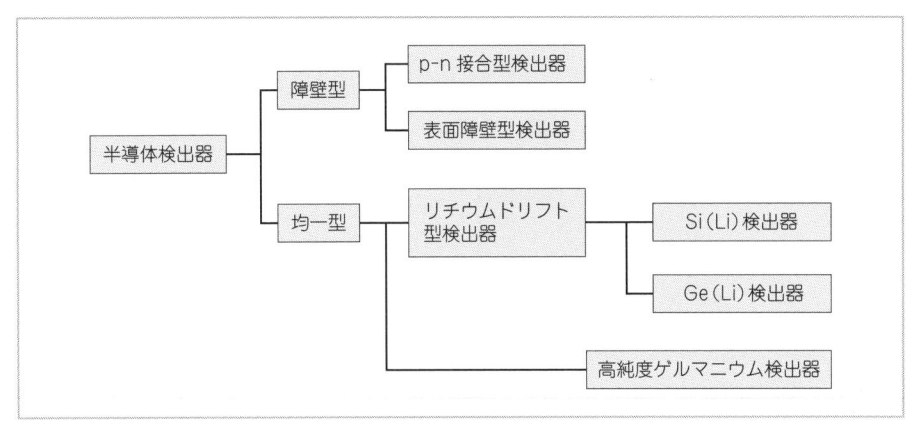

図V-24 半導体検出器の分類

SiやゲルマニウムGeの**リチウムドリフト型検出器** lithium-drifted detector のSi(Li)半導体検出器，Ge(Li)検出器がある．さらに，**高純度ゲルマニウム検出器** high-purity germanium detector が製造され，Ge(Li)半導体検出器と置き換わって使用されている．図V-24に半導体検出器の分類を示す．

いずれの検出器も半導体に逆方向の電圧をかけ，そこに放射線が入射すると電子正孔対が生成されてエネルギー損失に比例した電流が流れ，それをパルスとして計測する．この電子正孔対は気体イオン検出器の中に精製されたイオン対に類似のものである．この電子正孔対が印加電界を移動して，検出器から電気信号をつくる．図V-25に半導体検出器の基本回路を示す．それは図V-2に示した気体イオン検出器と基本的に同じである．

半導体に放射線が入射すると，その飛跡に沿って価電子帯から伝導帯に電子が励起され，価電子帯に正孔が生ずる．この電子正孔対の数 N_0 は放射線のエネルギー損失 E_0 に比例して次式で与えられる．

$$N_0 = \frac{E_0}{\varepsilon} \tag{V-20}$$

ここで，ε は電子正孔対をつくるのに必要な平均エネルギーであり，バンドギャップ E_g の2倍以上である．表V-6に半導体および絶縁体中で1個の電子正孔対をつくるのに必要な平均エネルギー ε を示す．電場がないと発生した電子と正孔は不純物に捕獲される．半導体検出器としてはp-n接合，表面障壁，リチウムドリフト等の形成により**ダイオード** diode（素子，半導体素子）ができ，逆電圧をかけると半導体内に電場 E が生じて，電子，正孔はそれぞれ次式のドリフト速度 v_e, v_h でn型電極，p型電極に集められる．

$$v_e = \mu_e E, \quad v_h = \mu_h E \tag{V-21}$$

ここで，μ_e, μ_h は電子移動度，正孔移動度である．

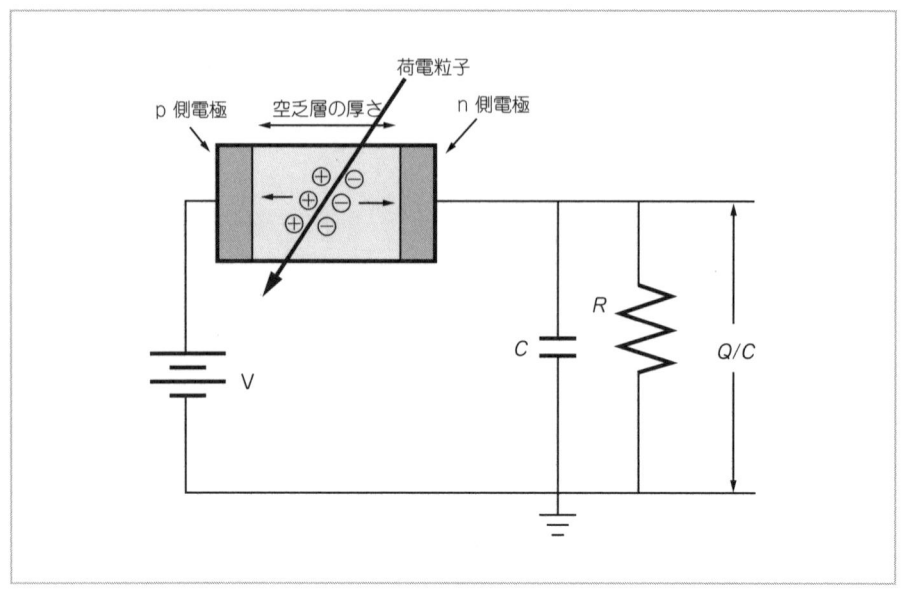

図V-25　半導体検出器の基本回路

表V-6　半導体および絶縁体中で1個の電子正孔対をつくるのに必要な平均エネルギー ε [13]

個体の種類	ε [eV]
ダイヤモンド(C)	18
Si	3.6
Ge	2.9
SiC	9.0
AgCl	7.6
GaAs	4.6
CdS	7.25
CdTe	4.65
PbO	8.0

図V-26に障壁型のp-n接合型検出器と表面障壁型検出器の断面図を示す．**p-n接合型検出器**は拡散接合型検出器とも呼ばれた．p-n接合型検出器の結晶部は，1 kΩ・cm程度の比抵抗を持った高純度のp型Siの表面にリン等の不純物を厚さ0.1～2 μm程度熱拡散させてn型の層をつくったもので，表面に薄いn型層ができて電子密度が高くなる．その接合面では電子と正孔の結合が起きて空乏領域を形成する．空乏層の厚さは1 mm以下

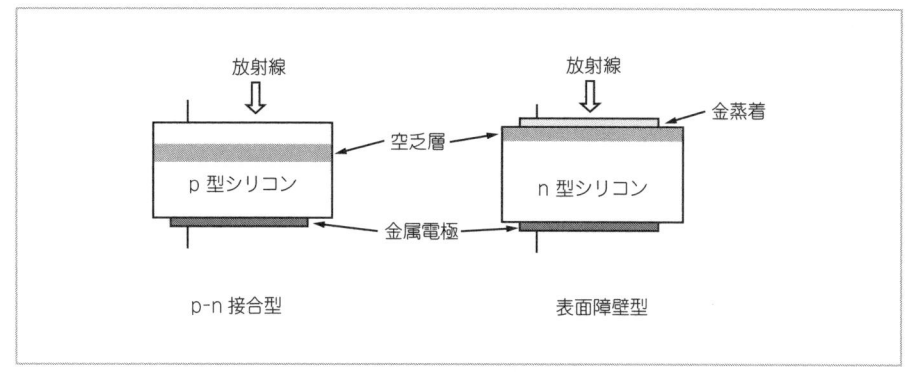

図V-26　障壁型のp-n接合型検出器と表面障壁型検出器の断面図

である．この結晶部に逆バイアス電圧(n型を正，p型を負)を印加すると，その空乏領域は拡がる．この空乏領域に放射線が入射すると電子正孔対が発生し，図V-25に示すように集電極に移動して電子回路によって電流パルスとして測定できる．結晶部の空乏領域の外側の表面層は入射放射線の通過する際の**不感層** dead layer である．この不感層の存在は検出器の欠点の1つとなる．

　バイアス電圧を印加していない接合は検出器として動作するけれどもきわめて悪い性能しか示さず，実際の放射線検出器と使用できない．p-n接合の性質は**順方向** forward direction に印加すると電流を流し，**逆方向** reverse direction に印加するとほとんど電流を流さない．逆方向すなわち接合のn側に対してp側に負の電圧を印加すると，接合は逆バイアスされる．接合に逆バイアス電圧を印加した場合，空乏領域の比抵抗は通常のn型物質やp型物質に比べてずっと高くなるので，印加電圧はすべて空乏領域にかかる．その空乏領域の厚さも増大し，放射線がつくった電荷キャリアを集めうる体積を拡大する．実際の検出器は非常に大きいバイアス電圧を使用し，接合にかかる電位差の大きさは印加電圧によって完全に支配される．空乏領域内につくられた電荷を効率よく集められる．

　表面障壁型検出器の結晶部は，n型のSi表面をたとえば金Auを真空蒸着して，それを大気にさらすと表面に酸化被膜が生じる．この酸化被膜はp型の働きをする．酸化被膜の上に薄く金などを蒸着し，これをn型に対して負になるように電圧をかけるとその接合部に空間電荷層ができる．表面障壁型検出器の特徴はきわめて薄い表面不感層にある．その結果，この検出器は主に重粒子線の測定に適している．表面障壁型検出器の欠点の1つはその薄さのために光に感じることである．

　これら半導体検出器は非常に高感度である特徴を持つが，測定できる粒子数および強度は基本的に限定される．一般に半導体検出器に大強度の放射線を照射すると，検出器の性

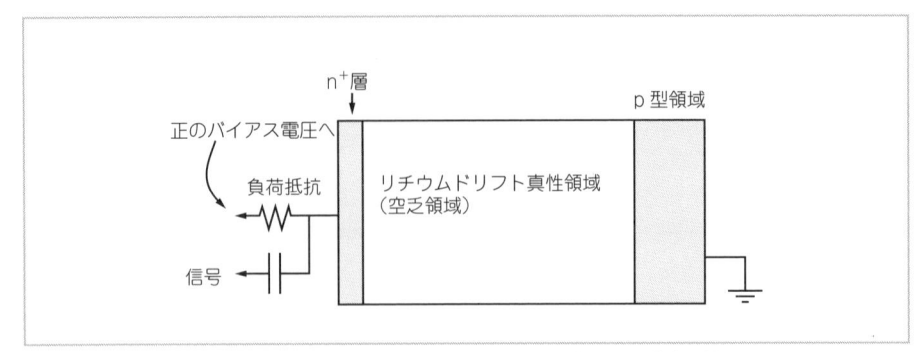

図V-27　リチウムドリフト型 p-i-n 接合型検出器の基本形状

能劣化をもたらす．放射線照射の結果，シリコン中に格子欠陥その他の結晶欠陥が生じ，これらはキャリアの**捕獲中心** trapping center として働き，キャリア生存時間を短くして抵抗を増加させ，捕獲中心でのキャリア発生率を増加させる．シリコン結晶のこれらの物性変化に伴い，検出器の立ち上がり時間の増加，キャリア捕集効果の低下，漏れ電流の増加に伴うエネルギー分解能の低下，検出器動作の場所的不均一さの増加が起こる．またその使用には一般に液体窒素を用いた冷却が必要であり，一般に医療で使用している環境および室温状態の大強度の放射線場での線量測定には使用できない場合が多い．

図V-27に**リチウムドリフト型**の基本形状を示す．リチウムドリフト型検出器は空乏領域が厚く，γ線の測定に使用される．上記の障壁型検出器はα線や飛程の短い放射線の検出には広く使用できるが，透過性のある放射線にはその有感体積の大きさが限られその使用は限定される．特にγ線，X線のスペクトル測定用の検出器にははるかに厚い空乏領域が要求される．リチウムドリフト型検出器はドナー不純物の数をアクセプタ不純物の数に正確に釣り合わせて**補償型物質** compensated material の厚い領域をつくったものである．補償領域を**真性領域** intrinsic region あるいはi領域とも呼ぶ．通常の純度のGeを用いた場合，通常の接合型検出器で数mm以上の厚い空乏層をつくることは不可能である．そこでリチウムドリフト法が開発され，10～15 mmに及ぶ厚さの真性領域を持つリチウムドリフト型検出器が開発された．その結果一般的なγ線スペクトル測定に十分な有感体積を持つ検出器が出現した．

リチウムドリフト型検出器の結晶部の作成法は，p型のSiやGeにLiを熱拡散させるとn層ができその結果p-n接合ができ，このp-n接合を高温(Geでは30～60℃，Siでは100～200℃)にして逆電圧(約100 V)をかけるとLi$^+$イオンがp側に**ドリフト**(流動)drift してアクセプタを補償し，アクセプタとドナーを等量含んだ固有領域(i型)ができる．この方法で製作されたp-i-n型をリチウムドリフト型検出器といい，Si(Li)型またはGe(Li)と表記する．この検出器の空乏層の厚さはSi(Li)で～6 mm，Ge(Li)で～30 mmであり，

D. 半導体検出器

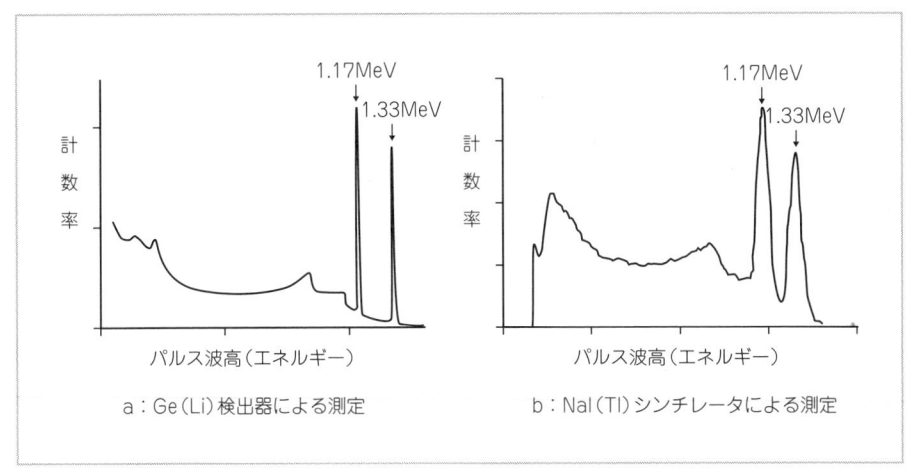

図V-28 Ge(Li)検出器とNaI(Tl)シンチレーション検出器による^{60}Coγ線のエネルギースペクトルの測定結果の比較

（a：Ge(Li)検出器による測定、b：NaI(Tl)シンチレータによる測定、1.17MeV、1.33MeVピーク表示）

飛程の長い粒子や高エネルギーの粒子の測定に適している．一般に約100keV以上のγ線のスペクトル測定用の物質としてはゲルマニウムGeの方がシリコンSiに比べて優れている．これらの検出器は漏れ電流を低下させるために液体窒素を用いて77Kで冷却している．Si(Li)は低エネルギー光子線，β線の測定に使用される．Ge(Li)検出器の実用上の主な欠点はLiの空間分布が室温で不安定になることである．Ge(Li)はLiが拡散しないように連続冷却保存が必要である．

図V-28にGe(Li)検出器とNaI(Tl)シンチレーション検出器による^{60}Coγ線のエネルギースペクトルの測定結果の比較を示す．NaI(Tl)シンチレーション検出器が5～10％のエネルギー分解能を示すのに対して，Ge(Li)検出器は1％以下の分解能を示す．エネルギー分解能がよいことは単に近接したピークの分離を可能にするだけではなく広い連続部分の上に重なる場合の弱い線源の検出をも可能にする．同じ効率を持つ検出器は同じピーク面積をもたらすが，優れたエネルギー分解能を示す．検出器は狭くて高いピークを示し，そのピークは連続部分の統計雑音から分離観測できる．半導体検出器は，NaI(Tl)やPET検査でよく使用されているBGO等のシンチレーション検出器と比べて，一般に，放射線のエネルギーから電気信号への変換効率が高く，シンチレーション効率による検出損失がなく，感度やエネルギー分解能が良いという利点がある．

　高純度ゲルマニウム検出器の検出部は，n$^+$型とp$^+$型があり，n$^+$型はプラス，p$^+$型はマイナスの極性である．ある電圧における通常のp-n接合の空乏層の厚さは物質の比抵抗の平方根に比例して増大する．ゲルマニウムGe中の不純物濃度を約10^{10}原子/cm^{3}まで減らすとその比抵抗は十分に高くなり，1,000V以下の逆バイアスでも10mm厚さの

空乏層ができ，リチウム補償を行わなくてもGe(Li)検出器とほぼ同程度の有感体積を得ることができる．このような高純度ゲルマニウム型検出器は**真性ゲルマニウム検出器** intrinsic germanium detectorと呼ばれ，γ線エネルギー分布測定に使われている．高純度のp型ゲルマニウム結晶では表面にLiを拡散してn$^+$側電極をつくり，n型ゲルマニウム結晶ではボロンBを40 keV程度に加速して注入してP$^+$側電極をつくる．高純度ゲルマニウム型は製造が比較的容易で，測定時のみに77Kで冷却すればよく，連続冷却が必要なGe(Li)型に置き換わっている．図Ⅷ-3に高純度ゲルマニウム検出器によるX線装置からのX線スペクトルの測定例を示す．

ゲルマニウムGeの原子番号は小さく，その光電吸収断面積はNaIに比べて1/10〜1/20である．その結果，単一の相互作用で光電吸収が起こる確率はGe検出器では小さい．Ge検出器では同じ有感体積のNaI(Tl)シンチレーション検出器に比べて，その固有ピーク効率は常に1桁小さい．しかし，ピーク幅が狭くスペクトル中に明白なピークを示す．光電吸収断面積に対するコンプトン散乱断面積の比はNaIよりもGe中の方が大きく，検出は光電ピークよりもコンプトンの連続部分の方が大部分になる．γ線スペクトル測定において，光電ピークの面積と全体の面積の比を**光電比** photo-fractionという．ピーク対コンプトン比は，光電ピークの最大計数値をそのコンプトン端エネルギーの計数値で割った値をいい，通常，^{60}Coの1.33 MeV γ線の値を使用して，検出器エネルギー分解能と光電比の組み合わせの効果の目安として使用される．同じ光電比を持つ検出器について，ピーク対コンプトン比は全エネルギーピークの半値幅の値に逆比例する．同じエネルギー分解能を示す検出器についてはこの比は光電比にほぼ比例する．大きなピーク対コンプトン比が望ましい．そのGe検出器の典型的な値は10〜50である．

最近，CdTe検出器，ダイヤモンド検出器，MOSFET検出器が開発され，放射線医療分野に使用されている．また，HgI$_2$，GaAs等の半導体検出器が使用されている．

CdTeの原子番号は高く48，52であり，密度も6.06 g/cm^{3}と高く，禁止帯のエネルギー幅（バンドギャップ）1.47 eV，電離エネルギー4.65 eV，電子移動速度1,200 cm^2/V/s，正孔（ホール）移動速度50 cm^2/V/sである．CdTe中単位長さ当たりの光電吸収の確率は，よく使われるγ線エネルギーに対してGeの場合の4〜5倍，シリコンの場合の100〜200倍大きい，さらにバンドギャップエネルギーが比較的大きいために，室温下においても漏れ電流が小さく，良好なエネルギー分解能を得ることができ，Ge検出器と異なり室温動作が可能である．したがって，低被曝，冷却装置，光電子増倍管等の光電変換機器が不要なために，小型γ線検出器を必要とする場合に用いられることが多く，CdTeが医療用X線イメージング装置の検出部に使用されている（第Ⅷ章，A.2，参照）．

ダイヤモンドはバンドギャップが約5.6 eV，電離エネルギー約18 eVときわめて大きく，電子，ホールの移動速度はそれぞれ2,000 cm^{2}V^{-1}s^{-1}，1,550 cm^{2}V^{-1}s^{-1}である．一方，ダイヤモンドの原子番号Zは6であり，軟部組織に近く，水を基本とする医療分

野の線量測定には適している.

MOSFET とは Metal Oxide-silicon Semiconductor Field Effect Transistor の略で，電界効果トランジスタの一種である．電界効果トランジスタは普通ゲート，ソース，ドレインの3つの電極をもつが，MOSFET ではゲートがシリコン基板から酸化層により絶縁されており，ゲートに印加した電圧が一定のしきい値を超えると，ソース，ドレイン間に電流が流れる．MOSFET 線量計の検出部は n 型シリコン基板の表面の一部に p 型不純物が多量に拡散された p$^+$ 層がつくられ，これがソースとドレインになり，その中間に空乏層が形成されている．空乏層の上面に二酸化シリコン(SiO_2)の絶縁膜を介して金属のゲート電極がつけられている．MOSFET に電離放射線を照射すると，絶縁酸化層に電子―正孔対が生成するが，両者の移動度が大きく異なるため，ドレイン電流を流すのに必要となるゲートのしきい値電圧が変化する．このしきい値の変化量が酸化層中での吸収線量に比例することから，MOSFET を線量計として使用することができる．MOSFET では，有感領域を 1 mm^3 以下にすることが可能なため非常に高い位置分解能を実現できる．

一般に，半導体検出器は他の検出器より放射線損傷を受けやすく，医療分野で使用している大線量域ではそのまま使用することが不可能な場合が多く，その使用時には特に注意が必要となる場合がある．また，特に速中性子照射の場合には照射による感度劣化が起きる可能性があることにも注意が必要となる．一方，最近はシリコンダイオード検出器，ダイヤモンド検出器，MOSFET 線量計が実際の定位放射線照射の極小照射野の線量測定に使用されている（第Ⅵ章，C，参照）．これらの線量計としての使用に関しては第Ⅵ章で説明する．

E. その他の放射線計測器

1. ファラデーカップ

加速器からの荷電粒子のフルエンスを直接測定する計測器として**ファラデーカップ** Faraday cup が使用される．図 V-29 に，一例としてファラデーカップによる電子フルエンス測定の概略図を示す．図に示すように断面積 a の絞りを通過した電子線が集電カップ C に電荷 Q を与えると，そのフルエンス Φ は次式で表わされる．

$$\Phi = \frac{Q}{ae} \tag{V-22}$$

ここで，e は電子の電荷である．カップ周辺空間で発生したイオン（電荷）の流入を防ぐためにカップは真空中に設置される．カップの底は電子の最大飛程よりも厚く，制動放射を防ぐために低原子番号物質でつくられる．また，発生した制動放射線がカップの外側に達し電子を放射して電荷が減少を防ぐために鉛が使われている．

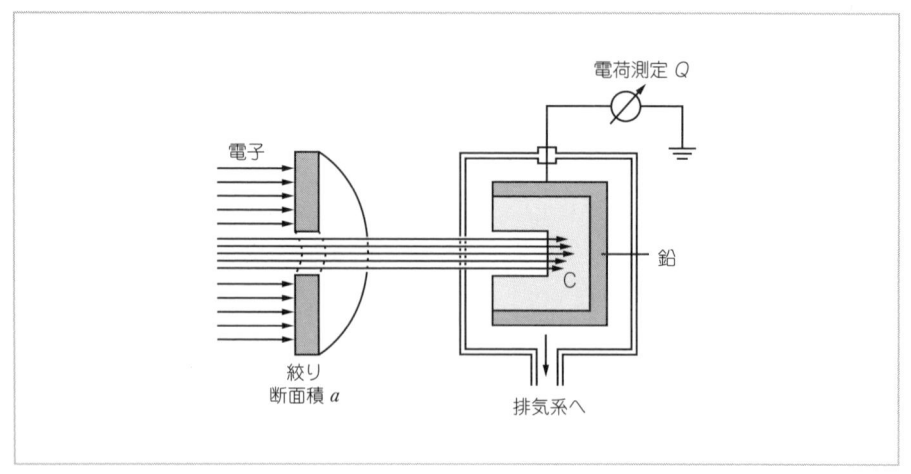

図V-29 ファラデーカップによる電子フルエンス測定の概略図[25]

2. 荷電粒子飛跡検出器

種々の荷電粒子飛跡検出器が高エネルギー放射線研究に使用されている．それらの多くは高エネルギー研究領域での使用であり，医療分野の放射線測定にはほとんど使用されていない．

写真フィルムは Röntgen の X 線発見時から放射線検出に使用されている．写真フィルムは医療分野の医療画像取得に使用されていたが，現在デジタル画像の普及により，写真フィルムの利用は減りつつある(第Ⅷ章，A.1，参照)．写真フィルムはゼラチン母剤中にハロゲン化銀(主に臭化銀：AgBr)粒子を分散した**写真乳剤** emulsion をガラスかセルローズフィルムに塗布したものである．乳剤中の放射線の作用は可視光と同様にハロゲン化銀分子の電子と相互作用して粒子のいくつかを活性化する．活性化粒子によって乳剤中に放射線の飛跡の**潜像** latent image が蓄積される．これを**現像** development すると活性化粒子はすべて金属銀にかわり，現像された粒子が見えるまで分子の数が増加する．現像のあと，**定着** fixation が行われて未現像のハロゲン化銀粒子は溶解して排除され，水洗いで処理液が取り除かれる．

写真乳剤は，全体的な黒化による**ラジオグラフィ** radiography と**飛跡**の記録の2種類の利用がある．黒化現象を利用した**オートラジオグラフィ** auto-radiography は，放射性核種を含んだ物質に写真乳剤を密着させて一定時間露出した後に現像し写真としたものである．一方，その黒化現象は主に線量測定に利用され，それに関しては第Ⅵ章で説明する．個々の粒子の飛跡の記録は，**原子核乳剤** nuclear emulsion(**原子核乾板** nuclear plate)が使用されている．原子核乳剤は初期の宇宙線研究，原子核研究等に利用されてきたが，現在

の医療分野では個々の放射線の飛跡観測を利用することは少ない．

固体飛跡検出器 track-etch detector は高エネルギー電離性荷電粒子が通過するとエネルギーが電子に移行して粒子の飛跡に沿って損傷分子の痕跡が残り，強い酸か塩基溶液等でエッチングすると飛跡が観察できる．したがって飛跡は通常の顕微鏡で容易に見える大きさのピット(**エッチピット** etching pit：Hピットともいう)を形成する．固体飛跡検出器物質は本質的に高速電子や γ，X線には不感であるものが多い．この検出はそれぞれ固有のしきい値を持っている．個体飛跡検出器のうち，**CR-35 核飛跡検出器** CR-35 nuclear track detector は検出感度が高く，あらゆる荷電粒子に感度があり，荷電粒子の線質弁別が可能なエネルギー分解能を持ち，主に荷電粒子の検出器として使用されている．

1911 年に Wilson, C.T.R. により**霧箱** cloud chamber が開発され，塵のない空気の飽和水蒸気の容器である霧箱で α 線，β 線の飛跡写真がはじめて取得された．霧箱の過飽和蒸気中で荷電粒子の飛跡に沿ってできたイオンを核として蒸気が凝縮を始め，半径 10^{-3}cm になるまで成長し，その写真の取得により粒子の飛跡が観察できる．一方，**泡箱** bubble chamber(**泡検出器** bubble detector, bubble damage detector)は 1952 年に Glaser, D. により開発された．泡箱内の液体の加熱状態に荷電粒子が通過すると蒸気泡が発生し，観察できるようになり，歴史的に霧箱の使用は泡箱に置き換えられた．その後目的に応じて，泡箱さらに種々の粒子飛跡計測器が加速器を使った高エネルギー研究分野に使われたが，医療分野ではそれらはほとんど使用されたことはない．

3．チャレンコフ検出器

チャレンコフ放射(第Ⅱ章，C.3，参照)の特性を使って，種々の**チャレンコフ検出器** Cherenkov detector をつくることができる．チャレンコフ検出器は，**チャレンコフ光** Cherenkov light がチャレンコフ媒質と光学的に接触している光電子増倍管で電気信号に変換されるという点ではシンチレーション検出器と類似している．しかし医療分野においては，通常の物質中でチャレンコフ光を発生できるほどの速度を持つ放射線は電子線(二次電子も含む)のみである．電子線の場合，チャレンコフ検出器は次式のしきいエネルギー E_th 以上に対してのみに応答する．

$$E_\mathrm{th} = m_0 c^2 \left\{ -1 + \sqrt{1 + \frac{1}{n^2-1}} \right\} \tag{V-23}$$

ここで，$m_0 c^2$ は電子の静止質量エネルギー 0.511 MeV，n は屈折率である．

チャレンコフ検出器は次の種々の特徴を持っている．

(1) 屈折率の違いを利用して，エネルギーが選択できる．

(2) チャレンコフ放射の持続時間が短く，高速度の測定が可能である．その時間は通常 ps 程度である．しかし，それは光電子増倍管の性能により制限される．

(3) 臨界(しきい)エネルギーを少し超えたところでは，放射角，速度，エネルギーが測定可能である．シンチレーション光は等方的に放出されるのに対して，チャレンコフ光は粒子の入射方向に沿って選択的に放出される．光の放出は頂角 θ を持つ円錐の範囲内に限定される．

$$\cos\theta = \frac{1}{\beta n} \tag{V-24}$$

ここで，β は静止質量エネルギー m_0c^2 に対する入射電子のエネルギーの比である．
(4) 大きな検出器が作成できる．
(5) 入射方向が決定できる．

たとえば，電子のエネルギーが 252 keV 以上で光の水中速度より早くなり，水中でチャレンコフ放射線を発生する．すなわち発生する二次電子を考慮しても，約 100 kV の診断領域の X 線ではチャレンコフ放射は起こらず，医療分野ではチャレンコフ検出器の利用は限定される．医療分野でのチャレンコフ検出器の使用の可能性は，β 線のような高速一次電子か γ 線および放射線治療装置からの X 線が相互作用で生成する高エネルギー二次電子線のいずれかであるが，現時点では研究以外では使用されていない．

4. 中性子線検出器

中性子は原子との相互作用においてその軌道電子とは何ら反応せずに原子核のみと反応する(第Ⅱ章，C.5，参照)．その結果，中性子線の計測は原子核による捕獲反応，弾性散乱，非弾性散乱により放出される α 線，β 線，γ 線，陽子線，反跳核，核分裂片等を計測することにより中性子線を検出している．ほぼすべての**中性子検出器** neutron detector はこれらの反応を行うターゲット物質と上記の各種検出器の組み合わせで使用している．現在，中性子検出器に利用される反応は主に次の3つに分類できる．

(1) 原子核の放射化による誘導放射能の検出を利用する**放射化検出器** activation detector(金箔しきい検出器等)
(2) (n, α)，(n, p)，(n, γ)，(n, f)などの核反応生成物，核分裂片の検出
(3) 弾性散乱の反跳荷電粒子の検出

医療分野における中性子線の測定として，以前の速中性子線治療の線量測定に電離箱内の気体を組織等価にした**組織等価電離箱** tissue equivalent ionization chamber が使われた(第Ⅶ章，C.9，参照)．

一方，現在の一般的な医療における中性子線計測として，放射線治療装置である電子線形加速器であるリニアック治療装置からの光核反応(γ, n)により放出される中性子線の管理測定が必要となる．これらの中性子線は周りの X 線散乱線と比べて少なく，その中性子線計測に大出力用の組織等価電離箱を使用することは困難であり，一般に比例計数管である**中性子レムカウンタ**が使われている．レムカウンタは，比例計数管のまわりを直径

20～130 cm のポリエチレン減速材で囲い，内部に Cd や B などの熱中性子吸収材を挿入した構造になっている (B.3, 参照). レムカウンタでは，一般に広い中性子エネルギー範囲でその応答を線量当量換算計数の逆数に一致させてあり，線量当量 (Sv) で直読できるように設定されている場合が多い.

また，同じように比例計数管を球形の組織等価プラスチック壁で囲い，組織等価ガスを封入した **LET スペクトロメータ** LET spectrometer が使用されている．それらの比例計数管として，^{3}He(n, p)^{3}H + 4.78 MeV 反応を利用した **^{3}He 比例計数管** helium proportional counter，^{10}B(n, α)^{7}Li + 2.31 MeV 反応を利用した **BF$_3$ 比例計数管**と **^{10}B 塗布比例計数管** boron lined proportional counter が使用される．BF$_3$ 比例計数管は主に熱中性子の測定に使用されるが，以前から，それを中性子のエネルギー 0.1 MeV～数 MeV までのエネルギー範囲で，その感度があまり変わらないようにするためにパラフィン吸収体等を配置した**ロングカウンタ** long counter が一般的な中性子線測定器として使用されている．

また，中性子線のエネルギー測定に**飛行時間測定法** time of flight method (**TOF 法**) が利用される．これは，中性子が一定距離を飛行する時間を測定してそのエネルギーを特定する方法である．

第Ⅵ章 線量計

本章では，主に線量測定において使用される線量計について説明する．線量計には，熱上昇の利用，気体および固体の電離作用の利用，蛍光作用の利用，化学作用の利用，写真作用の利用したものがある．医療における線量測定では粒子数のみを計測することは少なく，特に放射線治療では線量計を用いて吸収線量の定量，その線質の特定および体内線量分布を求めることを目的とした種々の線量測定を行う．また医療従事者のみならず被検者への不必要な被曝を避けることの重要性から，診断画像検査，核医学検査，放射線治療に使用する医療放射線の放射線防護のための線量管理測定および放射線管理施設内の空間線量分布測定において，種々の線量計を用いた線量測定が必要となる．

A. 線量計の使用分類と種類

吸収線量，あるいはカーマ，照射線量等を定量する**線量計** dosimeter には，既知の放射線場でその**レスポンス** response（感度）を校正しなくてもそれ自身で線量を測定できる**絶対線量計** absolute dosimeter と，絶対線量計と比較校正することにより線量を求めることができる**相対線量計** relative dosimeter がある．相対線量計には，その施設の基準線量計となる**リファレンス線量計**（基準線量計）reference dosimeter と，日常使用する**フィールド線量計** field dosimeter がある．

図Ⅵ-1 に各種線量計の使用分類と種類を示す．絶対線量計として，**熱量計** calorimeter，**電離箱**，**化学線量計** chemical dosimeter（**フリッケ線量計** Fricke dosimeter, ferrous sulfate dosimeter 等）が使用できる．しかし，その絶対測定では，測定結果が非常に正確である必要性があり，吸収線量等を求めるに必要な微小温度変化，阻止能値，W 値，G 値等の物理量についての正確な値が必要となり，一般には絶対線量計を用いた**絶対線量測定** absolute dosimetry 法を採用することは困難な場合が多い．

医療施設はじめ一般の施設では，絶対測定の困難さのためにより簡便な方法として，**相対線量測定** relative dosimetry が行われている．相対線量測定では一般にリファレンス線量計を使用する．リファレンス線量計には，その施設で基準となる線量計で一般に感度が高く測定線量範囲の広い電離箱が採用されている．1 本あるいは 2 本のリファレンス線量計を 1 年あるいは数年に一度の頻度で**国家線量標準** national dose standard（照射線量，空気カーマあるいは吸収線量）と感度校正することにより使用している（B.3，参照）．

第VI章 線量計

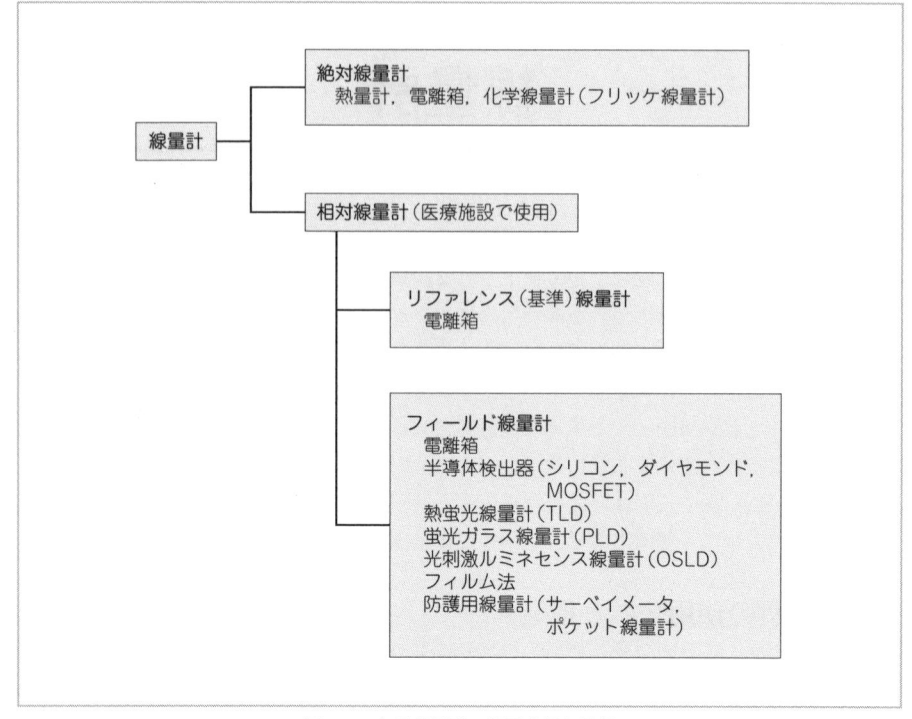

```
線量計 ─┬─ 絶対線量計
        │    熱量計，電離箱，化学線量計（フリッケ線量計）
        │
        └─ 相対線量計（医療施設で使用）
              ├─ リファレンス（基準）線量計
              │    電離箱
              │
              └─ フィールド線量計
                   電離箱
                   半導体検出器（シリコン，ダイヤモンド，
                             MOSFET）
                   熱蛍光線量計（TLD）
                   蛍光ガラス線量計（PLD）
                   光刺激ルミネセンス線量計（OSLD）
                   フィルム法
                   防護用線量計（サーベイメータ，
                             ポケット線量計）
```

図VI-1　各種線量計の使用分類と種類

さらに，その使用頻度等を考慮して，その施設でリファレンス線量計と感度校正を行ったフィールド線量計が一般に使用されている．フィールド線量計としては，電離箱以外に半導体検出器のシリコンダイオード検出器，ダイヤモンド検出器，MOSFET 線量計，さらに熱蛍光線量計 TLD，蛍光ガラス線量計 PLD，光刺激ルミネセンス線量計 OSLD，フィルム film，防護用線量計としてのサーベイメータ，ポケット線量計 pocket dosimeter などが使用されている．

各種線量計は，それらの測定結果に大きな測定誤差を生じる場合があり，その使用時に注意が必要となる場合もある．たとえば医療分野では，**X 線フィルム** X-ray film によるフィルム法が一度に二次元の**線量分布** dose distribution が取得でき簡便であることにより多用されてきたが，エネルギー依存性等があり，その使用時には特に注意が必要となる．また TLD は高線量域では，単位吸収線量当たりの発光量である**線量直線性** dose linearity がなくなる TLD 素子があり，その使用に当たっては注意が必要となる．本章では，これら種々の線量計に関して説明する．

図VI-2 に各種線量計の測定可能範囲を示す．電離箱がその吸収線量測定可能範囲が一

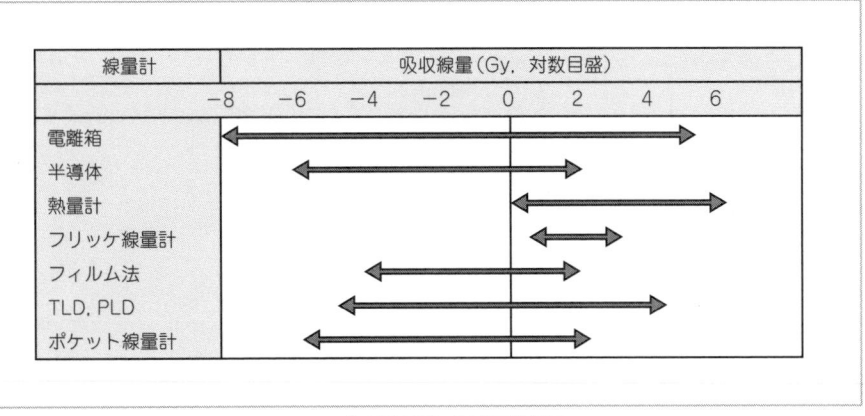

線量計	吸収線量（Gy，対数目盛）
	−8 −6 −4 −2 0 2 4 6
電離箱	←——————————————————→
半導体	←————————————→
熱量計	←————————→
フリッケ線量計	←→
フィルム法	←——————————→
TLD, PLD	←——————————————→
ポケット線量計	←————————→

図Ⅵ-2　各種線量計の測定可能範囲

番広く，しかも安定してその使用に耐え，その測定精度も高く，線量測定において基準となる線量計である．その他の線量計はそれぞれに特徴があり，医療分野における吸収線量の定量では，一般にそれらの特徴をいかした利用が行われている．

B. 電離箱

1. 電離箱の構造と種類

電離放射線の線量測定では，その物質との相互作用の結果発生する電離イオンを利用する方法が最も感度が高く，**電離箱**による線量測定法は長年使用されている最も重要な線量測定法である．

歴史的にも X 線の発見，放射性物質の発見当初から，Röntgen, Thomson & Rutherford, Marie & Pierre Curie 等によって，その電離イオンが観測されている．気体中で1個の α 線は約 10^5 個，γ 線1個は約 10^4 個，100 kV 診断用 X 線光子1個で約 10^3 個のイオン対が発生する．この発生する多量の電荷を定量できる電離量の測定は，放射線測定の最も信頼できる方法として利用されている．気体で，空気は一番身近なものである．第Ⅰ章，D.節で説明したように，1908 年の Villard による X 線量の定義についての最初の提唱，1923 年の Duane による自由空気電離槽の開発，1928 年の第2回 ICR において "二次電子を完全に利用し，かつ電離箱の壁の影響がない状態で，0℃，760 mmHg の空気1 ml 中に，飽和電流として1静電単位の電荷が測定できるような電導性を生じさせる X 線の量を1レントゲン（記号 r）とする" と照射線量の元となる量の定義の提出を受け，**図Ⅰ-2** の模式図に示したような最初の標準線量計としての照射線量測定のための**自由空気電離箱（槽）**が開発された．現在，それぞれの要求に応じた多くの形式の電離箱が開発されている．放射線計測器としての電離箱の基本的な構造，機能等については，第Ⅴ章，B.2.に

図Ⅵ-3 電離箱の種類

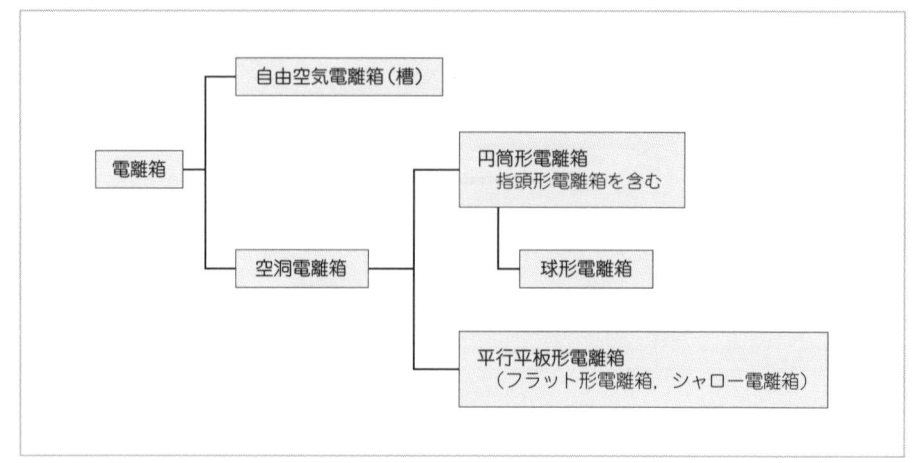

おいて説明した．

　本章では，線量計としての電離箱について説明する．医療において使用されている最も一般的な線量計は，**空洞電離箱**である**円筒形電離箱**（指頭形電離箱 thimble ionization chamber も含める）と**球形電離箱** spherical ionization chamber，および小型の**平行平板形電離箱** parallel plate ionization chamber であり，その電離ガスとして空気が使われている．球形電離箱は円筒形電離箱の範疇に入り，平行平板形電離箱は**フラット形電離箱** flat ionization chamber あるいは**シャロー電離箱** shallow ionization chamber とも呼ばれていた．図Ⅵ-3 に電離箱の種類を示す．

　図Ⅵ-4 に保護電極を備えた円筒形電離箱と平行平板形電離箱の断面を示す．一般に，電離箱自身は測定体積，中心電極，高圧電極，および保護電極からなっている（第Ⅴ章，B.2，図Ⅴ-5，参照）．円筒形電離箱の場合の高圧電極は伝導体で塗布された電離箱壁からなった外側電極である．市販されている空洞電離箱は，その構造が公表されており，それらの大きさ，形，特性を十分に理解して使用する必要がある．医療分野における X 線，γ 線，電子線の線量の測定には，現時点では最も簡便であり最も精度の高い方法として，図Ⅵ-4 に示した指頭形電離箱および平行平板形電離箱がよく用いられる．

　それらの電離箱は $^{60}Co\gamma$ 線用の**ビルドアップキャップ** build-up cap[X，γ線用]を備えた空洞電離箱が広く利用され，診断領域 X 線の空中測定にはビルドアップキャップを除いて使用している．指頭形，円筒形，球形，平行平板形電離箱で高エネルギー X 線および γ 線の空中照射線量を測定するとき，線量計の電離空洞内での吸収線量のビルドアップが形成されるように，線量計に密着して十分厚いキャップを装着する必要がある．ビルドアップキャップとはそのキャップを指す（図Ⅵ-10，11，参照）．また，最近は防水機能を

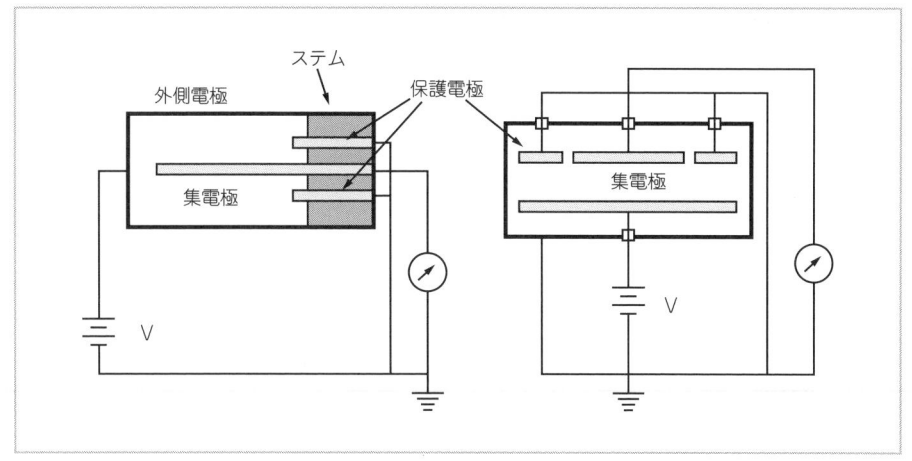

図Ⅵ-4 保護電極を備えた円筒形電離箱と平行平板形電離箱

備えた電離箱あるいは防水鞘も準備されている（第Ⅶ章，B.2.2）(14)，参照).

電離箱は測定体積（イオン収集体積，電離容積）が大きいほど測定感度が高くなるが，逆に微小体積の測定が困難になる．特に高エネルギーX線，γ線，電子線を使用した放射線治療では，種々のファントム中に挿入して深部吸収線量を測定するために，約 0.6 cc 程度の電離容積の指頭形電離箱が基準として使われている(4，参照)．一方，数 mm の位置精度で線量を測定する必要がある微小照射野を利用した放射線治療も開始され，より小さな電離箱も必要となっている．現在は放射線治療用線量計として使用される場合の典型的な電離箱の電離容積は，その線量率 $0.1 \sim 10$ Gy/min の範囲を測定するために，$0.1 \sim 1$ cc である．一方，線量率が放射線治療領域の場合と比べて極端に低い放射線防護管理分野においては，電離箱の体積は数百 cc のものが使われる場合がある．そのような大体積では約 $10\,\mu$Gy/h 程度の線量率が測られる．また逆に，入射放射線の強度が極端に強いと電離によって生成される電荷密度が大きくなり電場を弱める．その結果，電離箱として安定に動作しなくなり，この現象を**空間電荷効果** space charge effect という．

電離箱の壁および外側電極の材質は**アクリル**（商）acrylate（polymethylmethacrylate；**PMMA**），Lucite, perspex，**グラファイト** graphite 等，中心電極は**アルミニウム** aluminum 等が使用されている．表Ⅵ-1 に電離箱壁材質および電離気体の元素組成を示す．一般に医療分野では，電離箱の空洞壁が**空気等価物質** air equivalent material でできている**空気壁電離箱** air wall ionization chamber が使用されている．なお中性子線等の線量測定には，組織等価プラスチックを壁材とし，組織等価ガスを電離気体とした組織等価電離箱が使用されている．

一般に電離箱空洞内の空気電離でつくられる電離電流は約 6 pA〜6 nA である．これら

表Ⅵ-1 電離箱壁材および電離気体の元素組成[31,32]

物 質	化学式または混合比 [%]	元素組成 [重量 %]				その他
		H	C	N	O	
アクリル	$(C_5H_8O_2)_n$	8.0	60.0		32.0	
ポリエチレン	$(C_2H_4)_n$	14.4	85.6			
ポリスチレン	$(C_8H_8)_n$	7.7	92.3			
ナイロン 6, 6/6	$(C_6H_{11}ON)_n$	9.8	63.7	12.4	14.1	
ナイロン 6/10	$(C_6H_{15}ON)_n$	10.7	68.0	9.9	11.3	
ナイロン*		10.4	64.8	10.0	11.8	
マイラー	$(C_{10}H_8O_4)_n$	4.2	62.5		33.3	
A-150	ポリエチレン 45.14, ナイロン*35.22, 炭素 16.06, フッ化カルシウム 3.58	10.1	77.6	3.5	5.2	Ca : 1.8 F : 1.7
C-552	polyvinylidene fluoride 78.4, 炭素 20.75, シリカ 0.85	2.5	50.2		0.4	F : 46.5 Si : 0.4
炭酸ガス	CO_2		27.3		72.7	
空気(乾燥)				75.5	23.2	Ar : 1.3
空気(湿潤)	水 17.3 g/m³ 含			74.5	24.1	Ar : 1.3
組織等価ガス (メタンベース)	メタン 64.4, 炭酸ガス 32.4, 窒素 3.2(分圧比)	10.2	45.6	3.5	40.7	
組織等価ガス (プロパンベース)	プロパン 55.0, 炭酸ガス 39.6, 窒素 5.4(分圧比)	10.3	56.9	3.5	29.3	
ICRU 軟組織		10.1	11.1	2.6	76.2	
ICRU 筋肉組織		10.2	12.3	3.5	72.9	Na : 1.1 Mg, P, S, K, Ca 微量

*du Pont Zycel 69

の電離電流は非常に小さく,その直接測定が一般に困難であり,高品位のコネクタと増幅器が必要となる.すなわち,絶縁物の不良による電荷漏洩や表面漏洩に十分に注意する必要がある.特にわが国では電荷漏洩対策のために,電離箱はデシケータなどに入れて保管する必要がある(5.1),参照).

電離箱印加電圧は,線量計の電離容積の大きさに依存して,いままでは−300 V 固定のものが多く用いられてきたが,最近では,可変可能な線量計が使用されている.市販されている電離箱の本体である計数部は,放射線照射により電離容積中で発生した微小電離電流を電位差計で表示したものが多く,その出力は 0~1 V のアナログ値が一般的である.その表示法はデジタルに変換した 3~5 桁のデジタル表示法が採用されているものが多い.そのレンジは一般に 3~4 段階の切り替え方式が採用され,その表示単位は C/kg,

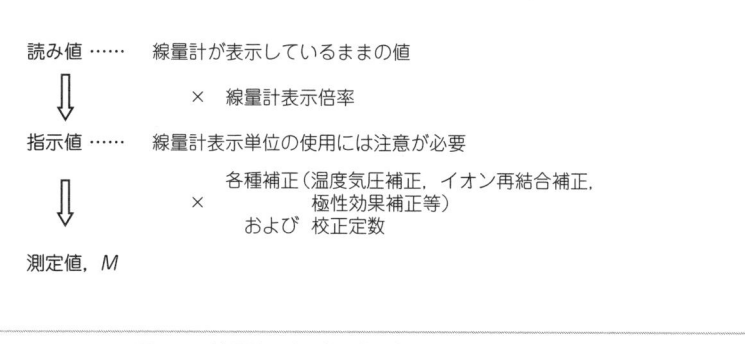

```
読み値 ……  線量計が表示しているままの値
   ⇩      × 線量計表示倍率
指示値 ……  線量計表示単位の使用には注意が必要
   ⇩      × 各種補正（温度気圧補正，イオン再結合補正，
              極性効果補正等）
          および 校正定数
測定値, M
```

図Ⅵ-5 線量計の読み値，指示値，測定値

C/kg·min^{-1} あるいは以前の単位である R, R/min で表示されているものが多く，その表示単位の使用には特に注意すべきである．いずれにしても，各施設で使用する場合には，これらの線量計は相対線量計として使用される場合が多く，その値は測定器の読み値とリーダ上にある**倍率** scale factor より得られる値である単に線量計の指示値 M_{raw} と理解すべきである．すなわち，その指示値に各種補正および**校正定数** calibration factor 等を考慮することにより測定すべき線量（単位付き）が得られる．電離箱の測定精度は一般に 0.1〜0.5% である．

線量計の読み値とは，図Ⅵ-5 に示すように，線量計が表示しているままの値である．指示値とは，測定器の読み値（表示値）と線量計に表示されている倍率から得られる値である．その指示値に温度気圧補正，イオン再結合補正，極性効果補正等の必要な補正を施した値に**国家標準** national standard から得たその線量計の校正定数を考慮した値を測定値 M とする．すなわち測定値とは，指示値とすべての適切な補正係数および校正定数とから算出したある量の真値に対する最良の評価値を意味するものである（第Ⅳ章，D.2.1），参照）．

なお，線量計の経時変化，故障の有無などの点検に用いる放射性線源を**チェック用（チェッキング）線源** check(ing) source といい，必要に応じて装備しなければならない．

2. 照射線量の絶対測定
1) 平行平板自由空気電離箱

照射線量 X の定義は，dQ を dm で除した値である（第Ⅲ章 D.1.3），参照）．ここで，dQ は質量 dm を有する空気のある体積要素中に光子によって発生したすべての電子（陰，陽）が空気中で完全に止められた場合に空気中で発生した一方の符号（＋か−）のイオンの全電荷の絶対値である．その単位は Ckg^{-1} である．この定義に従い照射線量を**絶対測定**

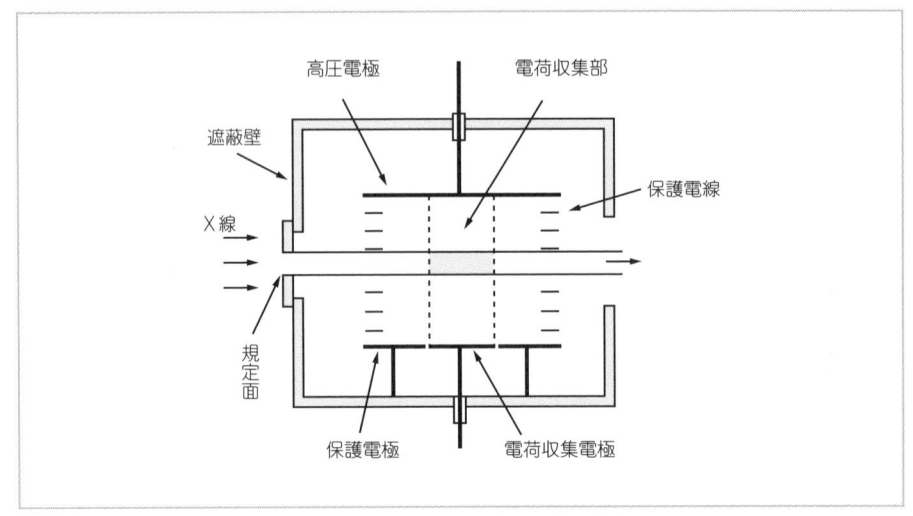

図Ⅵ-6 平行平板自由空気電離箱の構造

する基本測定器が**平行平板自由空気電離箱** parallel plate free air ionization chamber である.

図Ⅵ-6 に平行平板自由空気電離箱の構造を示す．一般的な X 線発生装置からの X 線は，入射窓を通り電離箱内の空気を照射することにより，X 線によって生成された空気構成分子のイオンは，集電極に電界によって集められ，電流として測定される．一方，入射 X 線と相互作用する空気の体積は，入射窓の断面積(規定面)と電荷収集電極の長さの積から求められ，この体積から相互作用する空気の質量を求められる．その求められた電流と質量の比から，照射線量率が求められる．

照射線量の定義における dm は入射 X 線によって二次電子が発生する質量(体積)であり，規定面から電荷収集部までの距離は二次電子の空気中での飛程以上の距離で，すなわち電子平衡(第Ⅳ章，B.1，参照)に必要な距離でなければならない．高圧電極には約 100 V/cm 程度の高電圧が印加され，電界空間分布を均等にするために保護電極および保護電線が使われる．このようにすると，入射断面積 a の X 線入射口の位置(規定面)における照射線量 X は次式で求められる．

$$X = \frac{CV}{a \cdot l \cdot \rho} \cdot e^{\bar{\mu}(L_c - L_a)} \cdot k_{TP} \cdot k_s \cdot f_{sc} \cdot f_{el} \cdot f_d \cdot f_p \cdot f_l \cdot \frac{1}{\varepsilon_q} \quad (\text{Ⅵ-1})$$

ここで，C：静電容量，V：空気中生成イオン対の収集により測定電極に誘起された電位変化 [V]，電荷 Q [C] $= CV$，a：入射口内側端面の断面積，l：測定電極の有効長，ρ：空気の密度，空気の質量 m [kg] $= a \cdot l \cdot \rho$，$\bar{\mu}$：X 線束に対する空気の平均線減弱係数，

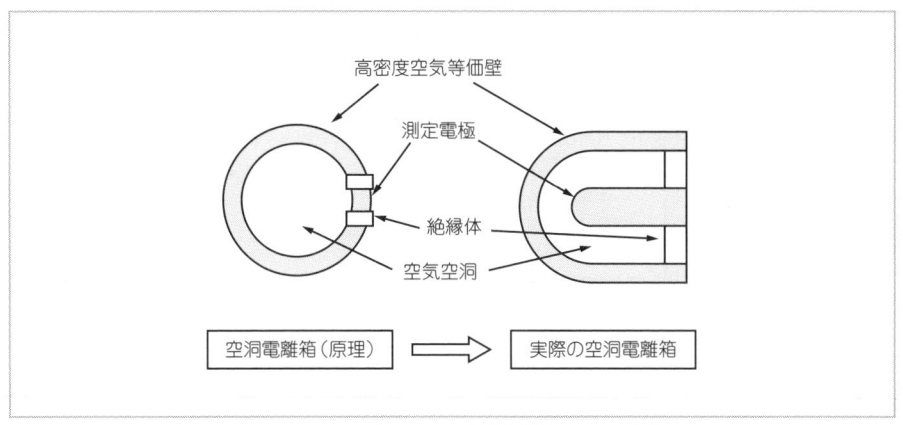

図Ⅵ-7 ファノ定理による空洞電離箱の原理と実際

L_c：X線焦点－測定電極中心間距離，L_a：X線焦点－入射口内側端面間距離，k_{TP}：温度気圧〔補正〕係数（湿度補正後），k_s：イオン再結合〔補正〕によるイオン収集係数，f_{sc}：一次入射光子以外の電離箱内散乱光子による寄与分の補正項（≦1），f_{el}：電離容積中から発生した二次電子の両電極への損失分補正項（≧1），f_d：両電極間の電気力線の湾曲による電離容積の減少分補正項（≦1），f_p：両電極間接触電位差，その他の原因による測定イオンの極性補正項（〜1），f_l：鉛外壁（遮蔽壁）を通じて漏洩入射する一次X線寄与の補正項（≦1），ε_q：電子平衡係数（5 keV～1 MeVで無視できる），である．絶対測定のためには，これら各補正項決定値の誤差はそれぞれ±0.1%程度以内が要求される．

2) 空洞電離箱

300 kV以上のX線あるいはγ線の照射線量を測定する平行平板自由空気電離箱は全体の長さが約60 cm以上になってしまい，その大きさおよびその測定精度の点からも非現実的となる．平行平板自由空気電離箱では，MeV程度の光子線（X線，γ線）を±0.5%以下の誤差内で測定することは一般に困難となる．そこで，第Ⅳ章，C.6.で説明したファノ定理を適用すると，図Ⅳ-27において，外側を約1,000倍の密度に圧縮した高密度の空気等価物質，内側を普通の自由空気空洞とすると，空洞を通過する二次電子数，エネルギー，方向は変化せず，電子平衡が成立する．すなわち，図Ⅵ-7に示すような**空洞電離箱**によって，300 kV以上のX線あるいはγ線の照射線量が測定できる．なお，平行平板自由空気電離箱はその大きさおよびその厳密な補正の必要性のために医療現場ではほとんど使用できない．

図Ⅵ-8に実際に使用されている**空気等価壁自由空気空洞電離箱** air equivalent wall free

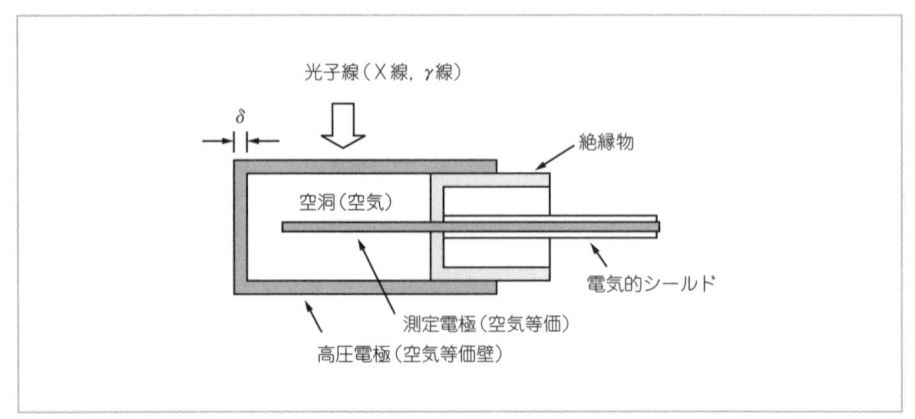

図Ⅵ-8 空気等価壁自由空気空洞電離箱の構造

air cavity ionization chamber の模式図を示す．これら空洞電離箱は高エネルギー光子線のみならず 300 kV 以下の X 線にも使用でき，医療現場ではその用途にあわせた種々の種類および形の空洞電離箱が使用されている．

表Ⅵ-2 に空洞電離箱による照射線量測定に適用する定理および理論を示す．たとえば，高エネルギー光子の線源である γ 線源の位置が電離箱の空洞に極端に近接していなく，電子平衡が成立しており，電離容積内での電離イオン密度分布が一様であると見なせる場合には，空洞の電離容積中心位置における照射線量 X は(Ⅳ-68)式より次式で表わされる．

$$X = D_{med}/(\overline{W}/e \cdot (\overline{\mu}_{en}/\rho)_{med, air}) \tag{Ⅵ-2}$$

一方，空洞電離箱はブラッグ-グレイの空洞と考えると，ブラッグ-グレイの空洞理論の基本式(Ⅳ-72)式を適用して，媒質(この場合は壁材物質)の吸収線量 D_{med} は次式で与えられる．

$$D_{med} = J_{air}\overline{W}/e \cdot (S/\rho)_{med, air} \tag{Ⅵ-3}$$

ここで，(Ⅵ-2)式に(Ⅵ-3)式を代入すると，空洞電離箱空洞内ガス(= 空気)の照射線量 X は次式で表わされる．

$$X = J_{air} \cdot (S/\rho)_{med, air} \cdot (\overline{\mu}_{en}/\rho)_{air, med} \tag{Ⅵ-4}$$

ここで，J_{air} は空気単位質量当たりイオン密度，$(S/\rho)_{med, air}$ は媒質と空気の質量阻止能比，$(\overline{\mu}_{en}/\rho)_{air, med}$ は空気と媒質の質量エネルギー吸収係数である．

実際に空洞電離箱で照射線量を測定する場合には，種々の補正が必要となり，そのときに測定される電離容積中心位置での照射線量は一般に次式で表わされる．

$$X = \frac{CV}{v \cdot \rho} \cdot \frac{(\overline{S}/\rho)_{wall}}{(\overline{S}/\rho)_{air}} \cdot \frac{(\overline{\mu}_{en}/\rho)_{air}}{(\overline{\mu}_{en}/\rho)_{wall}} \cdot k_{TP} \cdot k_s \cdot e^{\overline{\mu}\delta} \frac{1}{\varepsilon_q} \cdot f \tag{Ⅵ-5}$$

ここで，C：静電容量(電気容量，[F])，V：空気中生成イオン対の収集により測定電極に

表Ⅵ-2 空洞電離箱による照射線量測定に適用する定理および理論

定理, 理論	その適用および説明
ファノ定理	電離箱壁を, 可能なかぎり, 空洞ガスである空気と等価な空気等価物質とするのが望ましい
電子平衡	電子平衡に達するに必要な壁厚あるいはビルドアップキャップを使用する. その際, 入射一次ビームの減弱がほとんど生じず, 空洞内の電離イオン密度が一定と見なせる最適な壁厚あるいはビルドアップキャップ厚さを適用する
ブラッグ-グレイ空洞理論	放射線場(二次電子場)のみだれが生じないように電離箱空洞を小さく, 測定に最適な空洞大きさとする

誘起された電位変化 [V], 電荷 $Q[\mathrm{C}] = CV$, v：電離容積, ρ：空気の密度, 空気の質量 $m[\mathrm{kg}] = v \cdot \rho$, $(\overline{S}/\rho)_{\mathrm{wall}}$：壁材物質の二次電子に対する平均質量阻止能, $(\overline{S}/\rho)_{\mathrm{air}}$：空気の二次電子に対する平均質量阻止能, $(\overline{\mu}_{\mathrm{en}}/\rho)_{\mathrm{air}}$：空気の γ 線に対する平均質量エネルギー吸収係数, $(\overline{\mu}_{\mathrm{en}}/\rho)_{\mathrm{wall}}$：壁材物質の γ 線に対する平均質量エネルギー吸収係数, k_{TP}：温度気圧〔補正〕係数(湿度補正後), k_{s}：イオン再結合〔補正〕係数, $\overline{\mu}$：壁材物質の γ 線に対する平均線減弱係数, δ：壁材物質の γ 線入射方向に沿った厚さ, ε_{q}：電子平衡係数(≥ 1), f：その他の補正項である. 絶対測定のためには, これら各補正項決定値の誤差はそれぞれ $\pm 0.2 \sim 0.3\%$ 程度以内が要求される. その他の補正項 f に関しては 5. 節を参照のこと.

なお, 約 6 MeV 以上の光子線は, 空洞電離箱の壁による減弱の割合が高く電子平衡が成立しなくなるために, 空洞電離箱でもその照射線量の測定が不可能である. すなわち, 現在の高エネルギー加速器治療装置からの X 線の多くはその照射線量を測定することができない.

線量の絶対測定では, 上記したような非常に多くの物理量, 補正係数を高精度で定量することが要求される. 一般にその困難性のために, 多くの場合医療分野では, 次の 3. 節以降に説明する線量の**相対測定**が行われている.

3. 線量校正

1) 校正, 標準に関する用語[33]

(1) 線量計の**校正** calibration とは, 既知の線量(照射線量, 空気カーマ, 吸収線量)に対してそのレスポンスを決めることを意味し, 常に少なくとも 1 つの**標準** standard または**リファレンス** reference 機器が関係している. "校正" という言葉は, 規定された条件のもとでの放射線束中の校正点における線量の決定に対して "放射線治療装置の校正" として使われることもある. しかし, 線量測定では "放射線治療装置の校正" は出力測定と呼び, "校正" という言葉は一般に器械(線量計)の校正に限るものとする.

(2) **再校正** recalibration とは，測定器の初めの校正に続くすべての校正を指し，定期的校正，修理後の校正，定期的校正の有効期限が終わる前の校正，ユーザーの要請による校正等がある．

(3) **校正定数** calibration factor とは，たとえば電離箱の場合，電離箱が**基準点** reference point にあるときの指示値(標準状態に補正したもの)を線量に変換するための乗算係数であり，電離箱の標準状態の電離電流(または電荷)を線量(照射線量，空気カーマ，吸収線量)に変換するための係数をいう．

(4) **相互比較** intercomparison とは，同じ等級の測定器間で性能を比較するために行う測定をいう．

(5) **標準** standard とは，他の測定器に伝えるために，ある量の単位(またはその倍数か，約数)を定義し，物理的に表わし，保存し，または再現するための測定器をいう．

(6) **一次標準** primary standard とは，度量衡学最高の特性を持った器械で，ある量の単位の決定を基本物理量の測定から行え，精度は国際的な測定機構に加わっている他の施設の同等の標準と比較することによって立証されているものをいう．すなわち，国家標準である．

(7) **二次標準** secondary standard とは，一次標準との比較によって校正された器械をいう．

(8) **三次標準** tertiary standard とは，二次標準との比較によって校正された器械をいう．

(9) **国家標準** national standard とは，ある国におけるある量の値を確定する基礎として，その量の他のすべての標準器の標準として国の公式な決定で認められたものをいう．

(10) **リファレンス機器** reference instrument とは，他の器械の校正のみに使う，十分高性能で安定性を持った測定器をいう．

(11) **フィールド機器** field instrument とは，現場でルーチンの測定に用いるのに妥当な性能と安定性を持った測定器をいう．

2) トレーサビリティ

トレーサビリティ traceability とは，各施設のリファレンス線量計が，その校正に用いられた上位の線量計をたどると国家標準に行きつくこと【遡及性】を指す．このように，計測器の表わす値が国家標準さらに国際標準にたどり着く経路が明らかで，かつ，表記された不確かさで国家標準さらに国際標準の値を反映していることをそれらが国家標準さらに国際標準に対しトレーサブルであるといい，このような体系が確立されていることをトレーサビリティという．すなわち，計量器の校正の道筋がユーザーの計測結果から国家標準まで切れ目なくつながっていることをいい，計量法でその制度が規定されている．なお，トレーサビリティの思想の発想は 1960 年代初期の米国といわれている[34]．国家標準にな

るものは「特定標準器」と呼ばれ,「指定校正機関」がそれを用いて二次標準の計量器(通称特定二次標準器)を校正して,校正証明書を発行する.一定の技術レベルをもち,特定二次標準器を保有して,「認定事業者」として認定された機関は,一般ユーザーの計量器を校正して,校正証明書を発行することができる[35)].

放射線分野では,「指定校正機関」は**(独)産業技術総合研究所(産総研)** The National Institute of Advanced Industrial Science and Technology (AIST) である.一方,(独)製品評価技術基盤機構の **JCSS；Japan Calibration Service System** による「認定事業者」として認められているのは,現在,防護レベルX線,γ線に関しては(社)日本アイソトープ協会,(財)放射線計測協会,(財)日本品質保証機構,(財)日本分析センター,および数社の株式会社等であり,放射線治療の線量に関しては**(財)医用原子力技術研究振興財団** Association for Nuclear Technology in Medicine である.それぞれの事業範囲に関してはそれぞれのホームページ等を参照のこと.

3) 国家標準

現在,わが国の線量標準は「指定校正機関」である産総研において管理されている.**表VI-3** に産総研のホームページ[36)]より作成した現在行われている線量標準の供給内容を示す.

現在,産総研の平行平板自由空気電離箱およびグラファイト壁空洞電離箱がわが国のX線,γ線の**空気カーマ(率)**および**照射線量(率)**の**国家標準(一次標準)**の原器として使用されている[36)].また,産総研ではβ線の組織吸収線量の標準も供給されている[36)].従来,X線,γ線の国家標準として照射線量が使用されてきた.2000 年国内の放射線障害防止法関係法令が改訂され,放射線防護量や実用量の産出量として,空気カーマが取り入れられた.それを受け,産総研ではX線,γ線の量の国家標準として,医療分野で使用されている水吸収線量の算出に必要な校正定数比の基本的な量としての照射線量,および空気カーマの線量標準が供給されている.さらに 2011 年より主に放射線治療用としての ^{60}Coγ 線の**水吸収線量**の直接的な線量標準(一次標準)の供給も開始されている.

(1) 低エネルギー X 線

産総研では,その医療分野および放射線防護分野と関連するX線線量標準として,中硬X線と軟X線の標準に用いるX線は,それぞれ管電圧 30～300 kV,10～50 kV のX線管から発生するX線にフィルタを介して得られるX線を用いている.また,マンモグラフィX線(20～35 kV)の線量標準の供給も行われている.そのX線の線質は一般に管電圧,半価層厚,および実効エネルギーを最大エネルギーで割った値である線質指標 QI 値で表わされている(第VIII章,B.4,参照).産総研では,QI 値が 0.4～0.9 のX線についての標準を設定している.

現在,基本線量計である平行平板自由空気電離箱を用いてX線の照射線量率が校正され,その値から空気カーマ率が求められている.なお,照射線量と空気カーマとの関係は

表VI-3 (独)産業技術総合研究所における線量計の校正(2011年，ホームページ[36]より作成)

放射線	線量(率)標準	「特定標準器」
X線(QI = 0.4～0.9) 　軟X線 10～50 kV 　中硬X線 30～300 kV 　マンモグラフィX線 　　20～35 kV 　　管球/フィルタ： 　　　Mo/Mo(32 mm), 　　　Mo/Mo(30 mm) 　単色軟X線	 空気カーマ(率)および照射線量(率) 空気カーマ(率)および照射線量(率) 空気カーマ(率)および照射線量(率) 強度(光エネルギー：100～3900 eV)	平行平板自由空気電離箱
γ線 　Co-60 　Cs-137 　Co-60	 $2.1 \times 10^2 \sim 1.3 \times 10^{-5}$ Gy·h^{-1} 　(空気カーマ率) $6.2 \sim 3.8 \times 10^{-7}$ C·kg^{-1}·h^{-1} 　(照射線量率) $1.8 \sim 2.4 \times 10^{-6}$ Gy·h^{-1}(空気カーマ率) $5.3 \times 10^{-2} \sim 7.1 \times 10^{-8}$ C·kg^{-1}·h^{-1} 　(照射線量率) 水吸収線量(率) 1.2×10^{-2} Gy·s^{-1} $0.1 \sim 220$ Gy	グラファイト壁空洞電離箱 (グラファイトカロリメータ)
β線 　Sr-90/Y-90, Kr-85, 　Pm-147	組織吸収線量	外装電離箱

注) 線質指標 QI $= E_{\text{eff}}/E_{\text{max}}$ と定義される((VIII-4)式を参照). ここで, E_{eff} は実効エネルギー, E_{max} は最大エネルギー(＝管電圧値)である.

(IV-18)式から求めることができる. X線空気カーマの標準は, 近年のX線利用の拡大に伴い, 種々のX線の遮蔽および公衆被曝線量の評価, 医療におけるX線の線量管理において重要となっている. 産総研では, (IV-18)式における $(1-\bar{g})$ の値として, X線では 1.0, ^{137}Csγ線では 0.9984 ± 0.0001, ^{60}Coγ線では 0.9970 ± 0.0002 を採用している[37].

産総研では, 現在, 図VI-6 に示すような平行平板自由空気電離箱の「特定標準器」を用いて, その標準線量を測定している. その規定面位置での空気カーマ率 $\dot{K}$ は(VI-1)式および(IV-18)式より次式で表わされる[38]. ただし, その表記法は変更している.

$$\dot{K} = \frac{I}{\rho_{\text{air}} V} \frac{W_{\text{air}}}{e} \frac{1}{1-g_{\text{air}}} \prod_i k_i \qquad \text{(VI-6)}$$

ここで，I は測定電流，$\rho_{air}V$ はブレンデ（入射口）径と電荷収集電極の長さにより決まる電荷収集体積中の空気の質量 [kg]，W_{air}/e は W 値 [J/C]，g_{air} は X 線によって放出された二次電子が空気中において制動放射により失うエネルギーの割合である．産総研では，W 値を国際的に合意されている乾燥空気の値である 33.97 ± 0.05 [J/C]，X 線の g_{air} の値としては当面 0 が用いられている．k_i は各種の補正計数であり，再結合による電荷損失の補正，空気中の湿度による電離量の補正，規定面と集電極中心との間の空気層による X 線の減衰の補正，電離箱内で生じた高速電子が電極等にエネルギー付与した分の補正，電離箱内で散乱された X 線による電離電荷に対する補正，入射口側面によって生成された散乱線による電離量の補正，電極間隔が不十分なために生じる二次電子の電離損失に対する補正などである[39]．しかし，これらの補正の大部分は 1% を超えることは少なく，無視はできないものの不確かさに及ぼす影響は比較的小さいと報告されている[38]．これら国家標準で校正された照射線量あるいは空気カーマ等から吸収線量を計算で求めることができる（第Ⅳ章，A.2. および C.2, 参照）[40]．

(2) γ 線

産総研において，^{60}Co と ^{137}Cs からの γ 線についての空気カーマ（率）および照射線量（率）の線量標準場が，ブラッグ-グレイの空洞理論に基づいて，グラファイト壁空洞電離箱を用いて測定され，その線量標準が供給されている．その γ 線のエネルギーは 0.66 MeV (^{137}Cs)，1.17，1.33 MeV (^{60}Co) であり，中硬 X 線および軟 X 線のエネルギーよりはるかに大きい．そのため生じる二次電子のエネルギー分布は，より高エネルギー側に分布している．したがって二次電子の最大飛程が長くなり，荷電粒子平衡を成り立たせるためには平行平板自由空気電離箱では現実的に無理であり，空気等価なグラファイト壁空洞電離箱を用いて γ 線の照射線量測定が行われている．すなわち，荷電粒子平衡を実現するための空気の厚さをグラファイトの壁厚に置き換えて電離箱を小型化している．照射線量および空気カーマは，上記の平行平板自由空気電離箱と同様に，検出した電荷量と空気の質量の比に基づいて求めている．模擬空気であるグラファイトと真の空気の違いは，補正係数として考慮されている．

現在，照射線量の一次標準として，図Ⅵ-8 に示すような構造を持った 2 種類の大きさのグラファイト壁空洞電離箱が使われており，その大きさは深さ 50 mm，内径 40 mm，および深さ 19.3 mm，内径 20 mm である．その照射線量は (Ⅵ-5) 式より次式で表わされる[37,39]．ただし，その表記法は変更している．

$$X = \frac{Q}{m} \frac{(\overline{\mu}_{en}/\rho)_{air}}{(\overline{\mu}_{en}/\rho)_{gra}} \frac{(\overline{S}/\rho)_{gra}}{(\overline{S}/\rho)_{air}} k_{loss} k_h k_{wall} k_{stem} k_{nu} \qquad (\text{Ⅵ-7})$$

ここで，Q はグラファイト壁空洞電離箱による信号電荷であり，m は空洞電離箱内の空気の質量であり，電離体積を V とすると次式で表わされる．

$$m = \rho_0 V \frac{273.15}{273.15 + T} \frac{P}{1013.25} \qquad (\text{VI-8})$$

ρ_0 は 0℃，1 気圧 (1013.25 hPa) における乾燥空気の密度で，その値は 1.2930 kg/m³，T と P は測定時の気温と気圧である．産総研では電離体積 V は，電離箱壁内の体積だけでなく，中心電極の基部周辺での電荷収集も考慮されて決定されている．産総研では一般に気温，気圧については，22℃，1 気圧 (1013.25 hPa) における校正定数として証明書が発行されている[37]．(VI-7) 式の μ と S は光子に対する質量エネルギー吸収係数と電子に対する質量阻止能であり，添え字の air と gra は，それぞれ空気とグラファイトを示し，記号の上の横線はそれぞれのエネルギー分布に対する平均値を示している．なお，産総研では，$(\overline{\mu}_{en}/\rho)_{air}/(\overline{\mu}_{en}/\rho)_{gra}$ の値として，^{137}Cs の場合は 0.9996，^{60}Co の場合は 0.9990 が，$(\overline{S}/\rho)_{gra}/(\overline{S}/\rho)_{air}$ の値として，^{137}Cs の場合は 1.0104，^{60}Co の場合は 1.0010 が採用されている[37]．(VI-7) 式の各 k は補正計数であり，順番にイオンの再結合や拡散による電荷損失，空気湿度の電離電荷生成に及ぼす影響，電離箱壁による γ 線の減弱効果と散乱線の寄与，電離箱のステムによる散乱線の寄与，γ 線場の非一様性，に対する補正係数である[37]．なお，これらの補正の一部に関しては一般ユーザーによる測定においても考慮しなければならず，それらについては 5. 節で説明する．

産総研では，現在放射線治療で使用されている水吸収線量を校正するために，**グラファイトカロリメータ** graphite calorimeter を使用した直接的な水吸収線量（率）の線量標準の供給が開始された[36]．産総研における水吸収線量は水の中での吸収線量で評価されている (E.3，参照)．グラファイトでなく水カロリメータは定義に忠実であるが，温度勾配による対流があり，さらに測定温度が 4℃ である必要があり，熱容量が大きく温度変化が小さいなどの短所があり，実際にも水カロリメータを取り扱うのは難しい．一方，グラファイトは水吸収線量への変換が必要だが，熱容量が小さく温度制御が比較的容易であるため，産総研では，他国でも使用例が多いとの理由により，グラファイトカロリメータを作成し，グラファイトと水との比較を行うことで，水吸収線量が評価されている[41]．

(3) β 線

その医学利用および放射線管理の点からも要望がある β 線の組織吸収線量の線量標準が供給されている．その線量は皮膚の等価線量 (70 μm 線量当量，$Hp(0.07)$) につながる皮膚表面から 0.07 mm 深度における吸収線量 $Dt(0.007)$ の線量標準が供給されている (第 IX 章，B.2.2)，参照)．β 線源はスタンドに固定され，その吸収線量を外挿電離箱の電荷収集で測定している．外挿電離箱は円筒型をしており，その β 線入射窓の質量厚が 7 mg/cm² 前後の複数の薄膜フィルタを用意して，組織吸収線量の測定を行い，内挿法により $Dt(0.07)$ を求めている．

4) 二次標準
(1) 防護レベル X 線, γ 線
防護レベル X 線, γ 線に関しては JCSS により数施設の「認定事業者」が認定されている (2), 参照). 一般ユーザーの防護レベルの X 線, γ 線のサーベイメータ等は「認定事業者」の特定二次標準器を用いた校正によって, その校正証明書を発行してもらえる. その X 線による校正は一般に空気カーマで校正されており, (IV-71)式から媒質と空気との質量エネルギー吸収係数比より吸収線量を求めることができる. また, 照射線量での校正なら, (IV-69)式を用いた f-ファクタにより吸収線量を求めることができる.

(2) 低エネルギー X 線
最近では, 防護レベルの X 線のみならず, 放射線診断領域 X 線の吸収線量を測定したいとの要望も生じており, 現在, その二次標準校正システムの構築が試みられている. 一方, 低エネルギー X 線による放射線治療では, わが国ではほとんど行われなくなっているが, 長年表在性疾患に対して 10〜100 kV 程度の低エネルギー X 線による治療が行われてきたために, 低エネルギー X 線の線量測定プロトコールも準備されている[40]. その測定には, 校正証明書を発行された電離箱を用いた測定によって, 上記した質量エネルギー吸収線量比等により吸収線量を得ることができる. しかし, その場合には, 次の注意が必要である[40].

(1) 照射体がどのような形, 大きさ, 深さかにより電離箱測定値への散乱線を評価する.

(2) 質量エネルギー吸収係数比および f-ファクタは単一エネルギーについては正確なデータが存在するが, 照射体での X 線エネルギースペクトルに対してはその平均値を採用する.

(3) エネルギースペクトルにより電離箱の感度が校正時から異なることに対する補正が必要である.

(4) 置換係数, 擾乱補正係数等の検討が必要な場合が生じる.

(3) ^{60}Co γ 線 (放射線治療用)
放射線治療における高エネルギー X 線, γ 線, 電子線, 陽子線, 重粒子線等の治療用線量の線量標準の供給は, 国家標準(一次標準)の ^{60}Co γ 線標準場より二次標準が校正値を受け, 一般ユーザーに提供する形でトレーサビリティが確保されている. わが国では, 1971 年に日医放医療用線量標準センターが発足し, 1976 年に第 1 回医療用標準線量研究会が開催された. 2004 年に日医放医療用線量標準センターがその業務を終了し, 新たに医療用線量標準センターとして**(財)医用原子力技術研究振興財団**による線量計校正が開始され, 2008 年にこの財団が JCSS により「認定事業者」として登録された(第 I 章, D, 参照).

放射線治療の線量は患者への線量投与は 5% 未満の精度で実施されなければならない

が，これを満たすために，出力線量評価を2.5%の精度で，投与線量計算で4.3%の精度で行う必要がある(第Ⅶ章，B.1，参照)．線量計の校正値に関する誤差の評価を行うと，国家標準の不確かさは0.5%である．(財)医用原子力技術研究振興財団による報告[42]によると，2004年度に564台であった線量計校正台数は，2009年度には885台に増加している．電離箱の校正本数については，2004年度に1,188本，2009年度では2,071本となっている．このうち円筒形電離箱の本数が63～65%で，残りが平行平板形電離箱となっている．放射線治療用線量計の校正の実際に関しては，第Ⅶ章，C.1.で説明する．

4. リファレンス線量計

線量計の医療使用においては，その絶対測定の困難性のために，産総研の国家線量標準を一次標準として校正された一般に種々の線量計(主に空洞電離箱)を**相対線量計**として使用している．図Ⅵ-1に示したように，相対線量計にはリファレンス線量計とフィールド線量計がある．

相対線量計であるX線，γ線の放射線防護領域に使用されるサーベイメータ等の線量計は，一般に国家標準との比較による校正定数を取得した器具が購入使用されている．それらには，特にリファレンス線量計はなく，また，それぞれのサーベイメータ等は決められた頻度では国家の線量標準との再校正は行われていない．

一方，放射線治療分野では，その治療線量の厳格な管理のもとに放射線治療が行われている．**日本医学放射線学会** Japan Radiological Society；**JRS**では，日本における放射線治療の線量の**品質保証** Quality Assurance；**QA**を高めるために，**医療用線量標準センター**を設置し，すべての放射線治療施設では医療用線量標準センターの^{60}Coγ線場で校正され，校正定数を得たそれぞれの放射線治療施設のリファレンス線量計を使用することを勧告している．なお，現在，医療用線量標準センターは**医用原子力技術研究振興財団線量校正センター** Association for Nuclear Technology in Medicine, Therapy-Level Dose Calibration Centerのみである．

各放射線治療施設は，1年に一度の頻度で校正されたリファレンス線量による測定によって，治療線量の評価を行いその放射線治療が行われている．そのとき，リファレンス線量計の電離箱と測定器とを別々に校正している場合には，**電位計校正定数** calibration factor of an electrometer；k_{elec}が必要となる．つまり真の電荷量に対する測定器の指示値の校正定数である．k_{elec}の変動は±0.5%以内でなければならない．現時点では，電離箱と測定器とを一体の線量計として標準センターで校正しており，そのk_{elec}は1.0である．現在，標準センターで電離箱と測定器との分離校正を視野に入れ，その電位計校正の準備がすすめられている．

一般に，放射線治療施設は**リファレンス線量計**として**指頭形空洞電離箱**と**平行平板形電離箱**の2つの線量計を保持している．一方，日常の種々の線量測定にはリファレンス線量

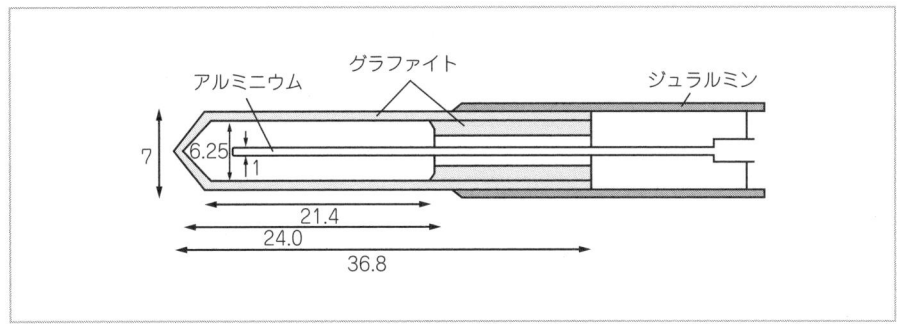

図Ⅵ-9 ファーマ形電離箱の構造

計と使用線束で使用者により校正するフィールド線量を使用する場合が多い．すなわち，各施設で使用される線量計は国家標準とのトレーサビリティが要求されている．これら放射線治療における線量測定法に関しては**標準測定法 01** Standard Dosimetry 01[43)]が報告されている．放射線治療における線量測定の実際については第Ⅶ章で説明する．

標準測定法 01 では，医療用線量標準センターで校正された指頭形電離箱である**ファーマ形[電離箱]線量計** Farmer type [ionization chamber] dosimeter あるいは平行平板形電離箱(電子線用)をリファレンス線量計と定めている．図Ⅵ-9 にファーマ形電離箱を示す．ファーマ形電離箱は英国の病院物理学者 Farmer の名前を冠した円筒形(指頭形)電離箱[44)]で，およそ電離容積 0.6 cc，円筒形部外径 7 mm，円筒形部内径 6 mm，円筒形部長さ 24 mm 前後 のサイズを持つ．中心電極材質にアルミニウム等，円筒形部材質にはアクリル樹脂，グラファイト等が用いられている．それらは複数のメーカから供給されている．

図Ⅵ-10 に，**日本医学物理学会** Japan Society of Medical Physics；**JSMP** の前身の日本医学放射線物理学会 Japanese Association of Radiological Physicists；JARP により開発された **JARP 線量計** JARP dosimeter の電離箱とその断面図を示す．**JARP 形電離箱** JARP type dosimeter とは，JARP 線量計の電離箱およびこれに準ずる電離箱で，電離容積 0.6 cc，電離箱(0.5 mm 厚)，^{60}Co 用ビルドアップキャップ(3.9 mm 厚 ±1 mm)ともにアクリル樹脂(密度 1,180〜1,190 kg/m^3)でできた指頭形電離箱で，内径 6 mm，円筒形部の長さ 20 mm±2 mm を満足するものをいい，ファーマ形線量計の一種である．医療用線量標準センターでは，準標準線量計(医療用二次標準器)として JARP 線量計が使用されている．

図Ⅵ-11 に平行平板形電離箱とその断面図を示す．平行平板形電離箱は薄く，ファントム中に挿入できる構造の自由空気電離箱である．平行平板形電離箱の電離容積は 0.03〜0.3 cc 程度が使用され，主に**表面線量** surface dose および**深部線量** depth dose の変化が大きい X 線のビルドアップ領域および電子線深部線量の測定に用いる．電子線線

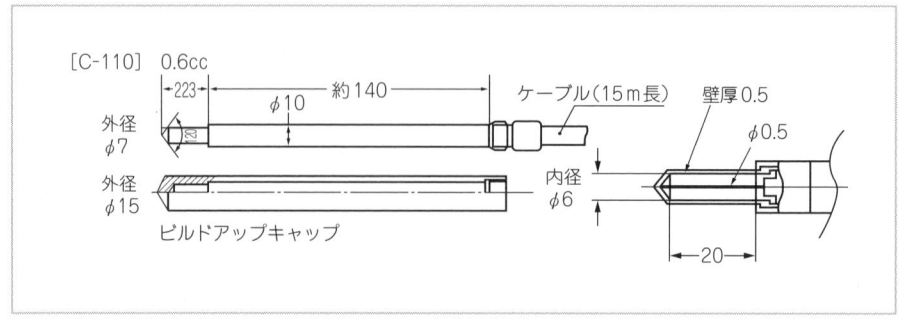

図Ⅵ-10　JARP 線量計の電離箱[31]
有効容積：0.6 cc
外側電極壁材質：アクリル
中心集電極材質：アルミニウム
ビルドアップキャップ：アクリル

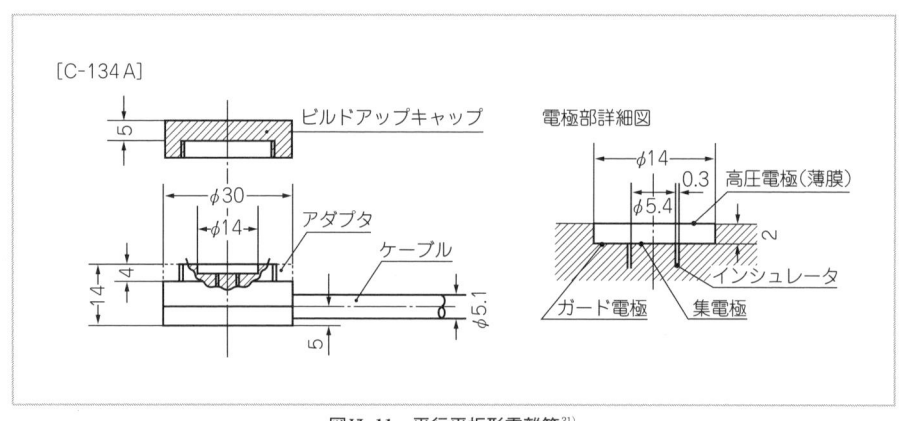

図Ⅵ-11　平行平板形電離箱[31]
有効容積：0.046 cc
外側電極壁材質：アルミ蒸着・マイラー薄膜
集電極材質：カーボン塗・布アクリル
ビルドアップキャップ材質：アクリル

量測定の場合には，空気空洞 20 mmφ × 2 mm 以下，集電極 10 mmϕ の平行平板形電離箱を装備した線量計をリファレンス線量計と定めている．

5. 測定における検討項目

電離箱による線量測定は最も簡単で，しかも精度の高い方法として広く利用されてい

表Ⅵ-4 相対測定時の電離箱による測定における検討項目

検討項目	検討必要度の分類	測定値の補正法
1. 漏洩電流の有無	○	測定前後にその量を確かめる
2. ステム漏電効果の補正	○	ステム部の照射野内有無により比較する
3. 極性効果の補正： （極性効果補正係数 k_{pol}）	△	印加電圧を正負に切り換え指示値の平均をとる
4. イオン再結合損失の補正： （イオン再結合係数 k_s）	◎	イオン再結合の補正を行う
5. 後方散乱の補正	△	平行平板形のエネルギー依存性を考慮する
6. 温度気圧の補正： （温度気圧係数 k_{TP}）	◎	気温気圧の変化による電離箱内の空気分子数の変化補正を行う
7. 壁効果の補正 （壁の補正係数 k_{wall}）	△	空気等価壁による減弱と散乱の補正を考慮する
8. 放射線場非一様性の補正 （非一様性場の補正 k_{nu}）	△	ビーム方向に依存する放射線場非一様性に対する補正を考慮する

検討必要度の分類　◎：絶対必要，○：必要，△：時に必要

る．しかし，電離箱の指示値である電荷量の観測値は真の値を示しているとは限らない．さらに，電離箱はその測定原理は同じであるが，測定器の形状，測定線質，測定環境等により必要となる検討すべき補正項目も異なる．一般に線量測定では，その観測値に種々の補正を行い吸収線量等への変換が必要となる．その絶対測定時に必要となる各種補正が数種類存在する．また，そのうちのいくつかの補正は相対測定時にも考慮しなければならない．**表Ⅵ-4**に一般に行われる相対測定時の電離箱による測定において検討しなければならない項目とその補正法の要約を示す．

1）漏洩電流

電離箱空洞内で発生する微小電荷は，集電極に集められ，外部からの不必要な電荷の流入あるいは流失を防ぎ，一般に増幅されて電位計で観測される．しかし，理想的な絶縁体が存在しないため，わずかであっても不必要な電荷の流入または流出が線量測定での誤差の要因となる．その1つに放射線照射と無関係に発生する**漏洩電流** leakage current がある．漏洩電流は，絶縁体表面を通して流れる場合が多く，そのよごれに影響され，電離箱部分と本体をつなぐケーブルの接合部（コネクタ）の表面を清潔に保つ必要がある．一般に，漏洩電流は湿度に影響し，特に湿度の多い日本では，電離箱の保管に注意しなければならない．専用のデシケータ内の乾燥状態で保管することによって電離箱を湿度およびよごれから保護できる．また，高圧電極から絶縁体表面を通じて集電極に流れる漏れ電流を

防ぐために，一般に保護電極を有する電離箱が使われる．また，ケーブルに不必要な力が加わると摩擦，曲げ等により漏洩電流が発生することがあり注意しなければならない．しかし，最近のケーブルではその漏洩電流の発生は少ない．

漏洩電流は，測定前後でその有無を調べる必要があり，少なくとも，測定値の 0.1 % 以下でなければならない．

2) ステム漏電効果

電離箱のステム（柄）部や電離箱と計測部である電位計をつないでいるケーブルに放射線が照射されると，電子が帯電，流失して漏洩電流が発生する．この現象を**ステム（漏電）効果** stem (leakage) effect という．この原因として，光子の場合は光電効果，コンプトン効果等による電子の流入または流出による．また電子線の場合は，入射電子そのものが測定回路に流入することによる．放射線の照射による絶縁体の導電率の変化に伴い，漏洩電流が生じることもある．電離箱には，これらの漏洩電流が発生しにくいように，ステムおよびケーブルの電荷を運ぶ導電体の容積を小さく，低雑音加工がなされている．いずれにしても，電離箱の有効電離容積以外のステムおよびケーブルに対して，不必要な照射を避ける配慮が必要である．

ステム漏電効果は，図Ⅵ-12 に示すように，ステムおよびケーブルの照射の有無による指示値を比較することにより調べることができる．

3) 極性効果

電離箱の印加電圧の極性が正か負によって，その指示値が異なる現象を**極性効果** polarity effect という．一般に，電離箱の中心電極が小さく，内径 6 mm 程度の円筒形電離箱における極性効果は少なく，このことを実測で確認した後であれば，実用的には通常使用の一方の極性だけの測定でよい．しかし平行平板形電離箱では，常に極性効果を考慮しなければならない．

極性効果は，ステム漏電効果と同じく，電極への電子の帯電，流失が原因と考えられている．極性効果の原因は，光子線の場合と電子線の場合とで異なる．光子線の場合，二次電子の放出が主な原因とされ，集電極や絶縁体の体積に大きく影響される．一方，電子線の場合，入射電子が集電極または絶縁物中で止められ，集電極またはその電気的結線系に運ばれるのが主な原因と考えられている．したがって一般的に，負イオンを集めて測定する場合の方が，正イオンを測定する場合よりも指示値が大きい．この効果は，ファントム中の測定点の深さや，電子の入射エネルギーに依存する．止められる電子の数は，集電極の体積および照射される絶縁体の体積に比例するので，絶縁能力や機械的強度の許す限り，これらの体積を少なくしなければならない．

極性効果は，印加電圧の極性を切り換えて，正および負イオンの平均値をとる．この場

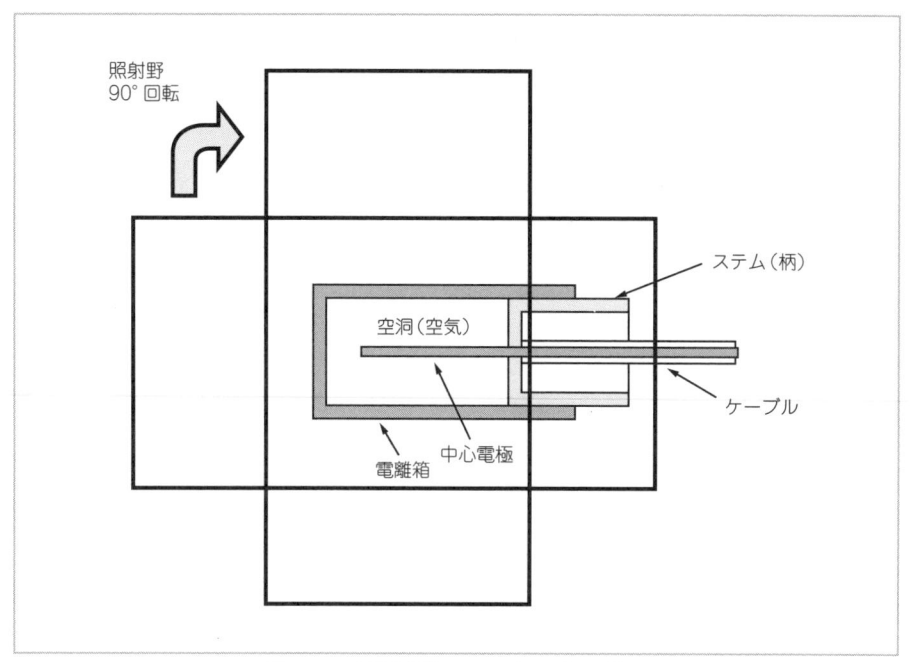

図Ⅵ-12 空洞電離箱のステム漏電効果の検証
長方形照射野あるいは電離箱を 90°回転させて空洞電離箱を照射することにより，ステムとケーブルが照射野内と外になるときの測定比較から調べることができる．

合，極性を切り換えた直後の電離箱は不安定なため，十分な時間をおいて測定する必要がある．その**極性効果補正係数** correction factor for polarity effect；k_{pol} は，次式で表わされる．

$$k_{pol} = \frac{|\overline{M}_{raw}^+| + |\overline{M}_{raw}^-|}{2|\overline{M}_{raw}|} \tag{Ⅵ-9}$$

ここで $\overline{M}_{raw}^+$ および $\overline{M}_{raw}^-$ はそれぞれ正と負の電圧を印加して3回以上の測定により得られた指示値，$\overline{M}_{raw}$ は電離箱の校正の際に用いた極性によって得られた指示値である．

4) イオン再結合損失

線量測定に電離箱を用いるのは最も実用的な方法であるが，この場合，電離容積内で照射により発生したイオン対が，再結合により失われることがある．電離箱中で生成されたイオンの一部は**イオン再結合**や後方散乱によって電荷が失われる．空洞電離箱による線量測定では，この電荷損失に対する補正係数 k_{loss} がある (3.3)(2)，参照)．しかし，医療で使用する高エネルギー光子線の場合は，拡散，後方散乱による電荷損失は少なく，ここで

は，主にイオン再結合補正について説明する．

一般に医療レベルのパルス放射線においては，電離箱に入射する放射線パルス当たりの電離密度が高いので，イオン再結合が起こり，電離箱の**イオン収集効率** ion collection efficiency が低下する恐れがある．このイオン再結合は連続的放射線照射でも起こるが，特に放射線診断領域のＸ線管および放射線治療領域の加速器からのパルスビームの線量測定には，イオン再結合の補正が重要になる．市販の電離箱では，この点を考慮してかなり高い電圧を与えているものが多い．

イオン再結合には，**初期イオン再結合** initial (or columnar) ion-recombination と**一般イオン再結合** general ion-recombination (または**体積イオン再結合** volume ion-recombination) がある．初期イオン再結合は，一つの飛跡に沿って生じるイオンの再結合を指し，LET に依存するが線量率には依存しない．気圧の高い電離箱あるいは低エネルギーの重荷電粒子の測定で問題となるが，医療で一般的に使用するＸ線や電子線に対しては普通の電離箱では線量率に関係なく非常に小さいので無視できる．一方，一般再結合は多数の飛跡相互間の再結合を指し，電離箱中の電離密度に依存し，医療領域では，常にその補正の必要性についての検討が必要となる．

以下に一般イオン再結合について説明する．これをパルス放射線と連続放射線の場合とに分けて考察する．Ｘ線管および加速器からのＸ線および電子線は前者に属し，^{60}Co などの γ 線は後者に属する．一般イオン再結合の起こる割合は，主に線量率，および電離箱の印加電圧および大きさ，形状に依存し，連続放射線の場合とパルス放射線の場合に分けて計測しなければならない．

電離箱の集電極印加電圧が可変の場合には，**2 点電圧法** two point technique (or two voltage method) でイオン収集効率を求めることができる．2 点電圧法には，任意2 点電圧法および1/2 電圧法がある．一般に，正確な電離箱の形状，単位体積中の電離量，パルス数等を使用しなくてすむ簡便な1/2 電圧法が採用されている．

一方，各電離箱形状についてパルス放射線および連続放射線の場合におけるイオン収集効率の近似式 (**Boag の式**[45]) が提出されているので，2 点電圧法の採用が困難な場合には Boag の式を採用する．

(1) 2 点電圧法

2 点電圧法では，常用印加電圧 V_1 とそれよりも低い電圧 V_2 を印加することによって得られるそれぞれの指示値を適用して，**イオン再結合補正係数** ion-recombination (correction) factor ; k_s を求める．使用する測定器の $V_1/V_2 \geq 3$ が不可能であれば，≥ 2 を用いることとする．M_1, M_2 はそれぞれ V_1, V_2 によって得られた指示値を表わし，それぞれの印加電圧における極性効果の補正がなされていなければならない．この測定では，印加電圧を変換した後，指示値が安定するまで数分は待つ必要がある．この時間は電離箱によって異なるのであらかじめ調べておく．

表VI-5 パルス放射線のイオン再結合補正係数の計算に用いる定数[43]

V_1/V_2	パルス放射線		
	a_0	a_1	a_2
2.0	2.337	−3.636	2.299
2.5	1.474	−1.587	1.114
3.0	1.198	−0.875	0.677
3.5	1.080	−0.542	0.463
4.0	1.022	−0.363	0.341
5.0	0.975	−0.188	0.214

観測された電離電流と飽和電離電流，または観測された電離電荷と飽和電離電荷の比を**イオン収集効率** ion collection efficiency；fといい，その逆数($=1/f$)をイオン再結合補正係数k_sという．

パルス放射線の場合のイオン再結合補正係数k_sは次式から導かれる．

$$k_s = a_0 + a_1\left(\frac{M_1}{M_2}\right) + a_2\left(\frac{M_1}{M_2}\right)^2 \tag{VI-10}$$

ここで，a_iは**表VI-5**に示した決められた定数である．

連続放射線の場合のイオン再結合補正係数k_sは次式から導かれる．

$$k_s = \frac{(V_1/V_2)^2 - 1}{(V_1/V_2)^2 - (M_1/M_2)} \tag{VI-11}$$

(2) Boagの式による方法

(a) パルス放射線

この場合は，電離箱中に生じるパルス当たりの電離密度が重要となる．電離箱中に発生するパルス当たりの電離密度をrとすると，イオン収集効率fは，Boag[45]によれば次式で与えられる．ただし，SI単位を基本とする．

$$f = \frac{1}{u}\ln(1+u) \tag{VI-12}$$

$$u = \mu\frac{rd^2}{V} \tag{VI-13}$$

ここで，$\mu \fallingdotseq 3.00 \times 10^{10}$，$V=$印加電圧 [V]，$d=$電極間隔 [m]，$r=$電離箱中に発生するパルス当たりの電離密度 [C m^{-3} pulse^{-1}] である．

イオン再結合損失補正係数k_sと収集効率fは，逆数の関係にあり，$k_s = 1/f$となる．(VI-12)，(VI-13)式は平行平板形電離箱について得られた式であるが，電極間隔dを次のd_{cyl}，d_{sph}で置き換えると円筒形および球形電離箱についても同式が適用できる．

円筒形電離箱：
$$d_{cyl} = (a - b)K_{cyl} \tag{VI-14}$$

$$K_{cyl} = \sqrt{\frac{(a/b + 1)}{(a/b - 1)} \frac{ln\,(a/b)}{2}} \tag{VI-15}$$

球形電離箱：
$$d_{sph} = (a - b)K_{sph} \tag{VI-16}$$

$$K_{sph} = \sqrt{\frac{1}{3}\left(\frac{a}{b} + 1 + \frac{b}{a}\right)} \tag{VI-17}$$

a は外側電極の半径，b は中心電極の半径である．パルス当たり発生する電離密度 r の代わりに，集電極に集められる電離密度 p を用いた方が実用的である．この場合，f は次式で与えられる．

$$f = \frac{\nu}{e^\nu - 1} \tag{VI-18}$$

$$\nu = \frac{\mu p d^2}{V} \tag{VI-19}$$

ここで，$p =$ パルス当たり集められる電離密度 [C m^{-3} pulse^{-1}] である．

電離密度 [Cm^{-3} 単位] の絶対測定は難しい．しかし，これは電離箱の指示値 M_{raw} と N_C [C kg^{-3} 単位] の積の値から近似する．すなわち，基準条件(22.0℃，101.33 kPa)における空気の密度(1.197 kg m^{-3})をこの $M_{raw}N_C$ に乗じ，その値を照射時間 [sec 単位] で割り，さらにパルス繰り返し数で割った値を p の値とする．

(b) 連続放射線

電極間隔 d の平行平板形電離箱のイオン収集効率は，次式で与えられる．

$$f = \frac{1}{1 + \frac{1}{6}\xi^2} \tag{VI-20}$$

$$\xi = \kappa \left(\frac{d^2\sqrt{q_0}}{V}\right) \tag{VI-21}$$

ここで，$\kappa \approx 2.01 \times 10^7$，$V =$ 印加電圧 [V]，$d =$ 電極間隔 [m]，$q_0 =$ 電離箱中に毎秒発生する電離密度 [C m^{-3}s^{-1}] である．

図VI-13に，ξ に対する収集効率 f を示す．q_0 は飽和電離電流 i_0 に相当し，これを測定することは一般に難しい．しかし，電離箱の電極に毎秒集められる電離密度 q は電離電流 i に対応し，測定できる量である．$f = i/i_0 = q/q_0$ であるから，(VI-21)式から q_0 を消去すると，次式となる．

$$f = 1 - \frac{1}{6}\frac{\kappa^2 d^4 q}{V^2} = 1 - \frac{\xi'^2}{6} \tag{VI-22}$$

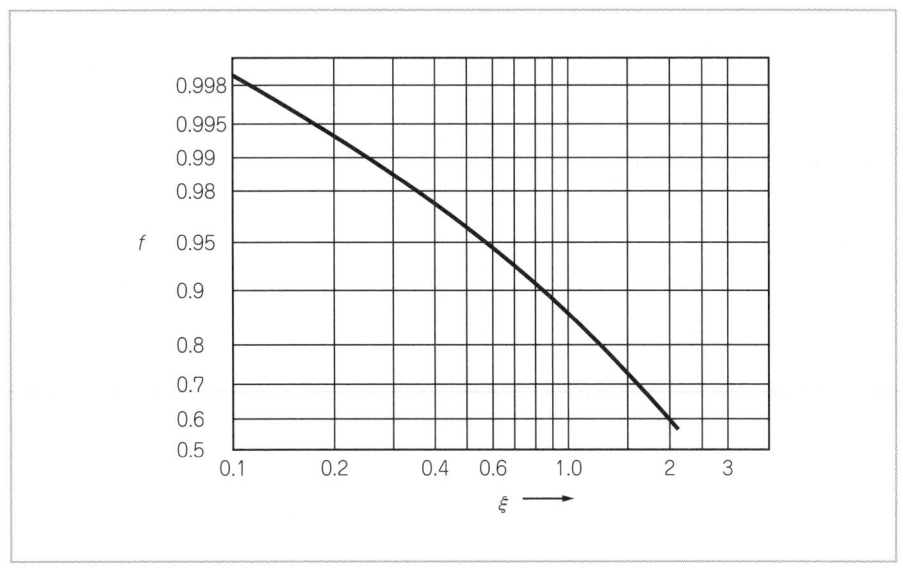

図Ⅵ-13 連続放射線に照射された電離箱内における収集効率[45]

$$\xi' = \kappa \left(\frac{d^2 \sqrt{q}}{V} \right) \quad (\text{Ⅵ-23})$$

ここで，$q =$ 電離箱中で毎秒集められる電離密度 [C m^{-3} s^{-1}] である．

電離密度 [C m^{-3} 単位] は，前項のパルス放射線の場合と同様に，指示値 M_{raw} とコバルト校正定数 N_C の積の値から近似する．すなわち，基準条件での空気の密度をこの $M_{raw} N_C$ に乗じ，その値を照射時間で割った値を q とする．電極間隔は，平行平板形電離箱では幾何学的間隔 d，円筒形と球形では (Ⅵ-14)式，(Ⅵ-16)式の d_{cyl}，d_{sph} を用いる．

5) 後方散乱

平行平板形電離箱の場合，絶縁や機械的強度のために，ある厚さの後方物質が必要である（図Ⅵ-11 参照）．この後方物質がファントム物質と異なれば，後方散乱の差が生じる．この現象を電離箱における**後方散乱** backscatter という．その補正係数は，物質の原子番号や容積が大きくない限り，ほぼ1に近い．空気中で測定する場合，後方物質の原子番号や体積の違いにより，指示値に差を生ずる場合があり，後方散乱物質が少なく，またプラスチック等の低原子番号物質による構造の電離箱を用いることを推奨する．また，電子線測定における平行平板形電離箱に対する後方散乱の影響は，エネルギー依存性も考慮する必要がある．

一方，指頭形電離箱の場合には，その構造上から一般に後方散乱の補正は必要ない．

6) 温度気圧

電離箱内の空気分子数(質量)，すなわちその電離量は，その空気温度，気圧により変化する．通気性のある電離箱内空気の温度および気圧による質量変化を補正するための係数を**温度気圧[補正]係数** temperature and pressure correction factor；k_TP という．

$$k_\mathrm{TP} = \frac{273.2 + T}{273.2 + T_0} \cdot \frac{P_0}{P} \qquad (\mathrm{VI}\text{-}24)$$

ここで，T，P は測定時の温度と気圧．T_0 と P_0 は基準条件の温度と気圧である．その基準温度に関しては0℃，1気圧である．しかし，わが国では産総研における校正証明書の発行時も含め，その基準状態として $T_0 = 22.0℃$，$P_0 = 101.33\,\mathrm{kPa}$ が採用されている．すなわち，(VI-24)式は次式となる.

$$\begin{aligned} k_\mathrm{TP} &= \frac{273.2 + T}{273.2 + 22.0} \cdot \frac{101.33}{P} \\ &= 0.3433(273.2 + T)/P \end{aligned} \qquad (\mathrm{VI}\text{-}25)$$

なお，通気性のある電離箱に関して，電離箱の校正定数が乾燥空気について与えられている場合に，湿度の影響による電離箱の応答の違いを補正する**湿度補正係数** humidity correction factor；k_h がある(3.3)(1)および(2)，参照）．一般的な空調がなされた環境での湿度範囲内で測定を行えば，k_h 値として 0.9975 が採用でき，その誤差は最大でも 0.1% である．医療における測定では，一般にこの誤差を容認して測定ごとの湿度補正はお互いにキャンセルできるとして特に湿度補正を行っていない．

7) 壁効果

空洞電離箱の壁厚は，電子平衡状態となる厚さが必要である．入射光子線はこの空気等価壁によって減弱，散乱し，さらに再度壁と反応して二次電子を発生し，空洞内にイオン対を生成する．すなわち，空気等価壁による減弱と散乱の補正係数 k_wall が必要となる(3.3)(2)，参照）．産総研における空洞電離箱による標準場の絶対測定では，モンテカルロ法を用いて補正係数 k_wall を得ている[37]．この補正は，校正定数を使用する照射線量および空気カーマの相対測定では，一般に考慮する必要はない場合が多い．しかし，放射線治療の水中の吸収線量を求める場合には，その補正が必要となる(第VII章，C.2.4)，参照）．

8) 放射線場非一様性

放射線場の絶対測定用電離箱の有感体積内における線量率はビーム方向に依存し，一定でない．この放射線場非一様性に対する補正係数 k_nu が必要となる(3.3)(2)，参照）．産総研における空洞電離箱による絶対測定では，モンテカルロ法を用いて補正係数 k_nu を得ている[37]．しかし，医療で空洞電離箱を使用する場合は空洞内の放射線場は一様であると

して使用する場合が多く，この補正係数は考慮しない場合が多い．

C. 半導体線量計

1. 概　論

線量測定に使用されている**半導体線量計** semiconductor dosimeter について説明する．現在，固体の放射線検出器である**シリコンダイオード検出器，ダイヤモンド検出器，MOSFET 線量計**が小型の線量計として，放射線治療の線量測定に使用されている．一方，シリコンダイオード検出器および MOSFET 線量計は放射線防護分野のポケット線量計としても使用されている（第Ⅸ章，C.2.1），参照）．これら半導体検出器の基本的な性質，検出原理等に関しては，第Ⅴ章，D. で説明した．

半導体線量計は，空気に比較して密度が約 2×10^3 倍でかつ W 値が約 1/10 程度であり，原理的には同じ容積を持つ電離箱に比べ約 2×10^4 倍もの感度を有し，優れた空間分解能を持つ超小型の線量計として使用することが可能である．また耐水性を持たせることも容易で，水ファントム中にそのまま挿入できる．感度が気圧の影響を受けないことも電離箱にはない利点である．半導体線量計は特に最近の定位放射線治療に使用されている小照射野内の線量測定に必要な線量計として使用されている[46]．また，蛍光線量計である熱蛍光線量計や蛍光ガラス線量計と比較すると，取り扱いが比較的簡単で，即時に線量値が得られる利点がある（D，参照）．

その使用に当たっては，これらの検出器は検出素子およびその周りの材質が組織や水，空気に比較して一般に高い原子番号を持つ場合が多く，その感度のエネルギー依存性には注意が必要である．また一部の製品では，エネルギー依存性を補償するために検出素子がフィルタで覆われている場合がある．そのような場合には，その製品が測定すべき線質に適合しているかどうかを確認する必要がある．

一般に，これらの検出器単体で絶対線量を評価することはできず，測定対象となる放射線場においてリファレンス線量計（電離箱）との比較校正が必要不可欠である．使用に当たっては前もって，放射線損傷，温度特性，線量率特性，方向依存性，線質依存性，エネルギー依存性（深さや照射野依存性を含む）等の諸特性を評価し，必要とする精度内で線量測定ができることを確認してから線量測定に用いる．なお，放射線防護用ポケット線量計は一般に二次標準で校正されて線量当量（Sv 単位）で測定値が表示されるが，その使用に当たっては適用可能範囲を確認する必要がある．

2. シリコンダイオード検出器

シリコンダイオード検出器のダイオードに放射線を照射すると，シリコン結晶中に多数の**電子―正孔対** electron-hole pair が生じ，電流源となる．この電流は線量率に依存し，シリコンダイオードはいわば固体の電離箱のような働きをすることから，線量計として使

用することができる．シリコンダイオード検出器の最大の特長は，印加電圧を与えずに線量のリアルタイム測定ができる点である．この特長を活かし，個人ポケット線量計，X線診断装置の管理測定用，患者体表面もしくは体内挿入用の線量測定用の線量計が市販されている．

3. ダイヤモンド検出器

ダイヤモンド検出器はシリコンダイオードと同様にいわば固体の電離箱として動作する．炭素の単結晶であるダイヤモンドは，生体や空気の平均原子番号に近いため，固体線量計でもエネルギー依存性は比較的小さい．またダイヤモンド検出器の使用に際しては，印加電圧ゼロでは照射しないこと，電圧を印加したあとに指定された線量を前照射すること等の電離箱にはないいくつかの注意事項がある．

4. MOSFET 線量計

MOSFET 線量計では放射線の照射によって生ずる電界効果の変化を線量測定に応用している点が特徴である．MOSFET に電離放射線を照射すると，絶縁酸化層に電子―正孔対が生成するが，両者の移動度が大きく異なるため，ドレイン電流を流すのに必要となるゲートのしきい値電圧が変化する．このしきい値の変化量が酸化層中での吸収線量に比例することから，MOSFET を線量計として使用することができる．MOSFET では，有感領域を $1\,mm^3$ 以下にすることが可能なため非常に高い位置分解能を有する．しかし，シリコンダイオード検出器の場合と同様に，高原子番号物質の検出器であるため，その感度のエネルギー依存性に留意する必要がある．MOSFET 線量計は小型であり放射線治療分野および個人ポケット線量計として使用されている．

5. CdTe 検出器

CdTe 検出器は組織等価物質より原子番号が大きく，直接的な吸収線量を測定する線量計としてはその使用には注意が必要である．しかし，エネルギー分解能が高く，特に X線のエネルギー測定には優れており，それを応用した線量計としての開発も進んでいる．また最近，小型で，警報付きポケット線量計，サーベイメータにも応用されている．

D. 蛍光線量計

1. 熱蛍光線量計

熱蛍光線量計(熱ルミネセンス線量計)thermoluminescence dosimeter；**TLD** として，LiF，CaF_2，$CaSO_4$:Tm，Mg_2SiO_4:Tb，BeO，$Li_2B_4O_7$:Cu などが開発され，その形状も，粉末，ガラス管封入粉末，棒状，板状，薄膜など各種ある[47,48]．現在，種々のTLD 素子と照射後の TLD 素子の熱発光量の読み取り装置が市販されている．TLD は積

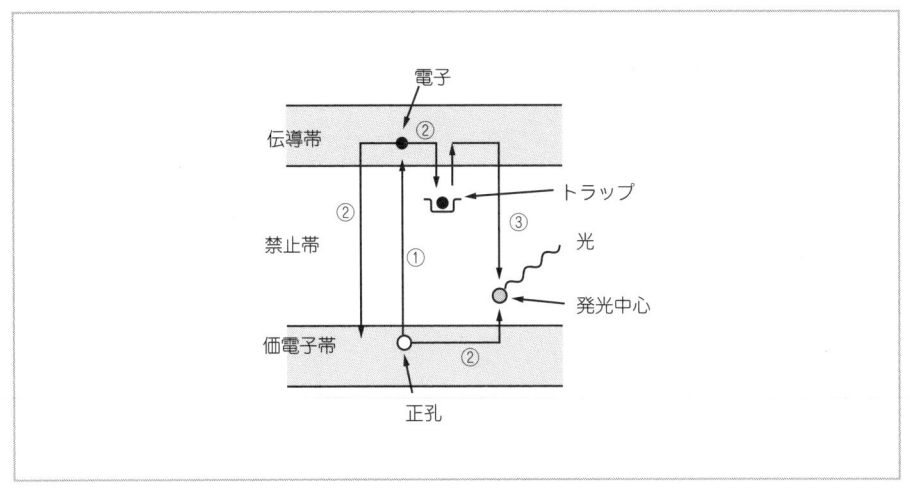

図Ⅵ-14 TLDの発光機構の説明図
本文参照.

算型線量計であり，一般に線量率計ではない．

　図Ⅵ-14にTLDの発光機構の説明図を示す．TLD結晶のエネルギー準位は無機結晶シンチレータの場合とほぼ同じである(図Ⅴ-16,参照)．ほとんどのTLD結晶はそのエネルギー準位を変化させ，禁止帯に局所的なエネルギー準位を持つトラップおよび発光中心(正孔捕獲中心)をつくるために故意に不純物(活性化物質)を導入して素子がつくられている．TLDの発光機構は次のように説明できる．① TLD結晶に放射線が照射されると，価電子帯の電子は十分なエネルギーを得て一般に数eVのエネルギーギャップで離れている伝導帯に移る．その結果，価電子体には電子が抜けた後である正孔ができる．② 電子と正孔はそれぞれの帯の中を自由に動くことができる．放射線照射により伝導帯に移った電子はその中を移動し，そこから価電子帯に再び戻ったり，禁止帯のトラップに落ち込んだりする．一方，正孔は価電子帯を移動し，さらに禁止帯の発光中心に捕獲される．TLD結晶の場合はトラップが深く，室温程度では落ち込んだ電子はトラップ内に留まっている．この状態で，③ TLD結晶を約300℃ぐらいまで加熱することにより，トラップ内の電子は飛び出し発光中心に落ち，正孔と再結合することにより，そのエネルギー準位差の光を放出する．この現象を熱ルミネセンスという．TLDでは放出された発光量を**光電子増倍管**で計測することにより，線量測定に利用している．TLDを線量測定に用いる場合，あらかじめ**アニーリング** annealingと呼ぶTLD素子の前加熱処理を行い，トラップの捕獲電子を放出してリセットしなければならない．TLDはアニーリング処理により何度も再使用可能である．

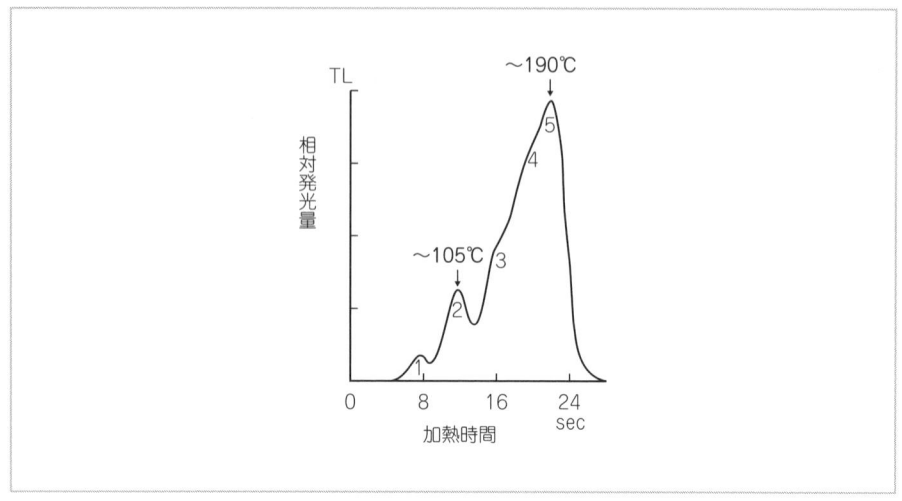

図Ⅵ-15 代表的なTLD素子であるLiFの典型的なグローカーブ
400℃，1時間のアニーリング処理した素子にγ線100 Rの照射直後に測定．

図Ⅵ-15に代表的なTLD素子であるLiFの典型的なグローカーブを示す．照射後の任意の時間にTLD素子の温度を室温から上昇させることにより，トラップからの電子がその温度に応じたトラップの深さから順次発光する．加温温度に対して発光量である光電管の出力電流をグラフ化した曲線（**グローカーブ** glow curve）を得ることができる．このグローカーブの形はTLD素子により決まり，グローカーブの高温側ほど深いトラップからの電子による発光である．本来，TLD素子はそのトラップのエネルギー準位が1つでグローカーブのピークである**グローピーク** glow peakが100〜300℃に1つである素子が理想的である．このグローピークの発光積算量が線量にほぼ比例することにより，線量測定に使用されている．

図Ⅵ-16に代表的なTLD素子であるLiFの線量特性曲線例を示す．TLDにはある線量以上で感度が増加する**超直線性** supralinearityを示す素子がある[49]．TLDは放射線防護領域の低線量域から放射線治療域の高線量域まで使用できるTLD素子が多い（図Ⅵ-2, 参照）．また高線量率の10^9 Gy/s程度まで線量率依存性がなく，ビルドアップ，ビルドダウン等の線量変化の激しい場所の測定が可能である．また，TLD素子は，照射後任意の時間にその熱発光量を計測でき，電離箱に比べ小型であり，目的に応じた種々の素子形状が可能であり，反復使用が可能であること等に特徴がある．しかし一方，感度のエネルギー依存性，非直線性，**退行**（フェーディング fading）現象，素子間のばらつき，被曝歴およびアニール処理による線量測定特性の変化，また，光または機械的刺激に対する感受性などの欠点をもつ素子がある等の欠点があり，TLDを使用するときには，素子の特性を十

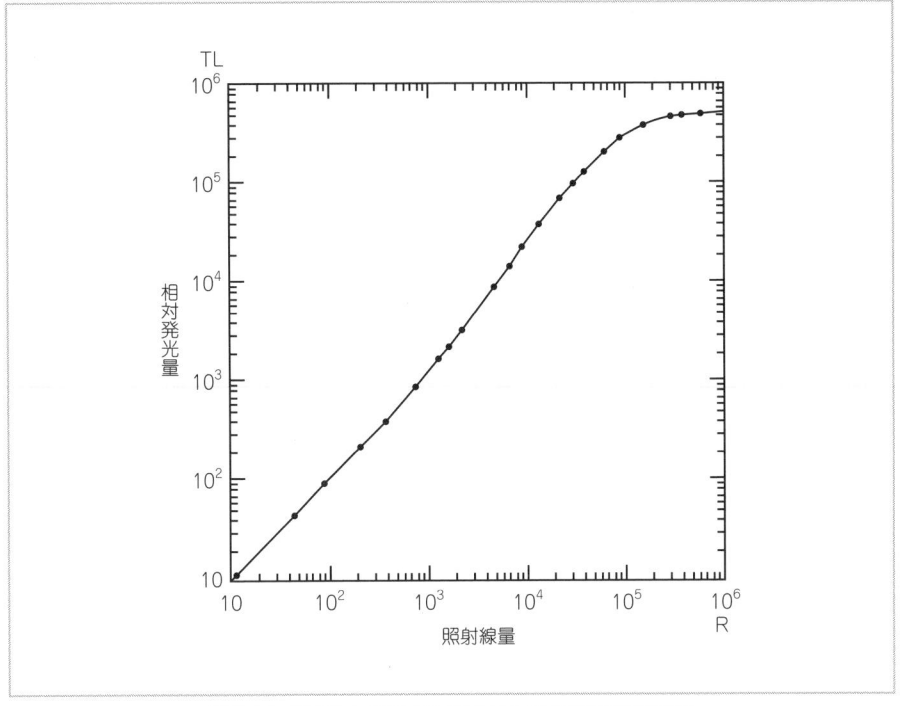

図Ⅵ-16 代表的な TLD 素子である LiF の線量特性曲線例

分知っておくことが必要である．

　一般に TLD による測定では約 ±5％ 程度の測定誤差を生じる場合が多い．TLD 素子を使用する前に，そのすべての特性を十分に調べておく必要がある．また，TLD では，絶対測定が不可能であり，一般に使用する度ごとに既知の放射線場においてその感度を校正する必要がある．特に現状では，市販されている素子間のバラツキが大きく，±5％ 以内の不確定度で線量を評価するためには，各素子(ロッド)毎に注意深くその感度を校正しなくてはならない．TLD は多くの欠点があるものの，その特徴を利用して放射線防護領域のポケット積算(被曝)線量計として放射線管理に使用されている(第Ⅸ章，C.2.1)(3)，参照)．また放射線治療では，線量変化の著しい境界領域あるいは照射後の投与した線量の確認等に使用されたり，またその特徴を利用して，施設間の郵送による治療装置出力線量評価に利用されたりしている．

2．蛍光ガラス線量計

　ガラス線量計 glass dosimeter には，放射線照射によりガラスの着色を利用する着色ガ

ラス線量計と，ラジオフォトルミネセンス radiophotoluminescence；**RPL** を利用する**蛍光ガラス線量計** photoluminescence dosimeter；**PLD**（radiophotoluminescence glass dosimeter または fluoroglass dosimeter；FGD）がある．しかし，着色ガラス線量計としてケイ酸塩ガラスにコバルトを添加したコバルトガラスは，$10^1 \sim 10^4$ Gy の範囲で線量直線性があるが，一般に高線量域で使用するために医療では使用されていない．

蛍光ガラス線量計 PLD は RPL 現象を利用したもので，現在，一般的に使用されている**銀活性リン酸塩ガラス** silver activated phosphate glass の**蛍光ガラス素子** radio-photoluminescence glass element の化学組成は，重量百分率で，P：31.55%，O：51.16%，Al：6.12%，Na：11.0% および Ag：0.17% である．また，光子の光電効果領域に対する実効原子番号は 10.9 である．

図Ⅵ-17 に蛍光ガラス線量計の発光機構の説明図を示す．そのガラス素子のエネルギー準位は TLD の場合（図Ⅵ-14，参照）とほぼ同じである．蛍光ガラス線量計の発光機構は次のように説明できる．① 蛍光ガラス線量計の銀活性化燐酸塩ガラスは放射線を照射されると価電子帯で電子および正孔が形成される．② 電子は伝導帯に上げられ，ガラス構造中の Ag^+ に捕獲され Ag^0 となる．一方正孔は一旦 PO_4 に捕獲されるが，時間の経過とともに Ag^+ へ，さらに Ag^{2+} に移行する．この禁止帯中の Ag^0 および Ag^{2+} がともにガラス中で RPL 中心となる．③ ガラス素子に紫外線パルスを照射すると，励起されて発光中心から正孔および電子を放出して発光する．この現象を RPL という．この RPL 量は素子の吸収線量に比例することから線量計として利用されている．

PLD ガラス素子は，RPL 中心の安定性が高く，フェーディング（退行）が年間 1% 以下とほとんどなく，線量率依存性は TLD とともに実用的にはほとんどないことが知られている．また，ガラスの均一性がよいので測定値の変動が変動係数 ±2% 以下と非常に小さく，約 0.1 mGy～10 Gy までは直線性も確認されている．PLD ガラス素子は 400℃，30 分のアニール処理で繰り返し使用できる．原則として，RPL 読み値は TLD と同様に素子毎に校正定数を求められなければならない．

現在，PLD 素子の形状はいずれも棒状で，RPL 量の測定は専用読取りマガジンに収めて行う．なお，RPL 量の読取りは窒素レーザビームをパルス照射して，汚れの蛍光（プレドーズ pre-dose ともいう）が減衰した 2～7 μs と RPL がほとんどなくなる 40～45 μs 間の積分値を求める．蛍光量は照射後しばらく増加して数時間～数十時間で飽和する．なお，レーザ励起による RPL 量は 50 ms 間隔で 10～50 の指定回数を繰り返し測定した平均値および標準偏差として取得できる．

蛍光ガラス線量計は，TLD と同様に個人被曝線量測定，長期環境空間モニタリング，および放射線治療分野の微小部分の線量測定，施設間の線量比較にも積極的に使用されている．その経費，作業性，性能等が考慮され，現在，わが国ではフィルムバッジや TLD に代わり広く使用されるようになっている（第Ⅸ章，C.2.1）(2)，参照）．

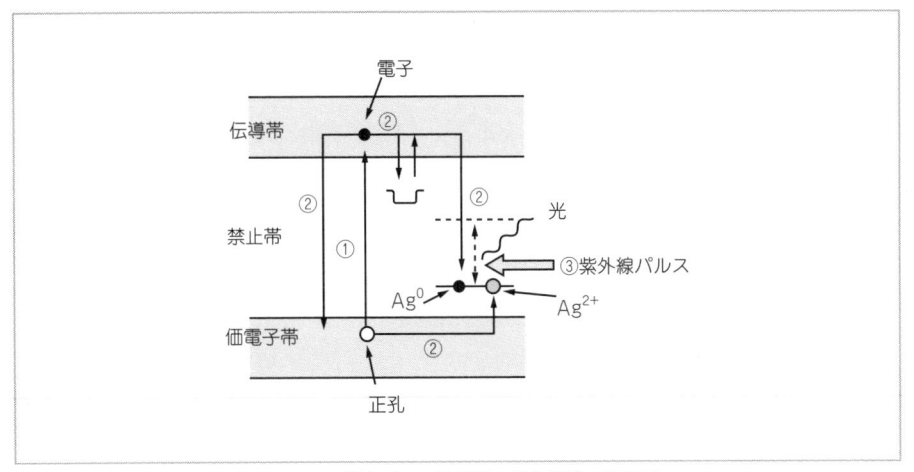

図Ⅵ-17 蛍光ガラス線量計の発光機構の説明図
本文参照.

3. 光刺激ルミネセンス線量計

光刺激ルミネセンス線量計 optically stimulation luminescence dosimeter；**OSLD** の発光機構は蛍光ガラス線量計の場合とほぼ同じである．光刺激ルミネセンス結晶を輝尽性結晶ということもある（第Ⅷ章，A.2,参照）．酸化アルミニウムのような物質に放射線を照射した後，波長の長い光（～530 nm）を照射すると発光する（輝尽発光という）場合がある．OSLD はこのような発光現象を利用しており，レーザ等の技術革新により個人被曝線量計に応用されるようになった．現在，この種の線量計の素材として，最初は TLD の素材として開発された炭素添加 α 酸化アルミニウム（$\alpha\text{-}Al_2O_3$：C）が広く用いられている．$\alpha\text{-}Al_2O_3$：C はサファイアとして知られた物理化学的に安定した物質であり，ダイヤモンドに次ぐ硬度をもっている．放射線以外の刺激による発光現象はなく，線量測定に適した物質であり，線量計として青色（420 nm）の発光がある．

$\alpha\text{-}Al_2O_3$：C は熱による退行（フェーディング）特性が小さいが，可視光線による強いフェーディングがあり，線量計素子は使用時には遮光紙で覆われている．一方，逆に輝度の大きな可視光源を用いることにより線量計のアニーリングが容易に行える．OSDL は刺激光と測定光はともに可視光であり，その選別が重要となる．実用化されている線量読み取り装置は，刺激用の光源として超高輝度緑色 LED，CW-Green Laser，Nd：YAG Laser（532 nm）等の緑色の光が用いられている．$\alpha\text{-}Al_2O_3$：C に刺激光を照射し得られた青色の発光を適切なフィルタの吸収差を利用することにより読み取っている．

光刺激ルミネセンス線量計は個人被曝線量計として放射線防護分野で使用されている（第Ⅸ章，C.2.1)(4)，参照）．

E. 熱量計

1. 概論

熱量計(カロリメータ)はエネルギーフルエンスあるいは吸収線量を直接測定できる最も基本的な線量計である．しかし，その感度は低く，一般に微小温度上昇を計測する複雑な測定器具を必要とする．その器具は大きく，一般に手作りであり，商品化されていない．熱量計の使用に当たっては熱平衡に達するまでに時間がかかり，その測定に細心の注意が必要である．その結果，熱量計は一般医療施設で使用できる線量計でなく，一般に標準用および研究用に限られている．

いま，放射線照射によりそのエネルギーを吸収する熱量計の吸収体を空気等価物質としてしばしば線量計壁材質に使用されるグラファイト(黒鉛)とすると，グラファイトの比熱は約 $0.17\,\mathrm{cal}/(\mathrm{g}\cdot\mathrm{℃})$，$1\,\mathrm{cal} = 4.1855\,\mathrm{J}$ であり，その $1\,\mathrm{Gy}(=1\,\mathrm{J/kg})$ の吸収線量は約 $1.4\times10^{-3}\,\mathrm{℃}$ の温度上昇になる．熱量計の測定はこの微小な温度変化を計るためにサーミスタ thermistor を利用した**ホイートストンブリッジ** Wheatstone bridge 計測回路がしばしば使用されている．サーミスタは温度変化に対して電気抵抗の変化の大きい抵抗体のことで，温度1℃の変化に対して抵抗変化率が約5%の半導体で $10^3 \sim 10^5\,\Omega$ の抵抗値を持つ．

熱量計による測定は1897年から始まっているが，微小温度上昇の測定の困難性から最初に開発された実際的なエネルギーフルエンス用熱量計は1974年の米国 NBS National Bureau of Standards(現在の NIST)の可搬式均質熱量計である[4]．吸収線量測定用の熱量計のそれぞれの部品は断熱されており，その製作は非常に難しい．そのために1980年代まではこれを用いた校正測定はほとんど行われていなかった．しかし現在，放射線治療線量における水吸収線量校正の必要性から，産総研において，グラファイト熱量計を用いた標準水吸収線量の校正場が設定されている[41]．

2. エネルギーフルエンス測定用熱量計

光子のエネルギーフルエンス測定用熱量計の模式図を**図Ⅵ-18**に示す．一般に断熱剤や恒温槽内の高真空中に(エネルギー)吸収体を設置する．放射線照射により吸収エネルギーである微小温度上昇を計測する吸収体は高密度，高原子番号の金属でできており，入射光子線エネルギーのほとんどを吸収するに十分な厚さになっている．吸収体にサーミスタと校正用ヒーターが埋め込まれている．この吸収体は熱伝導や対流による熱損失を最小限にするために高真空中に細い糸で保持されている．

光子は熱量計の開孔部から一方向に入射する．吸収体に埋め込まれた校正用ヒーターによって既知の電気エネルギー E が与えられたときのサーミスタの電気抵抗の変化量 dR_2 と，X線照射による電気抵抗の変化量 dR_1 を測定すると，入射光子のエネルギーフルエ

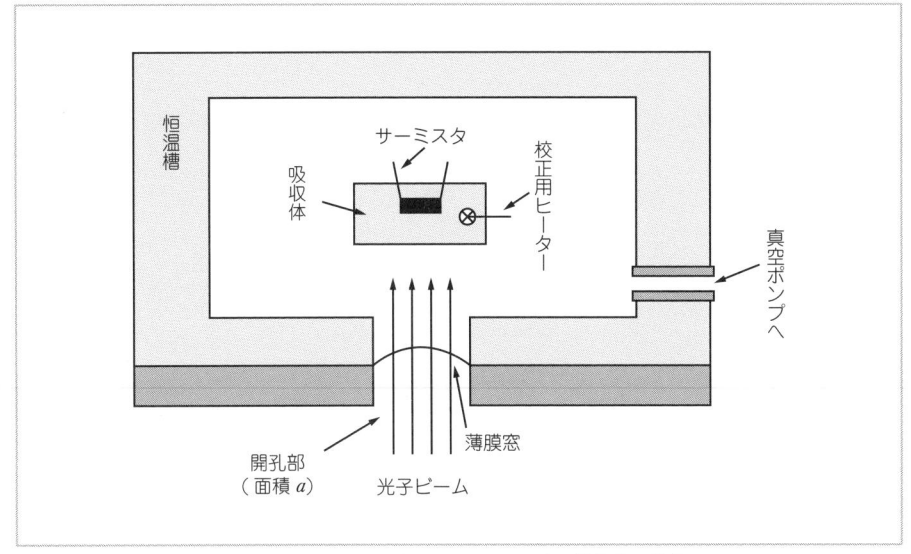

図Ⅵ-18 光子エネルギーフルエンス測定用熱量計の模式図

ンス Ψ が次式により表わされる.

$$\Psi = \frac{dR_1}{dR_2} \cdot \frac{E}{a} \qquad (\text{Ⅵ-26})$$

ここで, a は開口部面積である. 熱量計によりエネルギーフルエンス Ψ を測定できると, 荷電粒子平衡が成立しておれば(Ⅳ-9)式, (Ⅳ-14)式によりカーマ K, 吸収線量 D が求められる.

3. 吸収線量測定用熱量計

図Ⅵ-19に光子の吸収線量測定用熱量計の模式図を示す. 吸収体等はなるべく小型で, それらの材質は組織に近い物質が使用されている. 現在, 産総研において設定されている水吸収線量標準の校正場における標準測定に**グラファイト熱量計**が用いられている[41](B. 3.3)(2), 参照). グラファイトは水に近く, 化学変化を起こしにくい. 熱量計は内側の吸収体と外側のジャケットからできており, それらは放射線場を乱さない狭い真空のギャップによって断熱されている. 吸収体内にサーミスタと校正用ヒーターが埋め込まれて, 一般にその熱変化が測定されている.

産総研の報告[41]によると, 産総研における熱量測定においては, 実際には照射時の温度の上昇を計測するのではなく, 温度が一定になるよう中心グラファイトに電気ヒーターで熱量を与えて中心から外部まで定常的な温度勾配になるように制御されている. この状

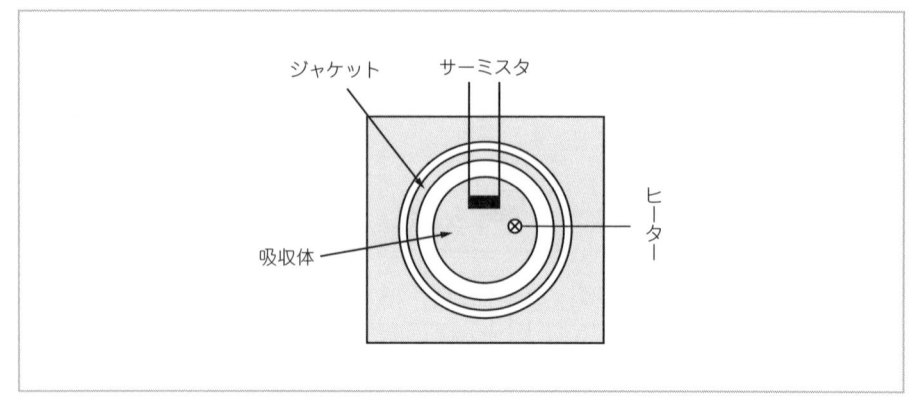

図VI-19 光子吸収線量測定用熱量計の模式図

況でγ線を照射すると電気ヒーターの通電量を減少させるように制御されるため，この減少量を吸収線量として評価されている．γ線による吸収エネルギーは〜10 μWであり，中心グラファイト円盤の質量が1 gで，比熱が0.7 J/(gK)，100 秒照射では温度上昇が1.4 mK 程度となるため，温度モニタであるサーミスタ抵抗の変化量は 0.1% 程度であり，0.1 mΩ(7桁以上)の測定精度が必要となる．水吸収線量率と最終的な標準不確かさは 0.4% であると見積もられている．

F. フリッケ線量計

1. 概論

電離放射線による化学変化を効率よく利用すれば，化学線量計として使用できる．現在までに数多くの化学線量計が提案されたが，その最初に実用化されたものとして，1927年，Fricke & Morse により硫化第一鉄線量計と呼ばれている**フリッケ線量計**が開発された．フリッケ線量計は吸収線量の絶対測定用線量計としても使用され，数多い化学線量計の中で化学的に注意深く製造し使用すれば性能は安定していて，信頼度も高く，分光光度計(吸光度計)を除くと特別な機器も要しないこともあって，実用性の高い液体化学線量計である．しかしフリッケ線量計は，液体であるためにその照射容器の必要性，そのエネルギー依存性があり，感度が低く比較的大線量(数10 Gy)の照射が必要である(**図VI-2**，参照)．

フリッケ線量計は空気を飽和させた 0.8 N 希硫酸に硫化第一鉄を溶かしたものであり，第一鉄イオン Fe^{2+} が放射線によって酸化し，第二鉄イオン Fe^{3+} になる．その溶液は約96%が水であり，その密度は水に対して 1.024 倍，電子密度は 0.997 倍である．したがって標準フリッケ線量計と放射線の相互作用はほぼ水との相互作用であると見なせるが，必

表Ⅵ-6 標準フリッケ線量計の構成[43]

試薬	量	濃度
硫酸第一鉄($FeSO_4 \cdot 7H_2O$)	0.28 g	0.001 M
または		
モール塩($Fe(NH_4)_2 \cdot (SO_4)_2 \cdot 6H_2O$)	0.39 g	0.001 M
塩化ナトリウム(NaCl)	0.06 g	0.001 M
硫酸(H_2SO_4)	22 ml	0.4 M
3回蒸留水(H_2O)	全量 1,000 ml	(0.8 N 空気飽和)

要に応じて,密度補正,電子密度補正を行う.

フリッケ線量計では,次の水の放射線照射による化学反応により,第一鉄イオン Fe^{2+} から第二鉄イオン Fe^{3+} がつくり出される.

$$H_2O \xrightarrow{放射線} H_2O^+ + e^- + H_2O^* \tag{Ⅵ-27}$$

$$H_2O^* \longrightarrow H + OH \tag{Ⅵ-28}$$

$$H + O_2 \longrightarrow HO_2 \tag{Ⅵ-29}$$

$$Fe^{2+} + OH \longrightarrow Fe^{3+} + OH^- \tag{Ⅵ-30}$$

$$Fe^{2+} + HO_2 \longrightarrow Fe^{3+} + HO_2^- \tag{Ⅵ-31}$$

$$HO_2^- + H^+ \longrightarrow H_2O_2 \tag{Ⅵ-32}$$

$$Fe^{2+} + H_2O_2 \longrightarrow Fe^{3+} + OH + OH^- \tag{Ⅵ-33}$$

ここで,H_2O^* は H-OH 結合が切断される限界より高いレベルに励起された水分子,HO_2 はHと溶液に溶けている酸素 O_2 と反応して生じる過酸化水酸基ラジカル,H_2O_2 は過酸化水素である.

2. 溶液作成

標準フリッケ線量計を自家製作しなければならず,その構成を表Ⅵ-6 に示す.水にはガラス系でつくられた **3回蒸留水** triple-distilled water(以下蒸留水と記す)を用い,蒸留水約 800 ml に試薬(分析級または試薬特級の高純度なもの)を加えた後に全量を 1,000 ml に調整する.純度の高い蒸留水が得られない場合には,塩化ナトリウムを蒸留水中に自然に含まれる可能性のある有機不純物の影響を抑えるために加えられる.調整後の溶液は,化学的に清潔な硬質ガラス容器などに詰め冷暗所に保存する.

ガラス容器やアンプルなどの化学的な清潔さは蒸留水で十分に洗浄して保つ.残存有機不純物処理のため,ガラス容器はその融点(fused silica,SiO_2 では 550℃ とされる)以下のできるだけ高温度で約1時間加熱することもある.熱処理の代わりとして,容器を蒸留水で満たし $10^3 \sim 10^4$ Gy の前照射をしても良い.

表Ⅵ-7 標準フリッケ線量計の放射線化学収量と G 値[43]

放射線	$G(Fe^{3+})\mu mol\ J^{-1}$	$G/(100\ eV)$
^{60}CO	1.61±0.02	15.5±0.2
4～35 MV X 線	1.61±0.03	15.5±0.3
1～30 MeV 電子線	1.61±0.03	15.5±0.3

照射中の温度は 20～25℃.

3. 照射と測定

標準フリッケ線量計の利用できる吸収線量範囲は，標準的な 1 cm 光路長の吸光度測定用セル使用の場合，30～350 Gy 程度，線量率は 2×10^6 Gy s^{-1} までは吸収線量率に依存しない．照射容器はガラス容器のままでも使用できるが，一般的には化学的な面から硬質ガラスや石英ガラスの照射容器の使用が望ましい．プラスチック容器も洗浄や前照射に十分配慮すれば使用できる．使用しないときの照射容器はフリッケ溶液を詰めて保存し，使用する直前に新しい溶液で洗浄した後に新しい溶液を詰めて測定に使用する．フリッケ溶液は薄くても硫酸溶液であり，慎重な取り扱いが必要である．

照射後のフリッケ溶液は，分光光度計で吸光度を測定するため吸光度測定用セルに移す．吸光度測定用セルを同一照射済みフリッケ溶液で洗浄しておく必要がある．

フリッケ溶液は 224 nm と 304 nm に 2 つの吸収ピークを持つ．一般には 304 nm の吸収ピークが用いられる．その標準的な 304 nm の計測では，次式で吸収線量が求めることができる．

$$\overline{D} = \frac{\Delta(OD)_t}{\rho l(\varepsilon_m)_t G(Fe^{3+})} \tag{Ⅵ-34}$$

ここで，$\overline{D}$：照射済フリッケ溶液の平均吸収線量 [Gy]，$\Delta(OD)_t$：照射済フリッケ溶液と未照射対照フリッケ溶液との間の吸光度の差，ρ：フリッケ溶液の密度 ($0.8\ N\ H_2SO_4$ 溶液では (1,024 kg m^{-3}))，l：吸光度測定用セルの光路長 [m]，$(\varepsilon_m)_t$：測定波長での第二鉄イオンの分子吸光係数 [m^{2}mol^{-1}]，吸光度測定時，液温 t ℃，$G(Fe^{3+})_{t'}$：第二鉄イオンの放射線化学収量 [mol J^{-1}]，照射時液温 t' ℃] である．分光光度計の分子吸光係数は 219.6 m^{2}mol^{-1} (温度依存性の補正係数：$k_1 = 1 + 0.0069(25 - t)$) である．

表Ⅵ-7 に標準フリッケ線量計の放射線化学収量と G 値を示す．放射線化学収率 G 値は物質に付与された付与エネルギーにより，生成，分解，変化した実質の特定物質要素の平均量である (第Ⅲ章，C.7，参照)．$G(Fe^{3+})$ の最良値は，^{60}Coγ 線で放射線化学収量が 1.607×10^{-6} mol J^{-1} あるいは G 値が 15.5 と報告されている (温度依存性の補正係数：$k_2 = 1 + 0.0015(25 - t')$)．ICRU は，分子吸光係数と放射線化学収量の積の値として 1 MeV～30 MeV までの電子線に 25℃ の温度で 352 m^{2}kg^{-1}Gy^{-1} を勧告している (温度依存性の補正係数：$k = k_1 \cdot k_2$)．

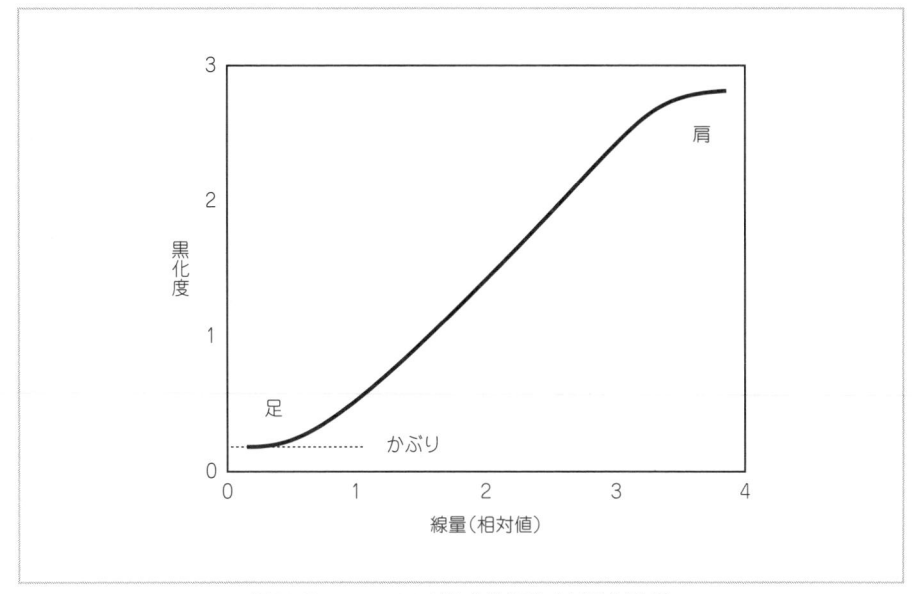

図Ⅵ-20　フィルムの特性曲線(黒化度校正曲線)例

G. フィルム法

1. 写真フィルム

写真フィルムはハロゲン化銀の微結晶をゼラチンに混ぜて，薄いプラスチックベース上に塗布したものであり，これが放射線の照射によって黒化される(第Ⅴ章, E.2, 参照). 医療分野では，X線フィルムの**黒化度** film density である**写真濃度** photographic density を濃度測定器で測定することによりX線フィルムを線量測定に使用している.

放射線照射後に現像処理した後の黒化したフィルムの黒化度(写真濃度) D は常用対数を用いて次式で表わされる.

$$D = \log \frac{I_0}{I} \quad (\text{Ⅵ-35})$$

ここで，I_0 は黒化したフィルムに投射した光(一般にランプを用いる)の強度，I はそのフィルムを透過した光の強度である. たとえば，黒化したフィルムに投射した光強度100のうち，1しか透過しないような写真濃度は2である. 写真濃度の逆数 $1/D$ はその**透過率** transmission という. フィルムに入射する線量(または光量)に対するその結果生じた黒化度の曲線をフィルムの**特性曲線**という. 図Ⅵ-20にフィルムの特性曲線(黒化度校正曲線)例を示す. 一般に特性曲線はシグモイドの形を示し，低濃度の曲線部分を**足** toe, 高濃度の曲線部分を**肩** shoulder という.

一般にフィルムは放射線を照射していなくとも完全に透明ではなく，ある程度のバックグラウンドの黒化度を示す．すなわち，入射する光量が0でもいくらかの濃度があり，これを**かぶり** fog といい，その濃度を**ベース濃度** base density または**かぶり濃度** fog density という．線量測定では**正味の黒化度** net density からこのバックグラウンドの黒化度を差し引く必要がある．また，フィルムを放射線照射後に長時間，現像せずに放置すると**潜像退行** latent image fading 現象が起こる．

フィルムの黒化を線量測定に利用する**フィルム法**は医療分野では簡便であり，基本的に一点測定器である電離箱よりも，その空間分解能は著しく良いために，特にファントム内の線量分布測定に多用されている(第Ⅶ章，C.6，参照)．しかし，フィルムの感度は，その構成成分である銀粒子が軟部組織と異なるためにエネルギー依存性が大きく，方向依存性があり，さらにファントムとの密着度，現像条件などにも大きく影響されやすいので，その測定には特に注意が必要である．その濃度は現像条件により大きく変化するので，比較するデータは基本的に同一条件で同時現像すべきである．通常の現像条件から現像温度が0.1℃，または現像時間が2〜3秒相違すると1％の黒化度変化を導くと報告されている．フィルム法で線量を測定する場合には，絶対測定は難しく，一般に測定する放射線に関して電離箱の測定値を使用することによりフィルムの黒化度(写真濃度)を校正する必要がある．すなわち，フィルムの特性曲線である黒化度と線量との関係である黒化度**校正曲線** calibration curve を作成する必要がある．線量測定に使用するフィルムでは，特性曲線の直線部分ができるかぎり広範囲であるフィルムを使用する必要がある．

高エネルギー放射線治療では，特にチェレンコフ光発生のしきいエネルギー(約7 MeV〜)以上の使用において，ファントム物質として水，アクリル樹脂板等の透明物質を使用する場合では，フィルムを黒紙等で包み，チェレンコフ光による黒化を防止しなければならない(第Ⅱ章，C.3，参照)．また，ファントムとフィルムの密着度，フィルムを挿入することにより生じる放射線場のみだれ等に注意する必要がある．現在，医療ではX線写真等の医用画像のデジタル化により，写真フィルムの現像処理を行わなくなり，今までのような線量測定における現像処理の必要なフィルムの利用は少なくなっている．

個人の被曝線量管理等に**フィルムバッジ** film badge が広く使用されていた(第Ⅸ章，C. 2.1)(5)，参照)．フィルムバッジでは，被曝線量の記録のみでなく，バッジ容器のフィルム上に種々の材質や厚さのフィルタを付け，それらによる減弱量から被曝放射線の種類(線質)も測定可能である．フィルムバッジは業者によりある期間間隔で回収して個人被曝線量が測定されている．現在は個人被曝線量の測定はフィルムバッジから蛍光ガラス線量計等に置き換わっている．

2. ラジオクロミックフィルム

ラジオクロミックフィルム radiochromic film は，現像処理を必要としない新しい線量

測定用フィルムとして使用されている．これは銀粒子を使用せず，照射によりアセトニトリルアミノ基から3価クロムが発生し青色に染色されることを利用している．ラジオクロミックフィルムとして，感応層(乳剤層)の片面乳剤と両面乳剤がある．

　ラジオクロミックフィルムは，炭素を主成分として酸素，窒素，水素からなり銀粒子を含まないことから，人体の軟部組織に近い組成となっており，人体吸収線量の測定に適している．ラジオクロミックフィルムは基本的に明室で使用可能である．照射によるフィルムの着色はほぼ数ミリ秒の間に起こるが，時間の経過とともに変化し，24時間経過すると数Gy程度に相当するかぶり濃度として検出され，数年にわたり積算されていくという報告がある．

　ラジオクロミックフィルムの線量測定可能範囲は，約数Gy〜2,500 Gyである．この範囲において，吸収線量に対するフィルム濃度曲線は比例関係を示す．また，ラジオクロミックフィルムは，放射線治療で用いられている加速器からのX線および電子線に関しては，大きな線質依存性は見られない．

　フィルム濃度を測定する場合には，濃度計の光源波長やスリット幅が影響し，また受光側の光電子増倍管の各分解能に左右される．そして，線量分布を再現性よく正確に測定するためには，フィルムの設置に注意が必要である．通常，X線フィルムの濃度測定に使用されているマイクロデシトメータでは，光源としてタングステンランプが用いられ，波長は300〜700 nmである．これをラジオクロミックフィルムの濃度測定に使用する場合，バンドパスフィルタ等を用いて波長を670 nm前後に調整する必要がある．その他，光源として発光ダイオードやヘリウムネオンレーザーを用いるものがある．黒化度測定に使用する濃度計のスリット幅は1 mm以下であれば十分である．

第Ⅶ章
放射線治療における線量測定

　放射線治療における線量として，一般に水吸収線量が用いられる．放射線治療では主に腫瘍である標的に線量を集中させることが必要である．一方，腫瘍のまわりの正常組織は放射線障害が発生しないように線量を落とさなければならない．すなわち，放射線治療では可能なかぎり正確な線量を治療部位に限局して投与する必要があり，そのための線量測定は必需となっている．

A. 放射線治療の照射術式

　現在の**放射線治療**で使用されている放射線の種類（線質）としては，加速器あるいは放射性同位元素 RI から放出される高エネルギーの X 線，電子線，γ 線が主に使用されている．その照射方法は**外部放射線治療** external radiotherapy（**外部照射** external irradiation ともいう），（密封）**小線源治療** brachy therapy（**内部照射** internal irradiation ともいう），および非密封の **RI 治療** RI therapy に分けられる．図Ⅶ-1 に放射線治療の放射線照射術式を示す．各照射術式においてそれぞれの最適な線量測定法が必要となる．

　外部放射線治療とは，**電子線形加速器** electron linear accelerator（リニアック linac 治療装置）等の種々の医療用加速器からの X 線，電子線あるいはガンマナイフからの γ 線等を患者体外から経皮的に腫瘍に照射する方法である．現在，実施されている放射線治療の約 8 割以上が外部照射である．なお，現在の高エネルギー放射線治療の始まりである外部放射線治療装置の原型となったコバルト遠隔治療装置は，より高精度な外部放射線治療が可能であるリニアック治療装置に置き換わり，医療現場では現在ほとんど使用されていない．表Ⅶ-1 に各種外部放射線治療装置・システムを示す．外部放射線治療装置であるリニアック治療装置および治療技術の開発，改良により目的部位を比較的容易に，そして正確に限局して照射できる．その限局性を追及した高精度**定位放射線照射** stereotactic irradiation；**STI**，**強度変調放射線治療** intensity modulated radiation therapy；**IMRT**，**画像誘導放射線治療** image-guided radiation therapy；**IGRT**，**四次元放射線治療** four dimension radiation therapy；**4 D-RT** も始まっている．なお，線量集中性に優れている**陽子線**，さらに生物学的効果が期待される重粒子線である**炭素線**による外部照射も始まっている．一般に外部照射では，ビームの制御およびその正確な患者体内線量分布計算が比

```
放射線治療      ┌ 外部放射線治療(外部照射) external radiotherapy
の照射術式 ─────┤   X線，電子線(リニアック等)
                │   γ線(ガンマナイフ等)
                │     定位放射線照射 stereotactic irradiation；STI
                │     強度変調放射線治療 intensity modulated radiation therapy；IMRT
                │     画像誘導放射線治療 image-guided radiation therapy；IGRT
                │     四次元放射線治療 four dimension radiation therapy；4D-RT
                │
                ├ 小線源治療 brachy therapy
                │   γ線($^{192}$Ir, $^{125}$I 等)
                │     組織内放射線治療 interstitial radiotherapy
                │     腔内放射線治療 intracavitary radiotherapy
                │
                └ RI療法 RI therapy
                    γ線，β線($^{131}$I 等)
```

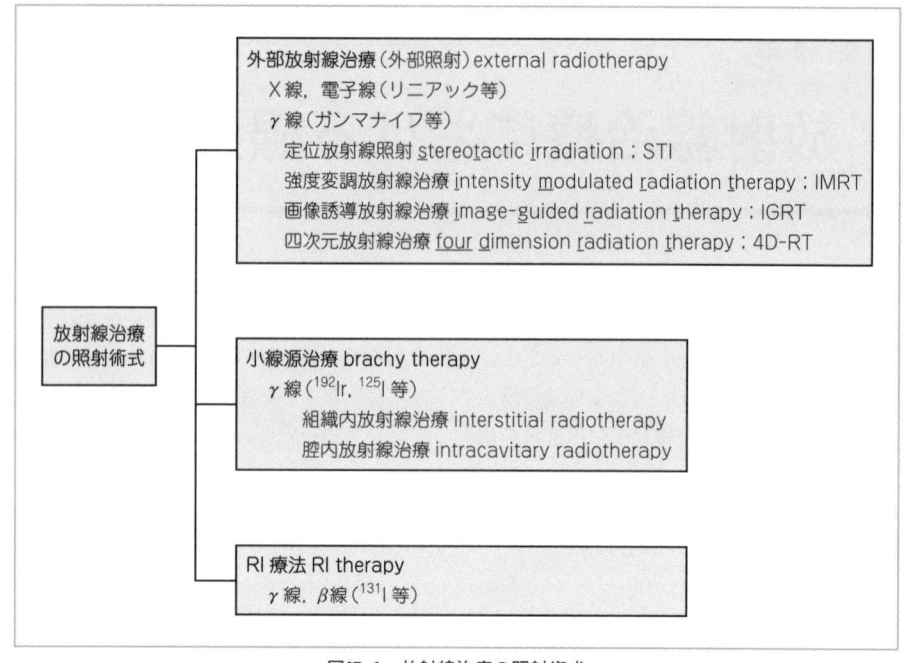

図Ⅶ-1　放射線治療の照射術式

較的容易であり，術者(医療職員)の被曝もほとんどない．しかし，外部照射では正常組織を完全に避けて目的部位のみを照射することはできない．

　小線源治療とは，密封された小線源であるRIを腫瘍表面またはその内部に置き，それからのγ線を照射する治療法である．表Ⅶ-2に放射線治療に使用される5つの小線源(^{192}Ir, ^{125}I, ^{137}Cs, ^{198}Au, ^{60}Co)の性質等を示す．^{192}Ir, ^{137}Cs, ^{60}Coは一時装着用線源であり，^{125}I, ^{198}Auは永久刺入用線源である．高線量率線源(0.2 Gy/min, 12 Gy/h 以上)として^{192}Ir, ^{60}Coが，低線量率線源(0.4〜2 Gy/h)として^{192}Ir, ^{125}I, ^{137}Cs, ^{198}Auが使用されている．なお，β線は密封容器で遮蔽され照射には直接には寄与していない．小線源治療では，線源からの距離に依存して急速にその線量が減弱するため，線源近傍ではきわめて限局した大線量の照射が可能である．小線源治療では，外部照射のみではその制御が困難である部位で，小線源の刺入が比較的に容易である舌癌等の部位に**組織内放射線治療** iterstitial irradiationが行われている．また，子宮などの腔内に対して**腔内放射線治療** intracavitary irradiationが行われている．小線源治療では，距離による線量変化が大きく，線源配置およびその位置の測定を正確に行う必要がある．長年，小線源治療を施行する術者の被曝が問題であったが，**遠隔操作式後充填装置** remote after loader system；

A. 放射線治療の照射術式

表Ⅶ-1 代表的な各種外部放射線治療装置・システム

治療装置	利用放射線	適用疾患	特性および特徴
リニアック治療装置	4～20 MV X 線 4～20 MeV 電子線	深部腫瘍 浅在性腫瘍	高出力, 主力装置である
定位照射システム (高精度リニアック治療装置, ガンマナイフ)	6～15 MV X 線 ^{60}Coγ 線	脳,頭頸部疾患 体幹部腫瘍	高精度集中三次元照射
IMRT システム (高精度リニアック治療装置)	6～15 MV X 線	前立腺癌, 頭頸部腫瘍	高精度集中三次元照射の一方法,IMRT,インバースプランの導入
IGRT システム (高精度リニアック治療装置)	6～15 MV X 線	頭頸部疾患, 体幹部腫瘍	IGRT,透視,コーンビーム CT,EPID 等の導入
4D-RT システム (高精度リニアック治療装置)	6～15 MV X 線	主に体幹部腫瘍	IMRT,IGRT を用いた集中四次元照射
粒子線治療システム (サイクロトロン,シンクロトロン)	200～300 MeV 陽子線 最大 800 MeV/c 炭素線	深部腫瘍	大型システム,ブラッグピークの利用,高 LET 放射線の利用

表Ⅶ-2 放射線治療に使用される小線源

線源	γ線エネルギー(MeV)	半減期	線量率	装着期間	照射法
^{192}Ir	0.13～1.06 (平均 0.35)	73.83 日	高・低	一時	組織内,表面,腔内
^{137}Cs	0.662	30.04 日	低	一時	組織内,表面,腔内
^{60}Co	1.17, 1.33	5.271 年	高	一時	腔内
^{198}Au	0.41	2.695 日	低	永久	組織
^{125}I	0.0275～0.0355 (γ, X, 平均 0.0308)	59.40 日	低	永久	組織

RALS の開発により,その問題も解決された.

RI 治療とは,短寿命の非密封 RI を内服または注射して,その腫瘍親和性等を利用して治療する方法である. RI 治療では,腫瘍への集積性がよほど高くないと,腫瘍にくらべその容積の大きい正常組織の被曝線量が大きくなる危険性が存在する. さらにその集積分布の測定も難しい. また,非密封 RI による汚染に対しての十分な注意が必要であり,^{131}I からの γ 線,β 線を使用した甲状腺癌等の限られた疾患でしか使用されていない.

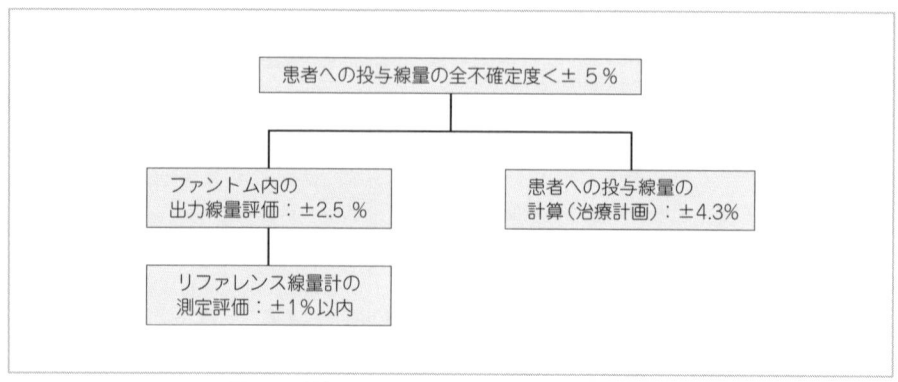

図Ⅶ-2 外部放射線治療における線量評価の不確定度

B. 外部照射における線量測定の基礎

1. 深部線量と線量精度

　放射線治療では，一般に，腫瘍あるいは放射線を照射したい範囲の中心と思われる位置の水吸収線量で治療の基準となる**標的** target の線量(**標的線量** target dose)を表わす．その位置，線量を**標的基準点** target reference point(**ICRU 基準点** ICRU reference point)，**標的基準線量** target reference dose(**ICRU 基準線量** ICRU reference dose)という．外部照射では，標的基準点が**ビーム軸** beam axis(ビームの**基準軸** reference axis, 2.1)(1)，参照)上になるようにビーム入射方向，位置を決めて照射が行われる場合が多い．すなわち外部放射線治療における線量測定とは，患者体内の任意位置の**深部線量** depth dose(または**深部量**)を求めることである．なお，放射線治療の場合，断わりのない限り，線量は水の吸収線量(水吸収線量)である．

　現在，放射線治療における標的に対する吸収線量の決定精度(**線量精度** dose precision)は ±5% 以内で，線量分布で +7%〜−5% 以内にすることが ICRU によって勧告されている．放射線治療における線量評価の不確定度を図Ⅶ-2 に示す．ビーム照射中の患者の動き等を考慮すると患者体内の線量計算の精度は ±4.3% 以内，治療装置の出力(出力線量)精度は ±2.5% 以内が要求されている．そのためには，放射線治療の外部照射の線量測定に主に使用するリファレンス線量計の精度として ±1% 以内が要求され，わが国における二次標準によるリファレンス線量計の校正時の不確かさは 0.74%，校正報告書に記載される相対拡張不確かさは 1.5% と記載されている[42]．なお，国家標準の不確かさは 0.5% である．

　現在，校正のための国の標準線量が ^{60}Coγ 線の照射線量から直接的なその水吸収線量に変更となり(C.1，参照)，少なくとも今まで必要であった照射線量から水吸収線量への変

換において生じていた不確定要因がなくなり，結果としてその不確かさが減少する．

2. 線量測定に使用する用語

外部照射の線量測定に使用されている用語を説明する．なお，＊印の付けたものは本節で説明したものである．

1) 幾何学的用語

幾何学的用語の説明を図Ⅶ-3に図示する．

(1) **ビーム軸** beam axis

コリメータ(絞り)の有無にかかわらず，ビームプロフィールが対称の場合は，その対称軸をビーム軸とする．通常，基準軸に一致する．基準軸とは，線源の実行中心または見かけ上の点線源と照射野＊(円形または方形)の中心とを通る線を指す．なお，線量測定では，X線焦点も線源として扱う．

(2) **照射野** field size；A または A_0

X，γ線の場合，断わりのない限り，問題とする位置での幾何学的照射野【線源前面中心とコリメータ内側先端部とを結んで得られる曲面を，ビーム軸＊に垂直な平面で切断したときの断面】を指し，記号 A を用いる．ただし，SSD一定の照射法の場合には，特に表面の幾何学的照射野で表わし，A と区別するために記号 A_0 を用いる．

電子線の場合，コリメータ先端内部の広さを表面の照射野＊とし，A_0 と表記する．コリメータを表面から離して照射する場合も，表面における幾何学的照射野【仮想線源とコリメータ内側先端部とを結んで得られる曲面を，ビーム軸＊に垂直な平面で切断したときの断面】を指し，同じく記号 A_0 を用いる．

(3) **線源表面間距離** source to surface distance；SSD または f

線源から患者またはファントムの表面までの距離．SSD のかわりに，X線焦点から患者またはファントムの表面までの距離として，**焦点表面間距離** focus surface distance；FSD が使用されることもある．なお，高エネルギーX線の FSD および高エネルギー電子線の散乱箔表面間距離も SSD と表記する場合が多い．

(4) **線源検出器間距離** source to chamber distance；SCD または l

線源から検出器(電離箱)の幾何学的中心までの距離．

(5) **線源最大深間距離** source to maximum point (depth) distance；SMD

線源から最大深＊となる点までの距離．

(6) **線源標的間距離** source to target distance；STD

線源から標的内の問題とする点までの距離．

(7) **線源回転軸間距離** source to axis distance；SAD

線源から治療装置の回転軸までの距離．

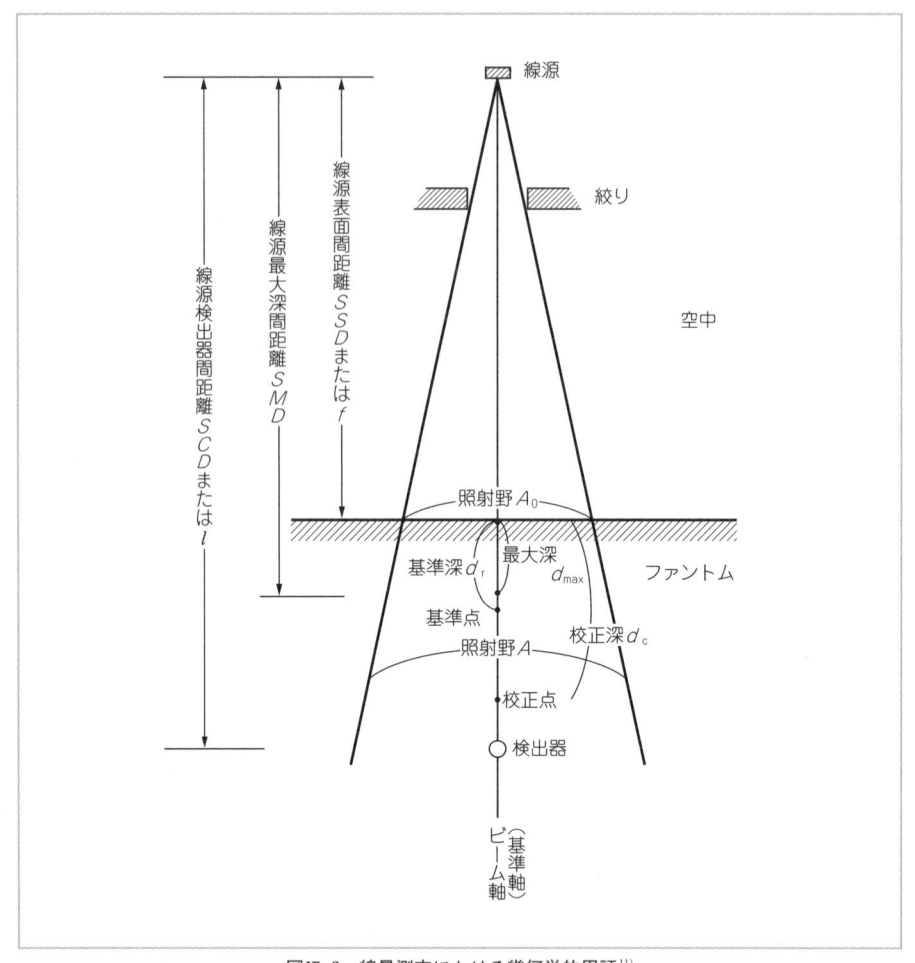

図Ⅶ-3　線量測定における幾何学的用語[11]
基準点*，最大深*，校正点* の関係については本文参照．

2) 測定に関する用語

(1) 基準線質 reference beam quality；Q_0

線量計を校正する基準となる線質で，断わりのない限り $^{60}Co\gamma$ 線を指す．

(2) リファレンス(基準)線量計 reference dosimeter

放射線治療施設は，治療装置の出力*測定を行うリファレンス(基準)線量計を必ず備えなければならない．標準測定法01[43]では，ファーマ形[電離箱]線量計を指し，それぞれの施設の基準となる線量計である(第Ⅵ章，B.4，参照)．リファレンス(基準)線量計*は，

医療用線量標準センターの二次標準線量計(JARP 線量計)との比較によって水吸収線量校正定数* N_{D,w,Q_0} あるいはコバルト校正定数* N_C(あるいは空気カーマ校正定数* N_K)を与えられたものを指す．なお，電子線の深部量半価深* R_{50} が 4.0 g cm^{-2} ($\bar{E}_0 \leq 10$ MeV)以下では平行平板形電離箱を，R_{50} が 4.0 g cm^{-2} 以上では平行平板形およびファーマ形電離箱をリファレンス線量計*とする．リファレンス線量計は，少なくとも1年に一度は校正を受けるのが望ましい．

(3) **空中照射線量** in-air exposure；X_{air}
自由空間内のある点での照射線量をいう．主として ^{60}Coγ 線および 3 MV 以下のX線に対して用いる．

(4) **コバルト校正定数** exposure calibration factor at calibration point；N_C
^{60}Coγ 線を照射したときの電離箱の指示値*に温度気圧補正，イオン再結合補正，極性効果補正などの必要な補正を施した上で乾燥空気の照射線量 [C kg^{-1}] を評価するための変換係数を指す(3.1)(2)，参照)．
なお，外部放射線照射における線量測定では水中校正により供給される水吸収線量校正定数* $N_{D,w}$ が使用されるが，小線源治療における線量測定ではリファレンス線量計*(ファーマ形)の N_C も使用されるために(D.3.2)(1)，参照)，医療用線量標準センターである医用原子力技術研究振興財団線量校正センターでは要望に応じて今後ともリファレンス線量計*(ファーマ形)の N_C が供給される．

(5) **水吸収線量校正定数** absorbed dose to water calibration factor；N_{D,w,Q_0} または $N_{D,w}$
電離箱の指示値*に適切なすべての補正を施した後に，この定数を乗じて基準線質* Q_0 の水吸収線量を直接評価する校正定数で，電離箱の材質および形状に依存する．基準線質* が ^{60}Coγ 線のときは Q_0 を省略できる．測定する放射線が基準線質*以外の場合は，$N_{D,w}$ と線質変換係数* k_Q の積によって，線質 Q (線質指標*)に対する水吸収線量を評価する(C.3.2)および(Ⅶ-57)式，参照)．
なお，今までは医療用線量標準センターにおいてコバルト校正定数* N_C と校正定数比* $k_{D,x}$ との積によって水吸収線量校正定数* $N_{D,w}$ を計算で得ていたが((Ⅶ-36)式，参照)，今後は，国家標準としての ^{60}Coγ 線の水吸収線量の導入に伴い，医療用線量標準センターでの直接的な水中校正によりリファレンス線量計*の $N_{D,w}$ が供給される．
一方，定位放射線照射における測定ではユーザーによりユーザービームを用いた感度比較によって得られた水吸収線量校正定数*(感度校正定数)を N_λ と表記する．

(6) **基準深** reference depth または depth of reference point；d_r
ビームが患者またはファントムに入射したとき，ビーム軸*上の目的に応じて定める特定の深さを指す(図Ⅶ-3)．一般的には，照射野 10×10 cm の深部線量百分率 PDD^* の100%となる深さである．基準深*として便宜的に表Ⅶ-3の深さを用いるが，最大深*が判明しているときには，それを用いる．

表Ⅶ-3 基準深* d_r [43)]

	線質	水中の深さ
X, γ線	^{60}Co	0.5 cm
	4 MV	1.0 cm
	6 MV	1.5 cm
	8 MV	2.0 cm
	10 MV	2.5 cm
	15 MV	3.0 cm
	20 MV	4.0 cm
	30 MV	5.0 cm
電子線	$1 \leq \overline{E}_0 < 5$ MeV	d_{max}
	$5 \leq \overline{E}_0 < 10$ MeV	1.0 cm
	$10 \leq \overline{E}_0 < 20$ MeV	2.0 cm
	$20 \leq \overline{E}_0 < 30$ MeV	3.0 cm

最大深 が測定により判明しているときには, 基準深* は最大深* にとる.

(7) **基準点** reference point

ビームが患者またはファントムに入射したとき, ビーム軸*上の基準深*の点を指す(図Ⅶ-3). 一般的には, 照射野 10 × 10 cm の深部線量百分率 *PDD* の 100% となる点である.

(8) **基準点吸収線量** absorbed dose at reference point ; D_r

基準点* の吸収線量を指す. 表面の照射野* が A_0 のとき $D_r(A_0)$ と表記する. 基準深* での幾何学的照射野* が A の場合は, $D_r(A)$ と表記する.

(9) **最大深** depth of dose maximum ; d_{max}

ビームが患者またはファントムに入射したとき, ビーム軸*上に沿って生じる吸収線量の最大値となる深さを指す. その深さは, ビームの入射エネルギー, 照射野*, コリメータなどに依存する. なお, 一般に線量測定において, 最大深 d_{max} はその線質の照射野* 10 × 10 cm での深部量百分率* *PDD* の最大吸収線量を示す深さをその線質の最大深とする.

(10) **最大深吸収線量** absorbed dose at the depth dose maximum ; $D_{d_{max}}$, $D(d_{max})$

ビームが患者またはファントムに入射したとき, ビーム軸*上の最大深の吸収線量を指す.

(11) **校正深** calibration depth または depth of calibration point ; d_c

ビームが患者またはファントムに入射したとき, ビーム軸*上の表面から校正点* までの深さを指す. 吸収線量の校正は, 線種に応じ, 指定された校正深で行う.

X線, γ線では, $d_c = 10$ g cm^{-2}

電子線では, $d_c = 0.6\, R_{50} - 0.1$ g cm^{-2} \hfill (Ⅶ-1)

(12) 校正点 calibration point

治療装置の出力*を校正するために選んだ特定の点を指す.すなわち,ビーム軸*上の校正深*の点を指す(図Ⅶ-3).

(13) 校正点吸収線量 absorbed dose at calibration point;D_c

校正点*における吸収線量を指す.

(14) 防水鞘 waterproofing sleeve

防水されていない電離箱を水ファントム内で使用するとき,防水のために電離箱を囲むカバーを指す.

(15) 線質変換係数 beam quality conversion factor;k_{Q,Q_0} または k_Q

電離箱の校正に用いる基準線質* Q_0 と測定対象とする線質 Q に対する電離箱の応答の違いを補正する係数.基準線質*が ^{60}Coγ 線のときは Q_0 を省略できる.k_Q の値は線質 Q (線質指標*)の関数で,電離箱に依存する((Ⅶ-58)式,参照).

(16) モニタ[電離箱]線量計 monitor [ionization] chamber

医用高エネルギー X 線,電子線の照射制御には治療装置のモニタ[電離箱]線量計が用いられる.モニタ線量計の値があらかじめ設定された予定値になると照射を止める積算線量計で,モニタ線量計の校正とはリファレンス線量計*との線量の比較校正を指す.温度気圧の影響を避けるため電離箱は**気密** air-tight 性が望ましいが,通気性のものもある.安全のため 2 系統備えられ,積算線量のみならず,線量率および平坦度を表示できるのが普通である.

(17) 出力 output;$\dot{D}_r$, $\dot{D}_{d\,max}$ または $\dot{D}_{\Delta m}$

ある照射条件の基準点*,最大深*での吸収線量率 $\dot{D}_r$, $\dot{D}_{d\,max}$ を指す.^{60}Coγ線および 6 MV 以下の X 線の場合,最大深*に相当する位置のある照射条件での空中組織吸収線量率* $\dot{D}_{\Delta m}$ を出力*として用いても良い.

3) 深部線量比に関する用語

各種深部線量比に関する用語の説明を図Ⅶ-4に示す.

(1) 深部量百分率 percentage depth dose;PDD

表面の照射野*が A_0 のとき,ビーム軸*上の深さ d の点における深部量百分率 $PDD\,(d, A_0)$ は

$$PDD\,(d, A_0) = 100 \cdot D(d, A_0)/D_r(A_0) \tag{Ⅶ-2}$$

と定義する.深部量百分率 PDD は X 線,γ 線の SSD 一定照射法での固定照射,および照射筒あるいは絞りを患者皮膚面に近接してビームを照射する電子線照射および表在 X 線照射時の線量計算に主に用いられる.深部量百分率には表面の照射野* A_0 を用いる.

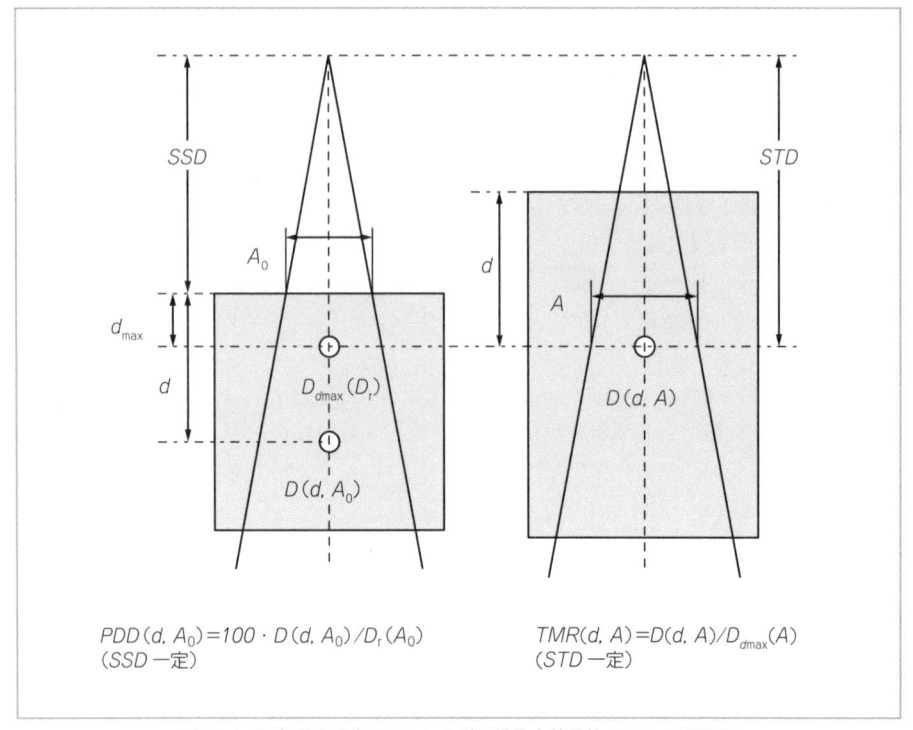

図VII-4 深部量百分率 PDD および組織最大線量比 TMR の説明図
説明は本文参照.

ここで,注意しなければならないことは,深部線量比の基準点吸収線量* $D_r(A_0)$ の基準深*は基準となる照射野* 10×10 cm において深部量が最大となる深さをすべての照射野*での基準点*とすることである.

(2) **深部電離量百分率** percentage depth of the ionization in water；**PDI**[電子線用]

ビーム軸*上での水中の深部電離量曲線をその最大値の百分率の値で表わしたもの(深部電離量半価深*参照).

(4) **組織最大線量比** tissue-maximum(dose)ratio；**TMR**[X, γ 線用]

$$TMR(d, A) = D(d, A)/D_{d\max}(A) \qquad (\text{VII-3})$$

により定義する.ただし,D と $D_{d\max}$ はビーム軸*上で線源からの距離が同じ点の値とする.組織最大線量比 TMR は SAD*(または STD*)一定照射(固定,運動,回転照射)法のX線,γ 線の線量計算に用いられる.組織最大線量比には深部での照射野* A を用いる.

ここで,注意しなければならないことは,深部線量比の最大深吸収線量* $D_{d\max}(A)$ での最大深*は,照射野* 10×10 cm における深部量百分率* PDD の基準点*(最大深*)をその

線質の最大深* と定義し，その同じ深さをすべての照射野* および深部線量比の最大深* として扱うことである．

STD 一定法に，以前，組織空中線量比 TAR が主にコバルト遠隔治療装置による照射に使用されていた．しかし，TAR は**空中組織吸収線量** in-air tissue absorbed dose；$D_{\Delta m}$ に対する比と定義され，その $D_{\Delta m}$ は約 6 MV 以上の X 線では測定および定義できず，現在の高エネルギー X 線には TAR を使用しない場合が多い．

(5) **組織ファントム線量比** tissue-phantom ratio；***TPR***[X 線，γ 線用]

$$TPR(d, A) = D(d, A)D_r(A) \tag{Ⅶ-4}$$

により定義する．ただし，D と D_r は線源からの距離が同じ点の値とする．すべての照射条件(たとえば照射野*，線源電離箱間距離)を同じにしたとき，ファントム内のある深さの点の吸収線量とファントム内の同じ点で深さを基準深* とした場合の吸収線量の比(この場合の基準深* は任意に定める特定の深さ)．

基準深* を最大深* とした場合が組織最大線量比* TMR であり，したがって組織最大線量比は組織ファントム線量比の特別の場合である．

(6) **出力係数** output factor；***OPF***

照射野* A，A_0 の基準点出力係数 OPF_r は次式により定義できる．

$$OPF_r(A) = D_r(A)/D_r(A = 10 \times 10) \tag{Ⅶ-5}$$

$$OPF_r(A_0) = D_r(A_0)/D_r(A_0 = 10 \times 10) \tag{Ⅶ-6}$$

ただし，線源基準点間距離* は同一とする．いままでは，照射野係数と呼んでいた．また，目的に応じ

$$OPF_{d\max}(A) = D_{d\max}(A)/D_{d\max}(A = 10 \times 10) \tag{Ⅶ-7}$$

$$OPF_{d\max}(A_0) = D_{d\max}(A_0)/D_{d\max}(A_0 = 10 \times 10) \tag{Ⅶ-8}$$

および

$$OPF_{air}(A) = D_{\Delta m}(A)/D_{\Delta m}(A = 10 \times 10) \tag{Ⅶ-9}$$

で定義される $OPF_{d\max}$ および OPF_{air} を出力係数として用いる．これらを，それぞれ，最大深出力係数および空中出力係数と呼ぶ．

4) 線質指標に関する用語

(1) **公称エネルギー** nominal energy

医用電子加速装置によって発生させた X 線，電子線の表示されたエネルギー．

(2) **線質指標** beam quality index

高エネルギー X 線，γ 線の線質は組織ファントム線量比* TPR より

$$TPR_{20, 10} = D(100, 10 \times 10, 20)/D(100, 10 \times 10, 10) \tag{Ⅶ-10}$$

で表わされる．$TPR_{20, 10}$ は線源検出器(電離箱)間距離* を 100 cm，その位置での照射野* を 10×10 cm とした場合の水中での 20 g cm^{-2} と 10 g cm^{-2} 深さの水吸収線量の比であ

る(図Ⅶ-9,参照).

電子線の線質は,水中での深部吸収線量曲線が最大深吸収線量*の50%の値になる深部[吸収線]量半価深* R_{50} が用いられる.

なお,放射線診断領域X線の線質指標はQIを使用する場合がある((Ⅷ-4)式,参照).

(3) **深部[吸収]量半価深** half value depth of the absorbed dose, half value depth of dose;R_{50} [電子線用]

電子線の線質指標*に用いられ,水中での深部吸収線量曲線が最大深吸収線量*の50%の値になる深さ $[\text{g cm}^{-2}]$. SSD^* 100 cm,10×10 cm より大きい照射野*で深部電離量半価深*から求める.$R_{50} > 7 \text{ g cm}^{-2}$(およそ16 MeV以上)では,$20 \times 20$ cm またはより大きい照射野*が必要になる.

$$R_{50} = 1.029 I_{50} - 0.06 \, (I_{50} \leq 10 \text{ g cm}^{-2}) \tag{Ⅶ-11}$$
$$R_{50} = 1.059 I_{50} - 0.37 \, (I_{50} > 10 \text{ g cm}^{-2}) \tag{Ⅶ-12}$$

(4) **深部電離量半価深** half value depth of the ionization, half ionization depth;I_{50} [電子線用]

ビーム軸*上での水中の深部電離量曲線がその最大値の50%の値になる深さ $[\text{g cm}^{-2}]$ で,深部吸収線量半価深*の算出に用いる((Ⅶ-11,12)式,参照).測定の実効中心*は,円筒形電離箱では $0.5 \, r_{cyl}$(r_{cyl}:電離箱空洞の半径)だけ線源寄りの位置(半径変位法)とし,平行平板形では電離箱空洞内前壁とする(前壁変位法)(C.2.2),参照).

3. 標準測定法の変遷

放射線治療における水吸収線量は空洞電離箱を用いて定量されている.一方,産総研における線量計校正の基本は空中の空気カーマあるいは照射線量の標準場で行われていた.放射線治療の線量測定において使用する空洞電離箱(リファレンス線量計)も ^{60}Coγ 線の**空中標準場** standard (radiation) field in air での照射線量による校正が今まで基本となってきたが,新たに**水中標準場** standard (radiation) field in water でのリファレンス線量計の直接的な水吸収線量の校正が開始される.ここでは,放射線治療における標準測定法の変遷および水吸収線量の校正の意義を理解するために,主にその線量測定の理論を中心にして説明する.なお,現在の放射線治療における直接的な水中標準場での校正については次のC.節で説明する.

1) 標準測定法86

日本医学物理学会JSMPの前身の日本医学放射線学会物理部会は,それまでの標準測定法をまとめる形で,1986年,「放射線治療における高エネルギーX線および電子線の吸収線量の標準測定法」(現在,**標準測定法86**と呼称している)を発刊した[50].本冊子は,その後2002年に標準測定法01が発刊されるまで,放射線治療における線量測定法の基本

として利用されてきた．ここではその当時の線量測定の理論を要約する．

(1) 空中標準場での測定

標準放射線として，国家標準機関である産業技術総合研究所（産総研）における高エネルギー光子線の標準線質である ^{60}Coγ 線を考える．ある点での空中照射線量を X_{air}[C/kg] とすると，^{60}Coγ 線の**空中組織吸収線量** $D_{\Delta m}$[Gy] は，(Ⅵ-3)式，(Ⅵ-4)式および追加修正より，次式で与えられる．

$$D_{\Delta m} = X_{air} \cdot (W_{air}/e) \cdot \beta_{\Delta m} \cdot A_{\Delta m} \cdot [(\bar{\mu}_{en}/\rho)_{water, air}]_C \quad (Ⅶ-13)$$

ここで，追加修正部分である $\beta_{\Delta m}$ は同一点における水吸収線量と水衝突カーマとの比で $\beta_{\Delta m} \fallingdotseq 1.005$ であり，$A_{\Delta m}$ は質量 Δm の水による γ 線の吸収と散乱による X_{air} の変化に対する補正係数で $A_{\Delta m} \fallingdotseq 0.98 \sim 0.99$ であった．Δm は球形の水または水等価物質として，その球の中心で吸収線量のビルドアップの形成がちょうど成立する大きさの吸収体とする．その半径は ^{60}Coγ 線の場合は 0.45 ± 0.05 g/cm^2 の厚さに相当する．$[(\bar{\mu}_{en}/\rho)_{water, air}]_C$ は ^{60}Coγ 線に対する水と空気との平均質量エネルギー吸収係数比である．添え字の C は ^{60}Coγ 線を意味する．

照射線量のかわりに空気カーマ K_{air} が使われると，空気衝突カーマ $_{col}K_{air}(=(K_c)_{air})$ は次式で表わされ，

$$\begin{aligned} _{col}K_{air} &= X_{air} \cdot (W_{air}/e) \\ &= K_{air} \cdot (1 - g_{air}) \end{aligned} \quad (Ⅶ-14)$$

(Ⅶ-13)式は次式になる．なお，g_{air} は二次荷電粒子の空気中でのエネルギー損失のうち，制動放射に消費される割合で，^{60}Coγ 線で g_{air} は約 0.004 が与えられていた．

$$D_{\Delta m} = {}_{col}K_{air} \cdot \beta_{\Delta m} \cdot A_{\Delta m} \cdot [(\bar{\mu}_{en}/\rho)_{water, air}]_C \quad (Ⅶ-15)$$

(2) リファレンス線量計の校正

産総研および二次標準では，最近まで主に空中標準場でリファレンス線量計の校正を行い，**コバルト校正定数** N_C が与えられていた．コバルト校正定数 N_C は次式で表わされる．

$$N_C = \frac{X_{air}}{M_C} \quad (Ⅶ-16)$$

ここで，M_C は自由空間内のある点での空中照射線量が既知である標準放射線場にリファレンス線量計を設置したときの線量計の指示値である．なお，(Ⅶ-16)式は簡略化のために $k_{TP} = 1.00$，$k_s = 1.00$ としている．

リファレンス線量計の電離容積の空気質量を m[kg]，その中に生じた電離電荷を Q_C[C] として空洞理論を適用すると，次式を得る．

$$\begin{aligned} D_{\Delta m} = {}&(Q_C/m) \cdot (W_{air}/e) \cdot [(\bar{L}/\rho)_{PMMA, air}]_C [(\bar{\mu}_{en}/\rho)_{water, PMMA}]_C \cdot P_C \cdot \\ &[\beta_{\Delta m}/(\beta_{\Delta m})_{PMMA}] \cdot [A_{\Delta m}/(A_{\Delta m})_{PMMA}] \end{aligned} \quad (Ⅶ-17)$$

ここで，$[(\bar{L}/\rho)_{PMMA, air}]_C$ はスペンサー-アティクス修正理論により修正した電離空洞を通

過する二次電子に対する壁材質であるアクリル樹脂(polymethyl methacrylate；PMMA)と空気との平均制限衝突質量阻止能比, P_C は擾乱補正係数(ここでは, $=P_{wall}$, C.2.4), 参照), $[(\bar{\mu}_{en}/\rho)_{water, PMMA}]_C$, $[\beta_{\Delta m}/(\beta_{\Delta m})_{PMMA}]$, $[A_{\Delta m}/(A_{\Delta m})_{PMMA}]$ は, それぞれ電離箱壁(PMMA)とまわりの媒質(水)とのコバルト γ 線および二次電子の係数の違いの補正である.

(Ⅶ-13)式, (Ⅶ-16)式および(Ⅶ-17)式より次式が得られる.

$$Q_C/m = X_{air} \cdot A_C \cdot A_w$$
$$= M_C \cdot N_C \cdot A_C \cdot A_w \qquad (Ⅶ-18)$$

ここで, A_C, A_w は次式で表わされる.

$$A_C \equiv (\beta_{\Delta m})_{PMMA} \cdot (A_{\Delta m})_{PMMA}/P_C \qquad (Ⅶ-19)$$
$$A_w = [(\bar{\mu}_{en}/\rho)_{PMMA, air}]_C/[(\bar{L}/\rho)_{PMMA, air}]_C \qquad (Ⅶ-20)$$

すなわち, (Ⅶ-18)式よりリファレンス線量計の指示値 M_C から絶対測定用電離箱(標準線量計)の指示値である電離電荷 $J_C(=Q_C/m)$ を求めることができる.

なお, $\beta_{\Delta m} \fallingdotseq (\beta_{\Delta m})_{PMMA}$, $A_{\Delta m} \fallingdotseq (A_{\Delta m})_{PMMA}$ なので, (Ⅶ-17)式中の $\beta_{\Delta m}$, $A_{\Delta m}$ の項を省略して次式で書かれる場合が多い.

$$D_{\Delta m} = (Q_C/m) \cdot (W_{air}/e) \cdot [(\bar{L}/\rho)_{PMMA, air}]_C [(\bar{\mu}_{en}/\rho)_{water, PMMA}]_C \cdot P_C \qquad (Ⅶ-21)$$
$$A_C \equiv (\beta_{\Delta m} \cdot A_{\Delta m})/P_C \qquad (Ⅶ-22)$$

放射線治療の線量測定に使用するリファレンス線量計(JARP形線量計)の場合, $^{60}Co\gamma$ 線に対して P_C は 1.00 と近似する. $\beta_{\Delta m}$ は, Δm の物質がアクリル樹脂(密度1.18 g/cm^3)の場合, $\beta_{\Delta m}=1.005$ が与えられていた. $A_{\Delta m}$ は, Δm の半径が 0.450 g/cm^2 なら, $A_{\Delta m}=0.990$ であるが, ビルドアップキャップとともで 0.519 g/cm^2 なので, さらに exp$(-0.0615 \times 0.069) = 0.996$ 分の補正が必要となる. 実際, $A_{\Delta m}$ 値は 0.985 が採用されてきたので $A_C = 1.005 \times 0.985/1.00 = 0.990$ となる. A_w に関しては, $[(\bar{\mu}/\rho)_{PMMA, air}]_C = 1.081$, $[(\bar{L}/\rho)_{PMMA, air}]_C = 1.103$ を用いて, $A_w = 1.081/1.103 = 0.980$ が採用されてきた.

(3) 水吸収線量の測定

上記のコバルト校正定数を与えられたリファレンス線量計を, ビルドアップキャップを除き, 水ファントム中に適切な防水処置を行い設置して, 水吸収線量を測定した. 線質 q の放射線を照射したときに, 線量計の指示値 M_q が得られたとすると, その線量計の幾何学的中心における水吸収線量 D_w は空洞原理により次式で与えられる.

$$D_w = (Q_q/m) \cdot (W_{air}/e) \cdot [(\bar{L}/\rho)_{water, air}]_q \cdot P \qquad (Ⅶ-23)$$

ここで, リファレンス線量計の壁材物質は水等価としている. P は擾乱補正係数であり, ここでは変位係数 $P_d(=P_{dis})$ と電子フルエンス係数 $P_f(=P_{cav})$ のみが考慮されていた. なお, 現在の擾乱補正係数は 4 つの項目が考慮されている(C.2, 参照).

ここで, $M_C/M_q = Q_C/Q_q$ であり, (Ⅶ-18)式より, 次式が得られる.

B. 外部照射における線量測定の基礎   233

$$D_w = M_q \cdot N_C \cdot A_C \cdot A_w \cdot (W_{air}/e) \cdot [(\overline{L}/\rho)_{water,air}]_q \cdot P \qquad (\text{Ⅶ}-24)$$

この式は,放射線が光子線,電子線を問わず に成り立つ統一式である.ただし,$[(\overline{L}/\rho)_{water,air}]_q$ は電離空洞を通過する二次電子に対する水と空気との平均制限衝突質量阻止能である.

(Ⅶ-24)式の M_q を指示値 M と温度気圧[補正]係数 k_{TP},イオン再結合[補正]係数 k_s との積に置き換える.また,A_C 以下を C_q とする.

$$C_q = A_C \cdot A_w \cdot (W_{air}/e) \cdot [(\overline{L}/\rho)_{water,air}]_q \cdot P \qquad (\text{Ⅶ}-25)$$

すなわち標準測定法 86 では,放射線治療における空洞電離箱による水中での測定による水吸収線量 D_w は次式で表わされていた.

$$D_w = M \cdot N_C \cdot C_q \cdot k_{TP} \cdot k_s \qquad (\text{Ⅶ}-26)$$

ここで,C_q は吸収線量変換係数といい,光子線で C_λ,電子線で C_E と表記し,それぞれの条件毎の値が提出されていた.

2) 標準測定法 01

現在放射線治療では,リファレンス線量計の校正定数としてのコバルト校正定数に代わり,水吸収線量校正定数,$N_{D,w}$ の使用が基本となっている.日本医学物理学会 JSMP は,2002 年の **標準測定法 01**[43] の発刊によって,放射線治療のための標準線量の測定において誤差要因をできる限り少なくして水吸収線量を直接評価するために,国際的流れに沿って水吸収線量校正定数 $N_{D,w}$ を採用した.なお,標準測定法 01 は主に **IAEA**(International Atomic Energy Agency)による IAEA TRS 398[51] を参考にして,わが国の現状に修正したものである.

(1) リファレンス線量計の校正

標準測定法 01 の導入時では,産総研から放射線治療のために供給される高エネルギー光子線の標準線量は $^{60}Co\gamma$ 線の照射線量 X_{air} のみであり,校正によって照射線量のみが評価できるコバルト校正定数 N_C のみが供給されていた.その結果,放射線治療における線量である吸収線量を評価するために,校正によって得られたコバルト校正定数 N_C を水の吸収線量を評価できる水吸収線量校正定数 $N_{D,w}$ へ変換する**校正定数比** ratio of calibration factor;$k_{D,X}(=N_{D,w}/N_C)$ が必要であった.すなわち,リファレンス線量計の水吸収線量校正定数 $N_{D,w}$ はコバルト校正定数 N_C に,校正定数比 $k_{D,X}$($=N_{D,w}/N_C$)を乗じて求められていた.

$$N_{D,w} = N_C \cdot k_{D,X} \qquad (\text{Ⅶ}-27)$$

以下に,その理論を説明する.基準線質である $^{60}Co\gamma$ 線の空中照射線量 X_{air} が既知である線量校正センターの校正場で測定したとき,空中照射線量 X_{air} に空気の $\overline{W}_{air}/e$ を乗じた値は校正点の空気衝突カーマ $_{col}K_{air}$ である.$_{col}K_{air}$ は(Ⅶ-14)式および(Ⅶ-16)式より,次式で表わされる.

$$_{\mathrm{col}}K_{\mathrm{air}} = X_{\mathrm{air}} \frac{\overline{W}_{\mathrm{air}}}{e}$$

$$= M N_{\mathrm{C}} \frac{\overline{W}_{\mathrm{air}}}{e} \qquad (\text{Ⅶ}-28)$$

すなわち,空気カーマ校正定数 N_{K} は次式で与えられる.

$$N_{\mathrm{K}} = \frac{K_{\mathrm{air}}}{M}$$

$$= N_{\mathrm{C}} \frac{\overline{W}_{\mathrm{air}}}{e} \frac{1}{(1-g)} \qquad (\text{Ⅶ}-29)$$

ここで,g は二次電子のエネルギーのうち制動放射線として失うエネルギーの割合であり,現在,その値として ^{60}Coγ 線に対して 0.003 が与えられている.

なお,線量測定の理論的原理の説明方法として,以前の照射線量 X_{air} を基本とした理論(1)(2)および図Ⅳ-5,参照)から,現在は,基本的にその光子エネルギーの適用制限のない空気衝突カーマ $_{\mathrm{col}}K_{\mathrm{air}}$ を基本とした理論になっている.

リファレンス線量計の電離箱空洞内空気の吸収線量 D_{air} は次式となる.

$$D_{\mathrm{air}} = {}_{\mathrm{col}}K_{\mathrm{air}} k_{\mathrm{att}} k_{\mathrm{m}} k_{\mathrm{cel}} \qquad (\text{Ⅶ}-30)$$

$$= M N_{\mathrm{C}} \frac{\overline{W}_{\mathrm{air}}}{e} k_{\mathrm{att}} k_{\mathrm{m}} k_{\mathrm{cel}} \qquad (\text{Ⅶ}-31)$$

ここで,k_{att} は電離箱材質による ^{60}Coγ 線の吸収および散乱の補正係数である.k_{m} は電離箱壁およびビルドアップキャップの空気に対する不等価性の補正係数である.k_{cel} は ^{60}Coγ 線による校正時の中心電極の影響である.ここで,(Ⅶ-31)式より,必要な補正が施された指示値 M と空洞内空気の吸収線量 D_{air} との比 $N_{\mathrm{D,air}}$ は次式で与えられる.

$$N_{\mathrm{D,air}} = \frac{D_{\mathrm{air}}}{M} = N_{\mathrm{C}} \frac{\overline{W}_{\mathrm{air}}}{e} k_{\mathrm{att}} k_{\mathrm{m}} k_{\mathrm{cel}} \qquad (\text{Ⅶ}-32)$$

このリファレンス線量計を用いて基準線質である ^{60}Coγ 線の水中吸収線量 D_{w} が既知である線量校正センターの水中校正場で測定したとき,D_{w} は空洞理論を適用し,それにその他の補正を考慮して次式となる.

$$D_{\mathrm{w}} = D_{\mathrm{air}} \left[\left(\frac{\overline{L}}{\rho} \right)_{\mathrm{w,air}} P_{\mathrm{Q}} \right]_{^{60}\mathrm{Co}} \qquad (\text{Ⅶ}-33)$$

$$D_{\mathrm{w}} = M N_{\mathrm{C}} \frac{\overline{W}_{\mathrm{air}}}{e} k_{\mathrm{att}} k_{\mathrm{m}} k_{\mathrm{cel}} \left[\left(\frac{\overline{L}}{\rho} \right)_{\mathrm{w,air}} P_{\mathrm{Q}} \right]_{^{60}\mathrm{Co}} \qquad (\text{Ⅶ}-34)$$

ここで,P_{Q} は ^{60}Coγ 線照射による水中における全擾乱補正係数であり,空洞補正係数 P_{cav},変位補正係数 P_{dis},中心電極補正係数 P_{cel},壁材質補正係数 P_{wall} がある(C.2,参照).

^{60}Coγ 線に対する水吸収線量校正定数 $N_{\mathrm{D,w}}$ は必要な補正が施された校正点におけるリ

ファレンス線量計の測定指示値 M と水中校正場吸収線量 D_w との比で定義できる.

$$N_{\mathrm{D,w}} = \frac{D_\mathrm{w}}{M}$$

$$= N_\mathrm{C}\,\frac{\overline{W}_\mathrm{air}}{e}\,k_\mathrm{att}\,k_\mathrm{m}\,k_\mathrm{cel}\left[\left(\frac{\overline{L}}{\rho}\right)_\mathrm{w,air} P_Q\right]_{{}^{60}\mathrm{Co}} \quad (\mathrm{VII}\text{-}35)$$

すなわち,水吸収線量校正定数 $N_\mathrm{D,w}$ とコバルト校正定数 N_C との関係式である校正定数比 $(N_\mathrm{D,w}/N_\mathrm{C}$ 変換係数$)\,k_\mathrm{D,X}$ は次式となる.

$$k_\mathrm{D,X} = \frac{N_\mathrm{D,w}}{N_\mathrm{C}}$$

$$= \frac{\overline{W}_\mathrm{air}}{e}\,k_\mathrm{att}\,k_\mathrm{m}\,k_\mathrm{cel}\left[\left(\frac{\overline{L}}{\rho}\right)_\mathrm{w,air} P_Q\right]_{{}^{60}\mathrm{Co}} \quad (\mathrm{VII}\text{-}36)$$

標準測定法01では,コバルト校正定数 N_C から校正定数比 $k_\mathrm{D,X}$ を用いて水吸収線量校正定数 $N_\mathrm{D,w}$ を求めていた.そのために,標準測定法01では(VII-36)式を用いて,使用される多くのリファレンス線量計に関しての校正定数比 $k_\mathrm{D,X}$ の値が求められ公表されていた.しかし,今後は水中標準場での直接的な校正により水吸収線量校正定数 $N_\mathrm{D,w}$ が与えられるために,校正定数比 $k_\mathrm{D,X}$ は使用しない(C.1,参照).その結果,校正定数比 $k_\mathrm{D,X}$ 使用停止による測定線量の不確定度の減少が期待できる[42].

(2) **校正点水吸収線量の測定**

外部放射線治療に使用するすべての線質(X線,電子線,陽子線,重粒子線等)に関して,水ファントム中の校正深で,その治療装置の出力を測定する.リファレンス線量計を水中に挿入して測定することにより,(VII-34)式で表わされる ${}^{60}\mathrm{Co}\gamma$ 線の水吸収線量に相当する値が求められる.測定している線質の**校正点吸収線量 D_c** は,必要な補正を施したこのリファレンス線量計の指示値 M に水吸収線量校正定数 $N_\mathrm{D,w}$ およびその位置での ${}^{60}\mathrm{Co}\gamma$ 線との吸収線量 $(=M\,N_\mathrm{D,w})$ に対する比である線質変換係数 k_Q を乗じて求める((VII-57)式,参照).

$$D_\mathrm{c} = M\,N_\mathrm{D,w}\,k_Q \quad (\mathrm{VII}\text{-}37)$$

なお,線質変換係数に関しての詳しい説明は次節を参照のこと(C.3.3)および(VII-58)式,参照).結果として,校正点吸収線量 D_c は次式で与えられる.

$$D_\mathrm{c} = M\,N_\mathrm{C}\,\frac{\overline{W}_\mathrm{air}}{e}\,k_\mathrm{att}\,k_\mathrm{m}\,k_\mathrm{cel}\left[\left(\frac{\overline{L}}{\rho}\right)_\mathrm{w,air} P_\mathrm{wall}\,P_\mathrm{cav}\,P_\mathrm{dis}\,P_\mathrm{cell}\right]_Q \quad (\mathrm{VII}\text{-}38)$$

ここで,k_cel は ${}^{60}\mathrm{Co}\gamma$ 線による空中校正時の中心電極の影響を補正する新しく導入された係数であり,(VII-24)式の $A_\mathrm{c}\cdot A_\mathrm{w}$ と上式(VII-38)式の $k_\mathrm{att}\cdot k_\mathrm{m}$ は,電離箱材質による ${}^{60}\mathrm{Co}\gamma$ 線の吸収および散乱の補正係数および電離箱壁およびビルドアップキャップの空気に対する不等価性の補正係数で同じ補正係数であり,前項の(VII-24)式と上式(VII-38)式は基本的に同じ式となる.

C. 外部照射における線量測定

現在の外部照射の線量測定について説明する．それは標準測定法01のわずかな修正である．なお，日本医学物理学会は標準測定法01の改訂として標準計測法11の出版を予定している．標準計測法11の改訂内容は，水吸収線量校正定数の直接的な供給および種々の数値の見直し等である．

1. リファレンス線量計の校正

放射線治療に使用する各治療施設のリファレンス線量計の校正は医療用線量標準センターに依頼することにより行われる．長年各地区の医療用線量標準センターによって行われてきたリファレンス線量計の校正業務は，2004年日本医学放射線学会より医用原子力技術研究振興財団に移管された．現在，医療用線量標準センターは**医用原子力技術研究振興財団線量校正センター**のみである（第Ⅵ章，B.3.4)(3)，参照）．

外部放射線治療における線量測定では，現在，測定により水の吸収線量が直接求められるリファレンス線量計の水吸収線量校正定数 $N_{D,w}$ を使用する（(Ⅶ-39)式，(Ⅶ-44)式，参照）．そのリファレンス線量計の水吸収線量校正定数 $N_{D,w}$ は，医療用線量標準センター（医用原子力技術研究振興財団線量校正センター）における校正によって与えられる．

リファレンス線量計の校正は，基準線質である $^{60}Co\gamma$ 線の水吸収線量 D_w が既知である線量校正センターの水中校正場（照射野＝10×10 cm，5 g cm^{-2} 深さ）を用いて行われる．校正時のリファレンス線量計の測定点は，ファーマ形電離箱はその幾何学中心，平行平板形電離箱はその空洞内前壁である．その指示値 M は，照射装置のタイマ端効果の補正，および温度気圧補正係数 k_{TP}，極性効果補正係数 k_{pol}，イオン再結合補正係数 k_s についての必要な補正が行われる（第Ⅵ章，B.5，参照）．その結果，リファレンス線量計の**水吸収線量校正定数 $N_{D,w}$** は次式で与えられる．

$$N_{D,w} = \frac{D_w}{M} \tag{Ⅶ-39}$$

ここで，電離箱と測定器とを別々に校正している場合には，電位計校正定数 k_{elec} が必要となる．

いま，校正時のリファレンス線量計の空洞内で発生した電荷量を Q[C]，空洞内空気の質量を m[kg] とすると，空洞内空気の吸収線量 D_{air} は次式で表わされる．

$$D_{air} = \frac{Q}{m} \cdot \frac{\overline{W}}{e} \tag{Ⅶ-40}$$

ここで，$\overline{W}$ は W 値で，$\overline{W}$ を [J] とすると，e は [C] であり，乾燥空気の $\overline{W}_{air}/e$ は 33.97 J/C である．上式を用いて D_{air} を測定するためには，Q と m を正確に測定しなければならない．実際にはその困難性のために，必要な種々の補正を行ったあとの指示値 M と水

中校正場の線量標準(水吸収線量)との感度比較校正により，Q/m 値を決定する．ここではその感度比較校正定数を a とすると，空洞内空気の吸収線量 D_air は次式で表わされる．

$$D_\text{air} = a \cdot M \cdot \frac{\overline{W}}{e} \tag{Ⅶ-41}$$

なお，(Ⅶ-41)式は(Ⅶ-31)式と同じであり，感度比較校正定数 a は次式で表わされる値に相当している．

$$a = N_\text{C}\, k_\text{att}\, k_\text{m}\, k_\text{cel} \tag{Ⅶ-42}$$

ただし，この場合の N_C は仮想的な値である．

空洞理論を適用し，さらに実際的な場合を考慮して，空洞を水中につくったときの擾乱補正を考慮すると，リファレンス線量計のないときのその位置での水吸収線量 D_w は次式となる．

$$\begin{aligned} D_\text{w} &= D_\text{air} \cdot \left[\left(\frac{\overline{L}}{\rho}\right)_{\text{w, air}} P_\text{Q}\right]_{{}^{60}\text{Co}} \\ &= a \cdot M \cdot \frac{\overline{W}}{e} \cdot \left[\left(\frac{\overline{L}}{\rho}\right)_{\text{w, air}} P_\text{Q}\right]_{{}^{60}\text{Co}} \end{aligned} \tag{Ⅶ-43}$$

ここで，$\left(\dfrac{\overline{L}}{\rho}\right)_{\text{w, air}}$ は ${}^{60}\text{Co}\gamma$ 線照射による二次電子の水と空気の平均制限質量衝突阻止能比，P_Q は ${}^{60}\text{Co}\gamma$ 線照射による全擾乱補正係数(2, 参照)である．すなわち，(Ⅶ-39)式，(Ⅶ-43)式より，水吸収線量校正定数 $N_{\text{D,w}}$ は次式で表わされる．

$$\begin{aligned} N_{\text{D,w}} &= \frac{D_\text{w}}{M} \\ &= a \cdot \frac{\overline{W}}{e} \cdot \left[\left(\frac{\overline{L}}{\rho}\right)_{\text{w, air}} P_\text{Q}\right]_{{}^{60}\text{Co}} \end{aligned} \tag{Ⅶ-44}$$

医療用線量標準センターに依頼したときに与えられる個々のリファレンス線量計の水吸収線量校正定数 $N_{\text{D,w}}$ は(Ⅶ-44)式の値である．すなわち，医療用線量標準センターより水吸収線量校正定数 $N_{\text{D,w}}$ を与えられたリファレンス線量計を水ファントム中に挿入して使用すれば，その点における ${}^{60}\text{Co}\gamma$ 線の水吸収線量 $D_\text{w}({}^{60}\text{Co}\gamma$ 線$)$ に相当する値は次式で求められる．

$$D_\text{w}({}^{60}\text{Co}\,\gamma\,線) = M \cdot N_{\text{D,w}} \tag{Ⅶ-45}$$

現在は，国際的流れにそってわが国も 2002 年から水吸収線量校正定数 $N_{\text{D,w}}$ を採用し，さらに 2011 年から水中標準場における吸収線量を使用したリファレンス線量計の直接的な校正になっている．以前は空中校正で求められたコバルト校正定数 N_C および N_C から計算で求められた水吸収線量校正定数 $N_{\text{D,w}}$ が供給されていた(B.3.2)，参照)．今後は，国家標準としての ${}^{60}\text{Co}\gamma$ 線の水吸収線量の導入に伴いリファレンス線量計の校正は水中で行われ，直接にリファレンス線量計の水吸収線量校正定数 $N_{\text{D,w}}$ が供給される．水吸収線

量校正定数 $N_{D,w}$ を直接的な水中校正で求めることにより，求める線量の不確定度が減少する．

なお小線源治療の線量測定用として，基準線質である $^{60}Co\gamma$ 線の空中照射線量 X_{air} が既知である医療用線量標準センターの空中標準場(照射野＝10×10 cm)を用いて，リファレンス線量計(ファーマ形)のコバルト校正定数 N_C も要望に応じて供給される．コバルト校正定数 N_C は次式で与えられる((Ⅶ-16)式，参照)．

$$N_C = X_{air}/M \tag{Ⅶ-46}$$

水吸収線量校正定数 $N_{D,w}$ およびコバルト校正定数 N_C には国家標準とのトレーサビリティが要求される(第Ⅵ章, B.3.2)，参照)．高い精度の線量測定が要求される放射線治療においては，品質保証 QA の観点から線量トレーサビリティの確保は非常に重要である[52]．リファレンス線量計の校正は，年一度の頻度で行うことが望ましい．なお，日常に使用するフィールド線量計は，その施設の基準となるリファレンス線量計と感度比較で校正して使用する．

2. 放射線場の擾乱補正

医療用線量標準センターでは，リファレンス線量計を水ファントム中に挿入することによる二次線量標準との比較測定が行われる．また，次節で説明するように，各施設での放射線治療装置の出力測定として，リファレンス線量計を用いて水ファントム中の校正点吸収線量の測定を行う(3, 参照)．このようにある大きさを持った電離箱を空中から水中の放射線場に導入することにより，その放射線の場が乱れる場合(擾乱)があり，その放射線の場の乱れを補正しなければならない．一般に電離箱と水および空気との不等価性に対する利用線質での補正係数を擾乱[補正]係数という．擾乱[補正]係数には，**空洞補正係数** cavity correction factor；P_{cav}，**変位補正係数** displacement correction factor；P_{dis}，**中心電極補正係数** central electrode correction factor；P_{cel}，**壁材質補正係数** chamber wall correction factor；P_{wall} がある．それらすべてを考慮したものを**全擾乱[補正]係数** overall perturbation correction factor；P_Q という．

全擾乱[補正]係数 P_Q は，次式で表わされる．

$$P_Q = P_{cav}P_{dis}P_{cel}P_{wall} \tag{Ⅶ-47}$$

1) 空洞補正係数

空洞補正係数 P_{cav} は，水中に電離箱の空洞が存在することによる電子フルエンスの変化を補正する係数である．

電子平衡が成立している光子線では，0.1％以下の不確定度で $P_{cav} = 1.0$ とする．

電子線の円筒形(指頭形)電離箱の空洞補正係数 P_{cav} は，空洞内径および電子線のエネルギーに依存して変化する．電子線の校正深における円筒形電離箱の P_{cav} は次式で与え

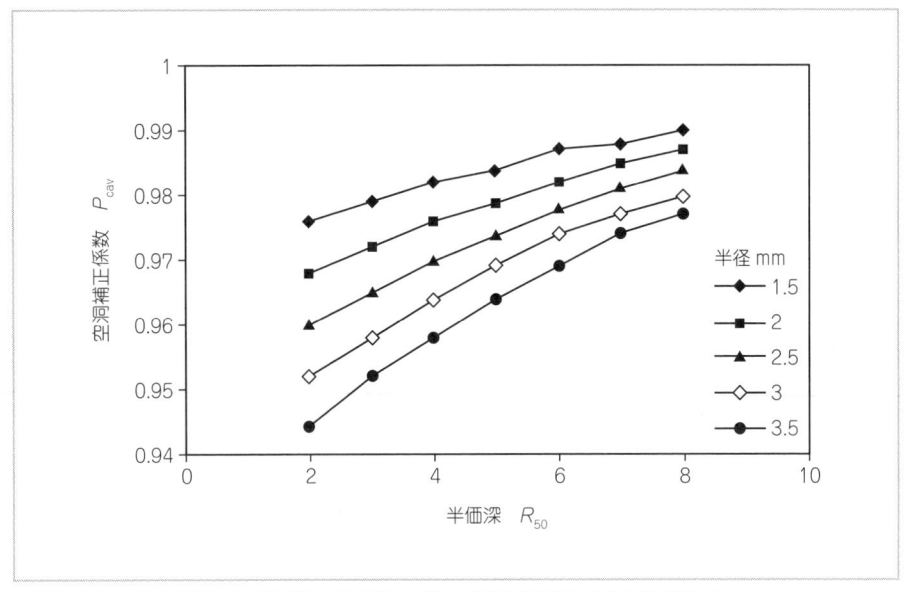

図Ⅶ-5 電子線の校正深における円筒形電離箱の空洞補正係数 P_{cav}

られている.

$$P_{cav} = 1 - 0.0217 \cdot r_{cyl} \cdot e^{-0.153 R_{50}} \qquad (\text{Ⅶ-48})$$

ここで，r_{cyl} は 1.5～3.5 mm の範囲の電離箱空洞の半径 [mm]，R_{50} は深部量半価深 [g cm^{-2}] である．R_{50} が 4 g/cm^2 以上で，ほとんどの形の円筒形電離箱において，空洞補正係数 P_{cav} は 3% 以下であり，その不確定性は 0.5% と評価されている．図Ⅶ-5 に電子線の校正深における円筒形電離箱の空洞補正係数 P_{cav} を示す．一方，平行平板形電離箱による電子線の測定では原則的には 1.0 とする．ただし，保護電極などに問題のある一部の電離箱には決められた補正係数の使用が勧告され，補正を必要とする電離箱もあるので注意を要する[43]．

2) 変位補正係数

変位補正係数 P_{dis} は，測定点を電離箱の幾何学的中心とした場合，水中に電離箱の空洞が存在することによる**実効中心** effective point of measurement での測定値の差を補正するための係数である．すなわち，測定点を線量計の幾何学的中心とした場合には変位補正係数 P_{dis} を乗じなければならない．変位補正係数 P_{dis} は円筒形（指頭形）電離箱空洞の半径 r_{cyl} に依存する．

光子（X, γ）線の円筒形電離箱の変位補正係数 P_{dis} は，測定の実効深を d_{eff}，幾何学的中

表Ⅶ-4 電離箱の測定の実効中心（変位距離）

線 質	円筒および球形*	平行平板形
^{60}Coγ 線	0.6 r_{cyl}	空洞内前壁
高エネルギー X 線	0.6 r_{cyl}	空洞内前壁
高エネルギー電子線	0.5 r_{cyl}	空洞内前壁

* 測定の実効中心の深さ d_{eff} と電離箱幾何学的中心の深さ d_P との差, $d_P - d_{eff}$. r_{cyl} は円筒および球形電離箱空洞の半径.

心の深さを d_P とすれば，次式で与えられる．

$$P_{dis} = 1 + \left(\frac{1}{100} ln \left(\frac{D_{20}}{D_{10}} \right) - 0.0016 \right)(d_p - d_{eff}) \qquad (Ⅶ-49)$$

この式の適用範囲は $0.6 < (D_{20}/D_{10}) < 0.8$, $90 \text{ cm} \leq SSD \leq 100 \text{ cm}$ である．ここで，D_{10} および D_{20} は，それぞれ，線源検出器間距離 100 cm, 照射野 10×10 cm で測定した深さ 10 cm および 20 cm の水吸収線量であり，D_{20}/D_{10} は $TPR_{20, 10}$(B.2.4)(2), 参照)である．また，$d_P - d_{eff} = 0.6\, r_{cyl}$ であり，r_{cyl} は mm 単位の電離箱空洞の半径である．なお，(Ⅶ-49)式は球形電離箱にも適用できる．円筒形電離箱の ^{60}Coγ 線に対するこの変位補正係数は次式を採用する．

$$P_{dis} = 1 - 0.004\, r_{cyl} \qquad (Ⅶ-50)$$

ここで，r_{cyl} は mm 単位である．平行平板形電離箱では，測定点を以下に説明する電離箱空洞内前壁に合わせる変位法を採用するのが一般的で，そのときの不確定度 0.2% で $P_{dis} = 1.0$ を採用する．

変位補正係数 P_{dis} を採用しない場合には，電離箱の電離空洞体積は有限の大きさを持つので，水ファントム中の測定では測定位置（実効中心）が電離空洞内のどこにあるかを決めなくてはならない．平行平板形電離箱では電離空洞内前壁を測定の実効中心とする（**前壁変位法**）が使用される．円筒および球形（ファーマ形）電離箱では電離空洞内面が曲面であるから電離空洞内の線量勾配を補正するため，測定の実効中心は電離空洞の幾何学的中心から線源寄りに移動した位置にあると考えられている．X 線，γ 線の場合 $0.6\, r_{cyl}$ 線源寄り，電子線では $0.5\, r_{cyl}$ 線源寄りの位置とする（**半径変位法**）．表Ⅶ-4, 図Ⅶ-6 に変位法の説明を示す．すなわち，前壁変位法，半径変位法を採用すれば，変位補正係数は採用しない．

電子線に対しては，変位補正係数 P_{dis} は使用しない．

3) 中心電極補正係数

中心電極補正係数【中心電極の空気不等価性に対する補正係数】P_{cel} は，円筒形電離箱の中心電極による線量計の応答への影響を補正する係数である．

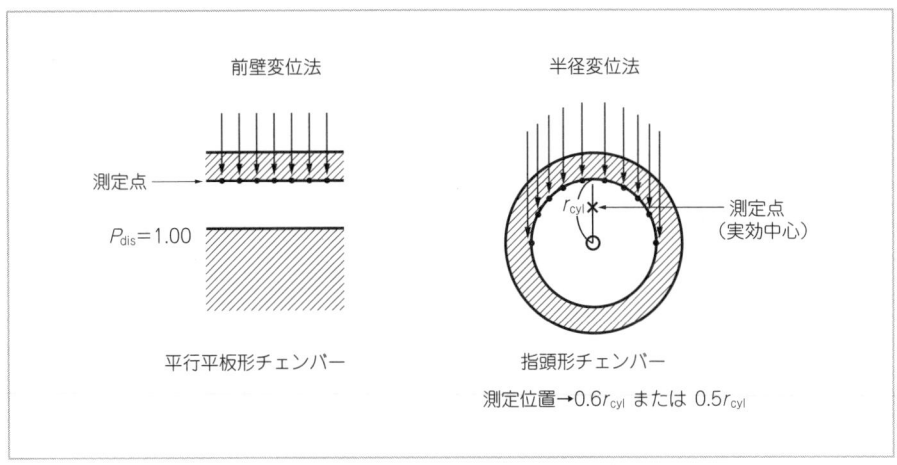

図Ⅶ-6 水中における変位法の説明図[11]

プラスチックおよびグラファイト中心電極では，この補正は無視でき $P_{cel}=1.0$ である．ファーマ形円筒形電離箱の中心電極は 1 mm 直径のアルミニウムが多い．図Ⅶ-7 に 1 mm 直径の Al 電極を持ったファーマ形電離箱の光子線の P_{cel} を示す．なお，1 mm 直径のアルミニウム電極を持つファーマ形には ^{60}Co に対し 0.9926 が与えられている．電子線に対してのアルミニウム電極の P_{cel} は，13 MeV 以下で 1.0，それ以上で 0.998 が採用されている．

4) 壁材質補正係数

壁材質補正係数 P_{wall} は，電離箱壁材と電離箱防水鞘材質の水不等価性による電離箱の応答の違いを補正する係数である．

光子線の場合，平行平板形電離箱の場合には $P_{wall}=1.0$ とする．円筒形電離箱の P_{wall} は次式で計算できる．

$$P_{wall} = \frac{\alpha\left(\frac{\overline{L}}{\rho}\right)_{wall, air}\left(\frac{\overline{\mu}_{en}}{\rho}\right)_{w, wall} + \tau\left(\frac{\overline{L}}{\rho}\right)_{sleeve, air}\left(\frac{\overline{\mu}_{en}}{\rho}\right)_{w, sleeve} + (1-\alpha-\tau)\left(\frac{\overline{L}}{\rho}\right)_{w, air}}{\left(\frac{\overline{L}}{\rho}\right)_{w, air}}$$

(Ⅶ-51)

ここで $(\overline{L}/\rho)$ は平均制限質量衝突阻止能比，$(\overline{\mu}_{en}/\rho)$ は平均質量エネルギー吸収係数であり，α は電離箱内空気の全電離量に対する電離箱壁から発生した二次電子による電離割合で次式により計算する．

$$\alpha(t_{wall}) = 1 - \exp(-11.88\, t_{wall})$$

(Ⅶ-52)

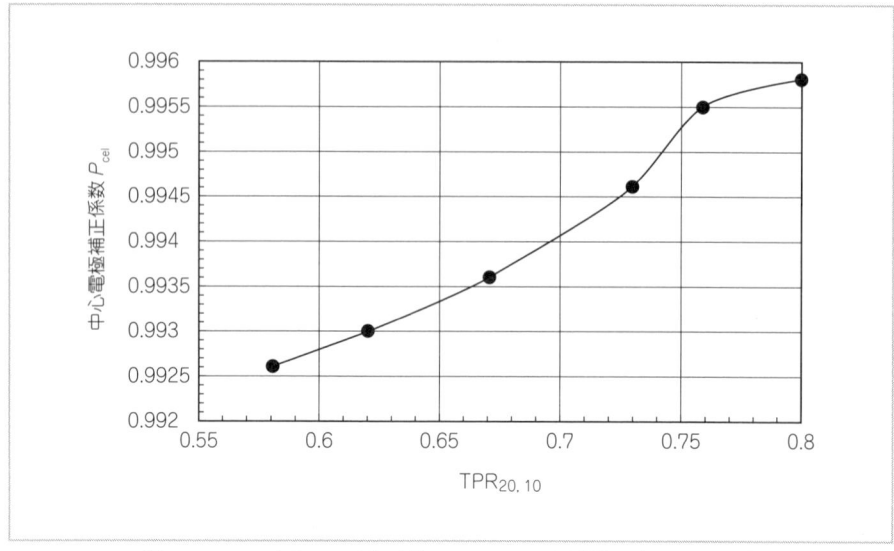

図Ⅶ-7　1 mm 直径の Al 電極を持ったファーマ形電離箱の光子線の P_{cel}[43]

ここで，t_{wall} は電離箱壁の g cm^{-2} 単位の厚さである．τ は防水材質から発生した二次電子による電離量の全電子による電離量に対する割合で，次式から求める．

$$\tau(t_{sleeve}) = \exp(-11.88 \times t_{wall})(1 - \exp(-11.88 \times t_{sleeve})) \quad (\text{Ⅶ-53})$$

ここで，t_{sleeve} は防水材質の g cm^{-2} 単位の厚さである．**巻末・付表-28〜33** に各条件の $(\bar{\mu}_{en}/\rho)_{med, air}$，$(\bar{L}/\rho)_{air, med}$，$(\bar{L}/\rho)_{w, air}$ 値を示す．

一方，電子線の P_{wall} は，1.0 が与えられている．その不確定度は平行平板形で 0.3%，円筒形電離箱で 0.5% と報告されている．

3．深部線量の測定と計算
1）概論

各放射線治療施設の高エネルギー光子線，電子線，陽子線，炭素線による線量を国際的に統一された方法で測定することにより，わが国の放射線治療線量のトレーサビリティを確立し，放射線治療の QA/QC を確立しなければならない．現在，日本では，高エネルギー放射線である X 線，γ 線，電子線の外部放射線治療の深部線量はリファレンス線量計であるファーマ形電離箱および平行平板形電離箱を利用して測定する．図Ⅶ-8 にその手順を示す．

医療用線量標準センターの二次標準で校正を受け，水吸収線量校正定数 $N_{D, w}$ を与えられたリファレンス線量計を水ファントム中の校正深に挿入して，照射野 10 × 10 cm の校

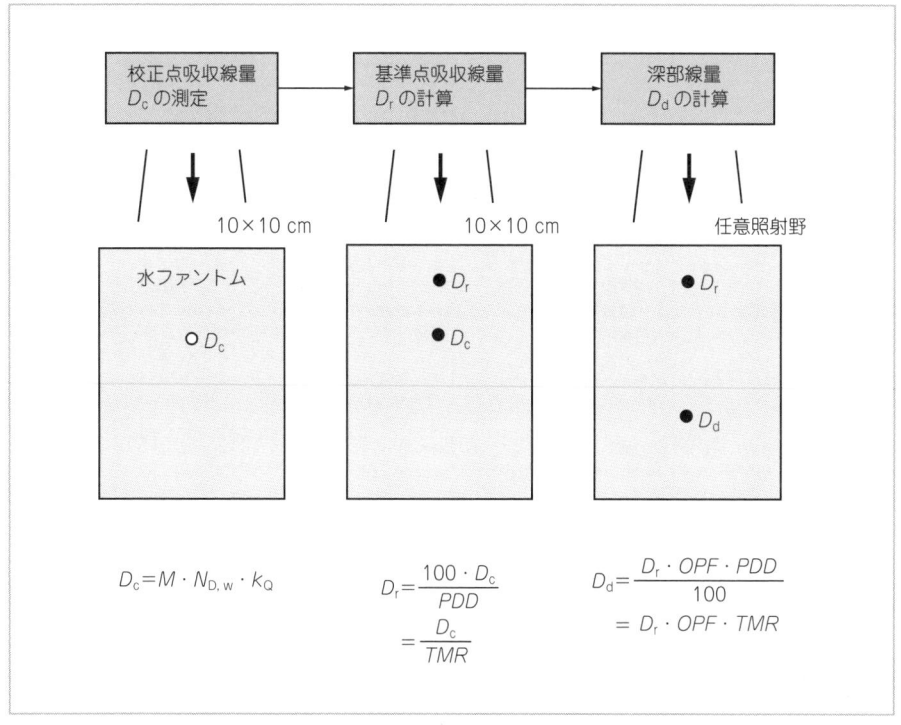

図Ⅶ-8 リファレンス線量計による深部線量の測定および計算手順
説明は本文参照.

正点吸収線量 D_c を測定する．次に校正点吸収線量から**深部量比** ratio of depth dose である深部量百分率 PDD または組織最大線量比 TMR を用いて，その治療装置の出力である基準点吸収線量 D_r を計算で求める．基準点吸収線量 D_r から深部量比および出力係数 OPF を用いて計算で任意照射野，任意深さの深部線量 D_d を求める．すなわち，放射線治療における線量測定による深部（吸収）線量の定量は照射野 10×10 cm の校正深のみで行い，それ以外の照射野および深さの深部線量は前もって測定で求めていた深部量比である PDD，TMR，OPF を用いて計算で求める．

外部照射における吸収線量標準測定法を**表Ⅶ-5** に要約する．

2) 校正点吸収線量の測定

使用する治療装置の出力である基準点吸収線量 $D_r(A_0)$ あるいは $D_r(A)$ を求めるために，まず，基準点より深部吸収線量の変化が少ない校正点の校正点吸収線量 D_c を求める．

校正用水ファントム water phantom for calibration を治療装置のビーム軸にセットす

表Ⅶ-5 外部放射線治療における吸収線量標準測定法の要約

		X, γ 線	電子線	
エネルギー		^{60}Co〜50 MV	2〜10 MeV	10〜50 MeV
校正点測定	線質	$TPR_{20,10}$ 法	R_{50} 法, $R_{50}=1.029\,I_{50}-0.06\,\text{gcm}^{-2}$ ($I_{50}\leq 10\,\text{gcm}^{-2}$)	R_{50} 法, $R_{50}=1.029\,I_{50}-0.06\,\text{gcm}^{-2}$ ($I_{50}\leq 10\,\text{gcm}^{-2}$) $R_{50}=1.059\,I_{50}-0.37\,\text{gcm}^{-2}$ ($I_{50}>10\,\text{gcm}^{-2}$)
	ファントム	水ファントム	水ファントム (水等価ファントム)	水ファントム
	照射野	$A=10\times 10$ cm または $A_0=10\times 20$ cm	$A_0=10\times 10$ cm	$A_0=10\times 10$ cm $(20\times 20\text{ cm})$
	校正深	$d_c=10\,\text{gcm}^{-2}$	$d_c=0.6\,R_{50}-0.1\,\text{gcm}^{-2}$	$d_c=0.6\,R_{50}-0.1\,\text{gcm}^{-2}$
	電離箱の実効中心	円筒幾何学的中心	空洞内前壁	空洞内前壁(平行平板形), $0.5\,r_{cyl}$ 前方(ファーマ形)
	校正点線量	$D_c=MN_{D,w}k_Q$ ($M=M_{row}k_{TP}k_{pol}k_sk_{elec}$)	$D_c=MN_{D,w}k_Q$ ($M=M_{row}k_{TP}k_{pol}k_sk_{elec}$)	$D_c=MN_{D,w}k_Q$ ($M=M_{row}k_{TP}k_{pol}k_sk_{elec}$)
	線質変換係数	k_Q: 表Ⅶ-10 参照	k_Q: 表Ⅶ-11 参照	k_Q: 表Ⅶ-11 参照
出力	基準点	最大深	最大深	最大深
	照射野	$A=10\times 10$ cm または $A_0=10\times 10$ cm	$A_0=10\times 10$ cm	$A_0=10\times 10$ cm $(20\times 20\text{ cm})$
	出力(基準点吸収線量)	$D_r(A)=D_c/TMR_c$ または $D_r(A_0)=100\,D_c/PDD_c$	$D_r(A_0)=100\,D_c/PDD_c$	$D_r(A_0)=100\,D_c/PDD_c$
深部線量	任意深, 任意照射野	$D(d,A)=D_r(A)\cdot OPF\cdot TMR_d$ または $D(d,A_0)=D_r(A_0)\cdot OPF\cdot PDD_d/100$	$D(d,A_0)=D_r(A_0)\cdot OPF\cdot PDD_d/100$	$D(d,A_0)=D_r(A_0)\cdot OPF\cdot PDD_d/100$
深部量比	線量計	各種線量計(円筒形電離箱, 平行平板形電離箱, フィルム等)	各種線量計(平行平板形電離箱, 半導体検出器, フィルム等)	各種線量計(平行平板形電離箱, 半導体検出器, フィルム等)
	電離箱実効中心(変位法)	円筒形$(0.6\,r_{cyl})$, 平行平板形(空洞内前壁)	平行平板形(空洞内前壁)	平行平板形(空洞内前壁)
	深部量比 (PDD, TMR)	電離量比と同じ	電離量比に制限質量衝突阻止能比を考慮	電離量比に制限質量衝突阻止能比を考慮

る.図Ⅶ-9に校正用水ファントムを示す.校正用水ファントムのサイズは,測定面において測定する最も大きな照射野の周囲5 cm以上,深さ方向は10 cm以上なければならない.電子線の測定では,R_{50}(5.2),参照)が4.0 g cm^{-2}($\bar{E}_0\fallingdotseq 10$ MeV)未満では,水ファントムのかわりに水等価(プラスチック)ファントムを使用してもよい.

その照射野は10×10 cmとする.ただし,電子線の照射野(A_0)は,次のように,深部[吸収線]量半価深R_{50}によって決定する.

$A_0 = 10\times 10$ cm $(R_{50}\leq 7\text{ g cm}^{-2})$

$A_0 = 20\times 20$ cm $(R_{50}> 7\text{ g cm}^{-2})$

ここで,10×10 cmと20×20 cmのI_{50}の差が0.1 g cm^{-2}以下であれば10×10 cmで測定してもよい.

線量計は校正を受け,水吸収線量校正定数$N_{D,w}$が与えられたリファレンス線量計(フ

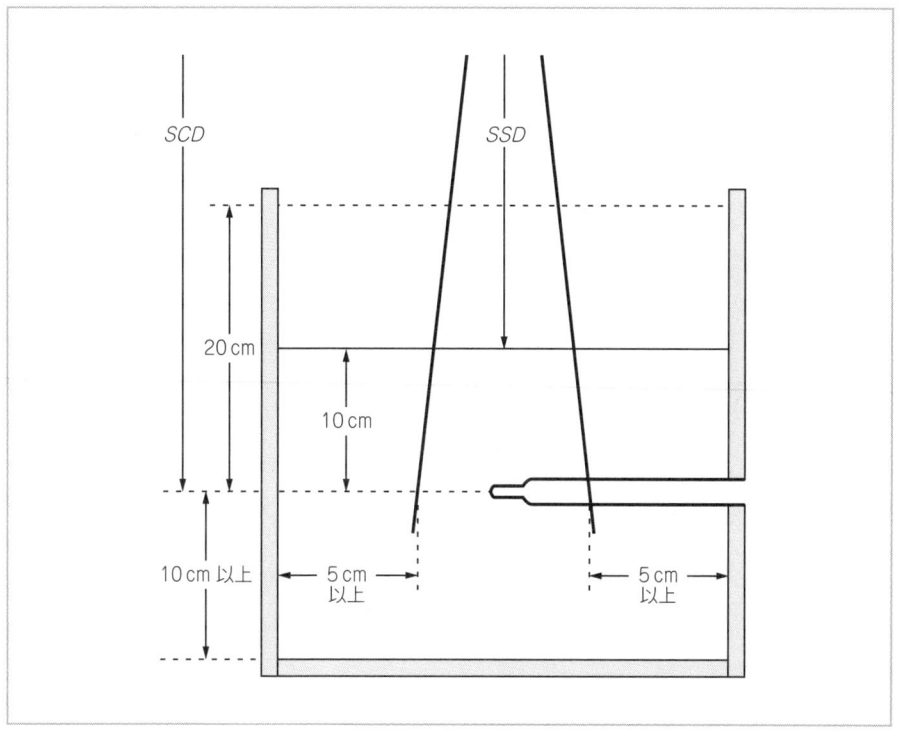

図Ⅶ-9 校正用水ファントム（$TPR_{20,10}$測定用と共用）[43]
電離箱鞘部の材質は厚さ1mm以下のアクリル樹脂．

ァーマ形電離箱または平行平板形電離箱）を用いる．リファレンス線量計のビルドアップキャップを除いてファントム中の校正深d_cにセットして，治療装置のモニタ線量計あるいはタイマに適当な値あるいは時間をセットして，水ファントム内の校正点吸収線量を測定する．

　光子線の校正深は10 cmである．
　電子線の校正深は，深部［吸収線］量半価深R_{50}を用い，次式により校正深d_cを決める．
$$d_c = 0.6\,R_{50} - 0.1 \quad \text{g cm}^{-2} \tag{Ⅶ-54}$$
プラスチックファントムを使用した場合には，電離箱はプラスチックファントムのスケーリングされた校正深$d_{c,pl}$にセットしなければならない．
$$d_{c,pl} = d_c/c_{pl} \quad \text{g cm}^{-2} \quad (d_c\text{ は g cm}^{-2}) \tag{Ⅶ-55}$$
　光子線の場合，ファントム中の校正深にファーマ形電離箱の電離容積の幾何学中心に合わせる．一方，電子線の場合，平行平板形電離箱の測定点は電離箱空洞内壁（前壁変位法）である．電子線測定におけるファーマ形電離箱の測定点は，その電離空洞の幾何学的

表Ⅶ-6　光子線の水吸収線量測定のための基準条件[43]

項　目	基準値または基準特性
ファントム材質	水
校正深 d_c	$10\ \mathrm{g\ cm^{-2}}$（水：10 cm）
電離箱	ファーマ形[a]
電離箱の基準点	幾何学的中心
電離箱基準点の位置	校正深
SSD または SCD	80 cm または 100 cm[b]
照射野サイズ	$10 \times 10\ \mathrm{cm}$[c]

a：平行平板形電離箱は，光子においては，リファレンス線量計として推奨されていない．
b：SSD または SCD は臨床に使用しているセットアップ値にする．
c：照射野サイズは，SSD セットアップではファントム表面の値であり，STD(SAD)セットアップでは校正深の電離箱平面の値である．

表Ⅶ-7　電子線の水吸収線量測定のための基準条件

項　目	基準値または基準特性
ファントム材質	水または水等価ファントム
校正深 d_c	$d_c = 0.6\ R_{50} - 0.1\ \mathrm{g\ cm^{-2}}$
電離箱	平行平板形，ファーマ形[a]
電離箱の基準点	前壁内側中心（平行平板形），$0.5\ r_{\mathrm{cyl}}$（ファーマ形）
電離箱基準点の位置	校正深
SSD または SCD	80 cm または 100 cm[b]
照射野サイズ	$10 \times 10\ \mathrm{cm}\ (R_{50} \leq 7\ \mathrm{g\ cm^{-2}})$ または $20 \times 20\ \mathrm{cm}$[c] $(R_{50} > 7\ \mathrm{g\ cm^{-2}})$

a：ファーマ形電離箱は，R_{50} が $4.0\ \mathrm{g\ cm^{-2}}$ 以上の場合に用いることができる．
b：SSD または SCD は臨床に使用しているセットアップ値にする．
c：照射野サイズは，ファントム表面の値である．

中心より $0.5\ r_{\mathrm{cyl}}$（r_{cyl}＝電離箱空洞の半径）だけ線源寄り（半径変位法）である．
　光子線および電子線の基準条件は表Ⅶ-6，7 に示す．
　以上の条件で校正点吸収線量 D_c を測定したときのリファレンス線量計の指示値 M は次式で表わされる．

$$M = \overline{M}_{\mathrm{raw}}\ k_{\mathrm{TP}}\ k_{\mathrm{pol}}\ k_s\ k_{\mathrm{elec}} \tag{Ⅶ-56}$$

ここで，$\overline{M}_{\mathrm{raw}}$ は 3 回以上の測定により得られるリファレンス線量計の平均指示値，k_{TP}

表Ⅶ-8　電離箱形線量計による校正点吸収線量測定における検討項目

	検討項目	円筒形	平行平板形	測定値の補正法
光子の場合	1. 漏洩電流	○		測定前後に量を確かめる
	2. ステム漏電効果	○		ステム部への照射野有無による比較
	3. 極性効果	△		印加電圧を正負に切り換え，指示値の平均をとる
	4. イオン再結合損失	◎		イオン収集効率 f で除する
	5. 後方散乱	×		
	6. 放射線場の擾乱	△		(表Ⅶ-9, 参照)
	7. 実効中心	○		P_{dis} を乗ずる
	8. 電離量から線量	○		k_Q を乗ずる
	9. 電離量曲線から線量曲線	◎		半径変位法を適用する
電子線の場合	1. 漏洩電流	◎	◎	測定前後に量を確かめる
	2. ステム漏電効果	○	○	ステム部への照射野有無による比較
	3. 極性効果	△	○	印加電圧を正負に切り換え，指示値の平均をとる
	4. イオン再結合損失	◎	◎	イオン収集効率 f で除する
	5. 後方散乱	×	△	平行平板形のエネルギー依存性を考慮する
	6. 放射線場の擾乱	○	×	(表Ⅶ-9, 参照)
	7. 実効中心	◎	◎	半径変位法あるいは前壁変位法を適用する
	8. 電離量から線量	◎	◎	k_Q を乗ずる
	9. 電離量曲線から線量曲線	◎	◎	制限質量衝突阻止能比等を考慮する

検討必要度の分類　◎：絶対必要，○：必要，△：時に必要，×：不必要

は温度気圧補正係数，k_{pol} は極性効果補正係数，k_s はイオン再結合補正係数，k_{elec} は電位計校正定数(電離箱と電位計を一体として校正した線量計は 1.0)である．気温と水温の温度差には十分注意する必要があり，両者が等しくなるように調整することが望ましい．線量計の中には気密性の電離箱や感度補正の中に温度気圧補正などを含んでいる線量計もあるので，この補正については注意が必要である．**表Ⅶ-8** に，放射線治療域の水中での吸収線量測定における検討項目および測定値の補正法を示す．漏洩電流，ステム漏電効果，極性効果，イオン再結合損失，後方散乱の検討項目については第Ⅵ章において説明した (第Ⅵ章，B.5，参照)．これらの検討項目以外に，前節で説明した擾乱補正の検討(2，参照)が必要である．校正点吸収線量測定における擾乱補正係数のまとめを**表Ⅶ-9** に示す．

X，γ線および電子線の**校正点吸収線量** D_c は，必要な補正を施したこのリファレンス線量計の**指示値** M に**水吸収線量校正定数** $N_{D,w}$ および**線質変換係数** k_Q を乗じて求める．

$$D_c = M N_{D,w} k_Q \tag{Ⅶ-57}$$

表Ⅶ-9 校正点吸収線量測定における擾乱補正係数のまとめ

補正係数	光子線	電子線	
	ファーマ形電離箱	平行平板形電離箱	ファーマ形電離箱
空洞補正係数：P_{cav}	1.0	1.0 (Markus & Capintec 除く)	内径，エネルギーに依存，（Ⅶ-48)式
変位補正係数：P_{dis}	中心：（Ⅶ-49)式 0.6 r 変位法(1.0)	前壁法(1.0)	0.5 r 変位法(1.0)
中心電極補正係数：P_{cel}	プラスチックおよびグラファイト：1.0 1 mm Al：図Ⅶ-7，0.9926(^{60}Co)	—	プラスチックおよびグラファイト：1.0 1 mm Al： <13 MeV：1.0 ≧13 MeV：0.998
壁材質補正係数：P_{wall}	（Ⅶ-51)式	1.0	1.0

ここで，水ファントムに電離箱の防水鞘を用いたときには水吸収線量校正定数 $N_{D,w}$ は防水鞘に対応する値を使用しなければならない．

3) 線質変換係数

リファレンス線量計による水ファントム中における測定において，測定する線質が ^{60}Coγ 線以外(X線，電子線，陽子線，重粒子線等)の場合には，(Ⅶ-45)式にそれぞれの **線質変換係数 k_Q** を乗じた(Ⅶ-57)式で，その水吸収線量 $D_w(=D_c)$ を評価する．測定している線質 Q の線質変換係数 k_Q は次式で与えられる．

$$k_Q = \frac{\left[\left(\frac{\overline{L}}{\rho}\right)_{w,air} P_{wall} P_{cav} P_{dis} P_{cel}\right]_Q}{\left[\left(\frac{\overline{L}}{\rho}\right)_{w,air} P_{wall} P_{cav} P_{dis} P_{cel}\right]_{^{60}Co}} \qquad (Ⅶ-58)$$

ここで，$(\overline{L}/\rho)_{w,air}$ は水空気平均制限衝突質量阻止能比，P_{wall}, P_{cav}, P_{dis}, P_{cel} は擾乱補正係数であり，それぞれ，電離箱壁および防水材質と水との不等価性の補正係数，空洞補正係数，変位補正係数，電極不等価性補正係数である(2, 参照)．表Ⅶ-10, 11 に水ファントム中の校正点における代表的な電離箱の光子線および電子線の k_Q 値を示す．

現時点の線質変換係数 k_Q は基準照射野，校正深のみに定義され，その他の照射野，深さには k_Q 値を使用しないように注意が必要である．各擾乱補正係数 P_Q は現時点では校正深での値しか評価されていないし，その値の評価も未定な部分が多い．特に電子線の校正深以外の任意深さにおける P_Q に関しては正確な評価がまだできていない．また，X線

C. 外部照射における線量測定　249

表Ⅶ-10　光子のための線質変換係数 k_Q [43]

電離箱	線質：$TPR_{20,10}$																
	0.53	0.56	0.59	0.62	0.65	0.68	0.7	0.72	0.74	0.76	0.78	0.8	0.82	0.84
(防水材アクリル樹脂のないときの値)														
JARP Farmer	1.000	0.998	0.997	0.996	0.994	0.991	0.987	0.984	0.980	0.974	0.968	0.961	0.953	0.943
PTW 23333 Farmer	1.000	0.998	0.997	0.996	0.994	0.991	0.987	0.984	0.980	0.974	0.968	0.961	0.953	0.943
NE 2505/3.3 B Farmer	0.999	0.997	0.995	0.993	0.990	0.986	0.982	0.978	0.974	0.968	0.962	0.955	0.947	0.937
NE 2571 Farmer	1.002	1.001	1.000	0.999	0.998	0.995	0.992	0.990	0.986	0.981	0.975	0.968	0.959	0.949
NE 2581 Farmer A-150 電極	0.999	0.998	0.996	0.994	0.990	0.986	0.982	0.978	0.973	0.967	0.961	0.954	0.945	0.935
CapintecPR-06 C Farmer	1.000	1.000	1.000	1.000	0.998	0.996	0.993	0.989	0.985	0.979	0.972	0.964	0.955	0.944
(防水材アクリル樹脂鞘厚 0.5 mm の値)														
JARP Farmer	1.001	0.999	0.997	0.996	0.994	0.991	0.987	0.984	0.980	0.975	0.969	0.962	0.953	0.943
PTW 23333 Farmer	1.000	0.999	0.997	0.996	0.994	0.991	0.987	0.984	0.980	0.975	0.969	0.962	0.953	0.943
NE 2505/3.3 B Farmer	1.000	0.997	0.995	0.993	0.990	0.986	0.982	0.978	0.974	0.969	0.963	0.956	0.948	0.938
NE 2571 Farmer	1.002	1.001	1.000	0.999	0.998	0.995	0.992	0.990	0.986	0.981	0.975	0.969	0.960	0.950
NE 2581 Farmer A-150 電極	1.000	0.998	0.996	0.994	0.990	0.986	0.982	0.978	0.973	0.968	0.962	0.955	0.946	0.936
CapintecPR-06 C Farmer	1.000	1.000	1.000	1.000	0.999	0.996	0.993	0.989	0.985	0.979	0.973	0.965	0.956	0.945
(防水材アクリル樹脂鞘厚 1.0 mm の値)														
JARP Farmer	1.001	0.999	0.997	0.996	0.994	0.991	0.987	0.984	0.980	0.975	0.969	0.963	0.954	0.944
PTW 23333 Farmer	1.000	0.999	0.997	0.996	0.994	0.991	0.987	0.984	0.980	0.975	0.969	0.963	0.954	0.944
NE 2505/3.3 B Farmer	1.000	0.998	0.995	0.993	0.990	0.986	0.982	0.978	0.974	0.969	0.963	0.957	0.948	0.938
NE 2571 Farmer	1.002	1.001	1.000	0.999	0.998	0.995	0.992	0.990	0.986	0.981	0.976	0.969	0.960	0.950
NE 2581 Farmer A-150 電極	1.000	0.998	0.996	0.994	0.990	0.986	0.982	0.978	0.973	0.968	0.962	0.955	0.947	0.936
CapintecPR-06 C Farmer	1.000	1.000	1.000	1.000	0.999	0.996	0.993	0.989	0.985	0.980	0.973	0.966	0.957	0.946

注）校正点における値である。
注）常に、日本医学物理学会測定委員会報告（ホームページ等）を参照して、統一された値を使用することが重要である。

表Ⅶ-11 電子線校正深における線質変換係数 k_Q [43]

電離箱	線質：R_{50}																	
	1.0	1.4	2.0	2.5	3.0	3.5	4.0	4.5	5.0	5.5	6.0	7.0	8.0	10.0	13.0	16.0	20.0
Capintec PS-033	0.959	0.949	0.923	0.922	0.921	0.920	0.919	0.918	0.916	0.915	0.913	0.910	0.906	0.899	0.888	0.878	0.867
Exradin P11			0.938	0.931	0.924	0.919	0.914	0.910	0.905	0.902	0.898	0.892	0.886	0.876	0.864	0.854	0.842
Holt (Memorial)	0.972	0.962	0.951	0.944	0.937	0.932	0.927	0.922	0.918	0.914	0.911	0.904	0.898	0.888	0.876	0.866	0.854
NACP/Calcam	0.953	0.943	0.932	0.925	0.919	0.913	0.909	0.904	0.900	0.896	0.893	0.887	0.881	0.871	0.859	0.849	0.837
Markus			0.925	0.920	0.916	0.913	0.910	0.907	0.904	0.901	0.899	0.894	0.889	0.881	0.870	0.860	0.849
Advanced Markus	0.967	0.957	0.946	0.939	0.933	0.927	0.922	0.918	0.913	0.910	0.906	0.900	0.894	0.884	0.872	0.861	0.850
Exradin A10	1.013	1.003	0.992	0.984	0.977	0.971	0.966	0.962	0.957	0.953	0.950	0.943	0.937	0.926	0.913	0.903	0.891
Roos	0.966	0.957	0.945	0.938	0.932	0.926	0.921	0.917	0.913	0.909	0.905	0.899	0.893	0.883	0.871	0.861	0.849
JARP Farmer							0.911	0.909	0.908	0.906	0.904	0.901	0.898	0.893	0.885	0.878	0.868
PTW23333 Farmer							0.911	0.909	0.907	0.905	0.904	0.901	0.898	0.893	0.885	0.878	0.869
NE2505/3, 3B Farmer							0.903	0.901	0.899	0.898	0.896	0.893	0.891	0.886	0.878	0.871	0.862
NE2571 Farmer							0.918	0.917	0.915	0.913	0.912	0.909	0.906	0.901	0.894	0.886	0.877
NE 2581 Farmer							0.899	0.898	0.896	0.894	0.893	0.890	0.888	0.883	0.875	0.868	0.859
A-150 電極 Capintec PR-06 C Farmer							0.917	0.915	0.913	0.912	0.910	0.907	0.904	0.899	0.891	0.884	0.874

注) 校正点における値である。
注) 常に，日本医学物理学会測定委員会報告（ホームページ等）を参照して，統一された値を使用することが重要である。

に関しても中心軸上の任意深さではその線質(エネルギー分布)は変化しないと仮定しているが、やはりその正確な評価はまだできていない．すなわち現時点では，測定による k_Q を用いた深部吸収線量の評価は校正深のみで可能である．それ以外の深さの線量測定に関しては，X線はその中心軸上では任意深さの線質は変化しないと仮定して電離曲線で近似し，電子線に関しては中心軸上の深さによる阻止能の変化を近似する方法で深部量百分率等を得ている(4.4，参照)．一方，上記したように k_Q 値の評価は未定な部分のある近似値ではあるが，各放射線治療施設が公表され統一された同じ値を使用する意義は非常に大きい．また今後の新しい電離箱の k_Q 値およびその値の見直し等に関しては日本医学物理学会測定委員会報告(ホームページ等)を参照し，わが国においてすべての放射線治療施設が常に統一された値を使用することが重要である．なお，現在，標準測定法01の改定として標準計測法11の発刊が準備されている．

4) 基準点吸収線量の計算

治療装置の出力である**基準点吸収線量** D_r(最大深吸収線量 D_{dmax})は，校正深で測定した校正点吸収線量 D_c から深部量比 PDD，TMR を用いた計算により求める(図Ⅶ-8，参照)．すなわち，校正点吸収線量 $D_c(A_0 = 10 \times 10)$ および $D_c(A = 10 \times 10)$ より，治療装置の照射野 10×10 cm の**出力** out-put である基準点吸収線量 $D_r(A_0 = 10 \times 10)$ および $D_r(A = 10 \times 10)$ が求められる．

$$D_r(A_0 = 10 \times 10) = 100 \frac{D_c(A_0 = 10 \times 10)}{PDD(d_c, A_0 = 10 \times 10)} \quad (Ⅶ\text{-}59)$$

$$D_r(A = 10 \times 10) = \frac{D_c(A = 10 \times 10)}{TMR(d_c, A = 10 \times 10)} \quad (Ⅶ\text{-}60)$$

ここで，$PDD(d_c, A_0 = 10 \times 10)$ は使用される治療装置の校正深 d_c，表面での照射野 $A_0 = 10 \times 10$ cm の深部量百分率であり，$TMR(d_c, A = 10 \times 10)$ は校正深 d_c，その深さでの照射野 $A = 10 \times 10$ cm の組織最大線量比である．PDD，TMR は前もって各施設で求めておく必要がある(4，参照)．

放射線治療装置であるリニアック加速器等の出力および PDD，TMR は治療装置，線質，照射野等により異なる．X線，電子線の出力およびその照射は，照射ヘッドの付属している**モニタ電離箱** monitor chamber で制御する．そのモニタ線量計は，基準照射野 10×10 cm(電子線の場合には 20×20 cm のときもある)の基準点吸収線量を指示する**モニタ値** monitor units；**MU** の比例定数を求め，その表示値を校正して置かなければならない．モニタ線量計の校正は，1週間に一度以内の頻度で，日常使用する線量および線量率において，適当な MU にセットして，3回以上の測定を行い，その平均値から比例定数を求める．すなわち，基準点に対応する**線量モニタ値** dose monitor unit；**DMU**[cGy/MU] を求める．

5) 任意照射野，任意深さの深部線量の計算

任意照射野，任意深さのビーム軸上の深部線量 $D_\mathrm{d}(A_0)$ および $D_\mathrm{d}(A)$ は次式より求められる(図Ⅶ-8，参照)．

$$D_\mathrm{d}(A_0) = D_\mathrm{r}(A_0 = 10 \times 10) \cdot OPF_\mathrm{r}(A_0) \cdot \frac{PDD(d, A_0)}{100} \quad (\text{Ⅶ-61})$$

$$D_\mathrm{d}(A) = D_\mathrm{r}(A = 10 \times 10) \cdot OPF_\mathrm{r}(A) \cdot TMR(d, A) \quad (\text{Ⅶ-62})$$

すなわち，任意深さにおける深部線量は校正点の吸収線量を測定して，その治療装置毎の PDD，TMR，OPF を使用して計算で求めることができる．

4. 深部線量比の測定と計算
1) 概　論

深部線量比である，X，γ 線の**深部量百分率 PDD**，**組織最大線量比 TMR** および電子線の PDD は，治療装置，線質(エネルギー)，照射野(A または A_0)および組織密度により異なり，各施設の**水等価ファントム** water equivalent phantom 中における各深さ(d)の深部線量を実測して，基準となる PDD，TMR をそれぞれ(Ⅶ-2)，(Ⅶ-3)式より求めて置かなければならない．しかし，実際に測定するのは，主に X 線，γ 線，電子線の PDD のみであり，のちに PDD より X 線，γ 線の TMR を計算で求める．

高エネルギー X 線，γ 線のビーム中心軸上の任意深部量(深部吸収線量)である PDD の測定には，ピーク深以降の電子平衡の成立している深さでは一般にフィールド線量計であるファーマ形電離箱等，小容積指頭形電離箱が使用できる．すなわち，ピーク深の平衡厚に達したあとのビルドアップ領域以降(図Ⅶ-11，12，参照)では，準電子平衡領域(過渡平衡領域)であり，必要な補正をした上で空洞理論を適用して深部量が測定できる(第Ⅳ章，B.2.およびC.4，参照)．一方，ビルドアップ領域内では，電子平衡は成立しない．このような非電子平衡領域では，一般に媒質に挿入する空洞壁の厚さを媒質の中に放出された二次電子の飛程よりも厚く，さらに空洞の大きさを十分に小さくすれば，電子平衡が成立する条件に近づけることが可能であると考えられるが，いまだこの非電子平衡領域の完全，正確な吸収線量測定法は確立されていない．また，ビルドアップ領域内と同様に，線源の近傍，小照射野，照射野の半影部分，媒質の境界部分等の非電子平衡領域では，厳密な絶対測定は不可能であるが，現時点ではある程度の測定誤差を許容した上で小容積である平行平板形電離箱が主に使用される．または，できる限り小さな測定器(電離箱，熱蛍光線量計，半導体線量計，フィルム等)を利用してそれらの領域の吸収線量を求めることを推奨する．その場合には，実際にはその測定値は線量変化の方が大きく寄与するが，それらの領域における荷電粒子(二次電子を含む)のエネルギー分布の変化による測定器の感度変化(エネルギー依存性)について十分に検討しておかなければならない．また，高エネルギー電子線の深部量の PDD の測定には，深部量の変化が大きく，一部には小容積指頭

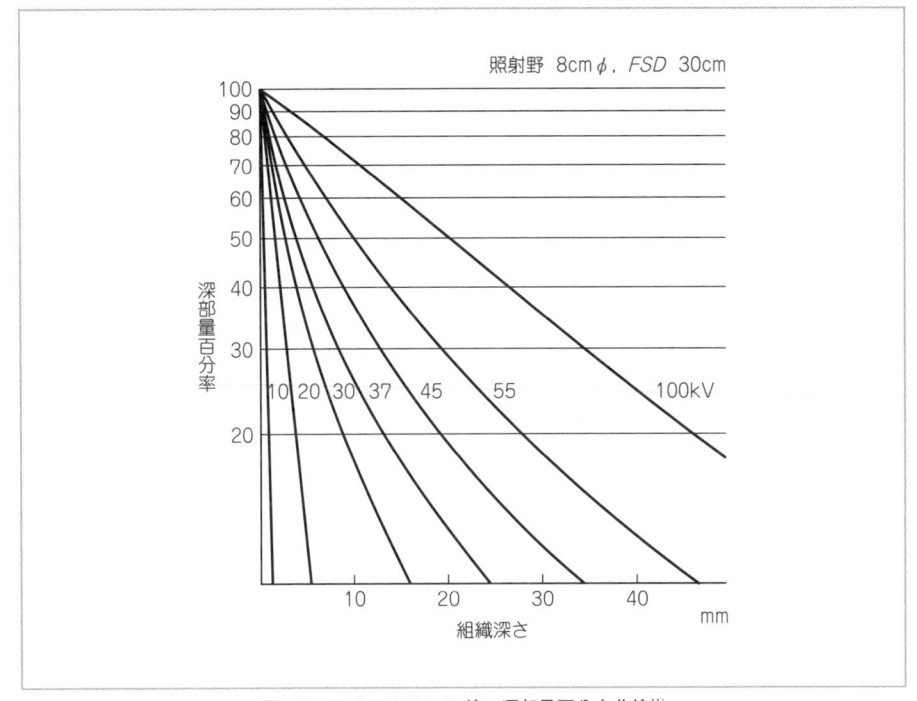

図Ⅶ-10　10〜100 kV X線の深部量百分率曲線[11]

形電離箱も使用できるが，一般には平行平板形電離箱の方が適している．

2) 高エネルギー光子線の深部量百分率

1門のビーム軸上の PDD 値より得られる曲線を**深部量百分率曲線** percentage depth dose curve という．現在一般に，高エネルギー X 線，γ 線は間接電離放射線であり，水ファントム中の深さに関係なく，その二次電子のエネルギー分布はほぼ一定と見なしている．したがって光子(X線，γ線)の場合には，深部線量分布への影響は，主として一次線の粒子フルエンスの量が問題となり，ビーム軸上の**深部電離量百分率曲線** percentage depth ionization curve をもって深部量百分率曲線とすることができる．ファーマ形等の小型電離箱の高エネルギー光子線に対するエネルギー依存性が少ないので，これらの電離箱を用いれば深部電離量曲線が測定できる．電離箱実効中心の補正は，円筒形の場合には $0.6\,r_{cyl}$ の半径変位法を，平行平板形の場合は空洞内前壁を測定点とする前壁変位法を採用する．ただし，イオン再結合補正係数 k_s は施してあるものとする．

X線，γ線の水中深部量百分率曲線の例を図Ⅶ-10, 11 に示す．図Ⅶ-10 は 10〜100 kV

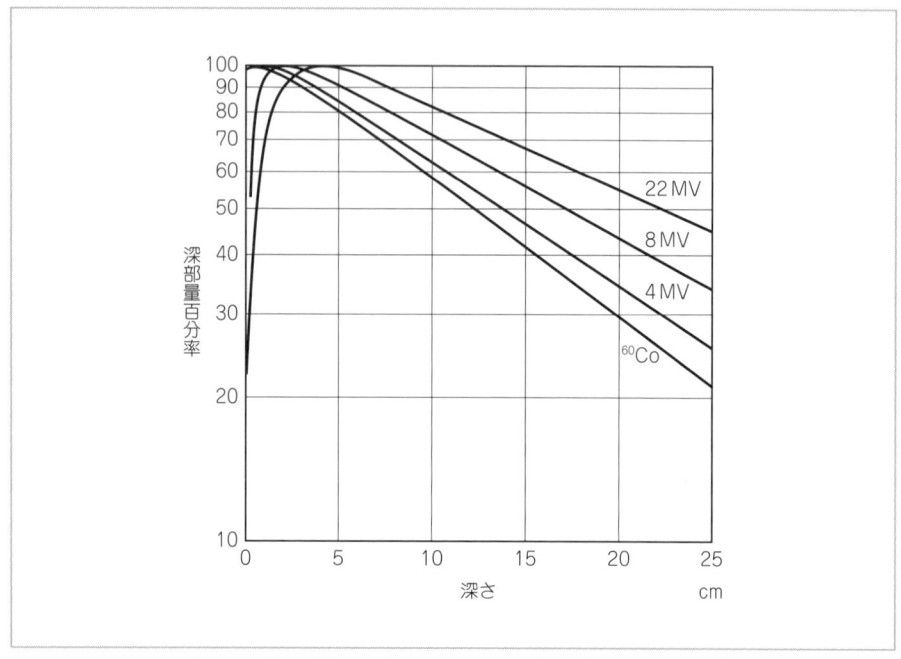

図Ⅶ-11　^{60}Coγ 線および 4, 8, 22 MV X 線の深部量百分率曲線[9]

X 線の深部量百分率曲線であり，図Ⅶ-11 は高エネルギーである ^{60}Coγ 線および 4〜22 MV X 線の深部量百分率曲線である．X，γ 線は，物質中でほぼ指数関数的に減弱し，高エネルギーほど深部に到達，深部量百分率が大きくなる．その最大線量を示す最大深は，X 線，γ 線のエネルギーが大きいほど深くなり，100 kV X 線，^{60}Coγ 線，10 MV X 線でそれぞれ 0 cm（表面），約 0.4〜0.5 cm，約 2.5 cm である．また，その PDD が 50% になる深さである**半価深** half value depth；**HVD** は，それぞれ約 2 cm，約 12 cm，約 18 cm である．ただし，これらの深さは，治療装置，SSD，照射野等の条件毎に異なる．

　各種 X 線，γ 線の浅部での深部量百分率曲線を図Ⅶ-12 に示す．高エネルギー X 線，γ 線の深部量百分率曲線は，その表面から最大深まではビルドアップ効果 build-up effect のために急激に増加する．この領域をビルドアップ領域という．すなわち，^{60}Coγ 線の深部量百分率曲線においては，表面から約 0.5 cm 深さまでがビルドアップ領域になる．ビルドアップが起こる原因はファントムの表面から発生した二次電子がある長さを走りながら電離を起こすためであり，ほぼ二次電子の飛程の深さ近くで最大線量を示す．その結果，高エネルギー X 線，γ 線の表面（0 cm 深さ）での表面線量百分率は約 20〜30% である．放射線治療において，これらビルドアップ効果および表面線量は，照射野，エネルギ

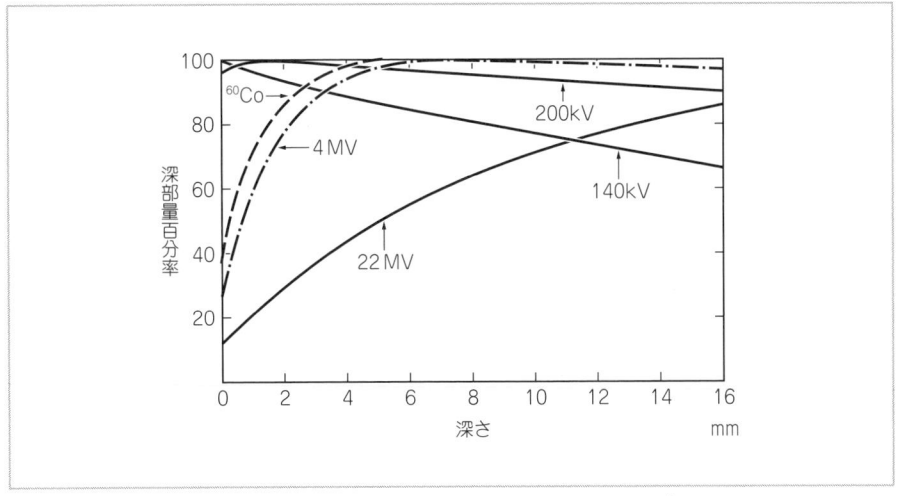

図Ⅶ-12 浅部におけるX線，γ線深部量百分率曲線[9]

一，まわりの散乱体(寝台，コリメータ等)等により大きく異なり，条件毎の測定をしておかなければならない．一般に表面線量は，入射ビームの照射野が大きいほど，エネルギーが低いほど，散乱体ファントム間距離が短いほど大きくなる．しかし，入射ビームのエネルギーが約 10 MV 以上になり，散乱体が高原子番号物質になると電子対生成による散乱線が増加して表面線量も増加する場合がある．また，ビルドアップ効果と同様に，射出側の表面線量もその表面に物がない場合は**ビルドダウン効果** build-down effect によって深部線量が少し下がることに注意が必要である．

現在の高エネルギーX線，γ線の治療成績が以前の約 200 kV X線の治療成績と比較して大幅に上昇した理由は，高エネルギーになったためにより深部の腫瘍が治療可能になったことと，ビルドアップ効果により**皮膚障害** skin damage が発生しなくなったためであるといえる．

3) 高エネルギー光子線の深部量百分率と組織最大線量比の関係

X線，γ線の深部量百分率 PDD 値は線源からの距離逆2乗則に従い $SSD(=f)$ に依存して変化するが，組織最大線量比 TMR 値は，コリメータ等からの散乱線の寄与が無視できる距離(約 20 cm 以上)である一般に使用されている状態では，SSD および STD には依存せず，同じ値を使用できる．なお，深部線量比である PDD，TMR は，上記の線質等が変わらないかぎり，出力(線量率)の変動のみでは変化しない．

実際に各施設において実測されるのは PDD のみである．一方，主に臨床で使用するX

線の TMR は PDD から**放射線治療計画装置** radiation treatment planning device（**RTP 装置**）内において計算で求められ，そのデータを保管している．PDD と TMR の関係は次式が成り立つ．

$$PDD(d, A_0) = 100 \cdot TMR(d, A) \cdot \frac{SF_{\max}(A)}{SF_{\max}(A_r)} \cdot \left(\frac{f + d_r}{f + d}\right)^2 \qquad (\text{Ⅶ-63})$$

ただし，$A = A_0 \cdot (f+d)^2/f^2$，$A_r = A_0 \cdot (f+d_r)^2/f^2$ である．ここで，$SF_{\max}(A)$，$SF_{\max}(A_r)$ は，それぞれ照射野 A，A_r のときの最大散乱係数であり，それぞれ水ファントムの有無による散乱線の寄与率を表わしている．参考資料として，**巻末・付表-34〜40** に標準的な X 線の TMR 表[43,53] を示す．一般に各施設で取得されるデータは正方形照射野についてのみであり，それ以外の矩形照射野あるいは不整形照射野の深部線量比の値は正方形の値から求めている．**巻末・付表-41，42** に等価照射野の換算表[53] を示す．

4）高エネルギー電子線の深部電離量百分率と深部量百分率

一方，高エネルギー電子線は直接電離放射線で，水との相互作用の大部分は非弾性衝突により行われ，ほぼ連続的にエネルギーを失いながら飛程の末端まで進む．ファントム中の電子線の線量分布測定に電離箱を用いる場合，その指示値 M は電離箱の中に生ずる電離量に比例し，ファントム中の深さと M との関係は深部電離量百分率となる．ただし，円筒形電離箱では $0.5\,r_{\text{cyl}}$ の半径変位法を，平行平板形電離箱の場合は前壁変位法を採用し，イオン再結合補正係数 k_s は施してあるものとする．高エネルギー電子線の場合，各深さにおいてエネルギー分布が異なるため，これに各深さの水/空気の平均制限質量衝突阻止能比 $(\overline{L}/\rho)_{\text{w, air}}$ を乗じて得られた関係が深部量百分率となる．

電離箱による上記の方法では，電離箱の擾乱の補正が考慮されていないことに注意すべきである．電子線の擾乱補正係数は深さにより変化する可能性がある．特に円筒形電離箱に関して，現時点では校正深における擾乱補正係数しか提出されておらず，円筒形電離箱を電子線の深部量百分率の測定には使用できない．すなわち，現時点では，電離箱による電子線深部量測定では，その擾乱補正係数 P_{wall}，P_{dis}，P_{cel}，P_{cav} が深さにより変化しない平行平板形電離箱を用いて深部量百分率を測定すべきである．すなわち，電子線深部量百分率は深部での線量変化が大きく，その測定には深さによる線量変化および擾乱補正係数の変化が無視できる小型の線量計である平行平板形電離箱，シリコンダイオード検出器などを用いる．なお，シリコンダイオード検出器等の測定点は検出部中心とする．**図Ⅶ-13** に電子線の深部電離量百分率曲線と深部量百分率曲線の測定例を示す．

図Ⅶ-14 に種々のエネルギーの**電子線深部量百分率曲線** electron percentage depth dose curve を比較する．一般に，電子線エネルギーが高いほど，その最大深は深くなり，同じ深さの深部線量率は高くなり，より深部に到達する．放射線治療用加速器から放出される電子線は比較的均一なエネルギーを持ち，図に示すような深部量百分率曲線，および深部

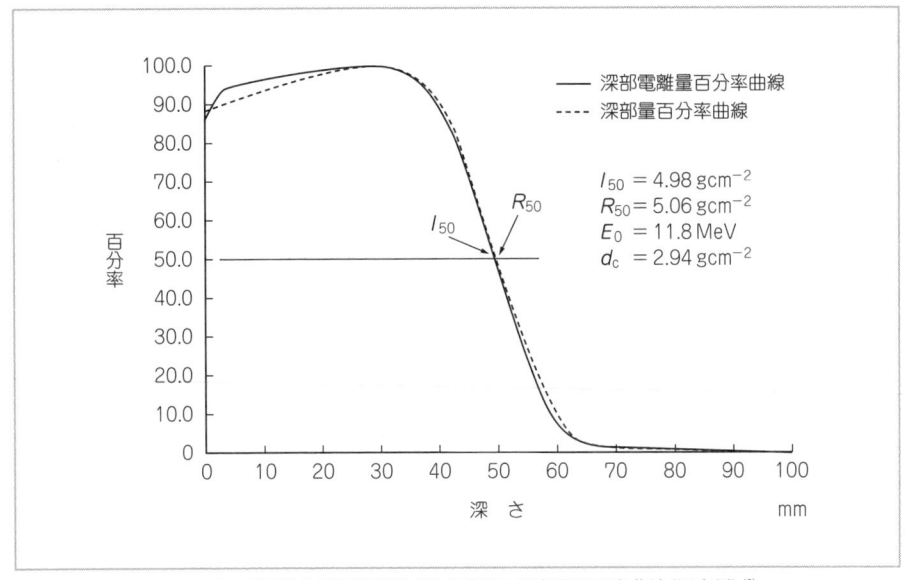

図Ⅶ-13 電子線の深部電離量百分率曲線と深部量百分率曲線(測定例)[43]

電離量百分率曲線を示す．

　電子線の深部量百分率曲線は，表面から最大深まではビルドアップ効果のために，その深部量百分率が増加する．ビルドアップは，電子線が物質中で多重散乱を起こしたときの側方散乱が主原因であり，一般に，入射エネルギー 10 MeV 以下の電子線の場合には浅部での側方散乱が多く，その表面線量百分率は約 80～90% である．一方，電子線の入射エネルギーが 10 MeV 以上になると，側方散乱の寄与が少なくなり，ビルドアップ効果も小さくなる．すなわち，電子線の場合，高エネルギー X 線，γ 線の場合と異なり，高エネルギーになるほどビルドアップ効果が少なくなり，皮膚線量および表面線量は多くなる．このビルドアップ効果は線質のみでなく，散乱電子数が変化するような要因である装置，散乱箔，コリメータ，SSD，照射野等に依存して変化する．特に，電子線表面線量は電子線治療時に使用するコリメータの材質，形状に大きく依存して変化し，それぞれの照射条件毎の深部量百分率曲線を取得しておく必要がある．また，ビルドアップ効果と同様に，射出側に物質がない場合にはビルドダウンによってその表面吸収線量が少し下がる．

　一般に電子線治療では，その深部量曲線の特徴を利用して，主に表面からある深さまでを治療する表在性腫瘍が対象となっている．深部量百分率が最大となる最大深は入射エネルギーに依存して深くなる．その治療範囲(治療有効深さ)は表面から約 90～80% になる深さまでであり，その **80% 深さ** 80% depth は，**平均入射エネルギー** mean initial energy ；

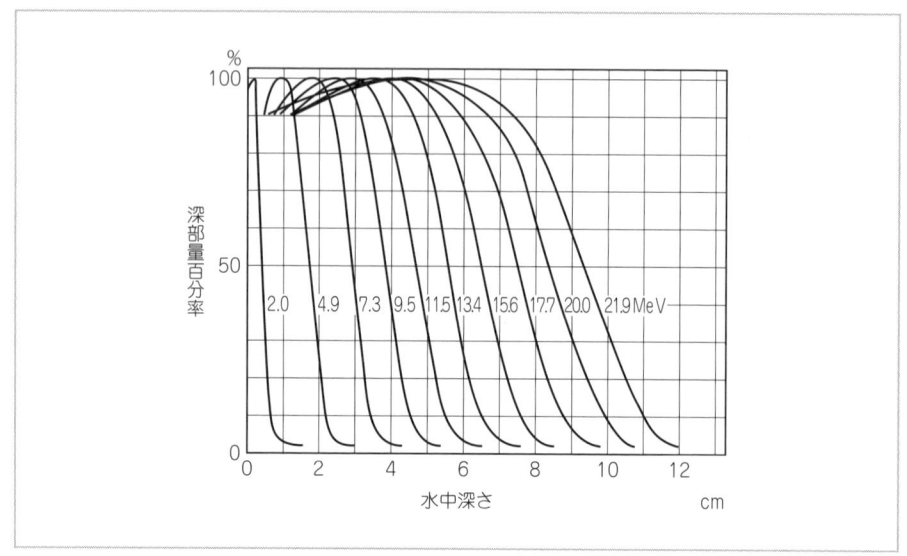

図Ⅶ-14 電子線水中深部量百分率曲線[11]

電子線は入射エネルギーに依存して一定深さの飛程をもち，その治療有効深さは入射エネルギー[MeV]の1/3[cm]，あるいは飛程[cm]の2/3[cm]である．

E_0[MeV]の電子線で約$E_0/3$[cm]である．すなわち，電子線治療に有効な深さである電子線治療域は表面から約$E_0/3$[cm]深さ，あるいはその実用飛程R[cm]の約$2/3 \cdot R$[cm]深さまでを**治療域** treatment range としている．すなわち，10 MeV電子線の治療域は表面から深さ約3 cmまでである．

5. 線質測定

深部線量の測定には，その**線質**を知る必要がある．線質はそのエネルギースペクトルによって表現される．RI線源から放出されるγ線のエネルギーは，その核種により一義的に決まる．一方，放射線治療に使用している医療用加速器からの電子線，X線のエネルギースペクトルの測定は，磁場による電子の偏向，シンチレーション検出器等による全エネルギー吸収，光核反応，チェレンコフ放射等を利用する方法が報告されている．しかし，それらの測定は臨床使用の状態とは極端に異なり，また一般的には容易ではなく，放射線治療施設では簡単には行えない場合が多い．すなわち，現時点では医療用加速器からの大線量および高エネルギーX線および電子線の線質(エネルギー分布)を直接測定する方法はなく，モンテカルロ計算等を利用した方法で推定しているのが現状である．

しかし，深部線量の測定には，詳細なエネルギースペクトルの情報は必要でない場合が

多く，それらの平均エネルギーが主に使用されるために，現時点では電離箱を用いた深部量測定により，その線質を求める方法が一般的に採用されている．ここでは，現在採用されている**線質測定** measurement of radiation quality について説明する．

1) X線の線質測定

高エネルギー X線治療では，X線の公称エネルギーと深部量百分率 PDD や組織最大線量比 TMR などとが直接に対応していることが望ましい．しかし，加速器の種類や型番が同じでもそれらの差が見受けられる．その原因の多くは，公称エネルギーの設定時の不確かさ，ターゲットの材質や厚さ，平坦用フィルタおよびコリメータの材質や構造などの違いによる．

現在高エネルギー X線の線質表示法として，照射野 10×10 cm，深さ 20 cm と 10 cm の**組織ファントム線量比**である $\boldsymbol{TPR_{20,10}}$ が最も一般的に用いられている．$TPR_{20,10}$ の測定ファントムを図Ⅶ-9 に示した．一方，深さ 10 cm の深部量百分率 PDD を高エネルギー X線の線質表示に利用する $\boldsymbol{PDD_{10}}$ **法**は有効な一方法である．しかし，PDD を求めることは，常にその最大深さを特定しなければならず，容易ではない．

治療装置の加速エネルギー（MV）と $TPR_{20,10}$ との関係は次の多項式により近似できる．

$$\lambda(\mathrm{MV}) = -1818.9 + 8183\,x - 12284\,x^2 + 6172\,x^3$$
$$(4\ \mathrm{MV} \leq \lambda \leq 20\ \mathrm{MV}) \tag{Ⅶ-64}$$

ここでの x は $TPR_{20,10}$ の値である．この式は 4～20 MV の範囲であれば 0.3 MV の精度で近似できる．図Ⅶ-15 に(Ⅶ-64)式の加速エネルギーと $TPR_{20,10}$ の関係を示す．

2) 電子線の線質測定

電子線の線量測定においては，その**深部量半価深** $\boldsymbol{R_{50}}$ を使用して線質を評価する．ここでは，深部量半価深 R_{50}，および公称エネルギーとして使用される平均入射エネルギー $\overline{E}_0$，深さ $\boldsymbol{d}$ における**平均エネルギー** mean energy in the depth d：$\overline{E}_d$ について述べる．

(1) 深部量半価深

深部量半価深 R_{50} [g cm^{-2}] は，水中での深部吸収線量曲線が最大深吸収線量の 50% の値になる深さ [g cm^{-2}] であり，次式により**深部電離量半価深** $\boldsymbol{I_{50}}$[g cm^{-2}] から求める．

$$R_{50} = 1.029\,I_{50} - 0.06 \quad (I_{50} \leq 10\ \mathrm{gcm}^{-2}) \tag{Ⅶ-65}$$
$$R_{50} = 1.059\,I_{50} - 0.37 \quad (I_{50} > 10\ \mathrm{gcm}^{-2}) \tag{Ⅶ-66}$$

深部電離量半価深 I_{50} は，水ファントムを用い，SSD 100 cm，照射野 $A_0 = 10 \times 10$ cm（ただし，$R_{50} > 7$ g cm^{-2} では 20×20 cm）の線束で測定する．10×10 cm と 20×20 cm の I_{50} の差が 0.1 g cm^{-2} 以下であれば 10×10 cm で測定してもよい．その理由は，照射野が小さいとコリメータ等からの散乱線が測定系に影響を及ぼすためである．図Ⅶ-16 に深部吸収線量曲線と深部量半価深 R_{50}，校正深 d_c，最大深 d_{max} の関係を示す．低エ

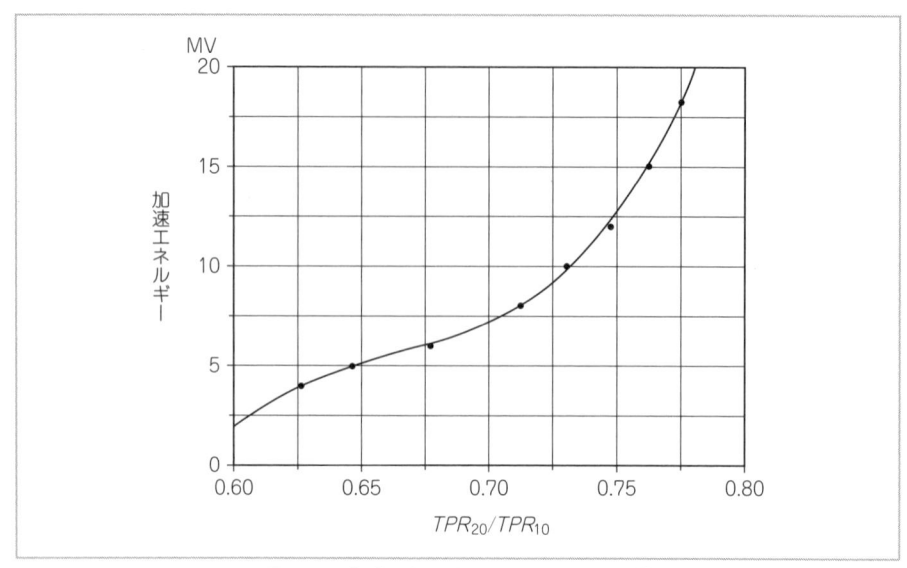

図Ⅶ-15 加速エネルギーと $TPR_{20,10}$ の関係[43]

ネルギー領域の電子線では一般的に校正深 d_c は最大深 d_{max} と近い値を示す．
(2) 平均入射エネルギー

治療装置の公称エネルギーとして使用する**平均入射エネルギー** $\overline{E}_0$ [MeV] は，$SSD = 100\,cm$，照射野 $10 \times 10\,cm$ の電子線の水中深部量半価深 R_{50} [g cm^{-2}] を使用して，次式から求める．

$$\overline{E}_0 = 2.33 \cdot R_{50} \tag{Ⅶ-67}$$

上式は，その適用範囲は 5〜30 MeV の比較的大照射野ビームに制限され，一定の線源電離箱間距離 $SCD = 100\,cm$ で測定された場合に適用される式である．一方，モンテカルロ法による計算結果は，高エネルギー領域で上式の $\overline{E}_0$ よりも高くなることも報告されている．しかし，わが国における放射線治療において使用されている電子線公称エネルギーは 30 MeV 以下であり，（Ⅶ-67）式の使用による誤差は小さい．
(3) 深部における平均エネルギー

深さ d における平均エネルギー $\overline{E}_d$ は，電離箱を用いた測定において，校正深の擾乱補正係数 P_Q を評価するのに，および深部量百分率の得るときの質量阻止能値を求めるときに必要となる．現在，$\overline{E}_d$ の値としては，モンテカルロ計算によるデータを使用することが勧告されている．**表Ⅶ-12** にそのデータを示す．

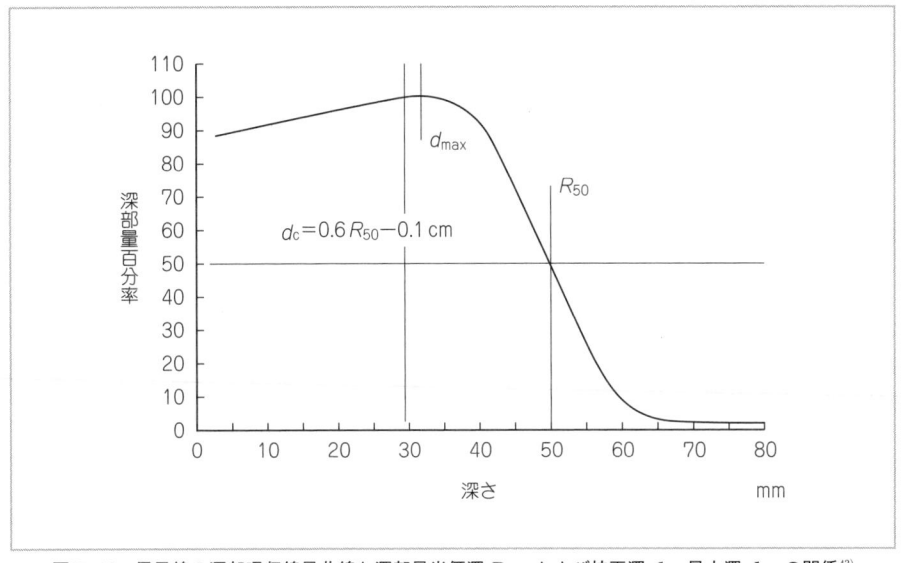

図Ⅶ-16 電子線の深部吸収線量曲線と深部量半価深 R_{50}, および校正深 d_c, 最大深 d_{max} の関係[43]

6. 基本線量分布の測定

　放射線治療では，放射線を照射する標的はある大きさを持ち，その体積を可能なかぎり均等に照射する．一般に，標的を+7〜-5% 以内の線量差で照射しなければならない．また，標的以外の正常臓器等にはできるかぎり放射線が照射されることを避けなければならない．そのためには，照射するビームの患者体内の**空間的線量分布** spatial dose distribution(簡単に，線量分布という)についての正確なデータが必要になる．一般に，線量分布上の等線量点を結んで得られる曲線を**等線量曲線** isodose curve と呼び，それらの集合した図を線量分布と呼ぶ．なお，等線量曲線(吸収線量分布)は，一般に，ビーム軸以外の点の吸収線量をも $D_r(A_0)$ に対する百分率で表示する．

　外部照射の線量分布は，治療装置，線質(エネルギー等)，線源(X線焦点)の大きさ，照射野，SSD 等に依存して変化し，各施設では水ファントム中で基準となる条件ごとの1門照射の線量分布データを取得しておく必要がある．すなわち，線量分布は治療装置あるいは計画装置毎に施設側の責任において実施しなければならない．一方，小線源治療の場合には，線源近傍の距離による線量変化が大きく，その線量分布を電離箱等で実測することは一般に難しく，現在は主にコンピュータを利用した理論計算でその線量分布が求められている．その理論計算が正確であるかどうかの確認に，微小な TLD 素子あるいはフィルム法等を利用した線量分布測定が行われる．

　図Ⅶ-17, 18 に $^{60}Co\gamma$ 線および電子線外部1門照射の線量分布測定例を示す．その線量

表Ⅶ-12　水中における電子線の深さ d の平均エネルギー $\overline{E}_d$ と平均入射エネルギー $\overline{E}_0$ の比[43]

d/R_p	平均入射エネルギー $\overline{E}_0$ [MeV]						
	2	5	10	20	30	40	50
0.00	1.000	1.000	1.000	1.000	1.000	1.000	1.000
0.05	0.945	0.943	0.941	0.936	0.929	0.922	0.915
0.10	0.890	0.888	0.884	0.875	0.863	0.849	0.835
0.15	0.835	0.831	0.826	0.815	0.797	0.779	0.761
0.20	0.777	0.772	0.766	0.754	0.732	0.712	0.692
0.25	0.717	0.712	0.705	0.692	0.669	0.648	0.627
0.30	0.656	0.651	0.645	0.633	0.607	0.584	0.561
0.35	0.592	0.587	0.583	0.574	0.547	0.525	0.503
0.40	0.531	0.527	0.523	0.514	0.488	0.466	0.444
0.45	0.468	0.465	0.462	0.456	0.432	0.411	0.390
0.50	0.415	0.411	0.407	0.399	0.379	0.362	0.345
0.55	0.362	0.359	0.355	0.348	0.329	0.314	0.299
0.60	0.317	0.313	0.309	0.300	0.282	0.269	0.256
0.65	0.274	0.270	0.265	0.255	0.239	0.228	0.217
0.70	0.235	0.231	0.226	0.216	0.202	0.192	0.182
0.75	0.201	0.197	0.191	0.180	0.168	0.159	0.150
0.80	0.168	0.164	0.159	0.149	0.138	0.131	0.124
0.85	0.141	0.137	0.131	0.120	0.111	0.105	0.099
0.90	0.118	0.114	0.108	0.096	0.089	0.084	0.079
0.95	0.095	0.091	0.086	0.076	0.069	0.065	0.061
1.00	0.081	0.077	0.071	0.059	0.053	0.049	0.045

R_p：実効飛程

　分布は，図に示すように，ビーム軸に沿った断面上の等線量曲線で表示する場合が多い．一方，ビームの平坦度を調べるために，ビーム軸に対して垂直な断面についての線量分布も取得される．線量分布は，線質等が変わらないかぎり，出力（線量率）が変動しても変化しない．それぞれの臨床使用時の**患者体内線量分布** dose distribution in patient は，主にその施設によって取得された1門照射の線量分布データ等を基にして，線量分布計算用コンピュータである放射線治療計画装置で計算によって求められている．

　外部照射では，水ファントムに垂直に入射する1門照射の線量分布データを取得する．水ファントム（水槽）の大きさは測定点における照射野よりも10 cm以上大きく，深さも5 cm以上の余裕が必要である．一般に，パルスモータによる位置の反復再現性を確認した自動制御水ファントムを用いる．水温が線量計の指示値を左右するので，室温と水温とが熱平衡状態にあることが望まれる．

C. 外部照射における線量測定　　*263*

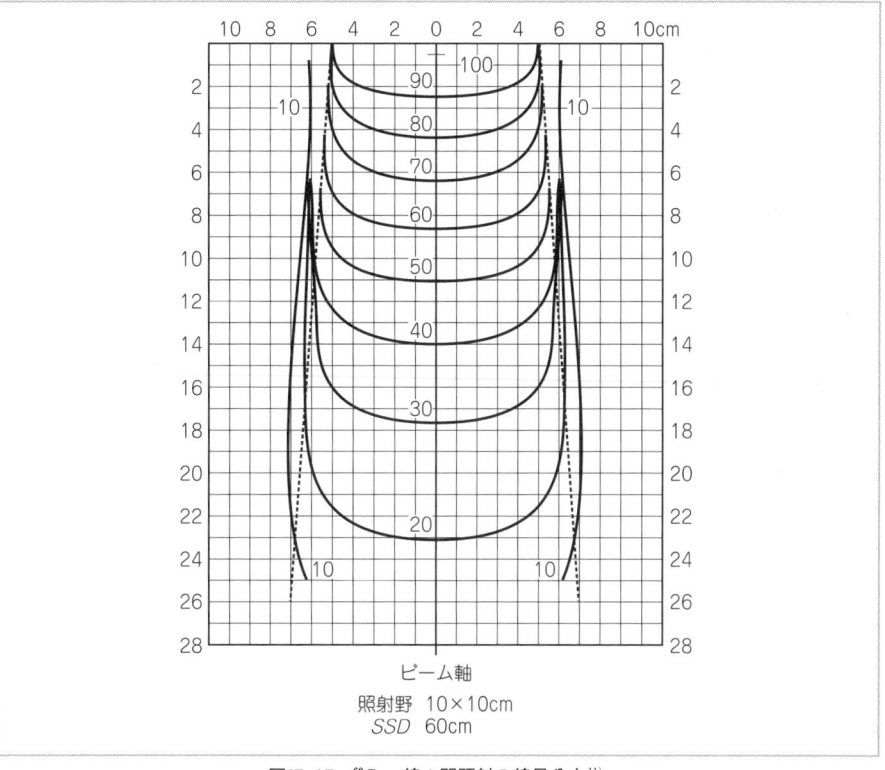

図Ⅶ-17　^{60}Coγ線1門照射の線量分布[11]

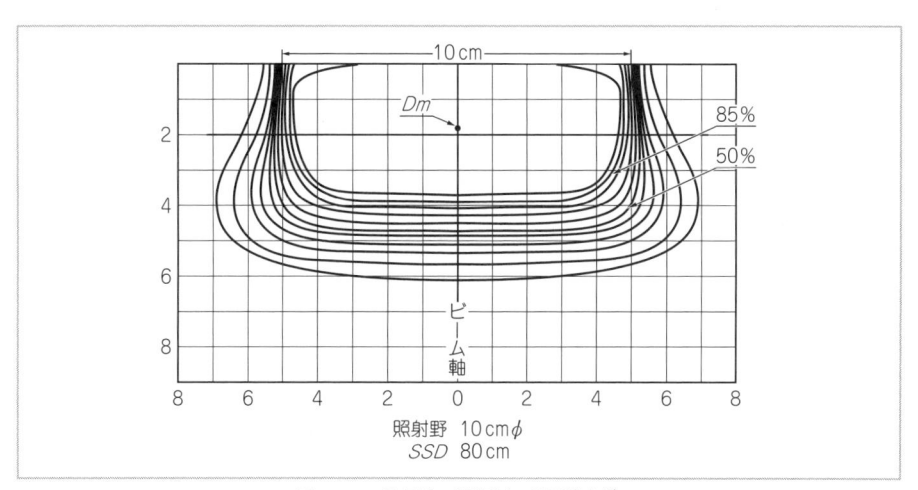

図Ⅶ-18　電子線1門照射の線量分布[11]

電子線線量分布測定には，水平平面を持つ均一な水等価ファントムをも使用できる．そのスケーリング scaling には，密度 ρ_{pl} と深さスケーリング係数 depth scaling factor；c_{pl} の積 $\rho_{pl}\cdot c_{pl}$，および線量計の指示値を補正するフルエンススケーリング係数 fluence scaling factor；h_{pl} がある (10，参照)．また，フィルムを用いた線量分布測定にプラスチックファントムを使用するときには，各位置の相対吸収線量は水と等しくならないので注意が必要である．

外部照射における1門照射の基準線量分布を測定する方法としては小型の電離箱形線量計または半導体線量計を使用して，水ファントム中をコンピュータ制御でスキャンして，そのデータを二次元的あるいは必要に応じて三次元的に取得する方法が一般的である．線量分布測定に使用する電離箱等は，なるべく小型であり，その測定位置の精度としては1 mm 以内が必要である．深部線量を測定する測定器は，エネルギー依存性，方向依存性およびステム漏電の少ない測定器を用いなければならない．また電離箱を使用する場合には，電離箱と周囲の物質(水)との温度が等しくなるように十分な時間をおく必要がある．

一方，フィルム法による線量分布測定は，非常に簡便であり，種々の水等価ファントムにフィルムを挟み1回の曝射で線量分布のデータが得られることにより，よく利用されるが，上記のスケーリング補正，および線量直線性，エネルギー依存性等のフィルム特性を十分に調べてから使用する必要がある．特に，ビルドアップ領域，半影部分の測定では，その線質特性について十分に配慮する必要がある．また現在の高エネルギー放射線の照射では，チャレンコフ放射による黒化を避けるために，フィルムを黒紙などの不透明物質で覆い使用しなければならない．

エネルギー依存性の小さい TLD，PLD 等の素子を種々のファントム中に多数個封入して使用する方法もあるが，現時点ではそれらの素子を厳選しても素子間のバラツキが約 ±5% 程度あり，正確な線量分布を得ることは困難である．一般に TLD，PLD は表面線量，密度の異なる組織間の境界などの特殊な場所の線量分布測定に利用されている．

放射線治療施設では，外部照射用の各治療装置，条件(照射野等)毎についての水中1門照射の線量分布基礎データを取得し，それらの数値データを放射線治療計画装置に保存する．そして，その基礎データを基にして患者毎に，照射門数の合成，体輪郭補正，体内臓器等の不均質補正，補助具の吸収補正した外部照射の患者体内線量分布図を作成している．

光子線1門照射の線量分布基礎データをコンピュータに保存する場合，一般に，それぞれの1門照射の線量分布をビーム軸上の深部量比 *PDD*(または *TAR*，*TMR*)と**軸外線量比** off-axis ratio；***OAR***(または ***OCR***：off-center ratio)に分離保存する．線量分布において，ビーム軸と垂直な断面でビーム軸と交差する水平軸上の深部線量を測定すると，図Ⅶ-19 に示すような，各深さの**線量プロファイル** dose profile 曲線が得られる．線量プロファイルを数値化するために，軸外線量比 *OAR*(または *OCR*)を使用する．*OAR* は，ある場

図Ⅶ-19 線量プロファイル曲線

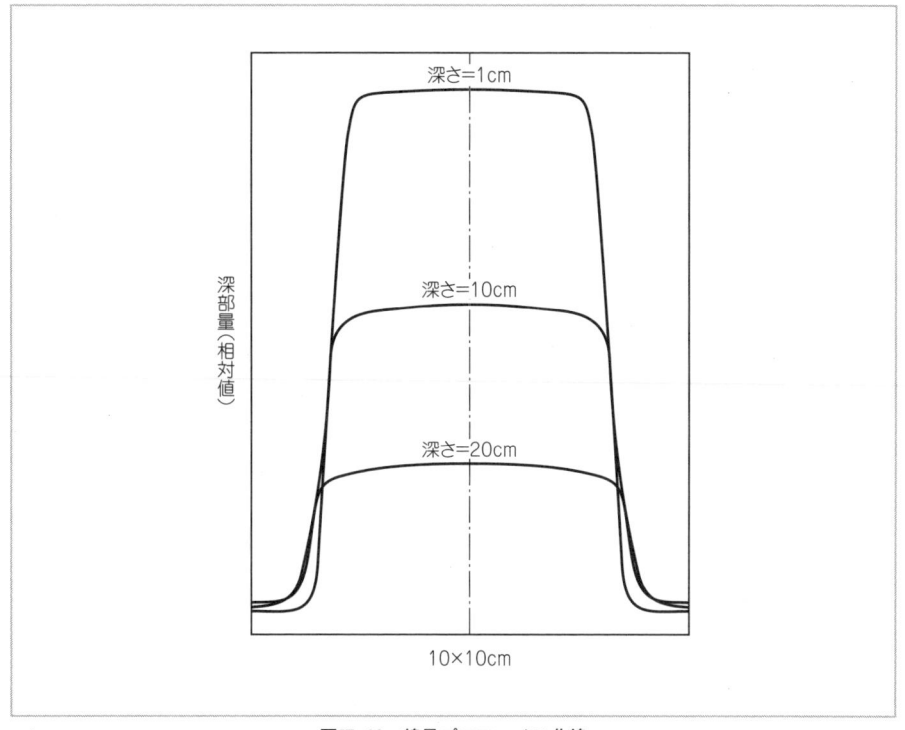

所(X/L)の線量と同一深さのビーム上$(X/L=0)$の深部線量の比と定義できる.

$$OAR(d, A_0, X/L) = PDD(d, A_0, X/L)/PDD(d, A_0, X/L = 0) \qquad (Ⅶ\text{-}68)$$
$$OAR(d, A, X/L) = TAR(d, A, X/L)/TAR(d, A, X/L = 0) \qquad (Ⅶ\text{-}69)$$
$$= TMR(d, A, X/L)/TMR(d, A, X/L = 0) \qquad (Ⅶ\text{-}70)$$

ここで,dは深さ,A_0およびAは照射野,Xはビーム軸からの距離,Lはビーム軸から照射野端までの距離である.すなわちOARを用いるとビーム軸上のみでなく,ビーム軸外の任意点の深部線量を求めることができる.すなわち,使用する各ビームについて,数種類の照射野のビーム軸上の深部量比,およびそれぞれの照射野,深さについてのOAR値を測定しておけば,任意照射野,任意場所の水中深部線量を内挿法により求めることができる.また,これらの基礎データを利用して,実際の患者体内の不均質物質中の線量分布を計算することができる.

OAR曲線 OAR curveはビーム軸と垂直な軸上のOAR値より得られる曲線である.一方,ビーム軸を含むビーム軸に対して平行な平面について,同じOAR値を結んで得られ

た線をディクリメントライン decrement line という．このディクリメントラインはくさびフィルタを使用したときの線量分布を手計算で求めるときに使用する．

電子線照射野および先端放射線治療である定位放射線照射 STI，強度変調放射線治療 IMRT，画像誘導放射線治療 IGRT に使用される高エネルギー X 線の小照射野，不整形照射野の線量分布計算では，水中 1 門照射の線量分布基礎データの測定値を参考にして求めた細いビーム（ペンシルビーム）を照射野の形に応じて重ね合わす方法等が主に採用されている．

7. 定位放射線照射の線量測定

定位放射線照射 STI を対象とした**ナロービーム**（細線束）narrow beam の線量測定においては，小型電離箱を使用する[46]．ナロービーム測定用電離箱は極端に小型の電離箱の場合が多く，このような電離箱の長期間安定度の保証が保たれず，常にユーザーが感度をチェックする必要がある．さらに，小型電離箱でさえナロービームに対して十分なサイズの検出器とならない場合も多い．したがって，測定の空間分解能を向上させる点で，さまざまな検出器を利用して，できるだけ線量評価精度の高い測定を行う．すなわち STI で利用できる電離箱，検出器は極端に小さな電離体積を有する場合が多いので，これらは基本的には各ユーザーがユーザービームを用いてリファレンス線量計との水中での感度比較により校正を行うことを原則とする．

校正を受ける電離箱，検出器の感度校正定数はユーザービーム（線質 λ）を用いた比較測定から感度校正定数 N_λ を得る．

$$N_\lambda = N_{\mathrm{D,w}}(M_\mathrm{r}/M_\mathrm{s})_\lambda \tag{VII-71}$$

ここで $N_{\mathrm{D,w}}$ はその施設のリファレンス線量計の水吸収線量校正定数，M_r はそのリファレンス線量計の指示値，M_s は校正を受ける電離箱の指示値である．STI 用電離箱は電離体積が小さいことから長期にわたる安定性が問題になる場合があり，N_λ はユーザービームを使って校正できるから，頻度高く感度校正して測定に利用する必要がある．ファントムについては水を基準とする．また，線量計算で必要とする X 線の線質も $TPR_{20,10}$ の値を用いる．

2 cm 直径以上のコリメータを用いた照射野であれば，電離箱による吸収線量の評価法をまず考える必要がある．電離箱の電離体積は 0.05 cc 以下のものが望ましい．ただし，あまりにも小さ過ぎる電離体積の電離箱は電離電荷や安定度の点から絶対線量測定器としては向かない．電離箱以外の検出器では，Si ダイオード検出器，ダイヤモンド検出器，MOSFET 線量計，ガラス線量計，TLD などが利用できる．Si ダイオード検出器やダイヤモンド検出器は固体電離を利用した検出器であるから電離箱に比べて十分な電離電荷が得られ，空間分解能の点で STI の線量測定には最も有効な検出器の 1 つである．写真フィルムでの測定は，特殊な測定法を除いて一般的には推奨できない．

8. 荷電粒子線の線量測定

高エネルギー荷電粒子線(陽子線, 炭素線)場における水吸収線量の評価法の現状について説明する. 対象とする荷電粒子線のエネルギー範囲は, 陽子線 70～250 MeV, 炭素線 100～400 MeV/u である.

X, γ 線および電子線と同様に, 荷電粒子線(線質 Q)に対しても線質変換係数 k_Q を使って吸収線量を導くことができる. すなわち, 水中における校正点での水吸収線量はリファレンス線量計による読み値から, 次式より得られる.

$$D_{w,Q} = M_Q N_{D,w} k_Q \tag{Ⅶ-72}$$

ここで M_Q はリファレンス線量計の温度気圧補正およびイオン再結合補正後の指示値であり, $N_{D,w}$ はリファレンス線量計の水吸収線量単位の校正定数である.

荷電粒子線(線質 Q)の線質変換係数 k_Q は次式により計算によって求められる((Ⅶ-58)式, 参照).

$$k_Q = \frac{(s_{w,air})_Q (W_{air})_Q}{(s_{w,air})_{60Co} (W_{air})_{60Co}} \frac{P_Q}{P_{60Co}} \tag{Ⅶ-73}$$

ここで, $(s_{w,air})_Q$ および $(W_{air})_Q$ は, それぞれ線質 Q の放射線に対する水および空気の阻止能の比ならびに空気の W 値である. また, P_Q は放射線場 Q での擾乱補正係数である. 基準線質は $^{60}Co\gamma$ 線であり, $(s_{w,air})_{Q_0} = 1.133$, $(W_{air})_{Q_0}/e = 33.97$ J/C, P_{60Co} はその全擾乱補正係数である. 陽子線に対する水と空気の阻止能比は, 次式により得られる.

$$s_{w,air} = a + bR_{res} + \frac{c}{R_{res}} \tag{Ⅶ-74}$$

ここで $a = 1.137$, $b = -4.3 \times 10^{-5}$, $c = 1.84 \times 10^{-3}$ である. ただし, $R_{res}(g/cm^2) > 2.5$ の場合は, 実用上 $(s_{w,air})_Q = 1.137$ としてよい. また陽子線に対する空気の W 値, 擾乱補正係数 P_Q については, 十分な情報が不足しており, $(W_{air})_p/e = 34.23$ J/C, $P_Q = 1.0$ を使用する. 炭素線に対しても, いまだ十分な情報が不足しているので, 当面 $(s_{w,air})_Q = 1.13$, $(W_{air})_p/e = 34.50$ J/C, $P_Q = 1.0$ を使用する.

9. 速中性子線の線量測定

サイクロトロン等の加速器を用いた**速中性子線治療** fast neutron therapy が行われたことがあった. 歴史的には速中性子線治療の有効性をあまり認めることができず, その治療は中止されている. 間接電離性放射線である速中性子線の線量測定では, その物質との断面積に依存する. 中性子線の断面積は原子(原子核)毎に特有であり, そのエネルギーによる変化も大きい. すなわち速中性子線の線量測定では, 吸収線量を測定する物質と同じ原子組成の計測物質にしなければならない. 特にその反跳陽子の寄与が重要となり, 測定物質の水素含有率が重要である. 軟組織の水素含有率は重量比で約 10% であるが, 7 MeV 以下で吸収線量の 90%, 18 MeV で約 70% が水素に寄っている. 反跳陽子の飛程は短く,

低エネルギーのX線と類似している．そのために，速中性子用電離箱は壁と空洞ガスが同じ原子組成をした均質な電離箱である．もっとも，一般的な電離箱は軟組織の原子組成に近い導電性プラスチックで作成され，空洞ガスは組織等価ガスである．

中性子は非荷電粒子でありサイクロトロン等の加速器で加速できないが，陽子のような加速荷電粒子をターゲットに衝突させることにより発生させることができる．その結果，速中性子線治療における治療ビームは速中性子線と光子線(X線，γ線)との混合ビームであり，それらによる照射では，それぞれの吸収線量を同時に計測しなければならない．加速器から発生する中性子はターゲット，コリメータ等からのX線の散乱線を含んでいると同時に，中性子が物質と相互作用することにより非弾性衝突により光子(γ線)が発生する．また，速中性子の減速による中性子捕獲反応(n, γ)によるγ線も含んでいる．

混合場の線量測定は，光子線と中性子線のそれぞれに感度の異なる2本の線量計を用いて測定する．具体的には，混合場で光子線に感度があるが速中性子線にはほとんど感度のない空気ガス＋空気等価壁の通常電離箱(U)ともう1本は光子線と速中性子線にも感度がある組織等価ガス＋組織等価壁の電離箱(T)を同時使用する．線量計Uの読み値M_U，その速中性子線の感度(単位吸収線量当たりの応答)と光子線の感度をそれぞれu_Nとu_P，線量計Tの読み値M_T，その速中性子線の感度と光子線の感度をそれぞれt_Nとt_Pとすると，それぞれの読み値は次式で表わされる．

$$M_U = u_N D_N + u_P D_P \qquad (\text{Ⅶ-75})$$
$$M_T = t_N D_N + t_P D_P \qquad (\text{Ⅶ-76})$$

それぞれの線量計を^{60}Coγ線の校正場で校正して，それぞれの校正時の感度をu_c, t_cとすると，次式が得られる．

$$\frac{M_U}{u_c} = \frac{u_N}{u_c} D_N + \frac{u_P}{u_c} D_P \qquad (\text{Ⅶ-77})$$

$$\frac{M_T}{t_c} = \frac{t_N}{t_c} D_N + \frac{t_P}{t_c} D_P \qquad (\text{Ⅶ-78})$$

上式をそれぞれ書き換える．

$$M_U' = k_U D_N + h_U D_P \qquad (\text{Ⅶ-79})$$
$$M_T' = k_T D_N + h_T D_P \qquad (\text{Ⅶ-80})$$

(Ⅶ-79)，(Ⅶ-80)式より，中性子線の吸収量D_Nおよび光子線の吸収線量D_Pは次式で得られる．

$$D_N = \frac{h_U M_T' - h_T M_U'}{h_U k_T - h_T k_U} \qquad (\text{Ⅶ-81})$$

$$D_P = \frac{h_T M_U' - h_U M_T'}{h_U k_T - h_T k_U} \qquad (\text{Ⅶ-82})$$

実際には，h_T, h_U, k_Tは1に近い値になる．

10. ファントム

放射線治療の深部線量(深部量)を測定するとき筋肉組織に最も近い物質は水であり,水ファントムを基準のファントムとして使用する.すなわち,放射線治療のための基準媒質は水であり,病巣線量は水吸収線量として評価する.放射線治療計画において,装置毎の基本線量分布データとして水ファントム中で取得された基本線量分布データを使用して患者体内線量分布が計算されている.

水ファントム中で電離箱等の線量計を使用する場合には,その防水に注意しなければならない.また,温度気圧補正を行う必要性から電離箱内の空気の温度を知る必要があるが,直接には測定することは困難であり,電離箱を使用する場合にはその周囲の温度と平衡に達した状態で使用する.ファントム中心部の温度と室温との差が2℃以下となるように調節することが望ましい.

一方,水は液体であり,その取り扱いが困難な場合がしばしばあり,水ファントムのかわりに簡便法として水等価な**固体ファントム** solid-state phantom がよく使用される.**水等価ファントム**として,現在,密度がほぼ1.0である **Tough Water, Solid Water, Mix DP**,ポリスチレン,**アクリル樹脂**がよく使用されている.なお,Tough Water, Mix DPは日本独自に開発されたファントムである.Mix DP の成分(重量%)は,パラフィン(50.0%),ポリエチレン(25.0%),松やに(16.2%),酸化マグネシウム(6.4%),酸化チタン(2.4%)である.水等価固体ファントムを用いた場合には,水に対する値に変換して深部線量を求めなければならない.一方,骨ファントムとしてテフロン(密度1.85),脂肪ファントムとしてポリエチレン(密度0.93),肺ファントムとしてコルク(密度0.3~0.4)が使われる.

表Ⅶ-13に各種プラスチックファントム物質の物理特性を示す.表中には,各ファントムの光電効果に対する実効原子番号$\bar{Z}_1$を示した.同様に,混合物質における電子に対する平均原子番号$\bar{Z}_2$を示した.この平均原子番号$\bar{Z}_2$は,電子の物質中における深部線量曲線のスケーリングパラメータとして使用する.X線深部線量測定にこれら市販ファントムを使用する場合には,製品のロット番号毎に異なる可能性があるので,水との比較検討が必要である.

電子線量測定において,水等価なプラスチックファントム中で測定したときには,そのプラスチックにおける各深部のスケーリングにより水深さでの値に変換しなければならない(6,参照).g/cm^{2}単位で表示されるプラスチックファントム中の深さd_plはcm単位の測定深さにプラスチックの密度ρ_pl[g/cm^3]を乗じて求められる.プラスチックの密度ρ_plは製造番号毎に異なる可能性があるので,公称値を使用しないで測定値を用いる.プラスチックの深部d_plにおいて行われた測定は次式により水の深さd_wに変換できる.

$$d_\mathrm{w} = d_\mathrm{pl}\, c_\mathrm{pl} \text{ g/cm}^2 \quad (d_\mathrm{pl} \text{ は g/cm}^2 \text{ 単位}) \tag{Ⅶ-83}$$

ここでc_plは深さスケーリング係数である.c_plは水とプラスチックの電子透過力の比であ

表Ⅶ-13 各種ファントム物質の物理特性[43]

	水	Solid water WTI	Solid water RMI-457	Plastics water	Virtual water WE211	Tough water	Poly-styrene	PMMA	A-150	MixDP
構成成分：重量比										
H	0.1119	0.081	0.0809	0.0925	0.0770	0.0821	0.0774	0.0805	0.1013	0.1277
C		0.672	0.6722	0.6282	0.6874	0.6633	0.9226	0.5998	0.7755	0.7682
N		0.024	0.0240	0.0100	0.0227	0.0221			0.0351	
O	0.8881	0.199	0.1984	0.1794	0.1886	0.2065		0.3196	0.0523	0.0511
F									0.0174	0.0386
Mg										
Cl		0.001	0.0013	0.0096	0.0013	0.0040				
Ca		0.023	0.0232	0.0795	0.0231	0.0220			0.0184	0.0144
Ti										
Br				0.0003						
パラメータ										
密度[*1]	1.000	1.020	1.030	1.013	1.030	1.017	1.060	1.190	1.127	1.0
電子密度[*2]	3.34.E+23	3.25.E+23	3.25.E+23	3.28.E+23	3.24.E+23	3.25.E+23	3.24.E+23	3.25.E+23	3.31.E+23	3.38.E+23
電子濃度[*3]	3.34.E+23	3.31.E+23	3.35.E+23	3.32.E+23	3.33.E+23	3.31.E+23	3.43.E+23	3.87.E+23	3.73.E+23	3.38.E+23
Z_1[*4]	7.42	7.38	7.40	9.37	7.39	7.42	5.70	6.47	6.88	7.02
Z_2[*5]	6.60	5.95	5.96	6.62	5.97	5.97	5.29	5.85	5.49	5.36
c_{pl}	1.0	–	0.946	0.982	0.946	0.953[*6]	0.922	0.941	0.948	0.972[*6]
h_{pl}	1.0	–	1.008	0.998	1.014[*6]	1.019[*6]	1.026	1.009	–	1.037[*6]

[*1] g/cm³
[*2] 電子数/g
[*3] 電子数/cm³
[*4] 光電効果に対する実効原子番号（係数2.94）
[*5] 電子に対する平均原子番号
[*6] 斎藤ら

c_{pl}：電子線に対する深さスケーリング係数
h_{pl}：電子線に対するフルエンススケーリング係数

り，1つの目安として各市販ファントムのc_{pl}を表Ⅶ-13に示した．使用するファントムについてのc_{pl}はSCD 100 cm，照射野 10×10 cm ($R_{50} \leq 7$ g/cm^2) におけるビーム中心軸の深さ g/cm^2 の関数にした相対深部電離量曲線の水との比較測定により求めなければならない．プラスチックファントムのスケーリング校正深 $d_{c,pl}$ における線量計指示値 $M_{raw,pl}$ は次式により水等価の指示値 M_{raw} に変換しなければならない．

$$M_{raw} = M_{raw,pl}\, h_{pl} \tag{Ⅶ-84}$$

ここで，h_{pl} はフルエンススケーリング係数で，市販ファントムのh_{pl}は表Ⅶ-13に示した．

D. 小線源治療における線量測定

外部照射に比べれば，小線源の照射は線源の極近距離の照射であり，その線量は線源からの距離により大きく変化し，一般にその線量をある大きさを持った線量計で測定することは困難である．小線源治療では，基本的にその小線源の放射能から計算によってその線量を求めている．すなわち，小線源治療における線量測定とは小線源の放射能を定量することである．それによって種々の不確定要素による誤差も増加してくる．一方，その線量分布を確認するために極小型線量計あるいはフィルムによる線量測定を行うこともある．ここでは，日本医学物理学会 JSMP の勧告[54]に従い，小線源の線量標準測定法について説明する．

1. 線量測定に使用する用語

ここでは，主に小線源の線量測定および線量分布測定における用語を説明する．[ ]内は省略してもよいもの，( )内は同義語などを示す．【 】内は参照すべきものおよび説明を示す．

(1) **アプリケータ** applicator
治療部位に使用する小線源照射保持具(線源容器)．

(2) **ウェル形[電離箱]線量計**(井戸形電離箱) well-type dosimeter
小線源の出力測定に使用する井戸形の電離箱を指す．

(3) **エリアモニタ** area monitor
空間線量を監視するために設置された線量モニタ．

(4) **オートラジオグラム** autoradiogram
線源位置精度試験のための写真フィルム．

(5) **オーリング** O-ring
小線源のX線照準写真取得時に使用し，拡大率，座標原点等を求めるために利用するO形のX線不透過リング．

(6) **ガイド管**(ガイドチューブ) guide tube
小線源を治療部位に移送する管.

(7) **壊変補正係数** disintegration correction factor；k_h
壊変による標準線源あるいは参照線源(壊変定数, λ)の放射能の減衰を補正する係数を指し, 次式で与えられる.

$$k_h = e^{-\lambda t} \tag{VII-85}$$

(8) **基準空気カーマ率** reference air kerma rate；RAKR
線源から距離1mでの空気カーマ強度に等しい.

(9) **吸収線量変換係数** absorbed dose conversion factor；f_{med}
組織中の照射線量を媒質中の吸収線量変換係数を指す(第IV章, C.2, (IV-69)式, 参照).

(10) **空気カーマ校正定数** air kerma calibration factor；N_k
標準校正場で照射したときの電離箱の指示値【温度気圧補正またはイオン再結合損失が必要なときは, その補正を施す】から空気カーマ【Jkg^{-1}, Gy】を評価するための変換係数を指す.

(11) **空気カーマ率** air kerma rate；$\dot{K}_{air}$
自由空間内のある点におけるカーマ率をいう.

(12) **空気カーマ強度** air kerma strength；S_k
小線源治療のための線源強度を指す. 線源軸に直交する面上の自由空間の校正点における空気カーマ率$\dot{K}_{air}(d)$と校正点までの距離dの2乗積で定義される. 通常$d = 1$mを採用する.

$$S_k = \dot{K}_{air}(d) d^2 \tag{VII-86}$$

(13) **空気カーマ率定数** air kerma rate constant；Γ_δ
小線源出力の標準的表現法は, 空気カーマ強度が用いられるが, 空気カーマ率定数 Gy s^{-1} Bq^{-1} m^2 も用いられ, 実用上の理由から mGy h^{-1} MBq^{-1} m^2 (=cGy h^{-1} MBq^{-1} cm^2)で表わされることが多い.

(14) **空中照射線量** in-air exposure；X_{air}
自由空間内のある点における照射線量をいう.

(15) **高線量率線源** high dose rate source；HDR source
比放射能が大きく高出力(0.2 Gy/min, 12 Gy/h以上)の小線源を指し, 一般に^{192}Ir, ^{60}Co線源が使用されている.

(16) **[固定]治具** fixing device【ジグ, jig】
線源および検出器を出力測定位置に再現性よく配置するための固定用器具.

(17) **参照線源** reference source
短寿命核種の出力測定の場合に, 標準線源の代わりに使用する長寿命の小線源.

(18) **サンドイッチ法** sandwich method
小線源の出力測定で，線源または検出器を挟むようにして等距離で左右から出力測定し，その平均値を使用する方法を指す．これによって，線源線量計間距離に依存する測定誤差を小さくすることができる．

(19) **出力** out-put；S【**基準空気カーマ率 RAKR**】
線源の照射線量率あるいは空気カーマ率を指す．

(20) **照射線量校正定数** exposure calibration factor；N_x, N_C
標準校正場で照射したときの電離箱の指示値【大気補正またはイオン再結合損失が必要なときは，その補正を施す】から照射線量【$C\ kg^{-1}$】を評価するための変換係数を指す．特に，${}^{60}Co\gamma$線で校正したときの定数がコバルト校正定数 N_C である．

(21) **ステレオ撮影法** stereotactic method
X線管を病巣内の模擬線源を中心にして平行移動する方法で，そのX線像から三次元空間での線源の位置座標を求める方法．

(22) **線源強度** source strength；S
基準距離の出力（照射線量率あるいは空気カーマ率【$C\ kg^{-1}\ m^2\ s^{-1}$，$Gy\ m^2\ s^{-1}$】）を指す．

(23) **線源ホルダ** source holder
[固定]治具を指す．主に低線量率線源の出力測定の場合にウェル形電離箱内で使用する．

(24) **線量率定数** dose rate constant；Λ
水ファントム中の単位空気カーマ強度をもつ線源の軸方向に直交する面上で線源中心から1 cmの点の線量率を指す．

(25) **直角2方向撮影法** orthogonal method
三次元空間での線源位置を確認，取得するために，模擬線源のX線像を取得する方法．互いに直角に交差するX線中心軸で，普通は模擬線源の正面像と側面像を撮影し，残りの軸は体軸に取るのが基本である．

(26) **中線量率線源** medium dose rate source；MDR source
中線量率(2～12 Gy/h)の小線源．

(27) **低線量率線源** low dose rate source；LDR source
比放射能の小さい低線量率(0.4～2 Gy/h)の小線源．

(28) **トランジット線量** transit dose
タイマ端効果およびステップ運動による付加線量．

(29) **標準線源** standard source
産業技術総合研究所(国家標準)または認定事業者(二次標準)によって校正を受けた小線源を指す．

(30) **放射能長** active length of encapsulated source
密封線源の放射能部の長さ.

(31) **放射線治療計画装置(RTP装置)** radiotherapy planning device
小線源治療の患者体内線量分布は一般に線量分布計算用コンピュータが使用されている. これらを指す.

(32) **水カーマ率** water kerma rate in free space；$\dot{K}_{water}$
水に対するカーマ率をいう.

(33) **明示放射能** apparent activity；A_{app}
ある線源の明示放射能とは, 空気中でその線源中心から同じ距離(線源実部が点線源と扱える距離)で同じ照射線量率を示す同じ核種の点線源の放射能と定義されている. 見かけの放射能ともいう.

(34) **模擬線源** dummy source
線源位置確認用のX線照準写真を取得するときに使用する模擬の線源.

(35) **ラジウム等価(質)量** equivalent mass of radium；M_{eq}
線源強度をラジウム等価量に換算した値.

(36) **RALS**(リモートアフタローディングシステム, 遠隔操作式アフタローディングシステム) remote afterloading system【RALS装置, リモートアフタローディング装置, 遠隔操作式アフタローディング装置】
線源を遠隔で治療位置に挿入する治療法および治療システムを指す. わが国では37〜148 GBqの^{60}Co線源および最大370 GBq程度の^{192}Ir線源を利用した高線量率RALSが一般的である.

(37) **漏洩検査** leak test
小線源の破損を調べるために行う検査法.

(38) **ALARA** as low as reasonably achievable
経済的および社会的要因を考慮にいれながら, 放射線被曝を合理的に達成できる限り低く保つこと.

(39) **WAR**(水空気照射線量比) Water Air Exposure Ratio
点線源から一定距離離れた位置での水中と空気中との照射線量の比であり, 組織による吸収と散乱の補正係数を指す.

2. 空気カーマ率定数の変遷

現在の小線源治療の線量計算において使用する量である, 光子を放出する放射性核種の**空気カーマ率定数** Γ_δは, $l^2\dot{K}_\delta$をAで除した値である(第Ⅲ章, E.3, 参照). ここで, $\dot{K}_\delta$は放射能Aを有する核種の点線源から距離lだけ離れた場所における, δより大きなエネルギー光子について求めた空気カーマ率である.

$$\Gamma_\delta = \frac{l^2 \dot{K}_\delta}{A} \tag{VII-87}$$

その単位は $m^2 Jkg^{-1}$ であり，特別な名称グレイ[Gy]とベクレル[Bq]を用いると，空気カーマ率定数の単位は $m^2 GyBq^{-1} s^{-1}$ となる．

空気カーマ率定数の量はその定義等が変遷してきた．点線源の γ 線源からの照射線量(当時の単位；R)は距離の逆2乗則が成立することにより，1951年ICRUは「すべての γ 線の放射体の1cmにおけるR/mCi hによって表示できる」とし，一般には "k係数" と呼ばれて使用されていた．わが国では1mにおけるR/hを**ラム値**(Rhm 値, Rhm value)と呼んでいた．その後，ICRUでは，その量は "比 γ 線放射"，"比 γ 線定数" と呼ばれ，さらに**照射線量率定数** exposure rate constant； Γ_δ が次のように定義された．

$$\Gamma_\delta = \frac{l^2}{A}\left(\frac{dX}{dt}\right)_\delta \tag{VII-88}$$

ここで，$(dX/dt)_\delta$ は，放射能が A の点線源から距離 l にある位置で，エネルギーが，δ よりも大きい光子による照射線量率である．その後，現在の空気カーマ率定数に変更になったが，医療分野，特に小線源治療では現在も照射線量率定数も使用している．

この関係は理想的な点線源のみに関して定義されることに特に注意が必要である．実際の線源の使用に対しての使用時には，減衰，散乱，消滅放射線の発生，外部制動放射線の発生等が起こる可能性がある．

3. 小線源の出力測定

1) 低線量率小線源の出力測定

低線量率小線源の出力測定(放射能測定)には，図VII-20に示すような**ウェル形電離箱**を用いる(第V章，B.2, 図V-7，第VIII章，D.5, 参照)．**標準線源**には，産総研(国家標準)または認定事業者(二次標準)によって強度の校正を受けたものを用いる．短寿命核種の線源については，標準線源の代わりに**参照線源**を用いてもよい．線源の強度は，基準距離における出力(照射線量率あるいは空気カーマ率)で表わされるものとする．

測定には，線源を線量計のウェル内の測定位置に再現性よく配置できる**線源ホルダ**を用いる．線量計の感度を，測定する線源の所定の値にセットして，標準線源をホルダにセットしてウェル内に挿入する．線量計の表示が安定したら値を読みとる．次に，出力を測定しようとする線源(被測定線源)をホルダにセットし，ウェル内に挿入する．線量計の表示が安定したら値を読みとる．被測定線源の測定が終わったら，再度，標準線源を測定して，読み値に変動のないことを確認する．

被測定線源の強度 S_m は次式で与えられる．

$$S_m = \frac{M_m}{M_s k_h} S_s \tag{VII-89}$$

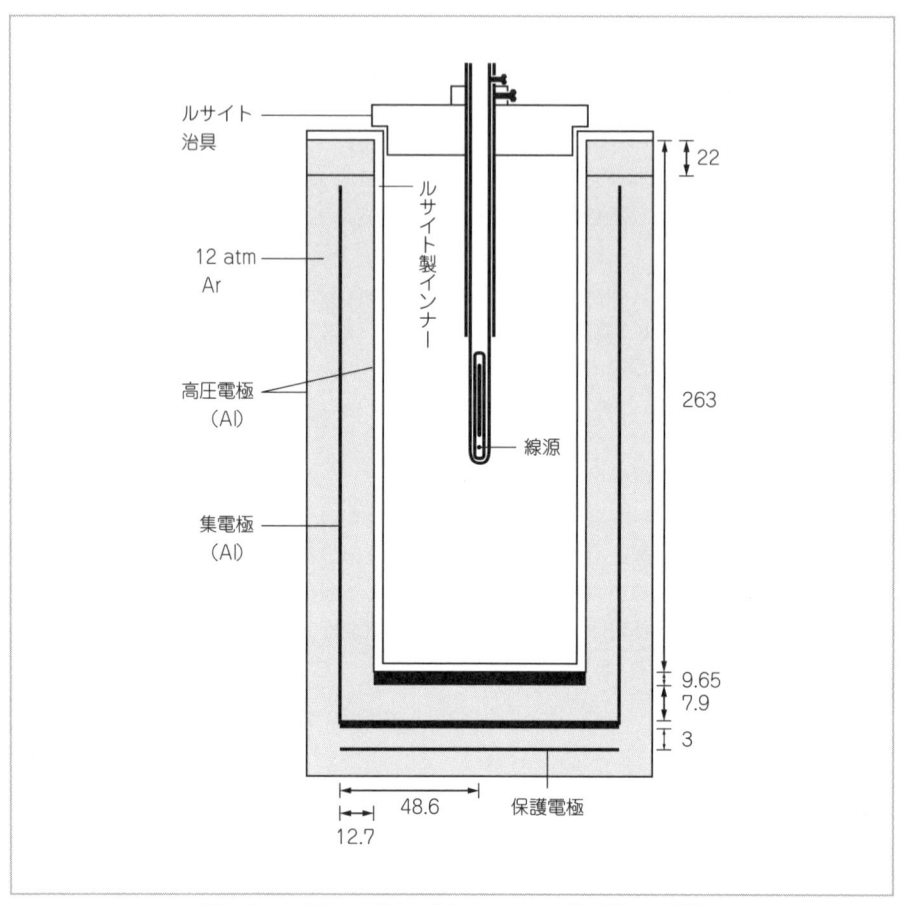

図Ⅶ-20 小線源出力測定に使用するウェル形電離箱の一例[54]

線源ホルダは，核種および形状の同じ線源毎に，その線源を線量計内の最適な測定位置に配置できるものを用いる．

ここで，M_m は被測定線源の読み値，M_s は標準線源の読み値，S_s は標準線源の校正値，k_h は標準線源の放射能の壊変による減衰の補正係数 [壊変補正係数] である．標準線源の代わりに参照線源を使用するときは，被測定線源の強度 S_m は次式で与えられる．

$$S_m = \frac{M_m}{M_r k_h k_c} S_s \qquad (\text{Ⅶ-90})$$

ここで，M_r は参照線源の読み値，k_c は参照線源の読み値を標準線源の強度を換算する定数，k_h は参照線源の壊変補正係数である．

ウェル形線量計は，精度良く安定に測定ができるものでなくてはならない．一般にウェ

ル形線量計には核種毎の校正値があり，この校正値を基に放射能を読み値より直読できるようになっているが，治療用線源の出力測定にこの方法を用いてはならない．治療用線源の出力は，標準線源あるいは参照線源との比較によって求めるべきである．

標準線源は，核種および形状が同じ群毎に各1個を選び，その強度を適当な機関で校正する．^{198}Auや^{192}Irのような短寿命の線源も同様にして校正された標準線源を決めるが，標準線源が減衰する前に適当な長寿命線源1個を参照線源として選び，参照線源と標準線源を比較測定して参照線源の読み値を標準線源の強度に換算する定数k_cを求めておく．標準線源が減衰して使用できなくなったら，参照線源との比較によって該当核種の線源の強度を決定する．

線源ホルダは，核種および形状の同じ線源毎に，その線源を線量計内の最適な測定位置に配置できるものを用いる．感度の位置依存性の確認をせずに，同じホルダを異なる種類の線源に用いてはならない．

測定の際，核種および形状の同じ線源に対しては，単一の感度レンジを用いるべきである．出力に応じてレンジを切り換えることは望ましくない．測定に先立って，十分なウォームアップを行う．必要であれば，高圧電極の電圧を確認し，ゼロドリフトおよびバックグラウンドが所定の値以内となるよう調整する．低線量率線源の出力測定では，イオン再結合損失に対する補正を行う必要はほとんどないが，一応，線量計の仕様等を参考にしてチェックを行う．また，印加電圧を変更できる線量計では，2点電圧法によりイオン再結合の補正の必要性をチェックする．

2) 高線量率小線源の出力測定

高線量率小線源の出力測定法には，空中での測定とウェル形電離箱による測定の2方法がある．

(1) 空中での出力測定

線量計は，^{60}Co γ線に対し，産業技術総合研究所または線量標準センターで校正を受けたリファレンス線量計を用いる．測定には，線源と検出器間の距離を精度良く決定できる治具（以下，**固定治具** fixing device とする）を用いて，一般に図Ⅶ-21 に示すような**サンドイッチ法**でその量が測定されている．

測定には，できるだけ散乱の少ない場所を選ぶ．線源から床，周囲の壁および天井までの距離は，線源検出器間の距離の5倍以上とし，その間には散乱を起こすような密度の大きい物質をおくべきではない．また，治具は部屋の中央で床上1m，壁と大きな構造物から1.5m離す．固定治具とRALS装置本体を線源用ガイドチューブで接続し，固定治具の所定の位置に線源が停止することを，オートラジオグラフによって確認する．あるいは模擬線源を所定の位置に停止させて，X線写真を撮影する．

線量計を固定治具の所定の位置にセットする．線量計には，校正時に用いたものと同じ

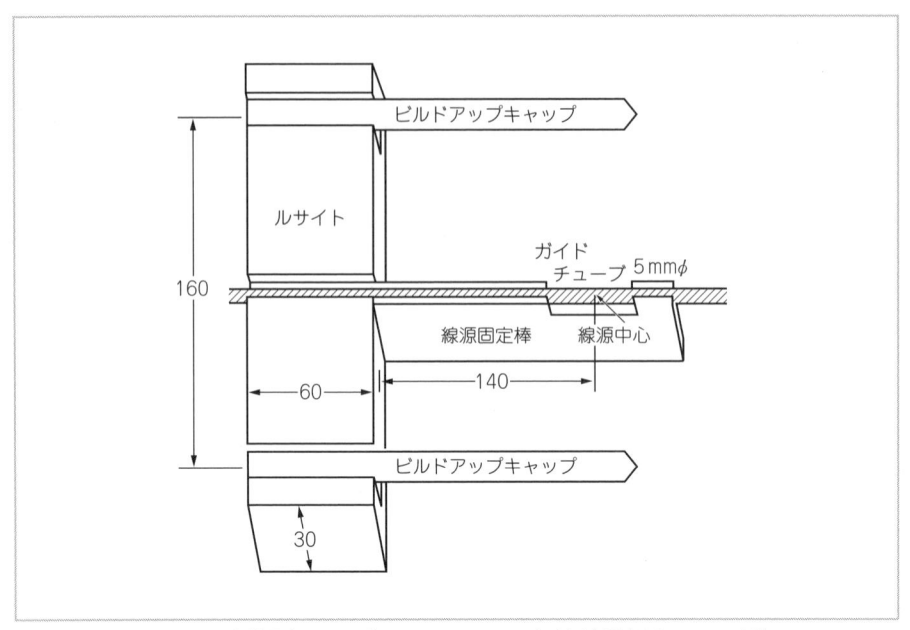

図Ⅶ-21 高線量率RALS線源のサンドイッチ出力測定器(川島ら, 1981)[11]

ビルドアップキャップを装着する．タイマのセット時間を t として照射し，さらに，もう一度 t にセットして重複照射したときに得られる線量計の指示値を M_1 とする．また，タイマのセット時間を $2t$ として照射したときに得られる線量計の指示値を M_2 とする．線量計の指示値に対する，線源の"送り出し"および"引き戻し"による端効果の寄与 M_E は

$$M_E = M_1 - M_2 \tag{Ⅶ-91}$$

となる．また，線源が完全に停止した状態における単位時間当たりの指示値 $\dot{M}$ は

$$\dot{M} = \frac{2M_2 - M_1}{2t} \tag{Ⅶ-92}$$

となる．

以上の測定結果から，基準距離に対する線源出力(照射線量率 $\dot{X}$ あるいは空気カーマ率 $\dot{K}_{air}$)は次式で与えられる．

$$\dot{X} \text{ at } 1\text{m} = \dot{M} N_x d^2 k_{TP} k_g k_s \tag{Ⅶ-93}$$

$$\dot{K}_{air} \text{ at } 1\text{m} = \dot{M} N_k d^2 k_{TP} k_g k_s \tag{Ⅶ-94}$$

ここで，$\dot{M}$ はリファレンス線量計の指示値，N_x および N_k は線量計の校正定数 [Ckg^{-1}/単位指示目盛および Gy/単位指示目盛]，d は線源検出器間距離 [m]，k_{TP} は N_x および N_k

を求めたときの温度気圧補正係数，k_g は線量勾配に対する補正係数，k_s はイオン再結合補正係数である．必要であれば，線量計のリークや散乱に関する補正も行う．

ここで，線量計の校正定数 N_x または N_k は，測定しようとする線源の放出する光子エネルギーに対し求められていなければならない．線源検出器間距離はノギス等を用いできるだけ正確に測定する．固定治具によっては，線源位置確認用フィルムを線源検出器間の距離のチェックにも用いる．後者の場合は，フィルムが平面状にセットされていることを確認する．線量計のウォームアップを長時間行い，その後でリークを見積もる．測定時間中のリークが出力測定値の 0.5% 以上となる場合は，リークの値を指示値より減ずる．固定治具として，線源検出器間の距離による誤差を軽減するために，線源あるいは線量計のいずれか一方を，他方に対し対称となる位置に配置して測定することができるような構造のものを推奨する．このような治具では指示値が 2 個得られるので，その平均値を $\dot{M}$ とする．線量勾配に対する補正係数 k_g は，線源検出器間距離および検出器（電離箱）のサイズによって異なるので，使用する電離箱および測定条件に合ったものを用いる．測定する部屋および固定治具からの散乱ならびに線源検出器間の空気による影響をあらかじめ求めておき，必要であれば補正を行う．

(2) **ウェル形電離箱による測定**

高線量率小線源の出力測定には，低線量率小線源の出力測定と同様に，ウェル形電離箱による測定も可能である．

リモートアフターローダへ気管支用と同じアプリケータ（最も細いカテーテル）を接続し，電離箱挿入具の底まで差し込み，挿入具を電離箱井戸に所定のように設置する．アプリケータは捻れ，圧迫などがないことを確認し，固定する．最大レスポンス位置を求める．最大レスポンス付近 ±1 cm に線源停留点を設定する．電位計の線量率または電流モードで各停留点での値を読み取り，ウェル形電離箱の最大レスポンス位置を求める．最大レスポンス点が既知のときには，この手順を省いてもよい．以後の線源停留点は最大レスポンス点とする．

ウェル形電離箱を使用するとき，最大の誤差原因はこのイオン収集効率であり，この項を省いてはいけない．電離箱に正規の電圧を印加し，電位計を線量（または電荷）モードとする．リモートアフターローディング治療装置のタイマを t 時間として照射し，さらに，もう一度 t をセットし重複照射する．このときに得られる線量計指示値を M_1 とする．タイマのセット時間を $2t$ として照射したときに得られる線量計指示値を M_2 とする．これら測定した指示値 M_1 および M_2 から前項（Ⅶ-91）式を用いて端効果 M_E を求める．（Ⅶ-92）式を用いて単位時間当たりの指示値 $\dot{M}$ を計算する．線量計指示値 $\dot{M}$ は，次式によって線源から 1 m での照射線量率 $\dot{X}$ または空気カーマ率 $\dot{K}_\mathrm{air}$ へ変換する．

$$\dot{X} = \dot{M}\, k_\mathrm{TP}\, k_\mathrm{s}\, k_\mathrm{elec}\, N_\mathrm{x} \qquad\qquad \text{(Ⅶ-95)}$$

$$\dot{K}_\mathrm{air} = \dot{M}\, k_\mathrm{TP}\, k_\mathrm{s}\, k_\mathrm{elec}\, N_\mathrm{k} \qquad\qquad \text{(Ⅶ-96)}$$

ここで，k_{TP} は大気補正係数，k_s は [イオン] 再結合 [補正] 係数，k_{elec} は電位計の補正係数（電離箱と一体で校正されているときにはこの項は省かれる），N_x は照射線量校正定数，N_k は空気カーマ校正定数である．

線源出力は，電位計付属のタイマまたはストップウォッチなどを利用すれば，端効果の関与のない測定値を得ることができる．この場合には治療用タイマをチェックしなければならない．ここでは，HDR 装置のタイマを用いて測定をしているので治療用タイマ誤差も考慮した出力校正となる．

4. 小線源の線量分布計算

小線源のうち，現在，主に用いられている γ 線源の線量分布計算について説明する．γ 線源の線量分布は，線源の放射能 A，および照射線量率定数 Γ，および**線源形状** shape of source により計算できる．その吸収線量は線源からの距離に大きく依存して変化し，その放射線治療計画では，三次元的な線源位置を正確に求めることが大切である．線源位置を確認するために，X 線写真を用いた直角 2 方向撮影法，ステレオ撮影法，横断撮影法または CT，3 方向撮影法などが用いられている．

1）照射線量率の計算

点線源の放射能を A[Bq]，照射線量率定数を Γ[Ckg^{-1} m^2 s^{-1} Bq^{-1}] とすると，点線源から距離 d 離れたある点の照射線量率 $\dot{X}$[Ckg^{-1}] は次式で表わされる．

$$\dot{X} = \frac{A \cdot \Gamma}{d^2} \tag{VII-97}$$

現在，任意の形状および大きさの線源による空気中のある点の照射線量率は，それらの線源を点線減の集まりとして，それらの線量を積算することにより基本的に求めることができる．以前，放射線治療計画装置用コンピュータが普及していないときには，その線源形状（点線源，線状線源，環状線減，円板状線源，球状線源等）毎に，空中の照射線量率の計算式が提出されていた．

小線源の容器壁における減弱については，容器の形，材質に応じて計算しなければならない．たとえば，**図VII-22** の容器壁厚さ T の線状線源による P 点の照射線量率は次式で表わされる．

$$\dot{X} = \frac{A \cdot \Gamma}{a \cdot h} \int_{\theta_1}^{\theta_2} e^{-\mu_{en} \cdot T \cdot \sec\theta} d\theta$$

$$\dot{X} = \frac{A \cdot \Gamma}{a \cdot h} \{F(\theta_2, \mu_{en}T) - F(\theta_1, \mu_{en}T)\} \tag{VII-98}$$

ここで，μ_{en} は容器壁の γ 線実効減弱係数，T は容器壁の厚さであり，

D. 小線源治療における線量測定　*281*

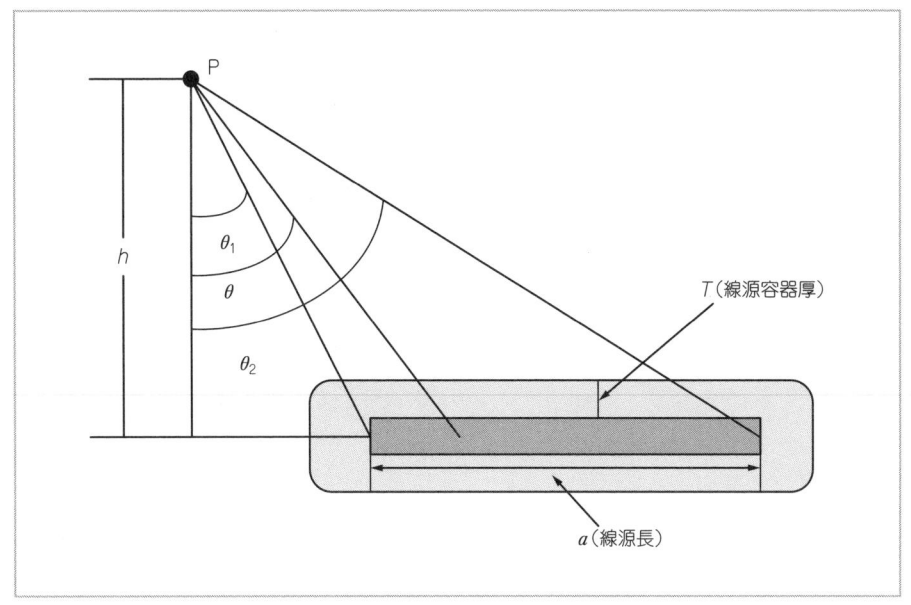

図Ⅶ-22　線状小線源の容器壁による減弱補正
説明は本文参照．

$$F(\theta, \mu_{en}T) = \int_0^{\theta_2} e^{-\mu_{en} \cdot T \cdot \sec\theta} d\theta \tag{Ⅶ-99}$$

は，シーベルト積分 Sievert integration である．なお線源の自己吸収は，線源の長軸方向以外は一般に無視できる．

2) 組織吸収線量率の計算

　小線源治療の組織内線量は，まず，線源形状に応じて線源からの距離，容器による減弱を補正することにより空中照射線量を求め，線源からの距離が同じ点の空中照射線量に対する水中照射線量の比である**水空気照射線量比 *WAR*** を乗じて水中照射線量を求める．さらに**吸収線量変換係数** f_{med}（=f-ファクタ，第Ⅳ章，C.2，参照）を乗じて組織（水中）吸収線量分布を得る．このとき，線源およびその容器による一次粒子の減弱と放出される二次粒子に関して補正しなければならない．小線源治療では，その吸収線量は線源からの距離に大きく依存して変化する．その患者体内線量分布は一般に放射線治療計画用コンピュータを用いた計算によって求められている．すなわち，小線源照射による組織（水中）のP点の吸収線量率 $\dot{D}_p$ は次式により表わされる．

$$\dot{D}_p = f_{med} \cdot \dot{X} \cdot WAR \cdot e^{-\mu_{eff} t} \cdot k \tag{Ⅶ-100}$$

表Ⅶ-14　^{60}Co, ^{137}Cs, ^{192}Ir および ^{198}Au γ 線の吸収線量変換係数 f_{med}[54]

媒質	f_{med}	
	R → cGy	Ckg^{-1} → Gy
水	0.974	37.8
筋肉	0.996	37.4

ここで，f_{med} は照射線量から組織(水)への吸収線量変換係数，$\dot{X}$ は P 点での照射線量率，WAR は水空気照射線量比，μ_{eff} は容器壁の γ 線実効減弱係数，t は容器壁の厚さ，k はその他の補正係数である．

^{60}Co, ^{137}Cs, ^{192}Ir および ^{198}Au γ 線についての吸収線量変換係数 f_{med} を表Ⅶ-14 に示す．^{125}I γ 線については，線源カプセルの形状に依存するので該当する線源に関する報告を参考にする．

一方，WAR は次式で表わされる．

$$WAR = \frac{\sum I_i \cdot e^{-\mu_i d} \cdot \mu_{en,i}}{\sum I_i \cdot \mu_{en,i}} \tag{Ⅶ-101}$$

ここで，i は γ 線の種類，I_i は γ 線強度，B_i はビルドアップ係数，μ_i は水中での減弱係数，d は組織を通過する距離，$\mu_{en,i}$ は空気のエネルギー吸収係数である．現在，各小線源の WAR に関しては(Ⅶ-101)式による計算式と実測したときの測定値を平均した最適な値を次の多項式で近似して使用している．

$$WAR = A + Bd + Cd^2 + Dd^3 \tag{Ⅶ-102}$$

あるいは，

$$WAR = (1 + ad^2)/(1 + bd^2) \tag{Ⅶ-103}$$

表Ⅶ-15 に，(Ⅶ-102)および(Ⅶ-103)式の係数値を示す．

3) 線量計算アルゴリズムと使用関数の測定

小線源の線量計算には，上記したように，線源の物理的形状を考慮した計算方式(Ⅶ-98)式が広く使用されてきた．これらの計算式を使用するには線源の構造データ(線源容器の大きさ，材質および厚さ等)が必要になる．しかし，これらは使用者側では測定困難なので線源メーカからの供給データを使用するのが現実的であり，使用する減弱係数の値によっては，線源軸方向で 5～10％の差が生じることが報告されている．すなわち，これらの計算方式では線源形状を完全に反映させることが困難である．たとえば，低線量率治療に使用されている ^{137}Cs 針や ^{137}Cs 管では固定用の穴があいているが，この穴は上記の計算方式では処理できない．

現在，線源の物理的形状を計算ではなく，実測値を利用する線量計算方式が報告されて

表Ⅶ-15 小線源の WAR 近似値

$WAR = A + Bd + Cd^2 + Dd^3$ （Meisberger, 1968）
$WAR = (1 + ad^2)/(1 + bd^2)$ （Van Kleffens, 1979）

核種	A	B	C	D	a	b
^{60}Co	9.9423×10^{-1}	-5.318×10^{-3}	-2.610×10^{-3}	1.327×10^{-4}	0.0100	0.0145
^{137}Cs	1.0091×10^{0}	-9.015×10^{-3}	-3.459×10^{-4}	-2.817×10^{-5}	0.0083	0.0108
^{192}Ir	1.0128×10^{0}	5.019×10^{-3}	-1.178×10^{-3}	-2.008×10^{-5}	...	...
^{198}Au	1.0306×10^{0}	-8.134×10^{-3}	1.111×10^{-3}	-1.597×10^{-4}	...	...
^{226}Ra	1.0005×10^{0}	-4.423×10^{-3}	-1.707×10^{-3}	7.448×10^{-5}	0.0068	0.0097

おり，一部の市販放射線治療計画(RTP)装置ではこの計算方式による線量計算が可能である．ここでは，その概要について説明する．

図Ⅶ-23 に示す水中任意点 $P(r, \theta)$ での吸収線量率 $\dot{D}(r, \theta)$ は極座表形式で示される．

$$\dot{D}(r, \theta) = S_k \Lambda g(r) F(r, \theta) \frac{G(r, \theta)}{G(1, \pi/2)} \tag{Ⅶ-104}$$

線線源： $$G(r, \theta) = \frac{\theta_2 - \theta_1}{Lr\sin\theta} \tag{Ⅶ-105}$$

点線源： $$G(r, \theta) = \frac{1}{r^2} \tag{Ⅶ-106}$$

ここで，r：線源中心と測定点の距離，θ：線源（長軸方向を 0°とする）と測定点の角度，S_k：空気カーマ強度 air kerma strength，Λ：線量率定数 dose rate constant，$g(r)$：放射状線量関数 radical dose function（または放射量関数，以下 RDF），$F(r, \theta)$：非等方性関数 anisotropy function at point (r, θ)，$G(r, \theta)$：線源幾何学係数 source geometry factor である．

計算点の基準点 (r_0, θ_0) は，線源を 2 等分する横断面上でその線源中心から距離 1 cm の点を選ぶ．すなわち，計算時の基準点の距離 r_0 は，その線源軸に直交する面 θ_0 で，線源中心から 1 cm の距離にある点とする．

$$r_0 = 1 \text{ cm} \tag{Ⅶ-107}$$
$$\theta_0 = \pi/2 \tag{Ⅶ-108}$$

空気カーマ強度 S_k は小線源治療のための自由空間中の線源強度を示し，小線源の 1 つの測定量である．空気カーマ率の標準測定は，空気中で行い，必要であれば空気の減弱補正をする．空気カーマ強度は，線源軸に直交する面上の自由空間中の校正点での空気カーマ率 $\dot{K}_{air}(d)$ と校正点までの距離 d の 2 乗積で定義される．

$$S_k = \dot{K}_{air}(d) d^2 \tag{Ⅶ-109}$$

ここで，校正点までの距離は，その線源が点として扱える程度，大きくなくてはならな

$$\theta_1 = \tan^{-1}\left(\frac{r\sin\theta}{r\cos\theta + L/2}\right)$$

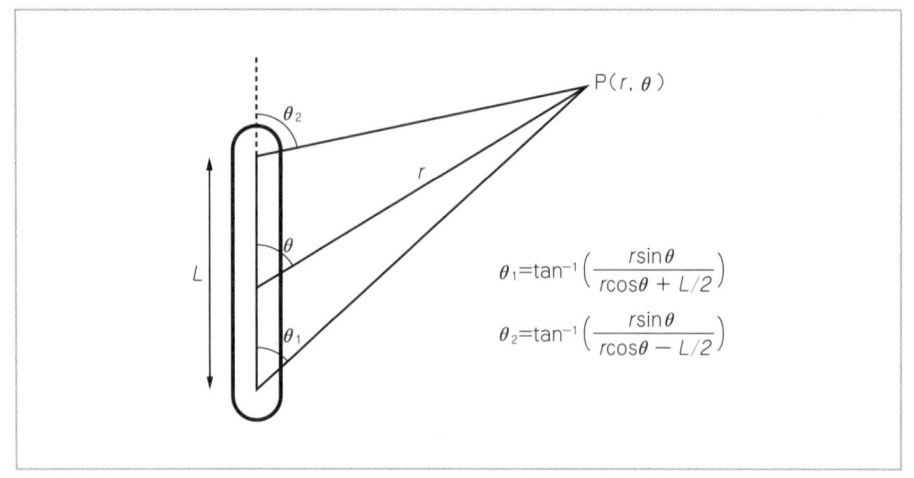

$$\theta_2 = \tan^{-1}\left(\frac{r\sin\theta}{r\cos\theta - L/2}\right)$$

図Ⅶ-23　線源模式図および各変数[54]

い.

空気カーマ強度の単位 U は

$$1\,U = 1\,\mu Gy\,m^2\,h^{-1} \tag{Ⅶ-110}$$

$$= 1\,cGy\,cm^2\,h^{-1} \tag{Ⅶ-111}$$

である.

　他の単位を線源強度の単位に変換する変換係数を**表Ⅶ-16**に示す．この係数は，線源特有のもので，同じ核種でも形状等によって異なるので注意が必要である．

　空気カーマ強度の規格化に用いる媒質中の**線量率定数** Λ は，水ファントム中においた単位空気カーマ強度を持つ線源の軸方向に直交する面上で，線源中心から 1 cm の点における線量率である.

$$\Lambda = \frac{\dot{D}(r_0, \theta_0)}{S_k} \tag{Ⅶ-112}$$

この線量率定数は線量分布計算では唯一の絶対量で，その他のすべての関数や量は相対量である．線量率定数は，幾何学的な線源形状，線源内の放射性物質の空間分布，線源容器と放射性物質の自己吸収，水中での散乱等の影響を含んだ値である．すなわち，線量率定数の値は，空気カーマ強度の標準測定法に依存している．^{192}Ir の場合，Λ 値は平均で 1.11－1.12 (cGy h^{-1} U^{-1}) が推奨されている．U 単位は空気カーマ強度の単位であり，1 U＝1 空気カーマ強度＝1 cGy cm^2 h^{-1} ＝ 1 μGy m^2 h^{-1} である．

　線源幾何学係数 $G(r, \theta)$ は距離の逆 2 乗則と線源内部の放射能強度分布に関するパラメータであり，点線源および線線源(放射能長(有効長)L)の場合，$G(r, \theta)$ は (Ⅶ-105)，

表Ⅶ-16 組織内刺入用小線源の線源強度変換係数[54]
(Nath, R., Anderson, L.L., Luxton, G, et al. : 1995)

線源	線源強度の量	単位	照射線量率定数$(\Gamma_\delta)_X$ Rcm^2 mCi^{-1} h^{-1}	空気カーマ強度変換係数$(S_k/$量$)$
すべて	ラジウム等価質量	mg RaEq	8.25	7.227 UmgRaEq^{-1}
すべて	照射線量率関連	mR m^2 h^{-1}		8.760 U (mR m^2 h^{-1})$^{-1}$
		nR m^2 s^{-1}		3.154×10^{-2} U (nR m^2 s^{-1})$^{-1}$
		C kg^{-1}m^2 s^{-1}		1.222×10^{11} U (C kg^{-1} m^2 s^{-1})$^{-1}$
^{192}Ir シード t=0.2 mmFe	明示放射能	mCi	4.60	4.030 U mCi^{-1}
^{192}Ir シード t=0.05 mmPt-Ir	明示放射能	mCi	4.80	4.205 U mCi^{-1}
^{125}I シード	明示放射能	mCi	1.45	1.270 U mCi^{-1}
^{103}Pd シード	明示放射能	mCi	1.48	1.293 U mCi^{-1}

(Ⅶ-106)式のようになる．$G(r, \theta)$ は，線源からの純粋に幾何学的な要因による線量変化を表わし，線源にかかわるすべての吸収，散乱を無視した関数である．すなわち，線源容器，線源まわりの患者組織などの吸収，散乱を除いた，線源からの位置に依存する関数である．線源自身の幾何学的な形状がわかっているときに，この値は次式によって求めることができる．

$$G(r, \theta) = \frac{\int_v [\rho(r_i)dV_i/(|r_i - r|)^2]}{\int_v \rho(r_i)dV_i} \tag{Ⅶ-113}$$

ここで，$\rho(r_i)$ は，(x_i, y_i, z_i) のある点 r_i での放射能強度の密度である．この積分は，理想的な点線源および線線源については，比較的簡単な近似式が成り立つ．

点線源の近似式 $\quad G(r, \theta) = \dfrac{1}{r^2} \tag{Ⅶ-114}$

線線源の近似式 $\quad G(r, \theta) = \dfrac{\beta}{Lr\sin\theta} \tag{Ⅶ-115}$

なお，線線源で角度が 0° および 90° の場合，$G(r, \theta)$ は以下のようになる．

線線源 $\quad G(r, \pi/2) = \dfrac{2\tan^{-1}(L/2r)}{Lr} \tag{Ⅶ-116}$

線線源　　$G(r, 0) = \dfrac{4}{(2r+L)(2r-L)}$　　　　　　　　　　(Ⅶ-117)

ここで，L は線線源の放射能長，β は点 (r, θ) から放射能長を見込む角度である．

放射状線量関数 RDF $g(r_0)$，その線源軸方向に垂直な方向に沿って測定された媒質中での散乱と吸収を評価する関数で，以下のように定義されている．

$$g(r) = \frac{\dot{D}(r, \theta_0)\,G(r_0, \theta_0)}{\dot{D}(r_0, \theta_0)\,G(r, \theta_0)} \quad\quad\quad (\text{Ⅶ-118})$$

この関数は，線源軸に対して垂直方向にのみ作用するので，

$$\theta_0 = \pi/2 \quad\quad\quad (\text{Ⅶ-119})$$

さらに，この関数は基準点に対する関数であり，

$$g(r_0) = 1 \quad\quad\quad (\text{Ⅶ-120})$$

である．放射状線量関数 $g(r)$ は規格化した組織減弱係数または吸収線量と自由空間中の(水)カーマ比と同じである．$g(r)$ は物質(水)中での γ 線の減弱と散乱線の距離依存のパラメータであり，90°，1 cm 距離での線量率を基準とした相対値で表わす．

非等方性関数 $F(r, \theta)$ は，媒質中の散乱，吸収を含めた線源回りの線量分布についての関数であり，次式で定義されている．

$$F(r, \theta) = \frac{\dot{D}(r, \theta)\,G(r, \theta_0)}{\dot{D}(r, \theta_0)\,G(r, \theta)} \quad\quad\quad (\text{Ⅶ-121})$$

この二次元関数は，線源からある距離に位置する点の，線量率の角度についての変化を表わし，線源を包む物質を透過する一次光子線による物質の吸収，線源の自己吸収，媒質中での光子線の散乱などを含む．この関数は，距離逆2乗則による線量減弱を含まず，逆2乗則の補正は線源幾何学係数 $G(r, \theta)$ によって計算する．距離逆2乗則を除いたことから，測定された線量率を外挿により，同様に測定値間の内挿によって，より正確になる利点がある．

これらのパラメータで線源構造に大きく依存するのは $F(r, \theta)$ と $G(r, \theta)$ であり，これ以外の Λ，$g(r)$ は線源構造にはあまり依存しない．

第Ⅷ章
画像医学検査における線量測定

　本章では，画像医学領域のX線診断(放射線診断)および核医学検査における放射線測定について説明する．X線および放射性同位元素からの放射線による画像を利用するこれらの診断においては，それらの検査画像の形成において放射線計測に使用する方法と同じ放射線検出方法を利用している．一方，それらの検査における医療従事者および被検者の被曝線量を管理する必要性からその線量測定が必要な場合がある．

A. X線診断画像の形成

1. フィルムの黒化

　フィルムによるX線像形成では，**X線フィルム**におけるX線の直接的な黒化を利用するよりは，X線用**増感紙** intensifying screen とX線フィルムとの組み合わせ，あるいは**X線イメージ増倍管** X-ray image intensifier；Ⅱの**蛍光板** fluorescent screen の蛍光作用(第Ⅴ章，C.2. 参照)を利用していた．増感紙からの蛍光がフィルムを黒化して，あるいはⅡ上で診断画像を形成している．これらは，現在は2.で説明するデジタル診断画像に置き換わっているが，X線診断の基礎画像である．

　増感紙，蛍光板の結晶中には多くのトラップが存在し，それぞれ異なったエネルギー準位を持ち，そこからの価電子帯への電子の落ち込みによって発生する光はいろんな波長を持つ(図Ⅴ-16, 参照)．この発光スペクトルおよび発光効率は結晶により決まり，増感紙，蛍光板として最適な蛍光体を使用しなければいけない．一般に使用されている増感紙の場合，青色か緑色を発する．増感紙として最も多く用いられているのは古い歴史を持つタングステン酸カルシウム($CaWO_4$：青感紙)であり，希土類系のテレビウム活性酸硫化ガドリニウム($Gd_2O_2S(Tb)$，緑感紙)等も用いられている．増感紙に要求される性能はX線吸収率および発光効率が高く，増感紙表面への光回収率が高い等である．このほか，増感紙でのX線および光の散乱を少なくし，鮮鋭度を高める工夫がなされている．また，増感紙とフィルムの組み合わせは最適なものを選ぶ必要がある．すなわち，蛍光体として青色発光の$CaWO_4$を用いた増感紙にはレギュラーフィルム，緑色発光の$Gd_2O_2S(Tb)$ではオルソフィルムを組み合わせて使用されていた．一方，蛍光板としては硫化亜鉛，カドミウム ZnS, Cd(Ag) などが用いられていた．これらの残光時間が短く，X線像の観察にとっ

て都合がよい．

　X線検査は人体透過像をX線フィルムに記録している．X線フィルムは一般写真フィルムと同様に写真乳剤とフィルムベースからなる(第V章，E.2. および第Ⅵ章，G.1，参照)．フィルムベースは，普通，プラスチックなどであり，写真乳剤は光に対して感度の高いハロゲン化(一般に臭化)銀(AgBr)と微量のヨウ化銀(AgI)の混合物を含むゼラチンベースであり，医療用として可視光用とX線用がある．フィルムの黒化は乳剤に入射する光量であるX線強度，またはX線光子が蛍光体に入射することにより放射される可視光線の強度に依存する．

　図Ⅷ-1にX線フィルムの光量に対する濃度特性曲線を示す．その**写真濃度**の特性曲線における直線部分の**傾き** slope または**勾配** gradient(ガンマという)でフィルムの**コントラスト** contrast を表わす．一般に，X線検査に用いられるフィルムはその直線部分が少なく，特定の濃度の2点間の直線の傾きである**平均勾配** average gradient でそのフィルムのコントラストを評価する．また，**写真感度** photographic sensitivity はある与えられた濃度を生じるに必要な光量の逆数で定義される．

2. デジタル診断画像

　デジタル撮影法 digital radiography；DR には，computed radiography；CR と XTV 装置であるX線イメージ増倍管ⅡとTV撮像管を用いる**デジタル透視法** digital radiography by fluorography；DRF が使われていたが，現在は動画も撮像できる**フラットパネル検出器** flat panel detector；FPD が多く使われるようになった．現在，これらのデジタル撮影法は高感度化ならびに画質の改善が継続的に行われ，デジタル画像を利用した PACS；picture archiving and communication system システムが構築され，画像診断はフィルムレス時代になっている．

　CR では，一般に使用されていたフィルム―増感紙系に代り，**イメージング・プレート** imaging plate；IP により X線像を検出，記録している．この IP は**光刺激ルミネセンス**(輝尽)OSL 蛍光板であり，重金属ハロゲン化物(BaFX：Eu^{2+}，X は Cl，Br，I)の微結晶を支持体に塗布したものである．ここで，光刺激ルミネセンス(輝尽)とは蛍光体を放射線で励起して発光させた後，発光波長よりも長波長の光を照射することによって先に照射した放射線に比例した発光が生じる現象である(第Ⅵ章，D.3，参照)．この現象を示す蛍光体を輝尽性蛍光体という．その特徴はX線に対する感度が高く，ラチチュードが広く，空間分解能が良いなどであるが，その最大の特徴は反復使用ができ，その情報を He-Ne レーザ画像読み取り機により二次元的に走査，**A/D変換** analog to digital convert をして電気信号(デジタル信号)として取り出せる．

　フラットパネル検出器 FPD は，アモルファス amorphous 構造のセレン膜のようなある種の半導体結晶あるいはヨウ化セシウム(タリウム)(CsI(Tl))蛍光体の大きな平板を使

A. X線診断画像の形成　289

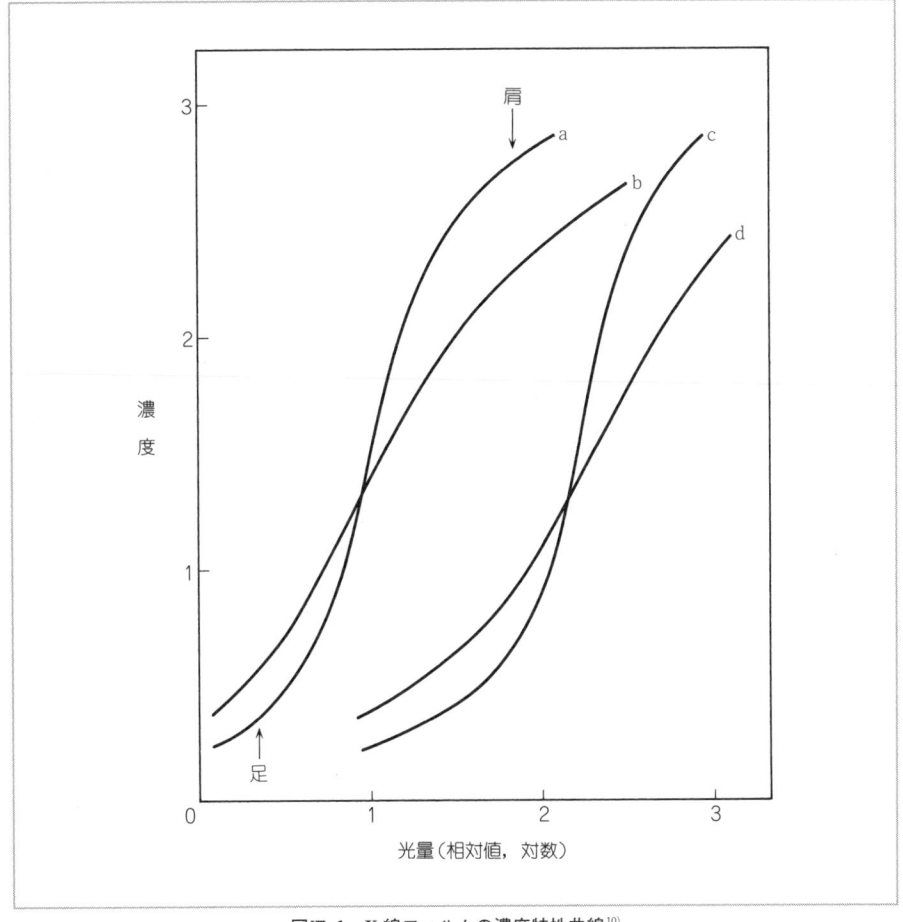

図Ⅷ-1　X線フィルムの濃度特性曲線[10]
a：高感度高コントラストフィルム　　b：高感度低コントラストフィルム
c：低感度高コントラストフィルム　　d：低感度低コントラストフィルム

用し，X線を直接画像化でき，X線検出効率向上による高画質が期待できる．画像表示の即時性に優れ，動画像に対応でき，イメージ増倍管Ⅱに置き換わっている．また，0.01～17.5 mRと広い範囲で入出力の直線性が確保できる．FPDには直接変換方式と間接変換方式がある．図Ⅷ-2にフラットパネル検出器FPDの分類と構造を示す．直接変換方式の場合，X線―電荷変換層として主に膜厚1,000 μm程度のアモルファスセレン（a-Se：非晶質セレニウム）が使用され，画素電極に直接電気信号として集められる．次に画像読み取り部の蓄積キャパシタに蓄えられた電気信号をTFT；thin film transistor

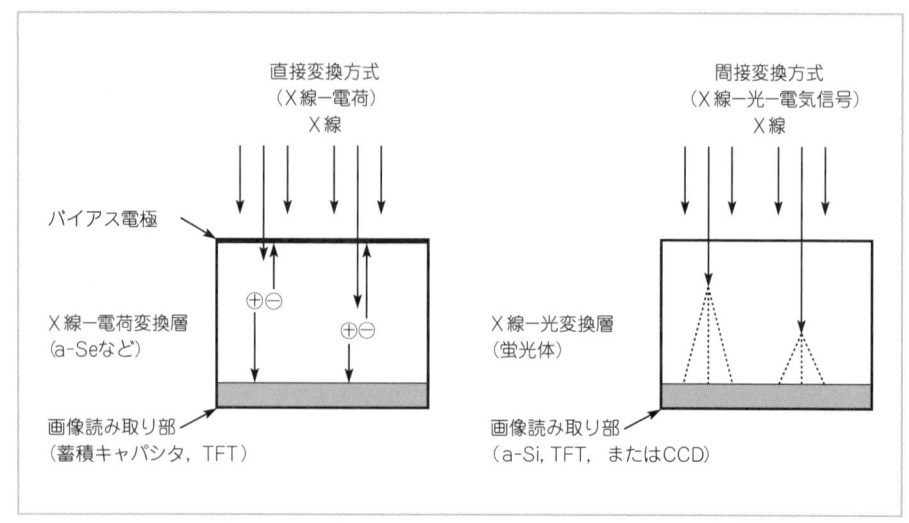

図VIII-2　平面型(フラットパネル)検出器 FPD の分類と構造

アレイのスイッチング操作によって画素毎に読み出し，増幅，A/D 変換してデジタル化される．一方，間接変換方式の場合，X 線―光変換層として蛍光体である CsI(Tl)や，希土類蛍光体と増感紙で用いられている酸硫化ガドリニウム・テルビウム($Gd_2O_2S:Tb$)が用いられている．蛍光体に入射した X 線量に比例して発光する可視光は，画像読み取り部の光センサー(a-Si フォトダイオード)で電気信号に変換された後，直接変換方式と同様にデジタル化される．このほかにも，画像読み取り部の光センサーとして CCD；charge coupled device を用いているものもある．FPD は X 線変換層と画像読み取り部が一体化しており，CR に使用されているようなレーザ光照射による画像読み取り部が不要であり，コンパクトである．デジタル化では，位置情報とサンプリング間隔をきめる**標本化** sampling と輝度(濃度)情報をきめる**量子化** quantization が行われ，画像メモリーに蓄えられる．一方，画像検出素子として CdTe が検討されている(第 V 章，D.2，参照)．CdTe は検出器としての微細化が可能であり，これをアレイ状に並べることにより応用できる．特に CdTe は X 線に対して吸収効率が高く，個々の各画素信号を直接デジタル信号とすることが可能である．

3. X線CT画像

1972 年に発明された **X 線コンピュータ断層撮影法** X-ray computed tomography(XCTまたは CT)は多方向からの X 線投影をコンピュータにより処理して，画像として再構成(**画像再構成** image reconstruction)する．現在，X 線を扇状に照射して，対側の**多列検出**

器 multi detector CT；**MDCT** で撮像している X 線 CT 装置が多く使用されている．MDCT では，700〜900 個の検出器が 1〜320 列に配列されている．これら検出器で計測された信号は AD 変換処理され，CT 画像を構成する画素値である CT 値を得る．XCT 装置の X 線検出器として要求される性能は，安定性に優れ，パルス応答性がよく，線量直線性が良く，ダイナミックレンジが広く，X 線検出効率が高く，X 線エネルギー依存性が少なく，小型軽量，検出器間のばらつきがないなどである．これらの要求を満たすものとして，電離箱やシンチレーション検出器が使われていた．シンチレーション検出器としては $Bi_4Ge_3O_{12}$(BGO)，NaI(Tl)，CsI(Tl)，$CdWO_4$ が使われていたが，最近はガドリニウムオキシサルファイド GOS を主成分とした**セラミック** ceramic 素材などが，受光部としてはフォトダイオードなどが使われている．

B. 診断領域 X 線の線質

1. 概　論

診断領域の X 線の線量測定では，その**線質**すなわち X 線のエネルギー分布（エネルギースペクトル）を知る必要がある．X 線には制動放射線と特性 X 線があり（第Ⅱ章，A.1, 参照），約 100 kV の X 線診断装置から発生した X 線の約 80％は制動放射線であり，残りが特性 X 線である．特性 X 線は主に X 線装置の X 線ターゲット物質に依存した単一エネルギーを示す．一方，制動放射線はゼロから管電圧に等しい値の最大エネルギーまで分布した連続エネルギー分布を示し，その合算したエネルギー分布は装置毎に異なり一定ではない．図Ⅷ-3 に診断用 X 線装置からの X 線のエネルギー分布の高純度ゲルマニウム検出器による測定例を示す．図は非常に**細い線束** narrow beam でその光子数を極端に制限した測定結果であり，実際に臨床に使用されている状態での X 線エネルギー分布の測定ではない．すなわち現時点では，その臨床使用時の大強度での X 線エネルギー分布をそのまま測定できる実際的な方法は存在しない．また，放射線診断領域の制動放射線のエネルギー分布は種々の条件により大きく変化し，その臨床使用時の X 線の線質を理論的に求めることも一般に困難である．

ここでは，現在採用されている X 線のエネルギー分布測定の実際を説明する．現在，診断領域 X 線の線量測定においては，最適と思われる近似的な測定法である半価層測定法（4, 参照）を採用して，その線質（エネルギー分布）を近似することにより線量測定を行っている．

2. X 線スペクトルメータ

制動放射線の波長（エネルギー）分布の測定は，歴史的にはまず制動放射線を結晶に当て，その**回折** diffraction を解析することにより行われた．

いま，図Ⅷ-4 に示すように，結晶内の 1 種類の原子が単位格子をつくり，これらの原

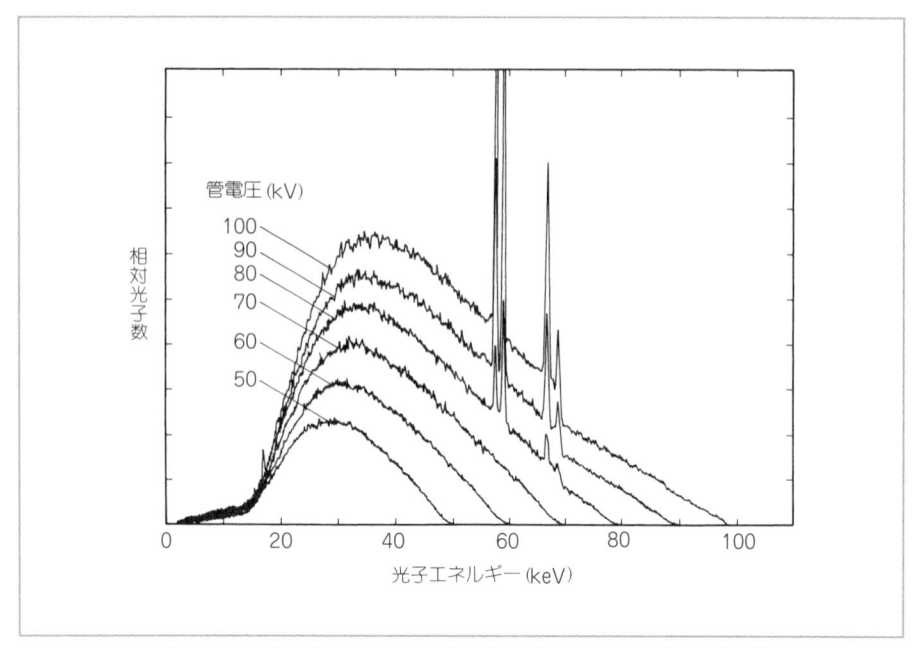

図Ⅷ-3 高純度ゲルマニウム検出器によるX線エネルギー分布の測定例[10]

子を含む**網平面** net plane が一定の格子間隔 d を持って，互いに平行な平面群をつくり，1つの網平面にX線の平面波(波長 λ)が角度 θ(**照角** glancing angle)で入射する場合を考える．第1列目で反射した波と第2列目で反射した波とは，O より第2列目で反射した波へ下ろした垂線と波との交点を P, Q とすると，$PL+LQ = 2d\sin\theta$ だけ光路差があり，

$$2d\sin\theta = n\lambda \quad (n:整数) \tag{Ⅷ-1}$$

のとき，位相が同じなので波は強め合うことになる．(Ⅷ-1)式を**ブラッグ則** Bragg rule または**X線の反射公式** reflection rule of X-ray という．すなわち，波長 λ が既知であれば格子間隔 d を決定することができ，逆に d が既知であれば波長測定が可能である．ブラッグは既知の結晶を用いてX線の波長測定を行う**X線スペクトロメータ** X-ray spectrometer(X線分光計)を発明した．しかし，このX線スペクトロメータによる方法では，波長の短い高エネルギーX線に対して分解能が低く，医療分野のX線診断で用いる光子エネルギー範囲の波長分布(エネルギー分布)測定には適さない．たとえば，LiF結晶($d = 0.201$ nm)の場合，光子エネルギーで50 keV，100 keVの場合のブラッグの反射角度は(Ⅷ-1)式よりそれぞれ3.54°，1.77°と小さな角度となり，X線スペクトロメータによる測定はX線診断で用いる光子エネルギー範囲には適さない．

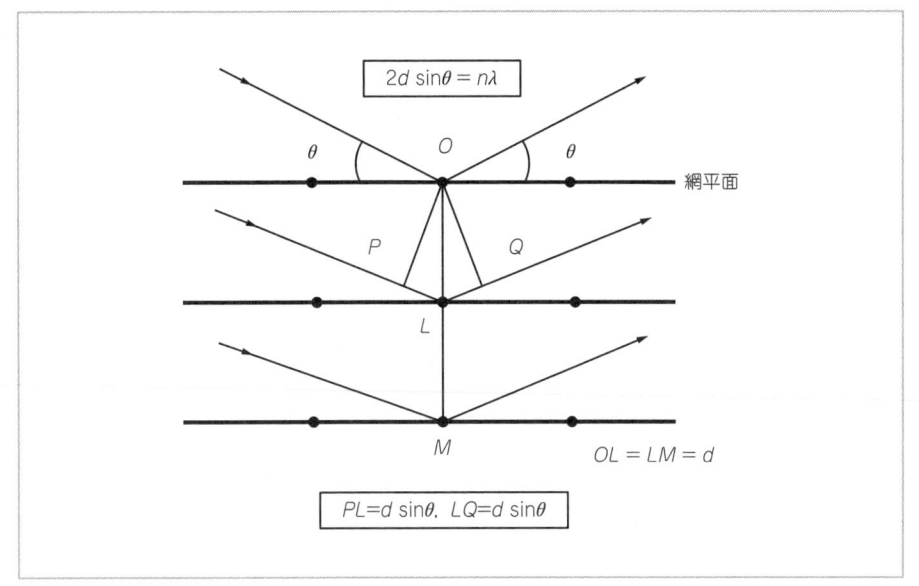

図Ⅷ-4 ブラッグ反射の模式図

X線が結晶の網平面において角度 θ で鏡面反射した場合，入射 X 線の波長が既知であれば格子間隔 d を決定でき，逆に d が既知であれば角度 θ を変化させることにより入射 X 線の波長が測定できる．

3. エネルギー分布測定

現在では，診断領域の X 線エネルギー分布はシンチレータ，半導体などの検出器で測定され，X 線光子エネルギー [keV] に対する X 線光子数分布で表わすのが一般的になっている．たとえば，γ 線が NaI(Tl) シンチレータに当たると，放出された光の強さはシンチレータ内に吸収された放射線のエネルギーに比例する．この光を光電子増倍管で増幅して電気パルスに変換して，波高分析器によりそのスペクトルを得る(第Ⅴ章，C.5.1)，参照)．しかし，シンチレータでは，そのエネルギー分解能が劣り診断領域の X 線エネルギー分布を正確に測定することが難しい．診断 X 線のスペクトルは Si(Li) や高純度 Ge，CdTe などの半導体検出器で測定できる(第Ⅴ章，D.2，参照)．これらの半導体検出器は NaI(Tl) や PET 検査によく用いられる BGO シンチレーション検出器と比べて，その検出効率が高く，感度やエネルギー分解能が良い．図Ⅷ-3 に高純度 Ge 半導体検出器での X 線エネルギー分布の測定例を示した．高純度 Ge 半導体検出器での測定は検出器を冷却 (77K) 状態で測定する必要があり，最近は常温の状態で測定できる CdTe 半導体検出器が使用されるようになっている．

しかし上記したように，これら半導体検出器等で測定できるエネルギー分布は，実際の

臨床で使用している状態での分布でなく，検出器に入射するX線光子数をできるかぎり絞り，たとえば検出器前面で1mmϕ程度の細い線束に制限して測定した特別な条件での測定結果である．すなわち，実際的な臨床使用時でのX線の線量測定にはこれらの測定データを直接的には利用できない．診断領域X線の連続エネルギー分布はそのX線発生装置の構造等の諸条件によって著しく変化し，半導体検出器などでも臨床に使用しているあらゆる場合についてのエネルギー分布を求めることは一般に困難である．

4. 半価層測定

昔から**半価層** half value layer(thickness)；**HVL**測定法が診断用X線束の線質を簡便に表示する方法として用いられてきた．X線発生装置では，そのエネルギーの制御を**X線管電圧** X-ray tube voltageによって行い，制動放射線の最大エネルギーは管電圧のみによって一義的に決まる．すなわち，100 kV 管電圧のX線装置からの最大X線エネルギーは100 keVである．その管電圧は分圧器を使った波高電圧計を用いることにより測定できる．しかし，連続エネルギー分布を持つX線スペクトルを，1つの値で表わすことは困難である．放射線診断領域では，実際的な方法として診断領域X線の線質をX線管電圧，半価層，半価層から計算で求める**実効エネルギー** effective energy, **実効電圧** effective voltage, **実効波長** effective wave length などで表わす．

図Ⅷ-5に一般的な半価層の測定方法を示す．半価層とは入射X線の強度(光子エネルギー×光子数)を半分に減らすに必要な吸収体の厚さをいう．一般に，半価層測定におけるX線強度として電離箱を用いた空中での電離量を測定する．半価層測定では，できる限り細い線束を用い，測定器に散乱線が寄与しないように十分に距離をとり診断用**付加フィルタ** added filter, コリメータ，半価層測定用フィルタ(アルミニウムAlまたは銅Cu)を配置する必要がある．半価層測定用フィルタは純度の高いものを使用し，主ビームのみの減弱を測定するために外挿によりゼロ照射野を求める場合もある．なお，それぞれのX線検査における診断用X線の半価層測定はこの標準的な方法および配置を修正した方法が採用される．

図Ⅷ-6に診断領域X線の半価層の測定例を示す．一般に，半価層測定用フィルタを透過した連続X線強度は，連続X線である制動放射線の低エネルギー部分が薄いフィルタ厚さで急速に減弱するために，単色X線のように片対数グラフ上で直線的に減弱しない((Ⅱ-26)式，参照)．入射X線強度が半分になるフィルタ厚さを**半価層**，あるいは第1半価層と呼び，その測定に用いた材質の厚さを用いて，1.0 mm Cu HVL あるいは 2.0 mm Al HVLのように表わす．すなわち，半価層とは入射光子の強度を半分に減らすに必要な吸収体の厚さであり，通常，HVL あるいは $d_{1/2}$, $T_{1/2}$ と表わす．半価層の単位は長さの単位[m]である．

いま，半価層を $d_{1/2}$ とすると，線減弱係数 μ との関係は次式で表わされる．

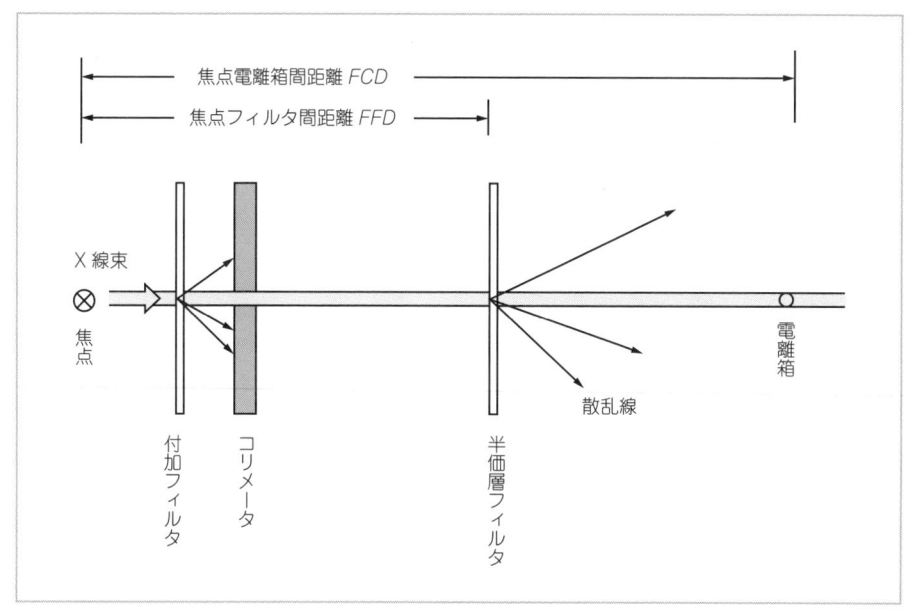

図Ⅷ-5 半価層測定の配置図

半価層測定では,できる限り細い線束を利用し,散乱線の寄与が無視できるように注意しなければならない.

$$\mu \cdot d_{1/2} = 0.693 (= ln\,2) \tag{Ⅷ-2}$$

ただし,(Ⅷ-2)式は正確には単一エネルギーのX線に対してのみ成立し,連続X線に対して適用する場合には近似法であることに注意が必要である.

第1半価層の厚さから,さらに半分(1/4)の強度になる厚さを第2半価層と呼ぶ.一般に,連続X線の第2半価層は第1半価層より厚い.第1半価層と第2半価層の値の比を**均等係数** homogeneity coefficient;H(**均等度**),またその逆数を不均等度と呼び,連続X線のエネルギー均等性を表わす.単一エネルギーの特性X線の場合は,均等度H=1となる.また,$1/2^n$になる厚さを**n半価層** n half value layer と呼ぶ場合があり,第n半価層と混同しないように注意しなければならない.一方,強度が1/nに減弱する厚さを1/n価層という.**1/10価層** tenth value layer は入射X線が1/10の強度に減弱する厚さをいい,放射線防護においてしばしば用いられる.

診断用X線の線量測定において,実際的な近似法として,線質表示および線量評価において半価層を基本とした実効エネルギーを主に使用している.連続エネルギー分布を持ったX線の半価層が単色(単一エネルギー)X線の半価層と等しいとき,単色X線のエネルギー値をその連続X線の**実効エネルギー** E_{eff} として使用する.すなわち,半価層から実効エネルギーを求める場合,アルミニウムAlおよび銅Cuの質量減弱係数表(**巻末・付**

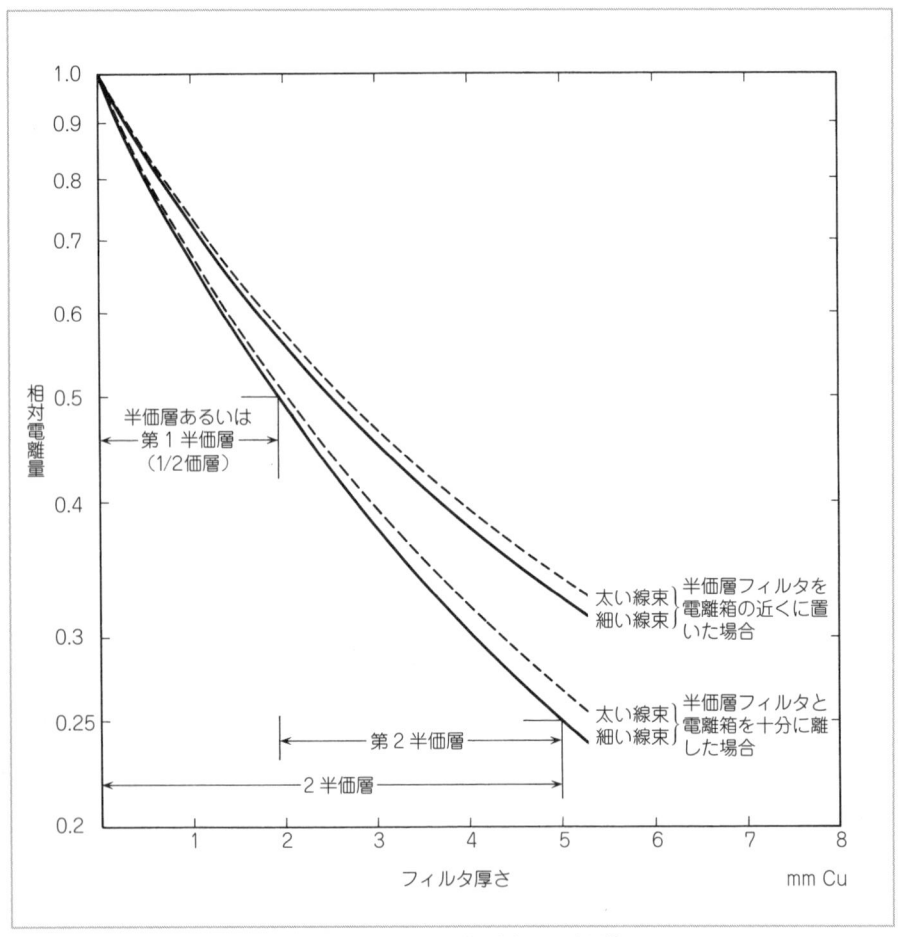

図Ⅷ-6 診断領域 X 線の半価層測定例[10]

表-7, 8, 参照)あるいはそれらから作成したグラフを利用する．測定された半価層 $d_{1/2}$ から(Ⅷ-2)式を用いて単一エネルギーと仮定した場合の線減弱係数 μ および質量減弱係数 μ/ρ を求める．このようにして求められた質量減弱係数 μ/ρ から質量減弱係数表等を利用して，その値に相当する単一光子のエネルギーを求めて実効エネルギーとする．一般に管電圧が比較的低い領域での実効エネルギーの値は管電圧の約 1/2 であり，管電圧が高くなると約 1/3 程度になる．

また，その実効エネルギーの値を管電圧の単位で表わした**実効電圧** V_{eff}，その波長で表わした**実効波長** λ_{eff} が用いられる．実効電圧 V_{eff} と実効波長 λ_{eff} の関係は次式で表わされ

る．

$$\lambda_{\text{eff}} = \frac{12.4}{V_{\text{eff}}[\text{kV}]} \quad [\text{Å}] \qquad (\text{Ⅷ-3})$$

すなわち，実効エネルギーが高いほどその半価層は厚くなる．

診断領域 X 線の線量測定では，X 線のエネルギー分布を評価するために，**線質指標 QI** を使う場合がある．QI は次式で定義されている．

$$\text{QI} = E_{\text{eff}}/E_{\text{max}} \qquad (\text{Ⅷ-4})$$

ここで，E_{eff} は実効エネルギー，E_{max} は最大エネルギー(=管電圧値)である．X 線エネルギー分布が広くなると QI の値は小さくなり，逆にその分布が狭いと 1 に近づく．

なお，ある吸収体における平均自由行程 λ は 1 つの光子が 1 つの相互作用する前に通過した平均距離すなわち入射光子数が $1/e$ に減弱する距離として定義される．平均自由行程は線減弱係数 μ の逆数に等しく，半価層の 1.44 倍である．

$$\begin{aligned}
\lambda &= \frac{1}{\mu} \\
&= \frac{d_{1/2}}{0.693} \\
&= 1.44 \cdot d_{1/2}
\end{aligned} \qquad (\text{Ⅷ-5})$$

X 線を遮蔽する場合，高原子番号物質の鉛がしばしば使用される．鉛の密度は約 11.3 g/cm³ である．鉛以外の物質を遮蔽体として使用する場合，その遮蔽体の X 線に対する遮蔽能力として，鉛と等しい能力を持つ厚さを**鉛当量** lead equivalent といい，その遮蔽体の厚さの単位として使用される．

C. X 線診断領域における線量測定

1. 理論的基礎

診断領域 X 線の実効エネルギーは，乳房撮影領域で 15 keV 程度，一般透視，撮影領域で 25〜40 keV，X 線 CT 検査領域で 50〜70 keV である．光子(X 線)エネルギーが低いときには，光電効果が主な相互作用であり，相互作用係数は原子番号とエネルギーによって急激に変化する．すなわち，このエネルギー範囲の線量測定では，線質依存性が大きくなり，線量計材質の実効原子番号に大きく依存してその測定値が変化する．その結果，診断領域 X 線の空気カーマ(あるいは照射線量)の測定では，空気と異なる高原子番号物質の材質の線量計のエネルギー依存性が大きくなり，測定する光子のエネルギースペクトルの詳しい情報が必要となる．一般に国家標準との校正が可能な空気カーマを測定する場合は，なるべく空気等価物質に近い材質の線量計を使用すべきである．

低エネルギー X 線の場合では，発生する二次電子の飛程は短く，一般にブラッグ-グレイの空洞条件と合わなくなる場合が生じる．したがって診断領域の低エネルギー X 線の

測定では，照射線量（あるいは空気カーマ）が測定できる均一な電離箱，すなわちファノ定理が適用できる電離箱で空洞ガスが空気，壁が空気等価である電離箱が必要となる．なお，一般に市販されている電離箱は空気等価壁および電極を持っている．

管電圧約 120 kV 以下の診断 X 線領域の低エネルギー X 線では，二次電子による制動放射線の発生量が無視でき，そのために質量エネルギー転移係数と質量エネルギー吸収係数はほぼ等しくなる．さらに光子の平均自由行程が，光子により発生する二次電子の飛程よりも大きいために，たとえ光子の平衡が成立しなくても，実質的に荷電粒子平衡が成立する．その結果，照射される物質中のある点におけるカーマはその点における吸収線量と等しくなる．すなわち，その二次電子による制動放射線の発生はほとんど無視でき，次式で示すように，空気カーマ K_{air} から測定した連続 X 線の実効エネルギー E_{eff} の質量エネルギー吸収係数比 $(\bar{\mu}_{en}/\rho)_{med, air}$ を使用して，あるいは照射線量 X から f-ファクタ（吸収線量変換係数）を使用して，媒質の**吸収線量** D_{med} を求めることができる（第Ⅳ章，C.2，参照）．

$$D_{med} = (\bar{\mu}_{en}/\rho)_{med, air} \cdot K_{air} \qquad (\text{Ⅷ-6})$$

$$\begin{aligned} D_{med} &= [33.97 \cdot (\bar{\mu}_{en}/\rho)_{med, air}] \cdot X \\ &= f \cdot X \end{aligned} \qquad (\text{Ⅷ-7})$$

なお，上式は(Ⅳ-71)式，(Ⅳ-69)式と同じである．なお，診断領域 X 線の線量測定においては，媒質を水と仮定する場合が多い．

空気および水の質量エネルギー吸収係数値を**巻末・付表-10, 12**に示す．なお，質量エネルギー吸収係数等の最新の値に関しては参考文献 21) を確認のこと．しかし，水と空気の質量エネルギー吸収係数比の値は 10 keV で 1.04，30 keV で 1.01，50 keV で 1.02，60 keV で 1.04 であり，この光子エネルギー範囲でも数％以内の変化に過ぎない．その結果，診断領域 X 線の線量測定の現状認識として，上式を用いて空気カーマあるいは照射線量の測定値から水の吸収線量を得るときには，実際的には測定値の変動原因として他の要因が大きく，光子エネルギーをそれほど高い精度で得る必要はないともいえる（第Ⅳ章，C.2，**図Ⅳ-23**，参照）．

しかし，X 線は間接電離性放射線であり，その物質へのエネルギー付与は基本的に二次電子による．すなわち，線量測定により X 線のエネルギー付与を正確に評価するためには二次電子の阻止能で評価しなければならない．現時点ではモンテカルロ法を利用した理論近似計算以外その実際的な評価方法が見出されていないが，その二次電子分布の情報の重要性の認識が必要である．また，医療における連続 X 線の線質評価において，現時点では近似法を採用しており，より正確な評価法が必要であることの認識も必要である．

2. 線量測定の実際

1) トレーサビリティ

診断領域X線の線量の測定には国家標準とトレーサビリティのある**電離箱**を使用する．産総研では，QI値が0.4～0.9のX線についての標準を設定して，種々の線量計を校正している（第Ⅵ章，B.3.3）(1)，参照）．使用する電離箱の校正定数と実効エネルギーを関数とした校正定数グラフから実際の測定値としての空気カーマ値を求める．まず，校正定数グラフ作成のために，測定するX線に関してアルミニウム（または銅）による半価層測定から前もってその実効エネルギーを決定しておく必要がある．

測定値には，温度気圧補正，イオンの再結合や拡散による電荷損失，空気湿度の電離電荷生成に及ぼす影響，電離箱壁によるX線の減弱効果と散乱線の寄与，電離箱のステムによる散乱線の寄与，X線場の非一様性等に対する補正が必要となる場合がある（第Ⅵ章，B.5，参照）．

なお，電離箱以外の線量計を使用する場合には，それぞれの測定条件毎に，電離箱と校正して使用しなければならない．

2) 皮膚線量

X線診断領域では，X線装置の**出力**に相当する人体皮膚入射面での**皮膚線量** skin doseが1つの指標となる．電離箱での測定は，X線管球からのある一定の距離（**焦点電離箱間距離** focus chamber distance；*FCD* あるいは**焦点皮膚間距離** focus skin distance；*FSD*）における空中で行われる場合が多く，*FCD* による測定値の変化を前もって求めておくと便利である．さらに皮膚線量を求める場合には，空中での測定値に**後方散乱係数**を考慮する必要がある．**表Ⅷ-1**に診断用X線の後方散乱係数（*FSD*＝30 cm）を示す．その値に（Ⅷ-6)式または（Ⅷ-7)式を用いて皮膚（水）の吸収線量を求める．

IAEAは，皮膚線量の**ガイダンスレベル** guidance level として，相対感度200の増感紙/フィルム系で得られた空気吸収線量で，腰椎正面で10 mGy，腰椎側面で30 mGy，腹部正面で10 mGy，胸部正面で0.4 mGy，頭部正面で5 mGy等が報告され，その相対感度が400～600のときにはこれらの値の1/2～1/3にすることが報告されている[55]．なお，ここでのガイダンスレベルとは，放射線診断において良好な技術水準の条件のもとで被検者のその被曝線量で有益な診断情報が得られることを確保できる線量のことである．

3) 面積線量

X線診断時の**面積線量** dose area product；**DAP** を推定するための，**面積線量計** dose area product meter（あるいは**面積照射線量[積]計** exposure area product meter）が開発されている．面積線量計は透過型の平行平板形線量計で，X線管の可動絞りの射出側に装着される．**図Ⅷ-7**に面積線量計の断面図を示す．面積線量計は空気カーマ（≒空気吸収線

表Ⅷ-1　診断用X線の後方散乱係数($FSD=30$ cm)

HVL [mm AL]	円形照射野 [cm, 直径]										
	0	1	2	3	4	5	6	8	10	15	20
0.01 (SSD=10 cm)			1.00	1.00	1.00	1.00					
0.02 (SSD=10 cm)			1.00	1.00	1.00	1.00					
0.04				1.01	1.01	1.01	1.01	1.01	1.01	1.01	
0.07				1.01	1.01	1.01	1.01	1.01	1.01	1.01	
0.1				1.02	1.02	1.02	1.02	1.02	1.02	1.02	
0.2				1.035	1.035	1.035	1.035	1.035	1.035	1.035	
0.4				1.06	1.06	1.07	1.07	1.07	1.07	1.07	
0.7				1.09	1.09	1.10	1.10	1.10	1.12	1.12	
1.0	1.00	1.05	1.09	1.11	1.12	1.13	1.14	1.15	1.16	1.17	1.17
2.0	1.00	1.06	1.11	1.14	1.16	1.19	1.20	1.22	1.24	1.27	1.28
3.0	1.00	1.06	1.12	1.16	1.19	1.22	1.24	1.27	1.29	1.33	1.35
4.0	1.00	1.06	1.12	1.17	1.20	1.23	1.26	1.30	1.33	1.38	1.40
8.0	1.0	1.05	1.11	1.16	1.20	1.24	1.27	1.32	1.36	1.43	1.46

文献53)より作成. その他の条件での後方散乱係数値は, 円形照射野から矩形照射野との関係については, 文献53), あるいは巻末・付表-41, 42を参照のこと.

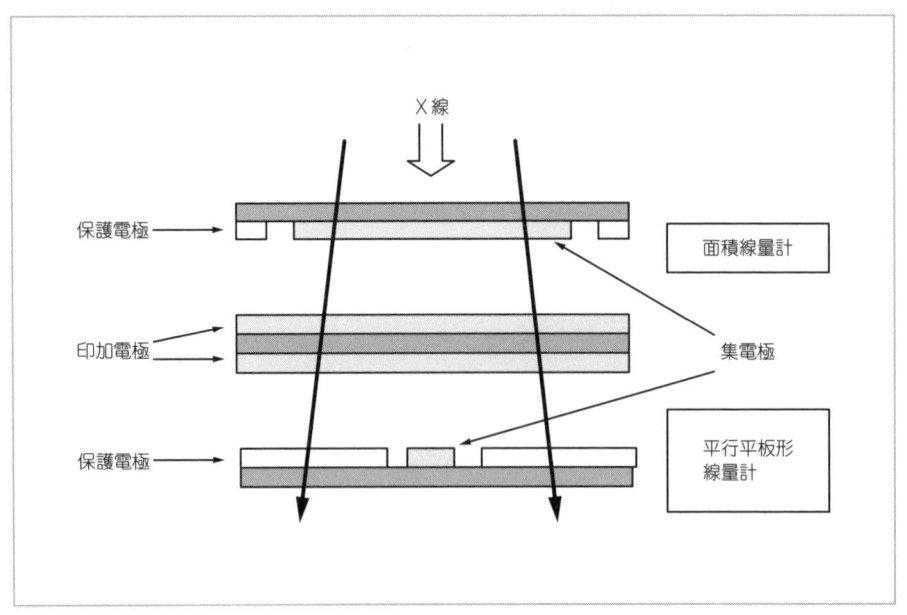

図Ⅷ-7　面積線量計の断面図(平行平板形線量計一体型)

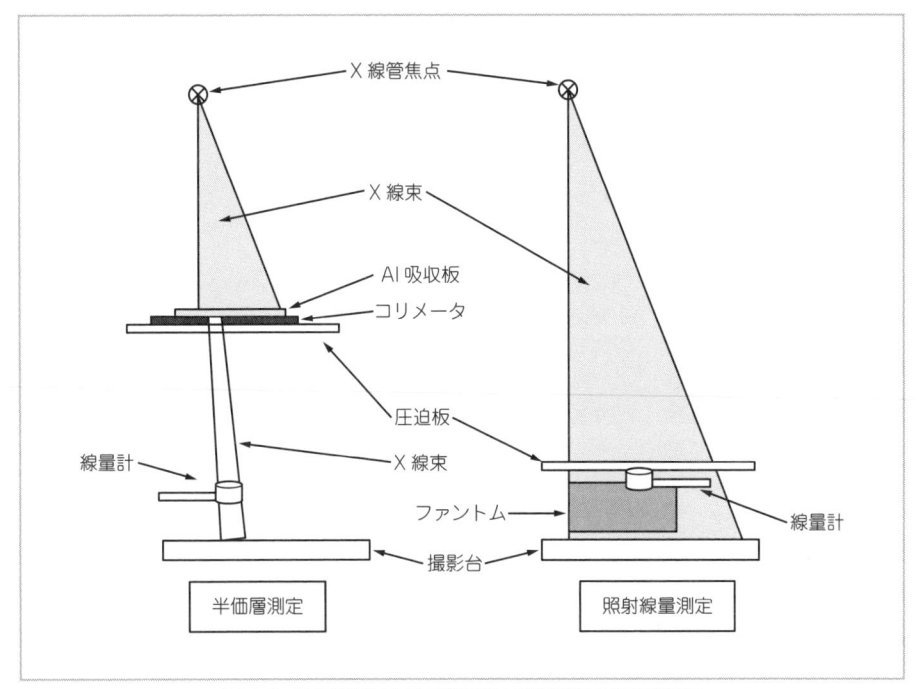

図Ⅷ-8 乳房撮影における半価層と照射線量の測定配置図

量)とX線照射面積の積の形で測定され,その単位はGy・cm²で表わされる.

面積線量計は主にX線診断時の皮膚線量の推定に用いられている.そのためには,面積線量計と別の皮膚線量を測定するための線量計(たとえば平行平板形電離箱等)を用いて,実際のX線検査時の幾何学位置における皮膚線量(皮膚吸収線量)を測定しておく必要がある.しかし,実際の臨床では,その幾何学位置は一定ではなく,そのために図に示すような平行平板形線量計の一体型が使用されている.これにより,測定された空気カーマ [Gy] と面積線量 [Gy・cm²] から,その照射面積がわかるようになっている.すなわち,検査距離による線量変化のみを換算すれば皮膚の面積線量が求まる.

4) 平均乳腺線量

乳房撮影 mammography の場合,乳房全体の受ける平均吸収線量である**平均乳腺線量** average glandular dose を測定する.平均乳腺線量を測定するため,X線のアルミニウム半価層と乳房皮膚面位置での電離量(照射線量)を測定する.**図Ⅷ-8**にその測定配置図を示す.乳房撮影では低エネルギーX線が使用され,モリブデンフィルタのK吸収端を利用して数 keV~約 20 keV のX線が使用されている.その線量測定には一般に電離箱壁の

表Ⅷ-2 入射光子 1R（＝2.58×10⁻⁴ C/kg）当たりの平均乳腺線量（mrad）[56]
（Mo/Mo ターゲット/フィルタ，圧迫乳房圧 45 mm）

HVL	管電圧 [kVp]								
	23	24	25	26	27	28	29	30	31
0.23	116								
0.24	121	124							
0.25	126	129	131						
0.26	130	133	135	138					
0.27	135	138	140	142	143				
0.28	140	142	144	146	147	149			
0.29	144	146	148	150	151	153	154		
0.30	149	151	153	155	156	157	158	159	
0.31	154	156	157	159	160	161	162	163	164

たとえば，27 kV，HVL＝0.29 mm のとき，換算係数は 151 mrad/R となり，測定された照射線量が 0.8 R のとき，平均乳腺線量は 0.8 R×151 mrad/R＝120 mrad＝1.20 mGy となる．

薄い平行平板形電離箱を使用する．その低エネルギーX線の半価層測定には特に高い純度（99.9%以上）のアルミニウム（Al）板を使用する必要がある．平均乳腺線量は測定された照射線量に管電圧と半価層から定められた係数を乗じて求めている．その測定位置は，軸中心で圧迫板 compression paddle 下の撮影台の胸壁台（撮影台）の端から 40 mm 前方のところで測定することが規定されている．表Ⅷ-2 に入射光子 1R（＝2.58×10⁻⁴ C/kg）当たりの平均乳腺線量（mrad）の表[56]を示す．現在，乳房皮膚面位置での照射線量から平均乳腺線量を求める実際的な方法として，マンモグラフィ検診精度管理中央委員会によるガイドラインに従った画像評価用ファントムを使用した方法が行われている．

IAEA は，平均乳腺線量のガイダンスレベルとして，圧迫乳房圧 45 mm，乳腺組織対脂肪組織割合 50%，モリブデン（Mo）のターゲットとフィルタ装置での，グリッド使用時 3 mGy，グリッド未使用時 1 mGy と報告している[55]．

5）X線CT検査

各種放射線検査のうちで，X線CTによる被検者被曝線量は多い．その検査によっては，1回の検査で数十 mGy 以上になることもあり，その線量管理が必要となる場合も生じる．複数スキャンによるX線CT検査における被曝線量の測定は，一般X線透視撮影における測定と異なる．X線CT検査では被検者の周りの全方向からX線を照射し，複数回のスキャンで検査している．その結果，X線CT検査における線量評価は皮膚線量でなく人体内体軸中心の線量で評価される．

現在，CT専用電離箱を用いて線量を評価する CTDI：CT dose index 法と TLD 線量計

等の既存の点線量計を使用する MSAD；multiple scan average dose 法が採用されている．CTDI 法用の CT 専用電離箱は有効電離部の長さが 100～140 mm であり，軸方向に均一な感度を持っている．CT 専用電離箱あるいは点線量計を直径 160 mm×高さ 150 mm の頭部用，直径 320 mm（あるいは 300 mm）×高さ 150 mm の腹部腰椎用のアクリル樹脂製円筒形ファントムの中心に挿入して線量測定を行う．

IAEA は，X 線 CT のガイダンスレベルとして，頭部用と腰椎腹部用の水等価円筒型ファントム中心軸上の MSAD で，上限として頭部で 50 mGy，腰椎で 35 mGy，腹部で 25 mGy と報告している[55]．

D. 核医学検査における放射線測定

核医学では，トレーサ tracer としての**放射性同位元素 RI** から放出される粒子数を計測することにより，核医学検査が行われている．核医学検査は，RI の特定の組織，臓器に集積する性質が組織や臓器の生理的機能および生化学的物質代謝機能と結びついているため，形態学的診断のみでなく，病変の初期的段階の機能診断が可能である．核医学検査には，RI を被検者体内に投与して検査する体外計測法 ***in vivo* 検査** *in vivo* assay と血液，尿など試験管で検査する試料計測法 ***in vitro* 検査** *in vitro* assay に分類できる．なお，全身放射能測定は *in vivo* 検査の一種であるといえる．

1. 放射線医薬品

核医学で利用される RI は一般に原子炉，サイクロトロンなどの加速器を用いた核反応を利用して得られる．*in vivo* 検査用医薬品としては，一般医薬品と同じような医学，薬学的配慮がなされると同時に，放射性物質としては短半減期核種，γ 線放射核種，高比放射能核種が主に使われている．その半減期が長すぎると，被検者の被曝線量，その管理などの問題が生じる．一般に，その検査に要する時間と同じぐらいの半減期を持った RI が核医学検査には最適である．α 線は生体内または検査用媒質内で完全に吸収されてしまい，その測定方法の点からも核医学検査には不適であり，使用されていない．一方，β 線のみを放出する核種は *in vivo* 検査には不適であるが，*in vitro* 検査では，ほかに適当な γ 線放射性核種が存在せず，生体物質に不可欠な元素の同位体である ^{3}H，^{14}C などが使用されている．すなわち，*in vivo* 検査では，体外から計測するために 80～200 keV 程度のエネルギーを持つ，短半減期の γ 線放射核種が最適である．

表Ⅷ-3 に核医学検査に使用される主な放射性核種を示す．^{99m}Tc は半減期が 6.01 時間で主に 141 keV γ 線のみを放出する核種であり，**過渡平衡** transient equilibrium を利用した**ミルキング** milking により，簡単に ^{99}Mo の**アイソトープ・ジェネレータ** isotope generator（isotope cow ともいう）から得ることができる．現在，核医学検査に使用される RI の約 80% 以上が ^{99m}Tc の標識化合物である．このほか，腫瘍あるいは炎症イメージングに

表Ⅷ-3 核医学検査に使用されるγ線放出核種[10]

核種	半減期	崩壊形式	γ線等のエネルギー [keV]	製造法
^{99m}Tc	6.01 時間	IT	141	ジェネレータ(^{99}Mo, 原子炉)
^{67}Ga	3.261 日	EC	93, 185, 300	サイクロトロン(^{68}Zn(p,2n)^{67}Ga)
^{201}Tl	72.91 時間	EC	71, 80, 167	サイクロトロン(^{203}Tl(p,3n)^{201}Pb→^{201}Tl)
^{123}I	13.27 時間	EC	159	サイクロトロン(^{124}Xe(p,2n)^{123}Cs→^{123}Xe→^{123}I)
^{133}Xe	5.243 日	β^-	81	原子炉
^{81m}Kr	13.10 秒	IT	190	ジェネレータ(^{81}Rb, サイクロトロン)
^{111}In	2.805 日	EC	171, 245	サイクロトロン(^{112}Cd(p,2n)^{111}In)
^{15}O	2.037 分	β^+	511	サイクロトロン(^{14}N(d,n)^{15}O), (^{15}N(p,n)^{15}O)
^{13}N	9.965 分	β^+	511	サイクロトロン(^{12}C(d,n)^{13}N), (^{16}O(p,α)^{13}N)
^{11}C	20.39 分	β^+	511	サイクロトロン(^{14}N(p,α)^{11}C)
^{18}F	109.8 分	β^+	511	サイクロトロン(^{20}Ne(d,α)^{18}F, ^{18}O(p,n)^{18}F)

陽電子放出核種(^{11}C, ^{13}N, ^{15}O, ^{18}F)は PET 検査に使用される．

^{67}Ga（半減期 3.261 日，93.3, 185, 300 keV γ線），心筋あるいは腫瘍イメージングに ^{201}Tl（半減期 72.91 時間，71, 80, 167 keV γ線），甲状腺イメージングに ^{123}I（半減期 13.27 時間，159 keV γ線）などが使われている．一方，病院設置可能な超小型サイクロトロンの開発により，**陽電子放出核種** positron emitter である ^{11}C（半減期 20.39 分），^{13}N（半減期 9.965 分），^{15}O（半減期 2.037 分），^{18}F（半減期 109.8 分）などが使用されている．一方，in vitro 検査では被検者の被曝を考える必要がなく，半減期約 59.40 日，35.5 keV γ線，31.0 keV K_β 線などの ^{125}I なども広く使用されている．

2. in vivo 検査

RI を被検者体内に投与し，その RI をトレーサとして検査する in vivo 検査の被検者体内からのγ線測定には，種々のγ線計測器が使われていたが，最近ではその大部分の検査が**シンチレーションカメラ** scintillation camera（シンチカメラ scinti-camera あるいは，ガンマカメラ gamma camera，アンガカメラ anger camera ともいう），および **SPECT**；single photon emission computed tomography 装置，**PET**；positron emission tomography 装置で行われている．

XCT 装置と同様に，シンチレーションカメラの検出器を被検者のまわりに回転して，そのγ線強度分布を取得することにより，**RI 断層像** RI tomogram を得ることが可能であり，その検査を **RI コンピュータ断層撮影法** radionuclide computed tomography；RCT という．XCT では被写体を透過した X 線強度分布を利用するので **transmission CT** ともい

D. 核医学検査における放射線測定　305

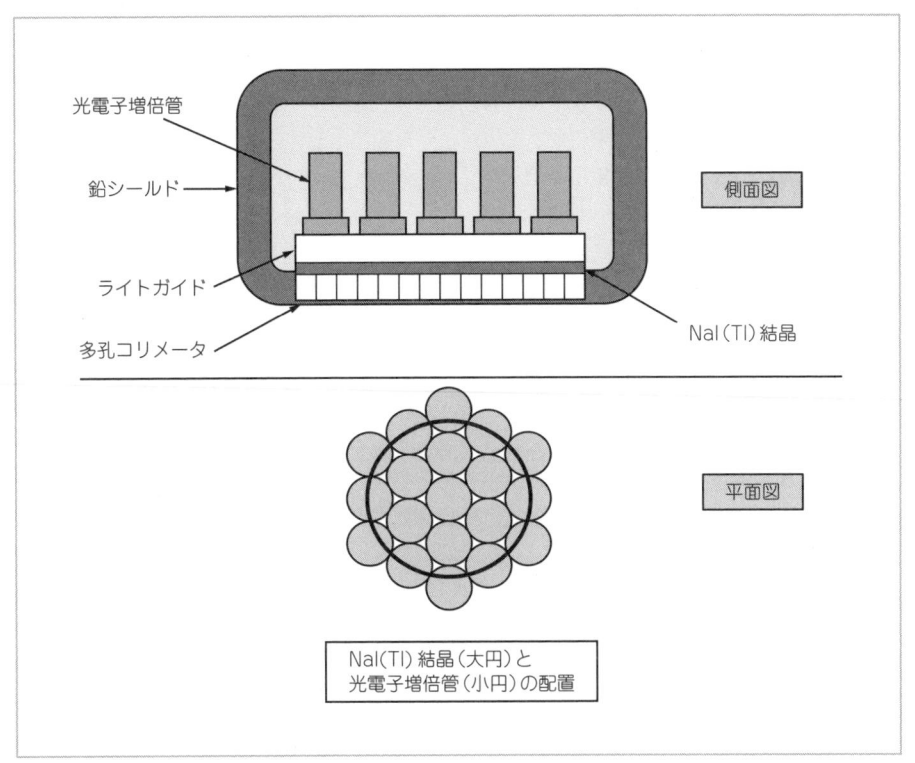

図Ⅷ-9　シンチレーションカメラ検出部の構造
多孔コリメータを通して入射するγ線はNaI(Tl)結晶の蛍光体を発光させる．その蛍光を，ライトガイドを通して，多数の光電子増倍管で計測して，そのγ線像を取得する．

われるが，RIを利用した場合には体内から放出されるγ線強度分布を利用するので **emission CT**：**ECT** ともいう．ECTには ^{99m}Tc などからの単一のγ線を用いる SPECT と陽電子消滅放射線を用いる PET がある．

　シンチレーションカメラは検出部とそのスタンド，各種コリメータ，操作台，CRT表示装置などからなる．シンチレーションカメラの基本構成は，検出部，位置演算部，波高分析部，補正回路部，データ管理部からなる．図Ⅷ-9にシンチレーションカメラの検出部の構造を示す．シンチレーションカメラでは，有効視野直径約25〜55cm，厚さ12.5〜9.5mmの大きな **NaI(Tl)結晶** NaI(Tl)crystal の前方に付備した数千から数万の**多孔コリメータ** multi-hole collimator を通して入射するγ線により発生した蛍光を19〜91本の光電子増倍管で計測し，そのγ線像の体内分布像を取得する．コリメータは目的部位からのγ線を指向性をもたせ，目的部位以外からの放射線を遮蔽して，有効に計測するた

めにその形状から平行多孔型，ダイバージング型，コンバージング型等の種々のものがその目的に応じて使われている．

シンチレーションカメラによるγ線の検出は，検出器からの電気信号を，増幅器を介した波高分析器でエネルギー分析して，そのRIから放出されたγ線のみを検出している．光電子増倍管は光によって光電子を放射する感度の高い光電面(Cs_3Sb など)と，二次電子を次々と増幅する多段の電極(ダイノード)からなり，約10個の電極でその電子増倍率は約10^6になる．そのために，光電子増倍管の各電極に高電圧発生装置からの電圧を印加する．光電子増倍管から出力された信号は，前置増幅器，比例増幅器，波高分析器，計数装置等を介して出力され，検査画像が作成されている(第Ⅴ章，C.4，図Ⅴ-18，参照)．シンチレーションカメラでは多数の光電子増倍管を用い，それぞれ受光した光の強さなどを位置計算回路によって，その位置に対応するCRT上に表示し，**シンチグラム** scintigramを得ている．

γ線検出体であるNaI(Tl)結晶には，その使用目的に応じて，いろんな大きさ，形がある．γ線検出用としてNaI(Tl)結晶が核医学検査に主に使われている理由は，上記したように大きな結晶をつくることができ，γ線に対する検出効率が高く，蛍光効率も比較的大きく，減衰時間は有機シンチレータに比べて大きいがZnS(Ag)結晶などと比べれば小さいことにある．一方，その欠点としては，潮解性があり光電子増倍管に接する面はガラスで，その他はアルミニウムなどで密封する必要がある(第Ⅴ章，C.2，表Ⅴ-3，参照)．核医学検査に主に使用される^{99m}Tcのエネルギー(140 keV)は，NaI(Tl)シンチレータの特性に適しており，また，その半減期が6時間と比較的短半減期で取り扱いが容易であり，大量投与が可能であり，高画質の画像が得られる．

SPECT，PETの使用により，シンチレーションカメラで得られなかった断層像を得ることで三次元把握が可能であり，より正確な診断が可能である．SPECTでは，^{99m}Tc，^{201}Tl，^{123}I，^{133}Xeなどのγ線放出核種を被検者に投与し，体内からのγ線を体外から計測して断層像を得る．なお，SPECTは1本の光子のECTで，PETが2本の消滅放射線を同時に計測するのと区別するために名前が付けられている．一方，PETは，陽電子放射型断層ともいわれ，^{11}C，^{13}N，^{15}O，^{18}Fなどの陽電子(ポジトロン)放出核種で標識された化合物を投与し，陽電子消滅放射線を体外から計測して断層像を得る．

SPECT装置は，基本的にシンチレーションカメラの場合と同じである．SPECT検査では，検出器を被写体の周りを360°あるいは180°回転させることにデータ収集を行い，**画像再構成**処理を行い，SPECT画像を作成している．現在では，2つの検出器(2ヘッド)あるいは多検出器(3〜4ヘッド)を持ち，SPECT機能が付随しているシンチレーションカメラが主流となっている．

PETは医用サイクロトロンから得られる陽電子放出核種を被検者体内に投与して，その0.511 MeVの2つの消滅放射線(第Ⅱ章，B.4.2)，参照)を正反対の2方向から**同時計**

測して断層像を得る．PET 装置は，NaI(Tl)結晶と比べて，陽電子(β^+)の2本の消滅放射線の検出に高い感度を持つビスマス酸ゲルマニウム BGO($Bi_4Ge_3O_{12}$)蛍光結晶が使用されている．BGO は原子番号が高く高密度であり，消滅放射線の減弱率が大きく検出効率が高い．シンチレーションカメラに使用される NaI(Tl)シンチレータは大きな面積を有する単結晶でγ線の入射位置を計算しているが，BGO シンチレータは小さな結晶をいくつも並べてその後ろに光電子増倍管を配置したブロック検出器が用いられ，リング状のガントリー部の全周に取り付けられている．PET 装置は同時計測により入射光子の入射方向と位置を直接決めることができるために，基本的にコリメータは不要である．また同時検出される確率は2つの消滅放射線が被写体を横切る長さとその減弱係数のみに依存し，その位置(深さ)に依存しないので高い定量性を示す．

PET 検査では比較的エネルギーの高い 0.511 MeV の消滅放射線を同時検出されるために，高感度，高速性，高分解能が要求される．そのための PET 用の新しい蛍光結晶として，**LSO**(Lu_2SiO_5 : Ce)，**GSO**(Gd_2SiO_5 : Ce)，**BaF_2**(**表 V-3**，参照)の使用が検討されている．新しい LSO や GSO は，BGO と比較して，蛍光の減衰時間が短く計数損失が少なく，高計数率測定に有用である．

PET 検査では，生体を構成している低原子番号の C，N，O，F 等の陽電子(β^+)放出核種を用い，生化学的検査として非常に重要な検査法である．また，PET は SPECT 画像などと比較して感度，空間分解能，定量性に優れ，ほかの検査で得ることのできない生化学的パラメータ，生体内微量物質の検出にも優れている．最近は位置画像のより鮮明なX線 CT を組み入れた，いわゆる PET/CT 装置が標準的な PET 装置となっている．

3. 全身放射能測定

人体内の放射能を測定する装置を**全身放射能測定装置**(**全身カウンタ，ホールボディカウンタ** whole body counter，**ヒューマンカウンタ** human counter とも呼ばれる)という．人体内の放射能といってもα線や低エネルギーβ線のように組織中で吸収されてしまう放射線は測定できない．また，低エネルギー X 線やγ線についても特別に設計された検出器が必要となる．この装置では，微弱な放射性物質の体内量を測定するために，高感度検出器，たとえば複数の NaI(Tl)検出器，プラスチックシンチレータ検出器等を外部からの自然放射線の影響を遮蔽した状態(小部屋)で使用して測定している．微量放射能測定では，特に検出効率および自然計数を左右する遮蔽が重要となる．全身放射能測定装置は，医療分野では体内の代謝試験である全身中の筋肉内の^{40}K量の測定，貧血診断の^{59}Fe量の測定，さらに放射線防護，保健物理分野の体内被曝量，体内摂取核種の同定とその定量，存在部位および経時変化等の測定に使用されている．なお，通常，人体には^{40}Kが天然に存在しており測定データに必ず含まれている．その^{40}K量は人体筋肉量に比例し，γ線放射能に換算して平均 4,400 Bq 程度である．

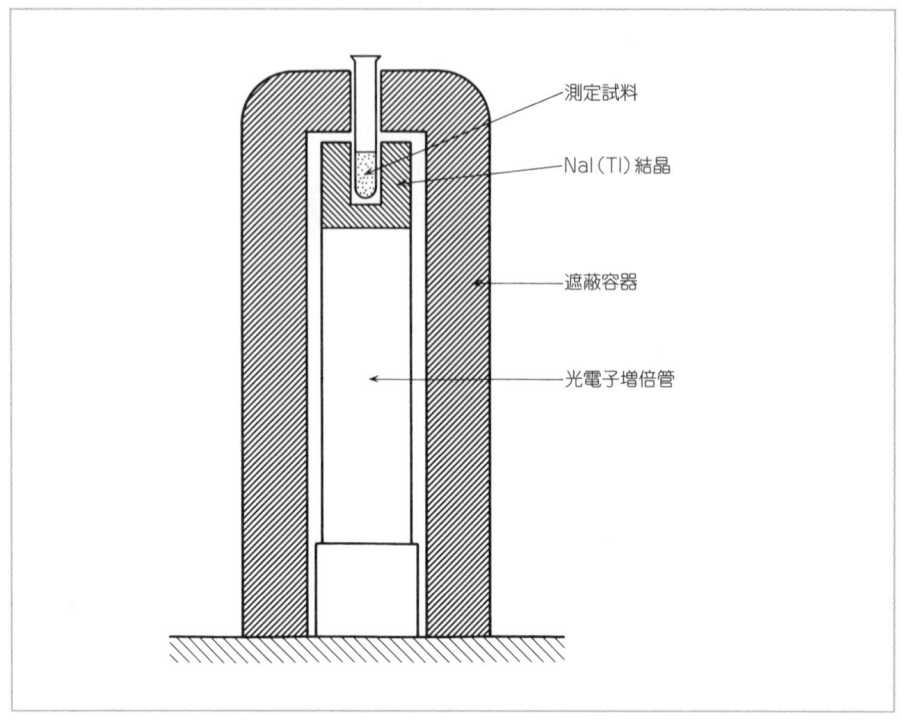

図Ⅷ-10　ウェル形シンチレーション計数器の原理図

（測定試料／NaI(Tl)結晶／遮蔽容器／光電子増倍管）

4. 核医学検査による内部被曝

核医学検査による被検者の医療被曝は，放射線障害防止法等（第Ⅸ章，A，参照）で考慮される被曝量には参入されない．しかし，被検者の無用の被曝や特定臓器への過大な被曝は避けなければならない．核医学検査における内部被曝線量評価法としては，一般に米国核医学会 Medical Internal Radiation Dose (MIRD) 委員会により報告された **MIRD 法** MIRD's method が適用されている．その報告には，計算法を含め，その意義等が記されている．MIRD 法では，ある臓器に集積した放射能量の時間積算値に MIRD テーブルと呼ばれる係数を掛けることで，その臓器に存在する放射性核種により，その臓器を含めて各臓器の被曝量を計算する．

5. *in vitro* 検査

RI を被検者に投与せずに，*in vitro* で RI をトレーサとして血液等の試料中の微量物質量を測定する *in vitro* 検査は，操作が比較的簡単で，感度が優れ，一度に多くの検体を処

理することができる．γ線放出試料の計測にはウェル(井戸)形電離箱(キュリーメータ)，**ウェル形シンチレーション計数器** well-type scintillation counter が，低エネルギーβ線放出試料の計測には液体シンチレーション計数器等が使われている．

キュリーメータ(ウェル形電離箱)は，井戸形の電離箱で試料である容器，注射筒等をその井戸内に入れて，試料のγ線源あるいはγ線放出検体の放射能を直読するために使用されている(第Ⅴ章，B.2，図Ⅴ-7，第Ⅶ章，D.3.1)，図Ⅶ-20，参照)．キュリーメータではウェル形シンチレーション計数器と同様に線源容器(バイアル，アンプル)を計測器に入れて，その放射能(BqあるいはCi)を測定することができる．キュリーメータの測定範囲は0.01 MBq～約100 GBq(0.1μCi～約3 Ci)で，30 keV～2 MeVのγ線放出核種の放射能の測定に使用されている．核医学検査に使用する ^{99}Mo-^{99m}Tc ミルキング時の放射能，液量，希釈度の測定に使用される．

ウェル形シンチレーション計数器は図Ⅷ-10に示すようにNaI(Tl)結晶の中央に穴をあけ，この中に試験管に入った試料を入れ，微量のRI量を計測する装置である(第Ⅴ章，C.2，参照)．穴に入れられた試料の周りは4πの立体角に近い検出部が配置され，幾何学的に70%以上の高検出効率を持ち，微量放射能等を高精度で測定可能である．マルチチャンネル波高分析により，γ線エネルギー分析も可能であり，特定核種のみ測定も可能である．また，100～1,000サンプルの多数の試料が短時間で自動的に計測する自動測定式ウェル形シンチレーション計数器等が使われている．

液体シンチレーション計数器は，低エネルギーβ放射体である ^{3}H(18.6 keV)，^{14}C(156 keV)，^{35}S(167 keV)等のβ放射体をトルエン，キシレン等の溶媒に蛍光物質(PPO)等と一緒に溶かし，計測するのに使われている(第Ⅴ章，C.3，参照)．

第IX章
放射線防護における線量測定

本章では，放射線防護における線量限度，防護量と実用量およびその線量測定について説明する．不要な放射線の被曝を避けるための放射線防護とは，放射線安全管理，保健物理，放射線衛生とも呼ばれる分野であり，放射線の人体に対する悪影響を避け，防止し，制限して安全を確保することを目的とした分野である．

A. 線量限度

国際的な放射線防護・管理における考え方等は1928年に発足した**国際放射線防護委員会 ICRP** が勧告している．ICRPでは，放射線防護の目標は，個人の**確定的影響** deterministic effect の発生を防止し，**確率的影響** stochastic effect の誘発を減らすためにあらゆる合理的な手段を確実にとることにおいている．すなわち，放射線防護の基本原則は，ICRP勧告の放射線防護体系に基づき，すべての放射線被曝をできる限り低いレベルに保つことである．放射線防護においては，体の外からの被曝である**外部被曝** external exposure と体内に取り込まれた放射性物質による**内部被曝** internal exposure に分けて検討する必要がある．

個人の**被曝線量**は，国が法令で定める**線量限度** dose limits 以下であることが必要となる．線量限度の決め方やその値等は歴史的に変化している．その名称も，耐容線量から最大許容線量へと変化し，1977年ICRP勧告[58]において現在使用されている線量限度になり，同時に線量当量の単位がremからSvに変更した．また確率的影響に対しての限度としての実効線量当量の概念が導入され，1990年ICRP勧告[17]において身体すべての組織・臓器の等価線量に重みづけをして総和をとった実効線量に改訂された．実効線量および等価線量の定義等に関しては第Ⅲ章，F.1.を参照のこと．

被曝線量の制限は，線量限度のみでなく，計画被曝に用いる**線量拘束値** dose constraint，緊急時被曝と現存被曝の状況で用いる**参考レベル** reference level によって行われる．線量拘束値や参考レベルは，ある1つの線源からの線量に関する制限で，線源に関する制限値である．一方，線量限度はすべての計画被曝状況からのある個人の被曝線量の総和値の制限で，被曝する個人に関連する制限値である．

放射線防護に関するわが国の法令はICRP勧告を基本にして制定されている．最新の

表Ⅸ-1 ICRP 2007年勧告における線量限度[18]

適用	線量限度	
	職業被曝	公衆被曝
実効線量	決められた5年間の平均が1年当たり20 mSv	1年に1 mSv
年間等価線量		
眼の水晶体	150 mSv	15 mSv
皮膚	500 mSv	50 mSv
手および足	500 mSv	―

表Ⅸ-2 わが国の法令における主な線量限度等

場所・個人等	線量限度等
事業所の境界	250 μSv/3月
事業所で人が居住する区域	250 μSv/3月
病院，診療所の病室	1.3 mSv/3月
管理区域の境界	1.3 mSv/3月
遮蔽物の外側	1 mSv/週
表面汚染密度：α線放出核種	4 Bq/cm²
表面汚染密度：α線を放出しない核種	40 Bq/cm²
放射線業務従事者の線量限度	
実効線量	100 mSv/5年間，50 mSv/1年間，女子については，さらに5 mSv/3ヶ月（妊娠中の女子，追加制限）
等価線量	眼の水晶体：150 mSv/1年間　皮膚：500 mSv/1年間（妊娠中の女子，追加制限）

　ICRP 2007年勧告[18]における線量限度を表Ⅸ-1に示す．表における線量限度は特定の期間の外部被曝からの該当する線量と，同一期間内の摂取による50年預託線量（子供に対しては70歳まで）との合計に適用される．実効線量の職業被曝では，任意の1年に50 mSvを超えるべきでないという付加条件つき，妊娠している女性の職業被曝は追加の制限を適用する．実効線量の公衆被曝では，単一年においてより高い実効線量の値を認めるが5年間の平均が年間1 mSvを超えないことが勧告されている．

　わが国の放射線障害の防止に関する法令は，原子力基本法を基本とし，放射線同位元素などによる放射線障害の防止に関する法律を中心としている．その諸法令は，平成12年

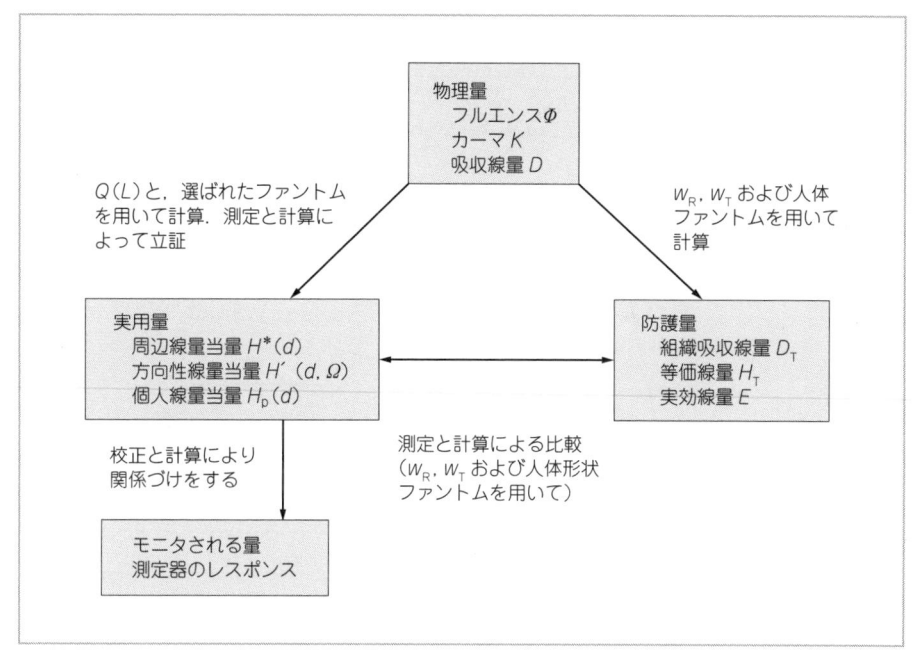

図IX-1　外部被曝防護モニタリングの目的のための諸量間の関係(参考文献19)より修正引用)

にICRP 1990年勧告[17]の被曝線量限度の内容や実効線量の定義等について取り込んで改正が行われ，平成13年4月に施行されている．わが国の法令における主な線量限度等を表IX-2に示す．

B. 放射線防護に用いられる量

　放射線防護に用いる量には，ICRPが定義する防護量とICRUが導入しICRPもその使用を勧告する実用量がある(第III章，F，参照)．防護量は直接には測定できないが，照射条件がわかっていれば計算で求めることができる．一方，測定値である実用量は防護量の推定値を提供し，モニタリングに用いられる線量計のための校正量として使えるように導入された．外部被曝防護モニタリングの目的のための諸量間の関係を図IX-1に示す．防護量と実用量はフルエンス Φ，カーマ K，吸収線量 D から計算あるいは測定で求めることができる．

1. 防護量

　防護量の組織吸収線量 D_T は物理量から計算により得られる量であり，組織の一点でなく組織全体の平均吸収線量である．全身の防護量である実効線量はその組織吸収線量およ

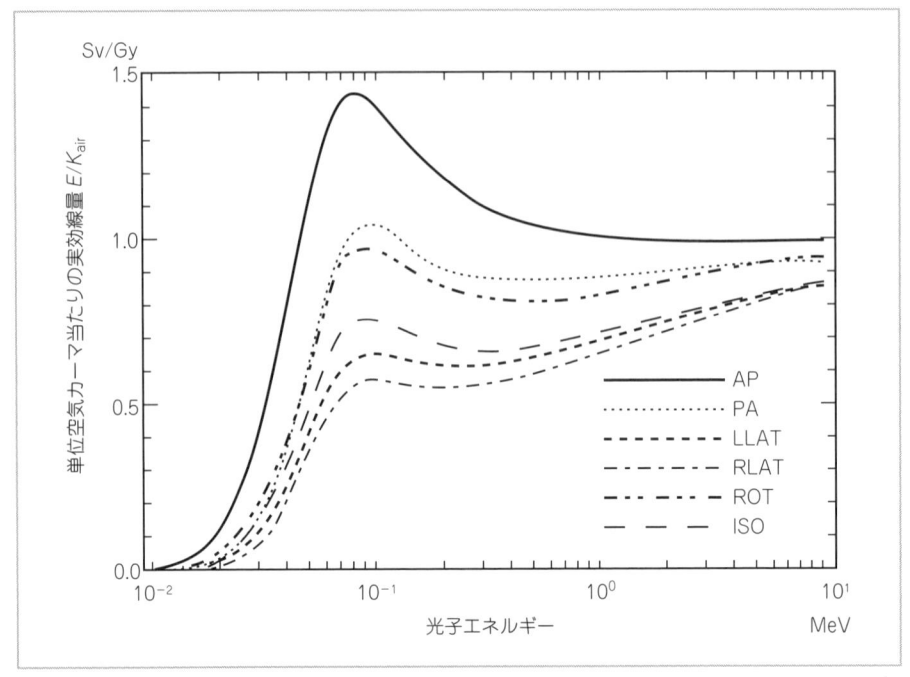

図IX-2 光子の種々の照射方向における空気カーマから実効線量への換算係数（アイソトープ手帳10版[13]より）
照射方向　AP：前方，PA：後方，LLAT：左側方，RLAT：右側方，ROT：回転，ISO：等方

び放射線防護の目的で人体に対する効果を考慮した基本的な量である等価線量から計算により得られる（第III章，F.1，参照）．防護量は測定量である物理量から計算によって関係づける換算計数が提供されている．図IX-2に光子の種々の照射方向における測定量である空気カーマ（K_{air}）から実効線量（E）への換算係数を示す．

2. 実用量
1) 概論

外部被曝を防護するためにその線量測定が必要であり，そのための線量測定を**モニタリング**という．図IX-3に放射線防護におけるモニタリング（線量測定）の分類を示す．そのモニタリングには，空間線量分布の**サーベイ** survey，**空気モニタリング** air monitoring 等の施設の作業環境の**環境モニタリング**と**個人モニタリング**（作業者モニタリング personnel monitoring）である個人被曝線量の測定がある．作業環境の環境モニタリングには，周辺線量当量 $H^*(d)$，方向性線量当量 $H'(d, \Omega)$ を，個人線量モニタリングには個人線量当量 $H_p(d)$ を**実用量**として定量する（第III章，F.2，参照）．

B. 放射線防護に用いられる量　315

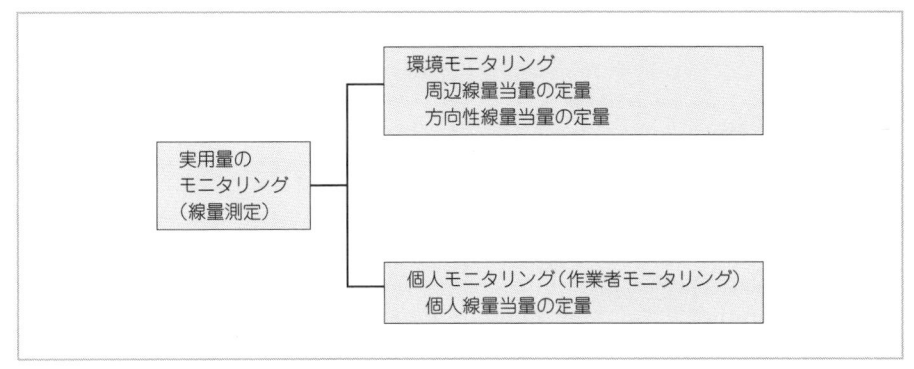

```
実用量の          ┬─ 環境モニタリング
モニタリング     │    周辺線量当量の定量
（線量測定）     │    方向性線量当量の定量
                 │
                 └─ 個人モニタリング（作業者モニタリング）
                      個人線量当量の定量
```

図IX-3　放射線防護における実用量のモニタリング（線量測定）

2) ICRU 球と ICRU スラブ

法令では，防護量としての確率的影響に関する線量限度は実効線量で規定しているが，そのための実用量を測定するには，各臓器の吸収線量を求める必要がある．しかし，実際には人体内の線量測定は不可能であり，その実効線量の値は放射線の線質や人体の大きさによっても異なる．そこで，放射線防護における外部被曝線量測定において，最も安全側に評価するために1 cm 線量当量の概念が導入された．

1 cm 線量当量とは，図IX-4 に示す人体組織等価（元素組成：酸素 76.2%，炭素 11.1%，水素 10.1%，窒素 2.6%）な **ICRU 球**（密度 1 g/cm³，直径 30 cm）あるいは **ICRU スラブ**（密度 1 g/cm³，30 cm×30 cm×15 cm）に放射線を照射したときの1 cm 深さの線量当量と定義され，入射方向に沿って入射面から主軸上1 cm の深さにおける線量当量率である．さらに組織線量当量を安全側に評価するための線量として，眼の水晶体には **3 mm 線量当量** 3 mm dose equivalent，皮膚には **70 μm 線量当量** 70 μm dose equivalent が同様にそれぞれの深さで定義されている．一般に ICRU 球は作業環境モニタリングに，ICRU スラブは個人モニタリングに使用される．

3) 周辺線量当量と方向性線量当量

周辺線量当量 $H^*(d)$ は放射線場に対する実用量であり，測定に用いる測定器の方向特性は等方性を想定している．$H^*(d)$ は，ある一点にあらゆる方向から入射する放射線を ICRU 球全体に均等に入射している拡張場，あるいはすべての入射放射線を前面から入射している整列場において，深さ d 点における測定値から求められる線量当量である．なお，整列場とは，ビームがすべて一方向から来るとした場をいい，拡張場とは，場の状態が着目する体積全体にわたり基準点と同じと考える場をいう（第III章，F.2.1），参照）．無指向性のサーベイメータによる空気カーマ値にその入射エネルギー（線質）毎の換算係数

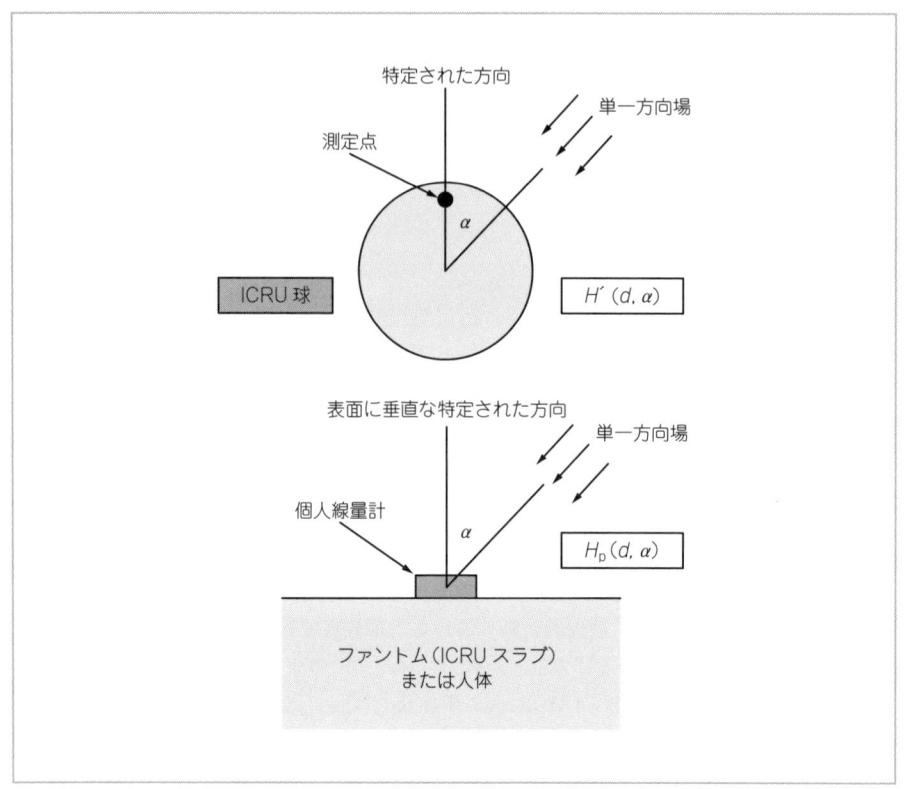

図IX-4 方向性線量当量 $H'(d, \alpha)$ と個人線量定量 $H_p(d, \alpha)$ に対する角度 α の定義[19]
ICRU 球(密度 1 g/cm³, 直径 30 cm), ICRU スラブ(密度 1 g/cm³, 30 cm×30 cm×15 cm).

を掛けることにより $H^*(d)$ が求められる(C.1, 参照). $H^*(d)$ は防護量の実効線量に相当した実用量である. 図IX-5 に光子に対する実効線量(E)と周辺線量当量($H^*(10)$)との比を示す.

方向性線量当量 $H'(d, \Omega)$ に関するいかなる記述でも, 基準の深さ d と方向 Ω の規定を含むべきである(第Ⅲ章, F.2.2), 参照). 単一方向場という特別な場合, 図IX-4 で示すように, その方向に対向する半径と特定された半径との間の角度 α で規定することができる. 方向性線量当量 $H'(d, \Omega)$ は, 低エネルギー X 線や β 線用の測定器である平行平板形電離箱等, 方向特性を有した測定器において, その校正等の線量測定において使用する.

巻末・付表-43, 44 に ICRU Report 47(1992)[19] による, 単一光子線およびフィルタリング X 線のフルエンス ϕ, 空気カーマ K_{air}, 照射線量 X から 1 cm 線量当量 $H^*(10)$, 70

図Ⅸ-5 光子に対する実効線量(E)と周辺線量当量($H^*(10)$)との比(アイソトープ手帳10版[13]より)
照射方向 AP:前方,PA:後方,ROT:回転

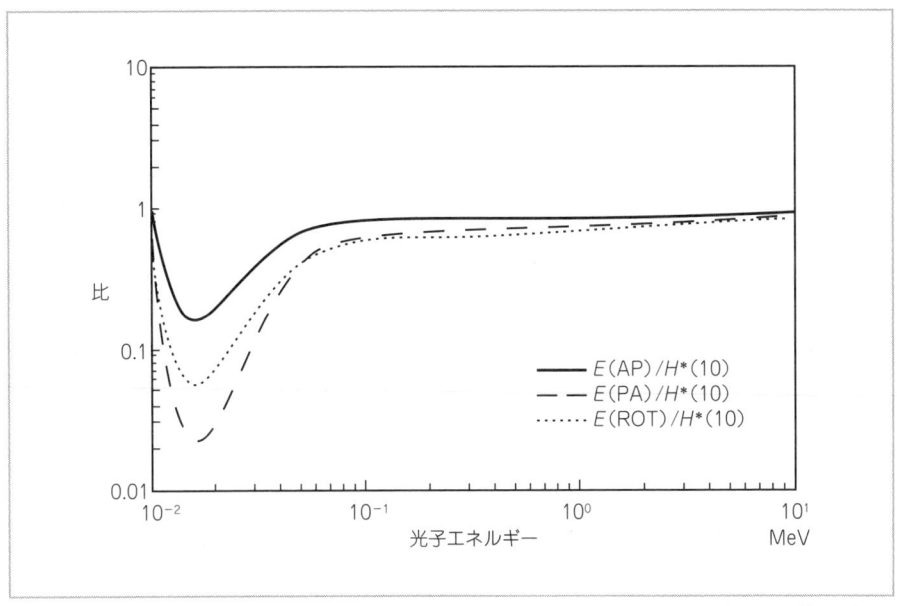

μm 線量当量 $H'(0.07)$への変換係数の表を示す.ただし,この場合の $H'(0.07)$は垂直方向を想定した値である.それらの変換係数は ICRP 74[20] で詳しく追加報告されている.

4) 個人線量当量

個人線量当量$H_p(d)$は,人体上の軟部組織の深さ d での線量当量である(第Ⅲ章,F.2.3),参照).その深さは周辺線量当量と同じである.個人の被曝線量測定は人体に装着した状態で使用しており,体幹部を想定した ICRU スラブに**個人線量計** personal dosimeter(個人被曝線量計)を装着した状態で照射を行い,校正等の線量測定を行う.

巻末・付表-45 に ICRU Report 47 (1992)[19] による空気カーマ K_{air} と ICRU 組織のスラブファントム 30 cm×30 cm×15 cm の $H_p(10)$への変換係数の表を示す.

C. 外部被曝線量の測定

わが国では,実際に外部被曝線量モニタリングに使用する測定器であるサーベイメータあるいはポケット線量計を使用した場合には,それぞれの線量計を用いて国家標準への校正後の空気カーマ K_{air} を求め,わが国の**日本工業規格** Japanese Industrial Standards;JIS が線量計に関して ICRP,ICRU の勧告表を参考にして作成している空気カーマ K_{air}

表IX-3　外部被曝線量モニタリングに使用する測定器

測定器	測定範囲
作業環境モニタリング(持ち運び用)	
電離箱式サーベイメータ	1 μSv/h〜
GM式サーベイメータ	0.1 μSv/h〜
シンチレーションサーベイメータ	0.01 μSv/h〜数十 μSv/h
個人モニタリング	
半導体検出器型ポケット線量計	1 μSv〜数十 Sv 10
(シリコン，MOSFET)	
ガラス蛍光線量計(PLD)	10 μSv〜10 Sv
熱ルミネセンス線量計(TLD)	50 μSv〜数 Sv
光刺激ルミネセンス線量計(OSLD)	10 μSv〜10 Sv
DIS線量計	1 μSv〜数十 Sv 10
フィルムバッジ	100 μSv〜数百 mSv

注) その他の作業環境モニタリングシステムに，中性子線サーベイメータ，表面汚染サーベイメータ，および据え置き型のモニタリングポストである放射性ダストモニタ，放射性希ガスモニタ等がある．

からそれぞれの線量当量 H(Sv単位)への変換を使用する[59]．外部被曝線量は線量測定値から導出する実効線量および等価線量で評価し，実効線量は1 cm線量当量で，等価線量は1 cm線量当量および70 μm線量当量で評価する．

作業環境，個人被曝管理における**外部被曝線量モニタリング** external exposure dose monitoring に使用する測定器とその測定可能範囲を**表IX-3**に示す．その他に，中性子線サーベイメータ，表面汚染サーベイメータ，および据え置き型のモニタリングポストである作業環境モニタリングシステムには**放射性ダストモニタ** radioactive aerosol monitors，**放射性希ガスモニタ** radioactive noble gas monitors 等がある．

1. サーベイメータ

ここでは，作業環境モニタリングに使用する持ち運びができ，主にX線およびγ線の1 cm線量当量率を測定する**放射線サーベイメータ**について説明する．一般的なサーベイメータはそのエネルギー特性が測定値から周辺線量当量への換算係数に近似するように設計されている場合が多く，読み値がそのまま1 cm線量当量に相当するようになっている場合が多い．しかし，そのエネルギー特性，方向性特性に関しては使用者が確認することが原則である．

表IX-4　X線およびγ線用サーベイメータのエネルギー依存性の許容範囲(JIS)[59]

種　類	エネルギー範囲	レスポンスの比の許容範囲 (^{137}Csγ線にレスポンスに対する値)
電離箱式	10～30 keV	製造業者にて指定
	30 keV～0.2 MeV	0.65～1.35
	0.2～1.5 MeV	0.85～1.15
GM計数管式	60 keV～1.5 MeV	0.50～2.50
シンチレーション式(エネルギー補償式)	60 keV～1.5 MeV	0.85～1.15
シンチレーション式(エネルギー無補償式)	60 keV～1.5 MeV	0.20～5.00
半導体式	60 keV～1.5 MeV	0.70～1.30

1) 種　類

医療分野では，環境モニタリングのために数種類のサーベイメータが使用されており，X，γ線用サーベイメータとして電離箱式サーベイメータ，GM式サーベイメータ，シンチレーションサーベイメータ，および中性子線サーベイメータ，表面汚染サーベイメータが使用されている．その放射線管理線量計(サーベイメータ)としてのX線，γ線に対するレスポンスの許容範囲は，表IX-4に示したようにJISにより規定されている．

(1) 電離箱式サーベイメータ

電離箱式サーベイメータは，直接的な線量(空気カーマあるいは空気吸収線量)が測定できるサーベイメータであり，電離箱サーベイメータの空洞体積は約数百 cm^{3}であり，最も広く使用されている(第V章，B.2，参照)．作業環境モニタリングとしてのX線，γ線の1 cm線量当量率測定用の電離箱は，基準線量当量率に対する百分率の許容範囲は直線目盛で ±10%，対数目盛で ±0.04×N(N：指示範囲デガード数)，デジタル目盛で ±10%，そのエネルギー依存性の許容範囲は 30 keV～1.5 MeV で 0.8～1.2，方向依存性は ±20%，指示値変動の変動係数が 0.10 以下，応答時間は 30 秒以下，温度依存性の許容範囲は 5～35℃で ±10%と JIS Z 4333[59]で規定されている．電離箱式サーベイメータは通常 1 μSv/h 以上で使用し(表IX-3，参照)，感度は比較的低く，mSv/h 程度の線量率範囲で使用する場合が多い．

(2) GM式サーベイメータ

GM式サーベイメータは，電離箱式サーベイメータと比べるとその感度が非常に高く，0.1 μSv/h 以上で使用する(第V章，B.4，表IX-3，参照)．しかし，その光子に対する計数効率は1%程度であり，空気カーマあるいは吸収線量とは直接には関係せず，入射線質を考慮してフルエンス(光子数)から換算しなければならない．すなわち，エネルギー特性

が悪く，正確な線量評価が難しい．また，100～400μs 程度の分解時間を示し，高線量率場でのその窒息現象に注意しなければならない．

(3) シンチレーションサーベイメータ

　シンチレーションサーベイメータは，光子に対しては最も感度の高く，0.01μSv/h 以上の微小な線量測定が可能なサーベイメータである（第V章，C.5.1），**表IX-3**，参照）．逆に高線量では測定が困難となり，数十μSv/h までしか測定できない．GM 計数管式サーベイメータと同様に，光子数の計数器具であり，空気カーマあるいは吸収線量とは直接関係せず，入射線質を考慮して換算しなければならない．また，高原子番号物質から構成されており，そのエネルギー依存性が大きく，使用時には特に注意が必要である．しかし，エネルギーに応じた出力パルス電圧が異なり，正確なエネルギー補正による線量測定も可能である．また，低エネルギー光子が計数値から除去されている場合が多い．

(4) 中性子線サーベイメータ

　放射線治療において，治療加速器により数 MV 以上に電子を加速して高エネルギー X 線を発生させた場合，光核反応の(γ, n)反応により，治療加速器から発生した速中性子線が放射線治療室内に分布する．(γ, n)反応は，光子がその全エネルギーを原子核に与えて消滅し，励起されて原子核から中性子，陽子，中間子などを放出する反応である．中性子線サーベイメータとして中性子レムカウンタ等の比例計数管が使用されている（第V章，B.3，E.4，参照）．

(5) 表面汚染サーベイメータ

　作業環境のモニタリング用のサーベイメータとは異なる**表面汚染**測定用のサーベイメータがある．表面汚染の測定は放射性物質が付着しているかどうかの測定であり，環境モニタリングの測定とは異なる．表面汚染測定用サーベイメータに GM 計数管方式やシンチレーション検出器方式等がある．これらは上記のサーベイメータとほぼ同じ外形であるが，その使用目的が異なることに注意が必要である．表面汚染測定用サーベイメータによって放射性物質から放出される主に β 線を測定することにより表面汚染の測定を行う．表面汚染を測定するためにこれらのサーベイメータの入射窓は薄く，透過力の弱い β 線が測定できるように設計されている．その入射窓は破損しやすく，取り扱いに注意が必要である．また一般にその検出部は大口径になっている．一方，一般に飛程の短い α 線の測定はサーベイメータでは困難な場合が多い．

　なお，GM 計数管方式サーベイメータには，表面汚染（測定値は cpm で表示）と空間線量（測定値は Sv で表示）の両方が測定できるサーベイメータも使用されている．この場合は，表面汚染測定時は入射窓のキャップを外して使用し，空間線量測定時にはそのキャップをつけて β 線を遮蔽して使用する．

2) サーベイメータによる測定

サーベイメータの測定の基準点とは，**基準線量率** conventional true value of dose equivalent rate が既知の点にサーベイメータを設置するための校正の基準点であり，その点はサーベイメータ毎に，その外側に印等で表示されている．この場合の基準線量率は，国家標準にトレーサブルな基準測定器，基準放射線源等で決定された基準となる線量当量率である（第Ⅵ章，B.3.2)，参照）．一般に二次標準の校正によって，サーベイメータでの測定値は空気カーマで測定値が与えられる（第Ⅵ章，B.3.3)および4)，参照）．サーベイメータの1 cm 線量当量率(Sv 単位)は，光子エネルギーまたは実効エネルギーに応じて，その空気カーマの測定値(Gy 単位)に**表Ⅸ-5，6** に示す換算係数を乗じて求める．これらの換算計数はビームの入射角度によって補正が必要となる．

サーベイメータの指示値とは指示した1 cm 線量当量率を指し，その**有効測定範囲** effective range of measurement とはその規格性能を満たす測定範囲を示す．そのときの n 回測定値(X_i)の**変動係数** V は(Ⅳ-101)式で表わされる．サーベイメータの**レスポンス** response；R はその指示値 H_i と基準線量率 H_t との比で表わす．

$$R = H_i/H_t \tag{Ⅸ-1}$$

その**指示誤差** error of indication はそれらの差 $H_i - H_t$ で表わし，その**相対指示誤差** relative error of indication；I は次式で表わされる．

$$I = (H_i - H_t) \times 100/H_t \quad (\%) \tag{Ⅸ-2}$$

サーベイメータのエネルギー特性については，**表Ⅸ-4** に示すように JIS Z 4333 にそのエネルギー依存性の許容範囲が規定されている．また，JIS Z 4333 によって，その指示値の検出部に対する照射方向特性である方向依存性の許容範囲は ±25%，指示値変動の変動係数は 0.15 以下，応答時間は 10 秒以下，ただし 10 mSv/h を超える線量率においては 2 秒以下と規定されている．

2. 個人線量計

個人線量モニタリングの対象線量は，シーベルト [Sv] 単位で表わされる1 cm 線量当量 $H_p(10)$ および 70 μm 線量当量 $H_p(0.07)$ である．X 線および γ 線の場合には $H_p(10)$ および $H_p(0.07)$，β 線の場合は $H_p(0.07)$，中性子線の場合は $H_p(10)$ を一般に使用する．

1) 種　類

個人線量計には，X 線，γ 線，β 線および中性子線用の1日程度の短期着用型(リアルタイム型)の電子式あるいは電離箱式個人線量(率)計と数週間の長期受動型(積算型)の個人被曝モニタ線量計がある．一般には長期受動型の個人被曝モニタ線量計の使用者は個人線量測定サービス機関に委託して，評価されたデータのみを受け取っている．

電子式個人線量計として，半導体検出器型ポケット線量計(シリコン，MOSFET)およ

表IX-5 サーベイメータの1 cm 線量当量換算係数(JIS)[59]
(場所にかかわる1 cm 線量当量)

X線およびγ線のエネルギー [MeV]	空気カーマ K_{air} から1 cm 線量当量への換算係数 [Sv/Gy]
0.010	0.008
0.015	0.26
0.020	0.61
0.025	0.88
0.030	1.10
0.035	1.30
0.040	1.47
0.045	1.59
0.050	1.67
0.057[1]	1.73
0.060	1.74
0.070	1.75
0.080	1.72
0.090	1.69
0.10	1.65
0.12	1.58
0.124[2]	1.57
0.15	1.49
0.20	1.40
0.30	1.31
0.34[3]	1.29
0.40	1.26
0.50	1.23
0.60	1.21
0.66[4]	1.20
0.78[5]	1.19
0.80	1.19
1.0	1.17
1.25[6]	1.16
1.5	1.15
2.0	1.14
3.0	1.13
4.0	1.12
5.0	1.11
6.0	1.11
8.0	1.11
10	1.10

1) 2 mmCu フィルタを用いた場合の ^{241}Amγ 線の等価換算係数に対応するエネルギー
2) ^{57}Coγ 線の等価エネルギー
3) 0.2 mmPt フィルタを用いた場合の ^{133}Baγ 線の等価エネルギー
4) ^{137}Csγ 線の等価エネルギー
5) 0.2 mm Pt フィルタを用いた場合の ^{226}Raγ 線の等価エネルギー
6) ^{60}Coγ 線の等価エネルギー

表IX-6 サーベイメータの 70 μm 線量当量換算係数(JIS)[59]
(場所にかかわる 70 μm 線量当量)

X 線および γ 線のエネルギー [MeV]	空気カーマ K_{air} から 70 μm 線量当量への換算係数 [Sv/Gy]
0.010	0.95
0.015	0.99
0.020	1.05
0.025	1.13
0.030	1.22
0.040	1.41
0.050	1.53
0.060	1.59
0.080	1.61
0.10	1.55
0.15	1.42
0.20	1.34
0.30	1.31
0.40	1.26
0.50	1.23
0.60	1.21
0.66[1]	1.20
0.80	1.19
1.0	1.17
1.25[2]	1.16
1.5	1.15
2.0	1.14
3.0	1.13
4.0	1.12
5.0	1.11
6.0	1.11
8.0	1.11
10	1.10

1) ^{137}Cs γ 線の等価エネルギー
2) ^{60}Co γ 線の等価エネルギー

び DIS 線量計 direct ion strage dosimeter が使用されている．電子式個人線量(率)計においては，サーベイメータの場合と同様に(1, 参照)，線量計基準点，変動計数，レスポンス，指示誤差，相対指示誤差等が定義されている．

　一方，医療施設では，一般的には医療従事者の被曝線量管理のために，蛍光ガラス線量

表Ⅸ-7 個人線量計の測定範囲

線量計	放射線	エネルギー範囲
半導体検出器型ポケット線量計（シリコン，MOSFET）	X線，γ線	0.01〜10 MeV
DIS 線量計	X線，γ線，β線，中性子線	0.01〜10 MeV
蛍光ガラス線量計(PLD)	X線，γ線，β線	0.01〜10 MeV
熱ルミネセンス線量計(TLD)	X線，γ線，β線，熱中性子線	0.02〜3 MeV
光刺激ルミネセンス線量計(OSLD)	X線，γ線，β線	0.05〜10 MeV
フィルムバッジ	X線，γ線，β線，中性子線	0.1〜300 mSv

注）線量範囲に関しては表Ⅸ-3 を参照．

計 PLD，熱ルミネセンス線量計 TLD，フィルムバッジ等の数週間の積算被曝線量を確認する受動型の個人被曝モニタ線量計が普及している．個人被曝モニタ線量計は対象放射線としての単一線質の測定が基本であるが，複合した線質測定が可能なものもある．このほか，新たに光刺激ルミネセンス線量計 OSLD が導入されている．表Ⅸ-7 に個人線量計の線質とエネルギーに関しての測定範囲を示す．

(1) ポケット線量計

ポケット線量計は1日程度の短期着用型個人線量計であり，放射線管理区域への一時立ち入り者の被曝管理にもよく使用される．個人被曝線量計としての昔からの**電離箱式ポケット線量計** ionization chamber type pocket dosimeter と**電子式ポケット線量計** electronic pocket dosimeter が使用されている．電離箱式ポケット線量計は，電荷をあらかじめ充電しておき，照射によるその放電量を測定する検電器である．電離箱式ポケット線量計は機械的衝撃に弱く，湿度に対する管理も必要であり，その取り扱いに注意が必要である．

最近は電子式ポケット線量計が一般に使用され，現在，シリコン，MOSFET 等の**半導体検出器型ポケット線量計**を利用したもの（第Ⅵ章，C，参照），および電離箱型の DIS 線量計が使用されている．これらは短期間着用のポケット線量計であり，直読式で1日程度の作業中あるいは作業終了時にその被曝線量を読み取る場合に使用されている．その測定データは 1 cm 線量当量および 70 μm 線量当量の表示も可能である．これらは一般に機械的衝撃にも強く，測定データ等は高精度なデジタル値であり，通信，データ管理等にも優れ，警報機能も付帯できる．

DIS 線量計は，いわゆる一般にはフラッシュメモリとしてよく知られ，ボイスメモリなどに広く使用されている Analog-EEPROM：analog electrically erasable programmable read only memory を応用したもので，MOSFET 構造を持った電子式個人線量計である．DIS 線量計の初期化として，ソースとドレインに高電圧を印加することによるトンネル効果でフローティングゲートへの電荷の蓄積が行う．この電荷を蓄積させた状態でソースと

ドレイン間の電流を測定し,初期値とする.放射線の入射により,フローティングゲートの電荷蓄積が緩和され,その結果,ソースとドレイン間の増幅率が変化し,その変化を線量に換算している.線量の読み取りに際して,被曝データの記憶部のフローティングゲートは直接関与しないために,何度でも繰り返し読み取りが可能である.

(2) 蛍光ガラス線量計

個人モニタリング用**蛍光ガラス線量計(PLD)**型個人線量計が使用されている(第Ⅵ章,D.2, 参照).PLD は,退行が少なく,繰り返し測定が可能であり,測定可能線量範囲が広く検出限界は $10\,\mu\mathrm{Sv}$ 程度である.その測定は,照射後の測定値から初期値を引いてその線量を求める.PLD は,光子エネルギーまたは実効エネルギー $10\,\mathrm{keV}\sim3\,\mathrm{MeV}$ の X 線および γ 線による $1\,\mathrm{cm}$ 線量当量,および最大 $0.5\sim3\,\mathrm{MeV}$ の β 線によって個人 $70\,\mu\mathrm{m}$ 線量当量を測定可能である.一方,作業環境モニタリング用および環境モニタリング用の蛍光ガラス線量計も使用されている.

蛍光ガラス素子は,特殊ガラスをプレート状,ロッド状などに成型して,これらを金属製の支持体に組み込んだものである.素子を入れる容器を**ホルダ** holder あるいはカプセルと呼ぶ.一般に線量計といった場合は,素子をホルダまたはカプセル内に収納した状態を呼ぶ.放射線で照射された素子を紫外線によって励起し,ラジオフォトルミネセンスの光量を計測し,線量値を支持する装置をリーダと呼ぶ.**蛍光ガラス線量計計測装置** radio-photoluminescence glass dosimeter system とは,線量計とリーダからなる装置を呼ぶ.JIS Z 4314[59]によると,その相対指示誤差の許容範囲は ±10%,線量計間のばらつきである変動係数は 0.045 以下,線量直線性は個人モニタリング用の場合は $100\,\mu\mathrm{Sv}$ で ±30%で他の線量で ±10%,経時変化率は −5〜+15%,エネルギー依存性の許容範囲は ±30%,方向依存性の許容範囲は ±20%と規定されている.

(3) 熱ルミネセンス線量計

個人モニタリング用**熱ルミネセンス線量計(TLD)**型個人線量計が使用されている(第Ⅵ章,D.1, 参照).TLD は,光子エネルギーまたは実効エネルギー $15\,\mathrm{keV}\sim3\,\mathrm{MeV}$ の光子によって個人が体外から受ける $1\,\mathrm{cm}$ 線量当量または $70\,\mu\mathrm{m}$ 線量当量,または最大エネルギー $0.5\sim3\,\mathrm{MeV}$ の β 線によって個人が体外から受ける $70\,\mu\mathrm{m}$ 線量当量の,少なくとも1種類を測定する.一方,作業環境モニタリング用および環境モニタリング用の熱ルミネセンス線量計も使用されている.

熱ルミネセンス物質をロッド状,ペレット状,シート状に成型し,あるいは粉末等をガラス管に封入したものであり,再生処理により反復使用が可能である.素子を入れる容器をホルダと呼ぶ.一般に線量計といった場合は,素子をホルダ内に収納し,個人に着用または環境に配備できる形にしたものをいう.素子を加熱して熱ルミネセンスの光量を計測して線量等価量を表示する装置をリーダと呼ぶ.すなわち,**熱ルミネセンス線量計計測装置** thermoluminescence dosimeter system とは,これらの計測システム全体を指してい

る．JIS Z 4320[59)]によると，その線量直線性は個人モニタリング用として0.1 mSvで30%以下，0.3 mSv以上の線量で10%以下，光子エネルギーによる変動の許容範囲は30%以下と規定されている．

(4) 光刺激ルミネセンス線量計

新しい個人線量計としての**光刺激ルミネセンス線量計 OSLD** が使用されている（第Ⅵ章, D.3, 参照）．OSLDは，この光刺激ルミネセンスによる蛍光を利用した線量計で，蛍光体である放射線検出素材に炭素添加 α 酸化アルミニウム（α-Al_2O_3：C）を用いている．放射線を受けた酸化アルミニウムが，放射線に比例した情報を蓄え，強いLED光で刺激されると，受けた放射線量に比例した量の蛍光を発する現象を利用している．検出限界は10 μSv 程度で，退行現象がほとんどない．

(5) フィルムバッジ

X線用バッジフィルムと広範囲用バッジフィルムが製品化され，通称は**フィルムバッジ**という（第Ⅵ章, G.1, 参照）．フィルムバッジでは各種フィルタを装着して，線量と線質が測定できる．機械的な衝撃に強く，安価で，黒化は長時間保存が可能である．その短所は，方向依存性が大きく，潜像退行があり，エネルギー依存性が大きい等である．バッジフィルムのサイズは一辺が 7.7～41.0 mm 程度の種々の長方形，厚さは1.8 mm以下である．基準放射線として，X線用は 45 keV X線，広範囲用は $^{60}Co\gamma$ 線として，その相対感度で性能評価されている．β 線や中性子線の測定も可能である．その検出限界は100 μSv 程度である．バッジフィルムのJIS規格[59)]は K 7557 および K 7559 で規定されその品質が管理されている．

2) 個人線量計による測定

二次標準で校正を受けた個人線量計の測定値にそれぞれの線量換算係数を乗じるとシーベルト [Sv] 単位で表わされる 1 cm 線量当量 $H_p(10)$ および 70 μm 線量当量 $H_p(0.07)$ が得られる．しかし，多くの場合，すでにその使用線質を規定して線量当量 [Sv] 表示になっている場合が多い．表Ⅸ-8, 9 にそれぞれ個人にかかわるX線および γ 線の 1 cm 線量当量換算係数と 70 μm 線量当量換算係数を示す．これらの個人被曝モニタ線量計の法令で定められた基本着用部位は，男子は胸部，上腕部，女子は腹部，大腿部である．

D. 内部被曝線量の測定

体内に取り込まれた放射性物質からの放射線による被曝を内部被曝という．**内部被曝モニタリング** internal exposure monitoring には，① 体外計測法，② バイオアッセイ法，③ 空気中放射線核種の濃度測定，等が使用される．

体外計測法に，数台のNaI(Tl)シンチレーション検出器等を組み合わせた**全身放射能測定装置**（全身カウンタ，ホールボディカウンタ，ヒューマンカウンタ）が用いられるが，外

表IX-8　個人にかかわる1 cm 線量当量換算係数(JIS)[59]

X線およびγ線のエネルギー [MeV]	空気カーマ K_{air} から1 cm 線量当量への換算係数 [Sv/Gy]
0.010	0.009
0.0125	0.098
0.015	0.264
0.0175	0.445
0.020	0.611
0.025	0.883
0.030	1.112
0.040	1.490
0.045	1.644
0.050	1.766
0.060	1.892
0.080	1.903
0.10	1.811
0.125	1.696
0.15	1.607
0.20	1.492
0.30	1.369
0.40	1.300
0.50	1.256
0.60	1.226
0.66[1]	1.212
0.80	1.190
1.0	1.167
1.25[2]	1.149
1.5	1.139
3.0	1.117
6.0	1.109
10	1.111

1) ^{137}Csγ線の等価エネルギー
2) ^{60}Coγ線の等価エネルギー

部被曝モニタリングに用いるサーベイメータも使用される．全身放射能測定については，第Ⅷ章，D.3.で説明している．ただし，これらの測定器ではγ線，X線以外のβ線，α線は体外には透過しないので一般には測定できない．その他に肺に沈着したプルトニウムを測定する肺モニタ，甲状腺に沈着したヨウ素を測定する甲状腺モニタなどがある．バイオアッセイ法は，尿，糞，呼気，血液，毛髪等を適当な前処理や化学的分離を行い，試料

表IX-9 個人にかかわる 70 μm 線量当量換算係数(JIS)[59]

X線およびγ線のエネルギー [MeV]	空気カーマ K_{air} から 70 μm 線量当量への換算係数 [Sv/Gy]
0.005	0.750
0.010	0.947
0.015	0.981
0.020	1.045
0.025	1.130
0.030	1.230
0.040	1.444
0.045	1.546
0.050	1.632
0.060	1.716
0.080	1.732
0.10	1.669
0.15	1.518
0.20	1.432
0.30	1.336
0.40	1.280
0.50	1.244
0.60	1.220
0.66[1]	1.209
0.80	1.189
1.0	1.173

1) ^{137}Csγ線の等価エネルギー

を作成し，その放射能を測定することにより，体内の放射能濃度を測定する方法で，α線，β線，γ線放出核種が測定できる．これらの測定結果には個人差があり，測定誤差も大きい．空気中放射線核種の濃度測定では空気中の希ガス(Xe, Kr, ラドン等)や空気中に拡散する放射性核種(ヨウ素，ラドン等)の測定である．この方法も誤差が大きい．

いずれにしても内部被曝モニタリングには誤差が大きく，その検証が必要となる．

参考文献

1) Attix, F. H., Roesch, W. C., Tochilin, E.(eds) : Radiation Dosimetry, 2nd ed., vol. 1～3, Academic Press, New York, 1968.
2) Price, W. J. : Nuclear Radiation Detection, McGraw-Hill Book Company, Inc., New York, 1958, 1966.(邦訳:放射線計測:西野　治監修, 関口　晃訳, コロナ社, 8版, 東京, 1974)
3) Knoll, G. F. : Radiation Detection and Measurement, John Wiley & Sons, Inc., 1979. (邦訳:放射線計測ハンドブック:木村逸郎, 阪井英次訳, 日刊工業新聞社, 東京, 1982)
4) Greening, J. R. : Fundamentals of Radiation Dosimetry, 2nd ed., Adam Hilger, Bristol, 1985.(邦訳:放射線計測の基礎:森内和之, 高田信久訳, 地人書館, 東京, 1988)
5) Orton, C. G. : Radiation Dosimetry, Physical and Biological Aspects, Plenum Press, New York, 1986.
6) Mayles, P., Nahum, A., Rosenwald, J. C.(eds) : Handbook of Radiotherapy Physics, Theory and Practice, Taylor & Francis, 2007.
7) 舘野之男:放射線医学史, 岩波書店, 東京, 1973.
8) Evans, R. D. : The atomic nucleus, McGraw-Hill Book Company, New York, 1955.
9) Johns, H. E. and Cunningham, J. R. : The Physics of Radiology, 3rd ed. (1969), 4th ed. (1983), Charles C Thomas Publisher, Springfield.
10) 西臺武弘:放射線医学物理学, 第3版, 文光堂, 東京, 2005.
11) 西臺武弘:放射線治療物理学, 第3版, 文光堂, 東京, 2011.
12) 原澤　進:ラジオアイソトープ, コロナ社, 東京, 1979.
13) アイソトープ協会:アイソトープ手帳10版, アイソトープ協会, 東京, 2009.
14) ICRU REPORT 85 : Fundamental Quantities and Units for Ionizing Radiation, Journal of the ICRU, vol. 11, No 1, Oxford University Press, 2011.
15) ICRU Report 60 : Fundamental Quantities and Units for Ionization Radiation, ICRU, Washington D. C., 1998.
16) ICRU Report 51 : Quantities and Units in Radiation Protection Dosimetry, ICRU, Washington, D. C., 1993.
17) ICRP Publication 60, 1990, Recommendations of the International Commission on Radiological Protection, (Annals of the ICRP, vol. 21/1-3, 1992)
18) ICRP Publication 103 : The Recommendations of the International Commission on Radiological Protection, (Publication 103, Annuals of the ICRP, vol. 37, Nos.2-4, 2007). (邦訳:ICRP Publication 103 国際放射線防護委員会の2007年勧告, (社)日本アイソトープ協会, 2009)
19) ICRU Report 47 : Measurement of Dose Equivalents from External Photon and Electron Radiations, ICRU, Washington D. C., 1992.
20) ICRP Publication 74 : Conversion Coefficients for us in Radiological Protection against External Radiation, (Annuals of the ICRP, 26, No.3/4, 1996). (邦訳:ICRP

Publication 74 外部放射線に対する放射線防護に用いるための換算係数，(社)日本アイソトープ協会，1998)
21) XCOM プログラム (http://physics.nist.gov/PhysRefData/Xcom/html/xcoml.html) および (http://www.nist.gov/pml/data/xraycoef/index.cfm)
22) Hubbell, J. H. and Seltzer, S. M.：Tables of X-ray Mass Attenuation Coefficients and Mass Energy-absorption Coefficients 1 keV to 20 MeV for Elements Z=1 to 92 and 48 Additional Substances of Dosimetric Interest. NISTIR 5632, US Department of Commerce, Gaithersburg, MD, 1995.
23) ICRU Report 37：Stopping Powers for Electron and Positrons, ICRU, Bethesda, MD, 1984.
24) (http://www.nist.gov/pml/data/star/index.cfm)
25) ICRU Report 21：Radiation Dosimetry；Electrons with Initial Energies Between 1 and 50 MeV, ICRU, Bethesda, MD, 1972.
26) ICRU Report 35：Radiation Dosimetry；Electron Beams with Energies Between 1 and 50 MeV, ICRU, Bethesda, MD, 1984.
27) 飯田博美：放射線物理学，通商産業研究社，東京，1987.
28) 長　哲二：放射線測定法，南山堂，1971.
29) 加藤貞幸：放射線計測，倍風館，1994.
30) 西谷源展，山田勝彦，前越　久共編：放射線計測学，オーム社，東京，2003.
31) 日本医学放射線物理学会，医学物理データブック委員会編：医学物理データブック，1994.
32) ICRU Report 26：Neutron Dosimetry for Biology and Medicine, ICRU, Washington, D. C., 1977.
33) IAEA technical reports series No. 185, Calibration of Dose Meters Used in Radiotherapy, IAEA, Vienna, 1979. (邦訳：高久祐治，西臺武弘，安徳重敏，監修：岡島俊三，川島勝弘，IAEA technical reports series No.185, 放射線治療用線量計の校正，科学技術庁，放射線医学総合研究所発行，1980)
34) 川島勝弘：放射線計測トレーサビリティ．医用標準線量 6(2)：19-27，2001.
35) 鈴木　功：計量法トレーサビリティ制度の最近の動向．医用標準線量 4(2)：1-9，1999.
36) (独)産業技術総合研究所，計量標準総合センター，量子放射科，放射線標準研究室ホームページ (http://www.nmij.jp/2quant-rad/xg/study/intro/standard.htm)
37) 高田信久，黒澤忠弘，小山保二：産業技術総合研究所における γ 線線量標準の設定．医用標準線量 7(2)：11-18，2002.
38) 納富昭弘：産総研における軟 X 線空気カーマ標準の現状．医用標準線量 10(2)：7-11，2005.
39) 黒澤忠弘，齋藤則生，加藤昌弘，他：産総研における放射線線量標準の現状．医用標準線量 11(2)：1-6，2006.
40) 平岡　武，宮原信幸：慣用 X 線の線量測定法．医用標準線量 11(1)：1-20，2006.
41) 齋藤則夫，他：産総研における水吸収線量一次標準と国際状況．医学物理 30(sup 5)：36-37，2011.

42) 佐方周防：わが国における治療用線量の標準供給(2次標準としての線量校正センターの実績と将来展望). 医学物理 30(sup 5)：34-35, 2011.
43) 日本医学物理学会編：放射線治療における外部照射の吸収線量の標準測定法(標準測定法 01), 第 1 版(2002), 第 2 版, 通商産業研究社, 東京, 2008.
44) Aird, E. G. and Farmer, F. T.：The design of a thimble chamber for the Farmer dosemeter. Phys. Med. Biol. 17：169-174, 1972.
45) Boag, J. W.：The recombination correction for an ionization chamber exposured to pulsed radiation in a 'swept beam' technique. I. Theory. Phys. Med. Biol. 27：201-211, 1982.
46) 日本医学物理学会編：定位放射線照射のための線量標準測定法—STI の線量と QA—, 通商産業研究社, 東京, 2001.
47) Cameron, J. R., Suntharalingam, N., Kenney, G. N.：Thermoluminescent Dosimetry, The University of Wisconsin Press, Madison, 1968.
48) 西臺武弘, 他：熱蛍光線量計に関する基礎的研究, 第 1 編, 各種熱蛍光体の glow curve について. 日医放学会誌 33：877-888, 1973.
49) 西臺武弘, 他：熱蛍光線量計に関する基礎的研究, 第 2 編, 各種熱蛍光体の線量特性—特に supralinearity について—. 日医放学会誌 33：889-902, 1973.
50) 日本医学放射線学会物理部会編：放射線治療における X 線および電子線の吸収線量の標準測定法, 第 1 刷(1986), 第 3 刷, 通商産業研究社, 東京, 1998.
51) IAEA：Absorbed Dose Determination in External Beam Radiotherapy：An International Code of Practice for Dosimetry based on Standards of Absorbed Dose to Water, TRS 398, IAEA Vienna, 2001.
52) 福村明史, 他：新しい治療用線量計校正トレーサビリティと校正定数の不確かさ. 医用標準線量 9(1)：1-9, 2004.
53) Br J Radiol Suppl 25：Central Axis Depth Dose Data for Use in Radiotherapy：1996, The British Institute of Radiology, London, 1996.
54) 日本医学物理学会編：放射線治療における小線源の吸収線量の標準測定法, 通商産業研究社, 2000.
55) International Atomic Energy Agency（IAEA）：International Basic Safety Standards for Protection against Ionizing Radiation and for Safety of Radiation Sources (Safety Series, No.115), Vienna, 1996.
56) American College of Radiology：Mammography Quality Control Manual, 1999.
57) 菅原　努監修, 青山　喬, 丹羽太貫編集：放射線基礎医学, 第 11 版, 金芳堂, 2011.
58) ICRP Publication 26：Recommendations of the ICRP（adopted 1977）（Annals of the ICRP, vol. 1/3, 1977）
59) JIS ハンドブック㊴放射線(能), 日本規格協会, 2009.

付　　表

巻末・付表-1　物理定数

物 理 量	定　　数
真空中の光の速さ	2.99792458×10^8 m・s^{-1}
電気素量	$1.602176462(63) \times 10^{-19}$ C
プランクの定数	$6.62606876(52) \times 10^{-34}$ J・s
ファラデー定数	$96485.3415(39)$ C・mol^{-1}
ボルツマン定数	$1.3806503(24) \times 10^{-23}$ J・K^{-1}
リュードベリ定数	$1.0973731568549(83) \times 10^7$ m^{-1}
アボガドロ数	$6.02214199(47) \times 10^{23}$ mol^{-1}
電子の質量	$9.10938188(72) \times 10^{-31}$ kg
陽子の質量	$1.67262158(13) \times 10^{-27}$ kg
中性子の質量	$1.67492716(13) \times 10^{-27}$ kg
原子質量単位	$1.66053873(13) \times 10^{-27}$ kg
空気の密度	1.293 kg m^{-3}
空気の W 値	33.97 ± 0.005 eV
熱の仕事当量	4.1855 J・15℃ cal^{-1}
気体 1 mol の体積（1 気圧 0℃）	$22.4138\ l$
絶対零度	-273.15 ℃

注）カッコ内は最後の桁に付く標準偏差を示す．参考文献 13)を基に作成した．

巻末・付表-2 元素の周期律表（2009年）（アイソトープ手帳10版[13]より）

1	2	3	4	5	6	7	8	9	10	11	12	13	14	15	16	17	18
1 **H** 1.008 水素																	2 **He** 4.003 ヘリウム
3 **Li** 6.941 リチウム	4 **Be** 9.012 ベリリウム					元素記号の上の数字は原子番号，下の数字は原子量（2009年）を示す．原子量が空欄の元素は安定同位体のない元素である．						5 **B** 10.81 ホウ素	6 **C** 12.01 炭素	7 **N** 14.01 窒素	8 **O** 16.00 酸素	9 **F** 19.00 フッ素	10 **Ne** 20.18 ネオン
11 **Na** 22.99 ナトリウム	12 **Mg** 24.31 マグネシウム					原子番号 **元素記号** 原子量 元素名						13 **Al** 26.98 アルミニウム	14 **Si** 28.09 ケイ素	15 **P** 30.97 リン	16 **S** 32.07 硫黄	17 **Cl** 35.45 塩素	18 **Ar** 39.95 アルゴン
19 **K** 39.10 カリウム	20 **Ca** 40.08 カルシウム	21 **Sc** 44.96 スカンジウム	22 **Ti** 47.87 チタン	23 **V** 50.94 バナジウム	24 **Cr** 52.00 クロム	25 **Mn** 54.94 マンガン	26 **Fe** 55.85 鉄	27 **Co** 58.93 コバルト	28 **Ni** 58.69 ニッケル	29 **Cu** 63.55 銅	30 **Zn** 65.38 亜鉛	31 **Ga** 69.72 ガリウム	32 **Ge** 72.64 ゲルマニウム	33 **As** 74.92 ヒ素	34 **Se** 78.96 セレン	35 **Br** 79.90 臭素	36 **Kr** 83.80 クリプトン
37 **Rb** 85.47 ルビジウム	38 **Sr** 87.62 ストロンチウム	39 **Y** 88.91 イットリウム	40 **Zr** 91.22 ジルコニウム	41 **Nb** 92.91 ニオブ	42 **Mo** 95.96 モリブデン	43 **Tc** (99) テクネチウム	44 **Ru** 101.1 ルテニウム	45 **Rh** 102.9 ロジウム	46 **Pd** 106.4 パラジウム	47 **Ag** 107.9 銀	48 **Cd** 112.4 カドミウム	49 **In** 114.8 インジウム	50 **Sn** 118.7 スズ	51 **Sb** 121.8 アンチモン	52 **Te** 127.6 テルル	53 **I** 126.9 ヨウ素	54 **Xe** 131.3 キセノン
55 **Cs** 132.9 セシウム	56 **Ba** 137.3 バリウム	57～71 ランタノイド元素	72 **Hf** 178.5 ハフニウム	73 **Ta** 180.9 タンタル	74 **W** 183.8 タングステン	75 **Re** 186.2 レニウム	76 **Os** 190.2 オスミウム	77 **Ir** 192.2 イリジウム	78 **Pt** 195.1 白金	79 **Au** 197.0 金	80 **Hg** 200.6 水銀	81 **Tl** 204.4 タリウム	82 **Pb** 207.2 鉛	83 **Bi** 209.0 ビスマス	84 **Po** (210) ポロニウム	85 **At** (210) アスタチン	86 **Rn** (222) ラドン
87 **Fr** (223) フランシウム	88 **Ra** (226) ラジウム	89～103 アクチノイド元素	104 **Rf** (267) ラザホージウム	105 **Db** (268) ドブニウム	106 **Sg** (271) シーボーギウム	107 **Bh** (272) ボーリウム	108 **Hs** (277) ハッシウム	109 **Mt** (276) マイトネリウム	110 **Ds** (281) ダームスタチウム	111 **Rg** (280) レントゲニウム	112 **Uub** (285) ウンウンビウム	113 **Uut** (284) ウンウントリウム	114 **Uuq** (289) ウンウンクアジウム	115 **Uup** (288) ウンウンペンチウム	116 **Uuh** (293) ウンウンヘキシウム		118 **Uuo** (294) ウンウンオクチウム

ランタノイド元素	57 **La** 138.9 ランタン	58 **Ce** 140.1 セリウム	59 **Pr** 140.9 プラセオジム	60 **Nd** 144.2 ネオジム	61 **Pm** (145) プロメチウム	62 **Sm** 150.4 サマリウム	63 **Eu** 152.0 ユウロピウム	64 **Gd** 157.3 ガドリニウム	65 **Tb** 158.9 テルビウム	66 **Dy** 162.5 ジスプロシウム	67 **Ho** 164.9 ホルミウム	68 **Er** 167.3 エルビウム	69 **Tm** 168.9 ツリウム	70 **Yb** 173.1 イッテルビウム	71 **Lu** 175.0 ルテチウム
アクチノイド元素	89 **Ac** (227) アクチニウム	90 **Th** 232.0 トリウム	91 **Pa** 231.0 プロトアクチニウム	92 **U** 238.0 ウラン	93 **Np** (237) ネプツニウム	94 **Pu** (239) プルトニウム	95 **Am** (243) アメリシウム	96 **Cm** (247) キュリウム	97 **Bk** (247) バークリウム	98 **Cf** (252) カリホルニウム	99 **Es** (252) アインスタイニウム	100 **Fm** (257) フェルミウム	101 **Md** (258) メンデレビウム	102 **No** (259) ノーベリウム	103 **Lr** (262) ローレンシウム

巻末・付表-3　線量測定学における SI 単位[14]

単位分野	量	名前	記号
SI 基本単位	長さ	メートル	m
	質量	キログラム	kg
	時間	秒	s
	物質量	モル	mol
特別な名前の SI 誘導単位 （一般的使用）	電荷	クーロン	C
	エネルギー	ジュール	J
	立体角	ステラジアン	sr
	力	ワット	W
特別な名前の SI 誘導単位 （限定的使用）	放射能	ベクレル	Bq
	吸収線量	グレイ	Gy
	カーマ		
	シーマ		

巻末・付表-4　SI とともに使用されるいくつかの単位[14]

単位分野	量	名前	記号
広域使用の単位	時間	分	min
		時間	h
		日	d
SI においてその値が実験的に得られる単位	エネルギー	エレクトロンボルト[a]	eV
	質量	（統一）原子質量単位[a]	u

[a]：$1\text{eV} = 1.60217733(49) \times 10^{-19}\text{J}$, $1\text{u} = 1.6605402(10) \times 10^{-27}\text{kg}$. カッコ内の数字は与えられた値の最後の桁に付く不確定度の第1標準偏差である（CODATA, 1986）．

巻末・付表-5　SI 接頭語[14]

倍数	接頭語	記号	倍数	接頭語	記号
10^{24}	ヨタ	Y	10^{-1}	デシ	d
10^{21}	ゼタ	Z	10^{-2}	センチ	c
10^{18}	エクサ	E	10^{-3}	ミリ	m
10^{15}	ペタ	P	10^{-6}	マイクロ	μ
10^{12}	テラ	T	10^{-9}	ナノ	n
10^{9}	ギガ	G	10^{-12}	ピコ	p
10^{6}	メガ	M	10^{-15}	フェムト	f
10^{3}	キロ	k	10^{-18}	アト	a
10^{2}	ヘクト	h	10^{-21}	ゼプト	z
10^{1}	デカ	Da	10^{-24}	ヨクト	y

単位記号に付く接頭語の記号は新しい記号になる．例えば，$1\,\text{fm}^2 = (10^{-15}\text{m})^2 = 10^{-30}\text{m}^2$．

巻末・付表-6　光子線の相互作用係数 – 炭素[6]

$\rho : 1.700 \,(\text{g cm}^{-3})$, 混合比 $(Z-f_w) : 6-1.0000$

K, L, M 端	エネルギー (MeV)	干渉性 σ_{coh}/ρ	コンプトン σ_C/ρ	光電 τ/ρ	電子対 κ/ρ	全減弱 μ/ρ	エネルギー転移 μ_{tr}/ρ	エネルギー吸収 μ_{en}/ρ	$(1-g)$
	0.0010	1.08	1.26×10^{-2}	2.21×10^{3}	0.00	2.21×10^{3}	2.209×10^{3}	2.209×10^{3}	1.0000
	0.0015	9.59×10^{-1}	2.51×10^{-2}	6.99×10^{2}	0.00	7.00×10^{2}	6.990×10^{2}	6.990×10^{2}	0.9999
	0.0020	8.32×10^{-1}	3.86×10^{-2}	3.02×10^{2}	0.00	3.03×10^{2}	3.017×10^{2}	3.016×10^{2}	0.9999
	0.0030	6.13×10^{-1}	6.41×10^{-2}	8.96×10	0.00	9.03×10	8.964×10	8.963×10	0.9999
	0.0040	4.60×10^{-1}	8.45×10^{-2}	3.72×10	0.00	3.78×10	3.724×10	3.723×10	0.9999
	0.0050	3.59×10^{-1}	9.95×10^{-2}	1.87×10	0.00	1.91×10	1.866×10	1.866×10	0.9999
	0.0060	2.92×10^{-1}	1.10×10^{-1}	1.05×10	0.00	1.09×10	1.055×10	1.054×10	0.9999
	0.0080	2.10×10^{-1}	1.25×10^{-1}	4.24	0.00	4.58	4.243	4.243	0.9998
	0.0100	1.62×10^{-1}	1.35×10^{-1}	2.08	0.00	2.37	2.079	2.078	0.9998
	0.0150	9.79×10^{-2}	1.51×10^{-1}	5.59×10^{-1}	0.00	8.07×10^{-1}	5.628×10^{-1}	5.627×10^{-1}	0.9998
	0.0200	6.48×10^{-2}	1.60×10^{-1}	2.18×10^{-1}	0.00	4.42×10^{-1}	2.239×10^{-1}	2.238×10^{-1}	0.9998
	0.0300	3.36×10^{-2}	1.65×10^{-1}	5.71×10^{-2}	0.00	2.56×10^{-1}	6.616×10^{-2}	6.614×10^{-2}	0.9997
	0.0400	2.05×10^{-2}	1.65×10^{-1}	2.19×10^{-2}	0.00	2.08×10^{-1}	3.344×10^{-2}	3.343×10^{-2}	0.9997
	0.0500	1.37×10^{-2}	1.63×10^{-1}	1.04×10^{-2}	0.00	1.87×10^{-1}	2.398×10^{-2}	2.397×10^{-2}	0.9997
	0.0600	9.81×10^{-3}	1.60×10^{-1}	5.67×10^{-3}	0.00	1.75×10^{-1}	2.099×10^{-2}	2.098×10^{-2}	0.9997
	0.0800	5.71×10^{-3}	1.53×10^{-1}	2.17×10^{-3}	0.00	1.61×10^{-1}	2.038×10^{-2}	2.037×10^{-2}	0.9998
	0.1000	3.72×10^{-3}	1.47×10^{-1}	1.03×10^{-3}	0.00	1.51×10^{-1}	2.148×10^{-2}	2.147×10^{-2}	0.9997
	0.1500	1.68×10^{-3}	1.33×10^{-1}	2.71×10^{-4}	0.00	1.35×10^{-1}	2.450×10^{-2}	2.449×10^{-2}	0.9996
	0.2000	9.54×10^{-4}	1.22×10^{-1}	1.06×10^{-4}	0.00	1.23×10^{-1}	2.657×10^{-2}	2.655×10^{-2}	0.9995
	0.3000	4.26×10^{-4}	1.06×10^{-1}	2.98×10^{-5}	0.00	1.07×10^{-1}	2.872×10^{-2}	2.870×10^{-2}	0.9993
	0.4000	2.40×10^{-4}	9.52×10^{-2}	1.27×10^{-5}	0.00	9.55×10^{-2}	2.953×10^{-2}	2.950×10^{-2}	0.9991
	0.5000	1.54×10^{-4}	8.70×10^{-2}	6.84×10^{-6}	0.00	8.72×10^{-2}	2.973×10^{-2}	2.969×10^{-2}	0.9989
	0.6000	1.07×10^{-4}	8.05×10^{-2}	4.25×10^{-6}	0.00	8.06×10^{-2}	2.960×10^{-2}	2.956×10^{-2}	0.9987
	0.8000	6.02×10^{-5}	7.07×10^{-2}	2.14×10^{-6}	0.00	7.08×10^{-2}	2.890×10^{-2}	2.885×10^{-2}	0.9982
	1.0000	3.85×10^{-5}	6.36×10^{-2}	1.33×10^{-6}	0.00	6.36×10^{-2}	2.798×10^{-2}	2.792×10^{-2}	0.9978
	1.2500	2.47×10^{-5}	5.69×10^{-2}	8.35×10^{-7}	0.00	5.69×10^{-2}	2.676×10^{-2}	2.669×10^{-2}	0.9972
	1.5000	1.71×10^{-5}	5.17×10^{-2}	6.06×10^{-7}	0.00	5.18×10^{-2}	2.560×10^{-2}	2.551×10^{-2}	0.9966
	2.0000	9.63×10^{-6}	4.41×10^{-2}	3.83×10^{-7}	0.00	4.44×10^{-2}	2.357×10^{-2}	2.345×10^{-2}	0.9952
	3.0000	4.28×10^{-6}	3.47×10^{-2}	2.15×10^{-7}	0.00	3.56×10^{-2}	2.064×10^{-2}	2.048×10^{-2}	0.9922
	4.0000	2.41×10^{-6}	2.89×10^{-2}	1.48×10^{-7}	0.00	3.05×10^{-2}	1.871×10^{-2}	1.849×10^{-2}	0.9887
	5.0000	1.54×10^{-6}	2.50×10^{-2}	1.12×10^{-7}	0.00	2.71×10^{-2}	1.736×10^{-2}	1.710×10^{-2}	0.9850
	6.0000	1.07×10^{-6}	2.21×10^{-2}	9.03×10^{-8}	0.00	2.47×10^{-2}	1.638×10^{-2}	1.607×10^{-2}	0.9811
	8.0000	6.02×10^{-7}	1.81×10^{-2}	6.49×10^{-8}	0.00	2.15×10^{-2}	1.509×10^{-2}	1.468×10^{-2}	0.9731
	10.0000	3.85×10^{-7}	1.54×10^{-2}	5.06×10^{-8}	0.00	1.96×10^{-2}	1.429×10^{-2}	1.380×10^{-2}	0.9651
	15.0000	1.71×10^{-7}	1.14×10^{-2}	3.25×10^{-8}	0.00	1.70×10^{-2}	1.330×10^{-2}	1.258×10^{-2}	0.9458
	20.0000	9.63×10^{-8}	9.14×10^{-3}	2.40×10^{-8}	0.00	1.58×10^{-2}	1.291×10^{-2}	1.198×10^{-2}	0.9278
	30.0000	4.28×10^{-8}	6.65×10^{-3}	1.57×10^{-8}	0.00	1.47×10^{-2}	1.276×10^{-2}	1.142×10^{-2}	0.8949
	40.0000	2.41×10^{-8}	5.29×10^{-3}	1.17×10^{-8}	0.00	1.44×10^{-2}	1.287×10^{-2}	1.113×10^{-2}	0.8654
	50.0000	1.54×10^{-8}	4.41×10^{-3}	9.28×10^{-9}	0.00	1.43×10^{-2}	1.304×10^{-2}	1.093×10^{-2}	0.8385

巻末・付表-7　光子線の相互作用係数 − アルミニウム [6]

$\rho : 2.699 \,(\text{g cm}^{-3})$, 混合比 $(Z-f_\text{w}) : 13-1.0000$

K, L, M 端	エネルギー (MeV)	干渉性 σ_coh/ρ	コンプトン σ_C/ρ	光電 τ/ρ	電子対 κ/ρ	全減弱 μ/ρ	エネルギー転移 μ_tr/ρ	エネルギー吸収 μ_en/ρ	質量係数 (cm² g⁻¹) $(1-g)$
13 K	0.0010	2.26	1.43×10^{-2}	1.18×10^{3}	0.00	1.19×10^{3}	1.183×10^{3}	1.183×10^{3}	1
	0.0015	2.04	2.48×10^{-2}	4.00×10^{2}	0.00	4.02×10^{2}	4.002×10^{2}	4.001×10^{2}	1
	0.001560	2.01	2.59×10^{-2}	3.60×10^{2}	0.00	3.62×10^{2}	3.600×10^{2}	3.600×10^{2}	1
	0.001560	2.01	2.59×10^{-2}	3.96×10^{3}	0.00	3.96×10^{3}	3.829×10^{3}	3.829×10^{3}	1
	0.0020	1.84	3.37×10^{-2}	2.26×10^{3}	0.00	2.26×10^{3}	2.204×10^{3}	2.204×10^{3}	1
	0.0030	1.52	4.73×10^{-2}	7.87×10^{2}	0.00	7.88×10^{2}	7.732×10^{2}	7.732×10^{2}	1
	0.0040	1.30	5.81×10^{-2}	3.59×10^{2}	0.00	3.60×10^{2}	3.546×10^{2}	3.545×10^{2}	0.9999
	0.0050	1.12	6.79×10^{-2}	1.92×10^{2}	0.00	1.93×10^{2}	1.903×10^{2}	1.902×10^{2}	0.9998
	0.0060	9.64×10^{-1}	7.70×10^{-2}	1.14×10^{2}	0.00	1.15×10^{2}	1.333×10^{2}	1.133×10^{2}	0.9997
	0.0080	7.23×10^{-1}	9.29×10^{-2}	4.95×10	0.00	5.03×10	4.920×10	4.918×10	0.9995
	0.0100	5.51×10^{-1}	1.06×10^{-1}	2.56×10	0.00	2.62×10	2.544×10	2.543×10	0.9994
	0.0150	3.14×10^{-1}	1.27×10^{-1}	7.51	0.00	7.96	7.493	7.487	0.9992
	0.0200	2.05×10^{-1}	1.37×10^{-1}	3.10	0.00	3.44	3.097	3.094	0.9990
	0.0300	1.10×10^{-1}	1.46×10^{-1}	8.72×10^{-1}	0.00	1.13	8.790×10^{-1}	8.779×10^{-1}	0.9988
	0.0400	6.86×10^{-2}	1.49×10^{-1}	3.50×10^{-1}	0.00	5.68×10^{-1}	3.606×10^{-1}	3.601×10^{-1}	0.9986
	0.0500	4.68×10^{-2}	1.50×10^{-1}	1.72×10^{-1}	0.00	3.68×10^{-1}	1.843×10^{-1}	1.840×10^{-1}	0.9985
	0.0600	3.39×10^{-2}	1.48×10^{-1}	9.56×10^{-2}	0.00	2.78×10^{-1}	1.101×10^{-1}	1.099×10^{-1}	0.9984
	0.0800	2.00×10^{-2}	1.44×10^{-1}	3.78×10^{-2}	0.00	2.02×10^{-1}	5.520×10^{-2}	5.511×10^{-2}	0.9984
	0.1000	1.32×10^{-2}	1.39×10^{-1}	1.84×10^{-2}	0.00	1.70×10^{-1}	3.801×10^{-2}	3.795×10^{-2}	0.9984
	0.1500	6.12×10^{-3}	1.27×10^{-1}	4.99×10^{-3}	0.00	1.38×10^{-1}	2.832×10^{-2}	2.827×10^{-2}	0.9984
	0.2000	3.50×10^{-3}	1.17×10^{-1}	2.00×10^{-3}	0.00	1.22×10^{-1}	2.750×10^{-2}	2.745×10^{-2}	0.9981
	0.3000	1.58×10^{-3}	1.02×10^{-1}	5.74×10^{-4}	0.00	1.04×10^{-1}	2.823×10^{-2}	2.816×10^{-2}	0.9976
	0.4000	8.93×10^{-4}	9.16×10^{-2}	2.48×10^{-4}	0.00	9.28×10^{-2}	2.870×10^{-2}	2.862×10^{-2}	0.9971
	0.5000	5.73×10^{-4}	8.37×10^{-2}	1.34×10^{-4}	0.00	8.45×10^{-2}	2.878×10^{-2}	2.868×10^{-2}	0.9966
	0.6000	3.99×10^{-4}	7.75×10^{-2}	8.40×10^{-5}	0.00	7.80×10^{-2}	2.863×10^{-2}	2.851×10^{-2}	0.9961
	0.8000	2.25×10^{-4}	6.81×10^{-2}	4.25×10^{-5}	0.00	6.84×10^{-2}	2.792×10^{-2}	2.778×10^{-2}	0.9951
	1.0000	1.44×10^{-4}	6.13×10^{-2}	2.64×10^{-5}	0.00	6.15×10^{-2}	2.702×10^{-2}	2.686×10^{-2}	0.9941
	1.2500	9.21×10^{-5}	5.48×10^{-2}	1.69×10^{-5}	3.13×10^{-5}	5.50×10^{-2}	2.583×10^{-2}	2.565×10^{-2}	0.9928
	1.5000	6.39×10^{-5}	4.98×10^{-2}	1.22×10^{-5}	1.71×10^{-4}	5.01×10^{-2}	2.472×10^{-2}	2.451×10^{-2}	0.9915
	2.0000	3.60×10^{-5}	4.25×10^{-2}	7.63×10^{-6}	6.75×10^{-4}	4.32×10^{-2}	2.291×10^{-2}	2.266×10^{-2}	0.9887
	3.0000	1.60×10^{-5}	3.35×10^{-2}	4.22×10^{-6}	1.93×10^{-3}	3.54×10^{-2}	2.059×10^{-2}	2.024×10^{-2}	0.9827
	4.0000	9.00×10^{-6}	2.79×10^{-2}	2.88×10^{-6}	3.15×10^{-3}	3.11×10^{-2}	1.928×10^{-2}	1.882×10^{-2}	0.9761
	5.0000	5.76×10^{-6}	2.41×10^{-2}	2.18×10^{-6}	4.25×10^{-3}	2.84×10^{-2}	1.852×10^{-2}	1.795×10^{-2}	0.9692
	6.0000	4.00×10^{-6}	2.13×10^{-2}	1.74×10^{-6}	5.25×10^{-3}	2.66×10^{-2}	1.807×10^{-2}	1.739×10^{-2}	0.9623
	8.0000	2.25×10^{-6}	1.74×10^{-2}	1.24×10^{-6}	6.94×10^{-3}	2.44×10^{-2}	1.768×10^{-2}	1.678×10^{-2}	0.9488
	10.0000	1.44×10^{-6}	1.48×10^{-2}	9.66×10^{-7}	8.34×10^{-3}	2.32×10^{-2}	1.763×10^{-2}	1.650×10^{-2}	0.9357
	15.0000	6.40×10^{-7}	1.10×10^{-2}	6.19×10^{-7}	1.09×10^{-2}	2.19×10^{-2}	1.801×10^{-2}	1.631×10^{-2}	0.9052
	20.0000	3.60×10^{-7}	8.82×10^{-3}	4.55×10^{-7}	1.29×10^{-2}	2.17×10^{-2}	1.861×10^{-2}	1.633×10^{-2}	0.8775
	30.0000	1.60×10^{-7}	6.42×10^{-3}	2.97×10^{-7}	1.55×10^{-2}	2.20×10^{-2}	1.980×10^{-2}	1.641×10^{-2}	0.8284
	40.0000	9.00×10^{-8}	5.10×10^{-3}	2.20×10^{-7}	1.74×10^{-2}	2.25×10^{-2}	2.084×10^{-2}	1.637×10^{-2}	0.7857
	50.0000	5.76×10^{-8}	4.26×10^{-3}	1.75×10^{-7}	1.88×10^{-2}	2.31×10^{-2}	2.169×10^{-2}	1.622×10^{-2}	0.7478

巻末・付表-8 光子線の相互作用係数 − 銅[6]

$\rho : 8.960 \, (\text{g cm}^{-3})$, 混合比 $(Z-f_\text{w}) : 29-1.0000$

K, L, M 端	エネルギー (MeV)	質量係数 $(\text{cm}^2 \, \text{g}^{-1})$ 干渉性 σ_coh/ρ	コンプトン σ_C/ρ	光電 τ/ρ	電子対 κ/ρ	全減弱 μ/ρ	エネルギー転移 μ_tr/ρ	エネルギー吸収 μ_en/ρ	$(1-g)$
	0.0010	5.05	5.91×10^{-3}	1.06×10^4	0.00	1.06×10^4	1.049×10^4	1.049×10^4	1
	0.0010	5.03	6.36×10^{-3}	9.33×10^3	0.00	9.33×10^3	9.241×10^3	9.241×10^3	1
	0.001096	5.01	6.84×10^{-3}	8.24×10^3	0.00	8.25×10^3	8.186×10^3	8.186×10^3	1
29 L 1	0.001096	5.01	6.84×10^{-3}	9.34×10^3	0.00	9.35×10^3	9.282×10^3	9.282×10^3	1
	0.0015	4.81	1.09×10^{-2}	4.41×10^3	0.00	4.42×10^3	4.393×10^3	4.393×10^3	1
	0.0020	4.53	1.59×10^{-2}	2.15×10^3	0.00	2.15×10^3	2.142×10^3	2.142×10^3	0.9999
	0.0030	3.95	2.59×10^{-2}	7.45×10^2	0.00	7.49×10^2	7.431×10^2	7.430×10^2	0.9999
	0.0040	3.40	3.53×10^{-2}	3.44×10^2	0.00	3.47×10^2	3.433×10^2	3.432×10^2	0.9998
	0.0050	2.91	4.39×10^{-2}	1.87×10^2	0.00	1.90×10^2	1.867×10^2	1.866×10^2	0.9997
	0.0060	2.50	5.18×10^{-2}	1.13×10^2	0.00	1.16×10^2	1.129×10^2	1.128×10^2	0.9996
	0.0080	1.87	6.57×10^{-2}	5.06×10	0.00	5.26×10	5.057×10	5.055×10	0.9995
	0.008979	1.65	7.16×10^{-2}	3.66×10	0.00	3.83×10	3.654×10	3.652×10	0.9994
29 K	0.008979	1.65	7.16×10^{-2}	2.77×10^2	0.00	2.78×10^2	1.825×10^2	1.824×10^2	0.9999
	0.0100	1.45	7.73×10^{-2}	2.14×10^2	0.00	2.16×10^2	1.484×10^2	1.484×10^2	0.9999
	0.0150	8.80×10^{-1}	9.76×10^{-2}	7.31×10	0.00	7.41×10	5.790×10	5.788×10	0.9996
	0.0200	6.06×10^{-1}	1.10×10^{-1}	3.31×10	0.00	3.38×10	2.791×10	2.788×10	0.9992
	0.0300	3.37×10^{-1}	1.23×10^{-1}	1.05×10	0.00	1.09×10	9.367	9.350	0.9982
	0.0400	2.12×10^{-1}	1.29×10^{-1}	4.52	0.00	4.86	4.174	4.163	0.9974
	0.0500	1.47×10^{-1}	1.31×10^{-1}	2.34	0.00	2.61	2.199	2.192	0.9967
	0.0600	1.08×10^{-1}	1.31×10^{-1}	1.35	0.00	1.59	1.295	1.290	0.9960
	0.0800	6.59×10^{-2}	1.29×10^{-1}	5.68×10^{-1}	0.00	7.63×10^{-1}	5.609×10^{-1}	5.581×10^{-1}	0.9951
	0.1000	4.45×10^{-2}	1.26×10^{-1}	2.88×10^{-1}	0.00	4.58×10^{-1}	2.966×10^{-1}	2.949×10^{-1}	0.9943
	0.1500	2.11×10^{-2}	1.17×10^{-1}	8.35×10^{-2}	0.00	2.22×10^{-1}	1.034×10^{-1}	1.027×10^{-1}	0.9932
	0.2000	1.23×10^{-2}	1.09×10^{-1}	3.49×10^{-2}	0.00	1.56×10^{-1}	5.824×10^{-2}	5.782×10^{-2}	0.9927
	0.3000	5.62×10^{-3}	9.58×10^{-2}	1.05×10^{-2}	0.00	1.12×10^{-1}	3.648×10^{-2}	3.619×10^{-2}	0.9918
	0.4000	3.21×10^{-3}	8.63×10^{-2}	4.66×10^{-3}	0.00	9.41×10^{-2}	3.151×10^{-2}	3.122×10^{-2}	0.9906
	0.5000	2.07×10^{-3}	7.90×10^{-2}	2.57×10^{-3}	0.00	8.36×10^{-2}	2.965×10^{-2}	2.933×10^{-2}	0.9893
	0.6000	1.44×10^{-3}	7.32×10^{-2}	1.62×10^{-3}	0.00	7.63×10^{-2}	2.861×10^{-2}	2.826×10^{-2}	0.9880
	0.8000	8.15×10^{-4}	6.44×10^{-2}	8.26×10^{-4}	0.00	6.61×10^{-2}	2.721×10^{-2}	2.681×10^{-2}	0.9854
	1.0000	5.23×10^{-4}	5.80×10^{-2}	5.14×10^{-4}	0.00	5.90×10^{-2}	2.607×10^{-2}	2.562×10^{-2}	0.9828
	1.2500	3.35×10^{-4}	5.19×10^{-2}	3.30×10^{-4}	8.02×10^{-5}	5.26×10^{-2}	2.478×10^{-2}	2.428×10^{-2}	0.9796
	1.5000	2.33×10^{-4}	4.72×10^{-2}	2.38×10^{-4}	4.02×10^{-4}	4.80×10^{-2}	2.371×10^{-2}	2.316×10^{-2}	0.9765
	2.0000	1.31×10^{-4}	4.03×10^{-2}	1.46×10^{-4}	1.51×10^{-3}	4.20×10^{-2}	2.227×10^{-2}	2.160×10^{-2}	0.9702
	3.0000	5.83×10^{-5}	3.17×10^{-2}	7.92×10^{-5}	4.17×10^{-3}	3.60×10^{-2}	2.112×10^{-2}	2.023×10^{-2}	0.9575
	4.0000	3.28×10^{-5}	2.64×10^{-2}	5.32×10^{-5}	6.67×10^{-3}	3.32×10^{-2}	2.106×10^{-2}	1.989×10^{-2}	0.9446
	5.0000	2.10×10^{-5}	2.28×10^{-2}	3.98×10^{-5}	8.88×10^{-3}	3.18×10^{-2}	2.144×10^{-2}	1.998×10^{-2}	0.9320
	6.0000	1.46×10^{-5}	2.02×10^{-2}	3.17×10^{-5}	1.08×10^{-2}	3.11×10^{-2}	2.203×10^{-2}	2.027×10^{-2}	0.9198
	8.0000	8.20×10^{-6}	1.65×10^{-2}	2.24×10^{-5}	1.42×10^{-2}	3.07×10^{-2}	2.343×10^{-2}	2.100×10^{-2}	0.8967
	10.0000	5.25×10^{-6}	1.41×10^{-2}	1.72×10^{-5}	1.69×10^{-2}	3.10×10^{-2}	2.484×10^{-2}	2.174×10^{-2}	0.8750
	15.0000	2.33×10^{-6}	1.04×10^{-2}	1.09×10^{-5}	2.21×10^{-2}	3.25×10^{-2}	2.795×10^{-2}	2.309×10^{-2}	0.8262
	20.0000	1.31×10^{-6}	8.35×10^{-3}	7.99×10^{-6}	2.57×10^{-2}	3.41×10^{-2}	3.048×10^{-2}	2.387×10^{-2}	0.7833
	30.0000	5.83×10^{-7}	6.08×10^{-3}	5.19×10^{-6}	3.08×10^{-2}	3.69×10^{-2}	3.435×10^{-2}	2.443×10^{-2}	0.7112
	40.0000	3.28×10^{-7}	4.83×10^{-3}	3.84×10^{-6}	3.44×10^{-2}	3.92×10^{-2}	3.716×10^{-2}	2.425×10^{-2}	0.6527
	50.0000	2.10×10^{-7}	4.03×10^{-3}	3.05×10^{-6}	3.70×10^{-2}	4.10×10^{-2}	3.934×10^{-2}	2.377×10^{-2}	0.6042

巻末・付表-9　光子線の相互作用係数 – 鉛[6]

$\rho : 11.35\,(\text{g cm}^{-3})$, 混合比 $(Z-f_\text{w}) : 82-1.0000$

K, L, M 端	エネルギー (MeV)	干渉性 σ_{coh}/ρ	コンプトン σ_C/ρ	光電 τ/ρ	電子対 κ/ρ	全減弱 μ/ρ	エネルギー転移 μ_tr/ρ	エネルギー吸収 μ_en/ρ	$(1-g)$
	0.0010	1.25×10	3.59×10^{-3}	5.20×10^3	0.00	5.21×10^3	5.197×10^3	5.197×10^3	0.9999
	0.0015	1.20×10	6.60×10^{-3}	2.34×10^3	0.00	2.36×10^3	2.344×10^3	2.344×10^3	0.9998
	0.0020	1.14×10	9.62×10^{-3}	1.27×10^3	0.00	1.29×10^3	1.274×10^3	1.274×10^3	0.9998
	0.002484	1.09×10	1.24×10^{-2}	7.90×10^2	0.00	8.01×10^2	7.897×10^2	7.895×10^2	0.9997
82 M5	0.002484	1.09×10	1.24×10^{-2}	1.38×10^3	0.00	1.40×10^3	1.367×10^3	1.366×10^3	0.9998
	0.002586	1.08×10	1.30×10^{-2}	1.93×10^3	0.00	1.94×10^3	1.895×10^3	1.895×10^3	0.9999
82 M4	0.002586	1.08×10	1.30×10^{-2}	2.44×10^3	0.00	2.45×10^3	2.390×10^3	2.390×10^3	0.9999
	0.0030	1.03×10	1.52×10^{-2}	1.95×10^3	0.00	1.96×10^3	1.913×10^3	1.913×10^3	0.9999
	0.003066	1.02×10	1.56×10^{-2}	1.85×10^3	0.00	1.86×10^3	1.809×10^3	1.808×10^3	0.9999
82 M3	0.003066	1.02×10	1.56×10^{-2}	2.14×10^3	0.00	2.15×10^3	2.091×10^3	2.090×10^3	0.9999
	0.003554	9.65	1.81×10^{-2}	1.49×10^3	0.00	1.50×10^3	1.459×10^3	1.459×10^3	0.9999
82 M2	0.003554	9.65	1.81×10^{-2}	1.57×10^3	0.00	1.58×10^3	1.546×10^3	1.546×10^3	0.9999
	0.003851	9.34	1.96×10^{-2}	1.30×10^3	0.00	1.31×10^3	1.279×10^3	1.279×10^3	0.9998
82 M1	0.003851	9.34	1.96×10^{-2}	1.36×10^3	0.00	1.37×10^3	1.335×10^3	1.335×10^3	0.9999
	0.0040	9.18	2.04×10^{-2}	1.24×10^3	0.00	1.25×10^3	1.221×10^3	1.221×10^3	0.9998
	0.0050	8.21	2.52×10^{-2}	7.22×10^2	0.00	7.30×10^2	7.126×10^2	7.124×10^2	0.9997
	0.0060	7.36	2.97×10^{-2}	4.60×10^2	0.00	4.67×10^2	4.548×10^2	4.546×10^2	0.9996
	0.0080	6.00	3.81×10^{-2}	2.23×10^2	0.00	2.29×10^2	2.208×10^2	2.207×10^2	0.9994
	0.0100	4.98	4.54×10^{-2}	1.26×10^2	0.00	1.31×10^2	1.248×10^2	1.247×10^2	0.9991
	0.01304	3.85	5.44×10^{-2}	6.31×10	0.00	6.70×10	6.279×10	6.271×10	0.9986
82 L3	0.01304	3.85	5.44×10^{-2}	1.58×10^2	0.00	1.62×10^2	1.292×10^2	1.291×10^2	0.9993
	0.0150	3.31	5.92×10^{-2}	1.08×10^2	0.00	1.12×10^2	9.108×10	9.100×10	0.9992
	0.01520	3.26	5.96×10^{-2}	1.04×10^2	0.00	1.08×10^2	8.815×10	8.808×10	0.9992
82 L2	0.01520	3.26	5.96×10^{-2}	1.45×10^2	0.00	1.49×10^2	1.132×10^2	1.131×10^2	0.9993
	0.01586	3.10	6.11×10^{-2}	1.31×10^2	0.00	1.34×10^2	1.033×10^2	1.032×10^2	0.9993
82 L1	0.01586	3.10	6.11×10^{-2}	1.52×10^2	0.00	1.55×10^2	1.181×10^2	1.180×10^2	0.9994
	0.0200	2.34	6.90×10^{-2}	8.40×10	0.00	8.64×10	6.906×10	6.900×10	0.9990
	0.0300	1.38	8.23×10^{-2}	2.89×10	0.00	3.03×10	2.542×10	2.537×10	0.9978
	0.0400	9.20×10^{-1}	9.02×10^{-2}	1.33×10	0.00	1.44×10	1.216×10	1.211×10	0.9963
	0.0500	6.55×10^{-1}	9.48×10^{-2}	7.29	0.00	8.04	6.776	6.741	0.9948
	0.0600	4.90×10^{-1}	9.73×10^{-2}	4.43	0.00	5.02	4.178	4.150	0.9934
0.0800	3.08×10^{-1}	9.92×10^{-2}	2.01	0.00	2.42	1.934	1.916	0.9907	
0.08801	2.63×10^{-1}	9.93×10^{-2}	1.55	0.00	1.91	1.497	1.482	0.9896	
0.08801	2.63×10^{-1}	9.93×10^{-2}	7.32	0.00	7.68	2.175	2.160	0.9929	
0.1000	2.13×10^{-1}	9.89×10^{-2}	5.24	0.00	5.55	1.990	1.976	0.9932	
0.1500	1.05×10^{-1}	9.48×10^{-2}	1.81	0.00	2.01	1.069	1.056	0.9885	
0.2000	6.26×10^{-2}	8.97×10^{-2}	8.46×10^{-1}	0.00	9.99×10^{-1}	5.975×10^{-1}	5.874×10^{-1}	0.9831	
0.3000	2.99×10^{-2}	8.04×10^{-2}	2.93×10^{-1}	0.00	4.03×10^{-1}	2.525×10^{-1}	2.458×10^{-1}	0.9736	
0.4000	1.75×10^{-2}	7.31×10^{-2}	1.42×10^{-1}	0.00	2.32×10^{-1}	1.419×10^{-1}	1.371×10^{-1}	0.9661	
0.5000	1.14×10^{-2}	6.73×10^{-2}	8.26×10^{-2}	0.00	1.61×10^{-1}	9.514×10^{-2}	9.135×10^{-2}	0.9601	
0.6000	8.06×10^{-3}	6.26×10^{-2}	5.41×10^{-2}	0.00	1.25×10^{-1}	7.143×10^{-2}	6.822×10^{-2}	0.955	
0.8000	4.62×10^{-3}	5.54×10^{-2}	2.87×10^{-2}	0.00	8.87×10^{-2}	4.911×10^{-2}	4.647×10^{-2}	0.9461	
1.0000	2.99×10^{-3}	4.99×10^{-2}	1.81×10^{-2}	0.00	7.10×10^{-2}	3.896×10^{-2}	3.655×10^{-2}	0.9380	
1.2500	1.93×10^{-3}	4.48×10^{-2}	1.17×10^{-2}	3.78×10^{-4}	5.88×10^{-2}	3.226×10^{-2}	2.996×10^{-2}	0.9287	
1.5000	1.35×10^{-3}	4.07×10^{-2}	8.32×10^{-3}	1.81×10^{-3}	5.22×10^{-2}	2.873×10^{-2}	2.644×10^{-2}	0.9205	
2.0000	7.63×10^{-4}	3.48×10^{-2}	5.03×10^{-3}	5.45×10^{-3}	4.61×10^{-2}	2.604×10^{-2}	2.362×10^{-2}	0.9071	
3.0000	3.41×10^{-4}	2.74×10^{-2}	2.63×10^{-3}	1.19×10^{-2}	4.23×10^{-2}	2.629×10^{-2}	2.325×10^{-2}	0.8846	
4.0000	1.92×10^{-4}	2.29×10^{-2}	1.72×10^{-3}	1.71×10^{-2}	4.20×10^{-2}	2.837×10^{-2}	2.451×10^{-2}	0.8638	
5.0000	1.23×10^{-4}	1.98×10^{-2}	1.26×10^{-3}	2.16×10^{-2}	4.27×10^{-2}	3.082×10^{-2}	2.601×10^{-2}	0.8439	
6.0000	8.54×10^{-5}	1.75×10^{-2}	9.89×10^{-4}	2.53×10^{-2}	4.39×10^{-2}	3.327×10^{-2}	2.745×10^{-2}	0.8250	
8.0000	4.81×10^{-5}	1.43×10^{-2}	6.84×10^{-4}	3.17×10^{-2}	4.67×10^{-2}	3.788×10^{-2}	2.990×10^{-2}	0.7894	
10.0000	3.08×10^{-5}	1.22×10^{-2}	5.20×10^{-4}	3.70×10^{-2}	4.97×10^{-2}	4.205×10^{-2}	3.182×10^{-2}	0.7567	
15.0000	1.37×10^{-5}	9.02×10^{-3}	3.23×10^{-4}	4.72×10^{-2}	5.66×10^{-2}	5.073×10^{-2}	3.479×10^{-2}	0.6859	
20.0000	7.70×10^{-6}	7.24×10^{-3}	2.33×10^{-4}	5.45×10^{-2}	6.21×10^{-2}	5.728×10^{-2}	3.596×10^{-2}	0.6278	
30.0000	3.42×10^{-6}	5.27×10^{-3}	1.50×10^{-4}	6.48×10^{-2}	7.02×10^{-2}	6.668×10^{-2}	3.595×10^{-2}	0.5391	
40.0000	1.92×10^{-6}	4.19×10^{-3}	1.10×10^{-4}	7.18×10^{-2}	7.61×10^{-2}	7.326×10^{-2}	3.482×10^{-2}	0.4753	
50.0000	1.23×10^{-6}	3.50×10^{-3}	8.70×10^{-5}	7.70×10^{-2}	8.06×10^{-2}	7.818×10^{-2}	3.338×10^{-2}	0.4270	

付　表　341

巻末・付表-10　光子線の相互作用係数－空気[6]

$\rho : 1.760\,(\mathrm{g\,cm^{-3}})$, 混合比 $(Z-f_\mathrm{w})$: 6−0.000124 ; 7−0.755267 ; 8−0.231781 ; 18−0.012827

K, L, M 端	エネルギー (MeV)	干渉性 σ_coh/ρ	コンプトン σ_C/ρ	光電 τ/ρ	電子対 κ/ρ	全減弱 μ/ρ	エネルギー転移 μ_tr/ρ	エネルギー吸収 μ_en/ρ	$(1-g)$
	0.0010	1.36	1.04×10^{-2}	3.60×10^{3}	0.00	3.61×10^{3}	3.599×10^{3}	3.599×10^{3}	1
	0.0015	1.25	2.12×10^{-2}	1.19×10^{3}	0.00	1.19×10^{3}	1.188×10^{3}	1.188×10^{3}	0.9999
	0.0020	1.12	3.34×10^{-2}	5.27×10^{2}	0.00	5.28×10^{2}	5.263×10^{2}	5.262×10^{2}	0.9999
	0.0030	8.63×10^{-1}	5.75×10^{-2}	1.62×10^{2}	0.00	1.62×10^{2}	1.615×10^{2}	1.614×10^{2}	0.9999
	0.003203	8.18×10^{-1}	6.20×10^{-2}	1.33×10^{2}	0.00	1.34×10^{2}	1.330×10^{2}	1.330×10^{2}	0.9999
18 K	0.003203	8.18×10^{-1}	6.20×10^{-2}	1.48×10^{2}	0.00	1.48×10^{2}	1.460×10^{2}	1.460×10^{2}	0.9999
	0.0040	6.65×10^{-1}	7.77×10^{-2}	7.72×10	0.00	7.79×10	7.637×10	7.636×10	0.9999
	0.0050	5.22×10^{-1}	9.33×10^{-2}	3.97×10	0.00	4.03×10	3.932×10	3.931×10	0.9998
	0.0060	4.21×10^{-1}	1.05×10^{-1}	2.29×10	0.00	2.34×10	2.271×10	2.270×10	0.9998
	0.0080	2.95×10^{-1}	1.21×10^{-1}	9.51	0.00	9.92	9.448	9.446	0.9998
	0.0100	2.22×10^{-1}	1.32×10^{-1}	4.77	0.00	5.12	4.743	4.742	0.9997
	0.0150	1.31×10^{-1}	1.47×10^{-1}	1.34	0.00	1.61	1.334	1.334	0.9997
	0.0200	8.75×10^{-2}	1.56×10^{-1}	5.35×10^{-1}	0.00	7.78×10^{-1}	5.391×10^{-1}	5.389×10^{-1}	0.9996
	0.0300	4.62×10^{-2}	1.62×10^{-1}	1.45×10^{-1}	0.00	3.54×10^{-1}	1.538×10^{-1}	1.537×10^{-1}	0.9996
	0.0400	2.83×10^{-2}	1.63×10^{-1}	5.71×10^{-2}	0.00	2.49×10^{-1}	6.836×10^{-2}	6.833×10^{-2}	0.9995
	0.0500	1.91×10^{-2}	1.61×10^{-1}	2.76×10^{-2}	0.00	2.08×10^{-1}	4.100×10^{-2}	4.098×10^{-2}	0.9995
	0.0600	1.37×10^{-2}	1.59×10^{-1}	1.52×10^{-2}	0.00	1.87×10^{-1}	3.042×10^{-2}	3.041×10^{-2}	0.9996
	0.0800	8.03×10^{-3}	1.52×10^{-1}	5.92×10^{-3}	0.00	1.66×10^{-1}	2.408×10^{-2}	2.407×10^{-2}	0.9996
	0.1000	5.26×10^{-3}	1.46×10^{-1}	2.85×10^{-3}	0.00	1.54×10^{-1}	2.326×10^{-2}	2.325×10^{-2}	0.9996
	0.1500	2.40×10^{-3}	1.32×10^{-1}	7.61×10^{-4}	0.00	1.36×10^{-1}	2.497×10^{-2}	2.496×10^{-2}	0.9995
	0.2000	1.36×10^{-3}	1.22×10^{-1}	3.03×10^{-4}	0.00	1.23×10^{-1}	2.674×10^{-2}	2.672×10^{-2}	0.9993
	0.3000	6.10×10^{-4}	1.06×10^{-1}	8.61×10^{-5}	0.00	1.07×10^{-1}	2.875×10^{-2}	2.872×10^{-2}	0.9991
	0.4000	3.44×10^{-4}	9.51×10^{-2}	3.70×10^{-5}	0.00	9.55×10^{-2}	2.953×10^{-2}	2.949×10^{-2}	0.9988
	0.5000	2.20×10^{-4}	8.69×10^{-2}	2.00×10^{-5}	0.00	8.71×10^{-2}	2.971×10^{-2}	2.966×10^{-2}	0.9985
	0.6000	1.53×10^{-4}	8.04×10^{-2}	1.25×10^{-5}	0.00	8.06×10^{-2}	2.958×10^{-2}	2.953×10^{-2}	0.9983
	0.8000	8.62×10^{-5}	7.06×10^{-2}	6.30×10^{-6}	0.00	7.07×10^{-2}	2.889×10^{-2}	2.882×10^{-2}	0.9977
	1.0000	5.52×10^{-5}	6.35×10^{-2}	3.92×10^{-6}	0.00	6.36×10^{-2}	2.797×10^{-2}	2.789×10^{-2}	0.9972
	1.2500	3.53×10^{-5}	5.68×10^{-2}	2.48×10^{-6}	1.78×10^{-5}	5.69×10^{-2}	2.675×10^{-2}	2.666×10^{-2}	0.9965
	1.5000	2.45×10^{-5}	5.16×10^{-2}	1.80×10^{-6}	9.85×10^{-5}	5.17×10^{-2}	2.557×10^{-2}	2.547×10^{-2}	0.9958
	2.0000	1.38×10^{-5}	4.41×10^{-2}	1.13×10^{-6}	3.92×10^{-4}	4.45×10^{-2}	2.359×10^{-2}	2.345×10^{-2}	0.9943
	3.0000	6.13×10^{-6}	3.47×10^{-2}	6.28×10^{-7}	1.13×10^{-3}	3.58×10^{-2}	2.076×10^{-2}	2.057×10^{-2}	0.9909
	4.0000	3.45×10^{-6}	2.89×10^{-2}	4.30×10^{-7}	1.87×10^{-3}	3.08×10^{-2}	1.894×10^{-2}	1.870×10^{-2}	0.9871
	5.0000	2.21×10^{-6}	2.50×10^{-2}	3.26×10^{-7}	2.54×10^{-3}	2.75×10^{-2}	1.770×10^{-2}	1.740×10^{-2}	0.9831
	6.0000	1.53×10^{-6}	2.21×10^{-2}	2.61×10^{-7}	3.15×10^{-3}	2.52×10^{-2}	1.683×10^{-2}	1.647×10^{-2}	0.9790
	8.0000	8.63×10^{-7}	1.81×10^{-2}	1.87×10^{-7}	4.20×10^{-3}	2.23×10^{-2}	1.571×10^{-2}	1.525×10^{-2}	0.9708
	10.0000	5.52×10^{-7}	1.54×10^{-2}	1.45×10^{-7}	5.07×10^{-3}	2.04×10^{-2}	1.506×10^{-2}	1.450×10^{-2}	0.9627
	15.0000	2.45×10^{-7}	1.14×10^{-2}	9.33×10^{-8}	6.72×10^{-3}	1.81×10^{-2}	1.434×10^{-2}	1.353×10^{-2}	0.9436
	20.0000	1.38×10^{-7}	9.13×10^{-3}	6.87×10^{-8}	7.92×10^{-3}	1.71×10^{-2}	1.415×10^{-2}	1.311×10^{-2}	0.9261
	30.0000	6.14×10^{-8}	6.65×10^{-3}	4.49×10^{-8}	9.63×10^{-3}	1.63×10^{-2}	1.427×10^{-2}	1.277×10^{-2}	0.8948
	40.0000	3.45×10^{-8}	5.29×10^{-3}	3.33×10^{-8}	1.08×10^{-2}	1.61×10^{-2}	1.456×10^{-2}	1.262×10^{-2}	0.8669
	50.0000	2.21×10^{-8}	4.41×10^{-3}	2.65×10^{-8}	1.17×10^{-2}	1.61×10^{-2}	1.488×10^{-2}	1.252×10^{-2}	0.8415

巻末・付表-11　光子線の相互作用係数－空気等価プラスチック　C-552[6]

$\rho : 1.760\,(\mathrm{g\,cm^{-3}})$, 混合比 $(Z-f_\mathrm{w})$：$1-0.024681$；$6-0.501610$；$8-0.004527$；$9-0.465209$；$14-0.003973$

K, L, M 端	エネルギー (MeV)	干渉性 σ_coh/ρ	コンプトン σ_C/ρ	光電 τ/ρ	電子対 κ/ρ	全減弱 μ/ρ	エネルギー転移 μ_tr/ρ	エネルギー吸収 μ_en/ρ	$(1-g)$
	0.0010	1.32	1.07×10^{-2}	3.76×10^3	0.00	3.76×10^3	3.747×10^3	3.747×10^3	1
	0.0015	1.21	2.15×10^{-2}	1.28×10^3	0.00	1.28×10^3	1.276×10^3	1.276×10^3	1
	0.001839	1.13	2.96×10^{-2}	7.29×10^2	0.00	7.30×10^2	7.271×10^2	7.271×10^2	0.9999
14 K	0.001839	1.13	2.96×10^{-2}	7.40×10^2	0.00	7.42×10^2	7.381×10^2	7.380×10^2	0.9999
	0.0020	1.09	3.36×10^{-2}	5.86×10^2	0.00	5.87×10^2	5.840×10^2	5.840×10^2	0.9999
	0.0030	8.57×10^{-1}	5.73×10^{-2}	1.84×10^2	0.00	1.85×10^2	1.833×10^2	1.832×10^2	0.9999
	0.0040	6.71×10^{-1}	7.73×10^{-2}	7.89×10	0.00	7.96×10	7.874×10	7.873×10	0.9999
	0.0050	5.33×10^{-1}	9.29×10^{-2}	4.05×10	0.00	4.11×10	4.042×10	4.041×10	0.9998
	0.0060	4.32×10^{-1}	1.05×10^{-1}	2.33×10	0.00	2.38×10	2.328×10	2.327×10	0.9998
	0.0080	3.04×10^{-1}	1.22×10^{-1}	9.64×10	0.00	1.01×10	9.634	9.632	0.9998
	0.0100	2.28×10^{-1}	1.33×10^{-1}	4.82	0.00	5.18	4.818	4.817	0.9997
	0.0150	1.32×10^{-1}	1.49×10^{-1}	1.34	0.00	1.62	1.346	1.346	0.9997
	0.0200	8.73×10^{-2}	1.57×10^{-1}	5.35×10^{-1}	0.00	7.79×10^{-1}	5.411×10^{-1}	5.409×10^{-1}	0.9996
	0.0300	4.60×10^{-2}	1.63×10^{-1}	1.44×10^{-1}	0.00	3.53×10^{-1}	1.532×10^{-1}	1.531×10^{-1}	0.9996
	0.0400	2.82×10^{-2}	1.64×10^{-1}	5.64×10^{-2}	0.00	2.48×10^{-1}	6.781×10^{-2}	6.778×10^{-2}	0.9995
	0.0500	1.90×10^{-2}	1.62×10^{-1}	2.71×10^{-2}	0.00	2.08×10^{-1}	4.062×10^{-2}	4.060×10^{-2}	0.9995
	0.0600	1.36×10^{-2}	1.59×10^{-1}	1.49×10^{-2}	0.00	1.87×10^{-1}	3.017×10^{-2}	3.016×10^{-2}	0.9996
	0.0800	7.98×10^{-3}	1.53×10^{-1}	5.77×10^{-3}	0.00	1.66×10^{-1}	2.396×10^{-2}	2.395×10^{-2}	0.9996
	0.1000	5.22×10^{-3}	1.46×10^{-1}	2.77×10^{-3}	0.00	1.54×10^{-1}	2.321×10^{-2}	2.320×10^{-2}	0.9996
	0.1500	2.38×10^{-3}	1.33×10^{-1}	7.35×10^{-4}	0.00	1.36×10^{-1}	2.496×10^{-2}	2.495×10^{-2}	0.9995
	0.2000	1.35×10^{-3}	1.22×10^{-1}	2.91×10^{-4}	0.00	1.23×10^{-1}	2.675×10^{-2}	2.674×10^{-2}	0.9993
	0.3000	6.06×10^{-4}	1.06×10^{-1}	8.23×10^{-5}	0.00	1.07×10^{-1}	2.877×10^{-2}	2.874×10^{-2}	0.9991
	0.4000	3.42×10^{-4}	9.52×10^{-2}	3.53×10^{-5}	0.00	9.56×10^{-2}	2.956×10^{-2}	2.952×10^{-2}	0.9988
	0.5000	2.19×10^{-4}	8.70×10^{-2}	1.90×10^{-5}	0.00	8.72×10^{-2}	2.974×10^{-2}	2.970×10^{-2}	0.9986
	0.6000	1.52×10^{-4}	8.05×10^{-2}	1.19×10^{-5}	0.00	8.06×10^{-2}	2.961×10^{-2}	2.956×10^{-2}	0.9983
	0.8000	8.57×10^{-5}	7.07×10^{-2}	5.99×10^{-6}	0.00	7.08×10^{-2}	2.892×10^{-2}	2.885×10^{-2}	0.9978
	1.0000	5.49×10^{-5}	6.36×10^{-2}	3.72×10^{-6}	0.00	6.37×10^{-2}	2.800×10^{-2}	2.792×10^{-2}	0.9973
	1.2500	3.51×10^{-5}	5.69×10^{-2}	2.36×10^{-6}	1.72×10^{-5}	5.69×10^{-2}	2.677×10^{-2}	2.668×10^{-2}	0.9966
	1.5000	2.44×10^{-5}	5.17×10^{-2}	1.71×10^{-6}	9.51×10^{-5}	5.18×10^{-2}	2.561×10^{-2}	2.551×10^{-2}	0.9959
	2.0000	1.37×10^{-5}	4.41×10^{-2}	1.08×10^{-6}	3.79×10^{-4}	4.45×10^{-2}	2.360×10^{-2}	2.347×10^{-2}	0.9943
	3.0000	6.10×10^{-6}	3.47×10^{-2}	6.00×10^{-7}	1.09×10^{-3}	3.58×10^{-2}	2.076×10^{-2}	2.057×10^{-2}	0.9908
	4.0000	3.43×10^{-6}	2.89×10^{-2}	4.11×10^{-7}	1.81×10^{-3}	3.08×10^{-2}	1.892×10^{-2}	1.867×10^{-2}	0.9869
	5.0000	2.20×10^{-6}	2.50×10^{-2}	3.12×10^{-7}	2.46×10^{-3}	2.75×10^{-2}	1.766×10^{-2}	1.735×10^{-2}	0.9826
	6.0000	1.53×10^{-6}	2.21×10^{-2}	2.51×10^{-7}	3.05×10^{-3}	2.52×10^{-2}	1.676×10^{-2}	1.640×10^{-2}	0.9782
	8.0000	8.58×10^{-7}	1.81×10^{-2}	1.79×10^{-7}	4.07×10^{-3}	2.21×10^{-2}	1.561×10^{-2}	1.513×10^{-2}	0.9693
	10.0000	5.49×10^{-7}	1.54×10^{-2}	1.40×10^{-7}	4.92×10^{-3}	2.03×10^{-2}	1.494×10^{-2}	1.435×10^{-2}	0.9604
	15.0000	2.44×10^{-7}	1.14×10^{-2}	8.97×10^{-8}	6.51×10^{-3}	1.79×10^{-2}	1.416×10^{-2}	1.330×10^{-2}	0.9391
	20.0000	1.37×10^{-7}	9.14×10^{-3}	6.60×10^{-8}	7.69×10^{-3}	1.68×10^{-2}	1.394×10^{-2}	1.281×10^{-2}	0.9193
	30.0000	6.10×10^{-8}	6.66×10^{-3}	4.32×10^{-8}	9.35×10^{-3}	1.60×10^{-2}	1.401×10^{-2}	1.238×10^{-2}	0.8834
	40.0000	3.43×10^{-8}	5.29×10^{-3}	3.21×10^{-8}	1.05×10^{-2}	1.58×10^{-2}	1.427×10^{-2}	1.215×10^{-2}	0.8515
	50.0000	2.20×10^{-8}	4.42×10^{-3}	2.55×10^{-8}	1.14×10^{-2}	1.58×10^{-2}	1.456×10^{-2}	1.197×10^{-2}	0.8225

巻末・付表-12　光子線の相互作用係数－水[6]

$\rho : 1.000\,(\text{g cm}^{-3})$, 混合比 $(Z-f_w)$: $1-0.111898$; $8-0.888102$

K, L, M 端	エネルギー (MeV)	干渉性 σ_{coh}/ρ	コンプトン σ_C/ρ	光電 τ/ρ	電子対 κ/ρ	全減弱 μ/ρ	エネルギー転移 μ_{tr}/ρ	エネルギー吸収 μ_{en}/ρ	$(1-g)$
	0.0010	1.37	1.32×10^{-2}	4.08×10^{3}	0.00	4.08×10^{3}	4.065×10^{3}	4.065×10^{3}	1
	0.0015	1.27	2.67×10^{-2}	1.37×10^{3}	0.00	1.38×10^{3}	1.372×10^{3}	1.372×10^{3}	1
	0.0020	1.15	4.18×10^{-2}	6.16×10^{2}	0.00	6.17×10^{2}	6.152×10^{2}	6.152×10^{2}	0.9999
	0.0030	9.09×10^{-1}	7.07×10^{-2}	1.92×10^{2}	0.00	1.93×10^{2}	1.917×10^{2}	1.917×10^{2}	0.9999
	0.0040	7.08×10^{-1}	9.43×10^{-2}	8.20×10	0.00	8.28×10	8.192×10	8.191×10	0.9999
	0.0050	5.58×10^{-1}	1.12×10^{-1}	4.19×10	0.00	4.26×10	4.189×10	4.188×10	0.9998
	0.0060	4.49×10^{-1}	1.26×10^{-1}	2.41×10	0.00	2.46×10	2.406×10	2.405×10	0.9998
	0.0080	3.10×10^{-1}	1.44×10^{-1}	9.92	0.00	1.04×10	9.918	9.915	0.9998
	0.0100	2.31×10^{-1}	1.55×10^{-1}	4.94	0.00	5.33	4.945	4.944	0.9998
	0.0150	1.33×10^{-1}	1.70×10^{-1}	1.37	0.00	1.67	1.374	1.374	0.9997
	0.0200	8.86×10^{-2}	1.77×10^{-1}	5.44×10^{-1}	0.00	8.10×10^{-1}	5.505×10^{-1}	5.503×10^{-1}	0.9997
	0.0300	4.69×10^{-2}	1.83×10^{-1}	1.46×10^{-1}	0.00	3.76×10^{-1}	1.557×10^{-1}	1.557×10^{-1}	0.9996
	0.0400	2.87×10^{-2}	1.83×10^{-1}	5.68×10^{-2}	0.00	2.68×10^{-1}	6.950×10^{-2}	6.947×10^{-2}	0.9996
	0.0500	1.94×10^{-2}	1.80×10^{-1}	2.72×10^{-2}	0.00	2.27×10^{-1}	4.225×10^{-2}	4.223×10^{-2}	0.9996
	0.0600	1.39×10^{-2}	1.77×10^{-1}	1.49×10^{-2}	0.00	2.06×10^{-1}	3.191×10^{-2}	3.190×10^{-2}	0.9996
	0.0800	8.16×10^{-3}	1.70×10^{-1}	5.77×10^{-3}	0.00	1.84×10^{-1}	2.598×10^{-2}	2.597×10^{-2}	0.9996
	0.1000	5.35×10^{-3}	1.63×10^{-1}	2.76×10^{-3}	0.00	1.71×10^{-1}	2.547×10^{-2}	2.546×10^{-2}	0.9996
	0.1500	2.44×10^{-3}	1.47×10^{-1}	7.31×10^{-4}	0.00	1.51×10^{-1}	2.765×10^{-2}	2.764×10^{-2}	0.9995
	0.2000	1.39×10^{-3}	1.33×10^{-1}	2.89×10^{-4}	0.00	1.37×10^{-1}	2.969×10^{-2}	2.967×10^{-2}	0.9994
	0.3000	6.22×10^{-4}	1.18×10^{-1}	8.16×10^{-5}	0.00	1.19×10^{-1}	3.195×10^{-2}	3.192×10^{-2}	0.9992
	0.4000	3.51×10^{-4}	1.06×10^{-1}	3.49×10^{-5}	0.00	1.06×10^{-1}	3.282×10^{-2}	3.279×10^{-2}	0.9989
	0.5000	2.25×10^{-4}	9.66×10^{-2}	1.88×10^{-5}	0.00	9.69×10^{-2}	3.303×10^{-2}	3.299×10^{-2}	0.9987
	0.6000	1.56×10^{-4}	8.94×10^{-2}	1.17×10^{-5}	0.00	8.96×10^{-2}	3.289×10^{-2}	3.284×10^{-2}	0.9984
	0.8000	8.79×10^{-5}	7.86×10^{-2}	5.92×10^{-6}	0.00	7.87×10^{-2}	3.212×10^{-2}	3.206×10^{-2}	0.9980
	1.0000	5.63×10^{-5}	7.07×10^{-2}	3.68×10^{-6}	0.00	7.07×10^{-2}	3.111×10^{-2}	3.103×10^{-2}	0.9975
	1.2500	3.60×10^{-5}	6.32×10^{-2}	2.33×10^{-6}	1.78×10^{-5}	6.32×10^{-2}	2.974×10^{-2}	2.965×10^{-2}	0.9969
	1.5000	2.50×10^{-5}	5.74×10^{-2}	1.69×10^{-6}	9.82×10^{-5}	5.75×10^{-2}	2.844×10^{-2}	2.833×10^{-2}	0.9962
	2.0000	1.41×10^{-5}	4.90×10^{-2}	1.06×10^{-6}	3.91×10^{-4}	4.94×10^{-2}	2.621×10^{-2}	2.608×10^{-2}	0.9948
	3.0000	6.26×10^{-6}	3.85×10^{-2}	5.94×10^{-7}	1.13×10^{-3}	3.97×10^{-2}	2.300×10^{-2}	2.281×10^{-2}	0.9916
	4.0000	3.52×10^{-6}	3.22×10^{-2}	4.08×10^{-7}	1.87×10^{-3}	3.40×10^{-2}	2.091×10^{-2}	2.066×10^{-2}	0.9880
	5.0000	2.25×10^{-6}	2.78×10^{-2}	3.09×10^{-7}	2.54×10^{-3}	3.03×10^{-2}	1.946×10^{-2}	1.915×10^{-2}	0.9840
	6.0000	1.56×10^{-6}	2.45×10^{-2}	2.48×10^{-7}	3.16×10^{-3}	2.77×10^{-2}	1.843×10^{-2}	1.806×10^{-2}	0.9800
	8.0000	8.80×10^{-7}	2.01×10^{-2}	1.78×10^{-7}	4.21×10^{-3}	2.43×10^{-2}	1.707×10^{-2}	1.658×10^{-2}	0.9716
	10.0000	5.63×10^{-7}	1.71×10^{-2}	1.39×10^{-7}	5.09×10^{-3}	2.22×10^{-2}	1.626×10^{-2}	1.566×10^{-2}	0.9633
	15.0000	2.50×10^{-7}	1.27×10^{-2}	8.91×10^{-8}	6.75×10^{-3}	1.94×10^{-2}	1.528×10^{-2}	1.441×10^{-2}	0.9432
	20.0000	1.41×10^{-7}	1.02×10^{-2}	6.56×10^{-8}	7.98×10^{-3}	1.81×10^{-2}	1.495×10^{-2}	1.382×10^{-2}	0.9245
	30.0000	6.26×10^{-8}	7.40×10^{-3}	4.29×10^{-8}	9.71×10^{-3}	1.71×10^{-2}	1.490×10^{-2}	1.327×10^{-2}	0.8904
	40.0000	3.52×10^{-8}	5.88×10^{-3}	3.19×10^{-8}	1.09×10^{-2}	1.68×10^{-2}	1.510×10^{-2}	1.298×10^{-2}	0.8600
	50.0000	2.25×10^{-8}	4.91×10^{-3}	2.53×10^{-8}	1.18×10^{-2}	1.67×10^{-2}	1.537×10^{-2}	1.279×10^{-2}	0.8323

巻末・付表-13　光子線の相互作用係数－組織等価プラスチック　A-150[6)]

$\rho : 1.127\,(\mathrm{g\,cm^{-3}})$, 混合比 $(Z-f_\mathrm{w}) : 1-0.101327\,;\,6-0.775501\,;\,7-0.035057\,;\,8-0.052316\,;$
$\qquad\qquad\qquad\qquad 9-0.017422\,;\,20-0.018378$

K, L, M 端	エネルギー (MeV)	干渉性 σ_coh/ρ	コンプトン σ_C/ρ	光電 τ/ρ	電子対 κ/ρ	全減弱 μ/ρ	エネルギー転移 μ_tr/ρ	エネルギー吸収 μ_en/ρ	$(1-g)$
				質量係数 $(\mathrm{cm^2\,g^{-1}})$					
20 K	0.0010	1.09	1.61×10^{-2}	2.26×10^3	0.00	2.26×10^3	2.256×10^3	2.256×10^3	1
	0.0015	9.74×10^{-1}	3.18×10^{-2}	7.27×10^2	0.00	7.28×10^2	7.267×10^2	7.267×10^2	1
	0.0020	8.52×10^{-1}	4.86×10^{-2}	3.17×10^2	0.00	3.18×10^2	3.172×10^2	3.172×10^2	0.9999
	0.0030	6.38×10^{-1}	7.91×10^{-2}	9.58×10	0.00	9.65×10	9.577×10	9.576×10	0.9999
	0.0040	4.84×10^{-1}	1.02×10^{-1}	4.02×10	0.00	4.08×10	4.021×10	4.021×10	0.9999
	0.004038	4.80×10^{-1}	1.03×10^{-1}	3.91×10	0.00	3.97×10	3.907×10	3.907×10	0.9999
	0.004038	4.80×10^{-1}	1.03×10^{-1}	5.57×10	0.00	5.63×10	5.326×10	5.326×10	0.9999
	0.0050	3.80×10^{-1}	1.19×10^{-1}	3.02×10	0.00	3.07×10	2.902×10	2.901×10	0.9999
	0.0060	3.09×10^{-1}	1.31×10^{-1}	1.77×10	0.00	1.81×10	1.709×10	1.708×10	0.9999
	0.0080	2.21×10^{-1}	1.46×10^{-1}	7.55	0.00	7.91	7.337	7.337	0.9999
	0.0100	1.70×10^{-1}	1.57×10^{-1}	3.86	0.00	4.19	3.771	3.771	0.9999
	0.0150	1.03×10^{-1}	1.71×10^{-1}	1.12	0.00	1.39	1.106	1.106	0.9998
	0.0200	6.79×10^{-2}	1.79×10^{-1}	4.60×10^{-1}	0.00	7.07×10^{-1}	4.606×10^{-1}	4.605×10^{-1}	0.9998
	0.0300	3.55×10^{-2}	1.84×10^{-1}	1.29×10^{-1}	0.00	3.48×10^{-1}	1.378×10^{-1}	1.378×10^{-1}	0.9997
	0.0400	2.17×10^{-2}	1.83×10^{-1}	5.19×10^{-2}	0.00	2.56×10^{-1}	6.413×10^{-2}	6.411×10^{-2}	0.9997
	0.0500	1.46×10^{-2}	1.80×10^{-1}	2.55×10^{-2}	0.00	2.20×10^{-1}	4.019×10^{-2}	4.018×10^{-2}	0.9997
	0.0600	1.05×10^{-2}	1.76×10^{-1}	1.42×10^{-2}	0.00	2.01×10^{-1}	3.095×10^{-2}	3.095×10^{-2}	0.9997
	0.0800	6.13×10^{-3}	1.69×10^{-1}	5.63×10^{-3}	0.00	1.80×10^{-1}	2.561×10^{-2}	2.561×10^{-2}	0.9997
	0.1000	4.01×10^{-3}	1.61×10^{-1}	2.75×10^{-3}	0.00	1.68×10^{-1}	2.521×10^{-2}	2.520×10^{-2}	0.9997
	0.1500	1.82×10^{-3}	1.46×10^{-1}	7.51×10^{-4}	0.00	1.48×10^{-1}	2.737×10^{-2}	2.737×10^{-2}	0.9996
	0.2000	1.04×10^{-3}	1.34×10^{-1}	3.03×10^{-4}	0.00	1.35×10^{-1}	2.938×10^{-2}	2.937×10^{-2}	0.9996
	0.3000	4.64×10^{-4}	1.17×10^{-1}	8.73×10^{-5}	0.00	1.17×10^{-1}	3.161×10^{-2}	3.159×10^{-2}	0.9994
	0.4000	2.62×10^{-4}	1.05×10^{-1}	3.79×10^{-5}	0.00	1.05×10^{-1}	3.247×10^{-2}	3.245×10^{-2}	0.9992
	0.5000	1.68×10^{-4}	9.56×10^{-2}	2.06×10^{-5}	0.00	9.58×10^{-2}	3.268×10^{-2}	3.265×10^{-2}	0.9990
	0.6000	1.17×10^{-4}	8.84×10^{-2}	1.29×10^{-5}	0.00	8.86×10^{-2}	3.253×10^{-2}	3.249×10^{-2}	0.9988
	0.8000	6.57×10^{-5}	7.77×10^{-2}	6.51×10^{-6}	0.00	7.78×10^{-2}	3.177×10^{-2}	3.172×10^{-2}	0.9984
	1.0000	4.20×10^{-5}	6.99×10^{-2}	4.05×10^{-6}	0.00	6.99×10^{-2}	3.076×10^{-2}	3.070×10^{-2}	0.998
	1.2500	2.69×10^{-5}	6.25×10^{-2}	2.58×10^{-6}	1.46×10^{-5}	6.25×10^{-2}	2.942×10^{-2}	2.934×10^{-2}	0.9974
	1.5000	1.87×10^{-5}	5.68×10^{-2}	1.87×10^{-6}	8.07×10^{-5}	5.69×10^{-2}	2.813×10^{-2}	2.805×10^{-2}	0.9969
	2.0000	1.05×10^{-5}	4.85×10^{-2}	1.16×10^{-6}	3.21×10^{-4}	4.88×10^{-2}	2.589×10^{-2}	2.578×10^{-2}	0.9957
	3.0000	4.67×10^{-6}	3.81×10^{-2}	6.42×10^{-7}	9.32×10^{-4}	3.91×10^{-2}	2.263×10^{-2}	2.247×10^{-2}	0.9929
	4.0000	2.63×10^{-6}	3.18×10^{-2}	4.37×10^{-7}	1.54×10^{-3}	3.34×10^{-2}	2.046×10^{-2}	2.025×10^{-2}	0.9898
	5.0000	1.68×10^{-6}	2.75×10^{-2}	3.30×10^{-7}	2.11×10^{-3}	2.96×10^{-2}	1.893×10^{-2}	1.867×10^{-2}	0.9864
	6.0000	1.17×10^{-6}	2.43×10^{-2}	2.64×10^{-7}	2.63×10^{-3}	2.69×10^{-2}	1.781×10^{-2}	1.751×10^{-2}	0.9828
	8.0000	6.57×10^{-7}	1.99×10^{-2}	1.88×10^{-7}	3.51×10^{-3}	2.34×10^{-2}	1.632×10^{-2}	1.592×10^{-2}	0.9755
	10.0000	4.21×10^{-7}	1.69×10^{-2}	1.46×10^{-7}	4.26×10^{-3}	2.12×10^{-2}	1.538×10^{-2}	1.489×10^{-2}	0.9681
	15.0000	1.87×10^{-7}	1.25×10^{-2}	9.34×10^{-8}	5.67×10^{-3}	1.82×10^{-2}	1.417×10^{-2}	1.346×10^{-2}	0.9500
	20.0000	1.05×10^{-7}	1.00×10^{-2}	6.86×10^{-8}	6.71×10^{-3}	1.68×10^{-2}	1.366×10^{-2}	1.275×10^{-2}	0.9331
	30.0000	4.67×10^{-8}	7.31×10^{-3}	4.48×10^{-8}	8.19×10^{-3}	1.55×10^{-2}	1.337×10^{-2}	1.206×10^{-2}	0.9021
	40.0000	2.63×10^{-8}	5.81×10^{-3}	3.32×10^{-8}	9.22×10^{-3}	1.50×10^{-2}	1.340×10^{-2}	1.171×10^{-2}	0.8741
	50.0000	1.68×10^{-8}	4.85×10^{-3}	2.64×10^{-8}	1.00×10^{-2}	1.49×10^{-2}	1.353×10^{-2}	1.148×10^{-2}	0.8486

巻末・付表-14　光子線の相互作用係数－アクリル樹脂（Perspex, Lucite）[6]

$\rho : 3.815 \, (\mathrm{g \, cm^{-3}})$, 混合比 $(Z-f_w) : 1-0.080541 ; 6-0.599846 ; 8-0.319613$

K, L, M 端	エネルギー (MeV)	干渉性 σ_{coh}/ρ	コンプトン σ_C/ρ	光電 τ/ρ	電子対 κ/ρ	全減弱 μ/ρ	エネルギー転移 μ_{tr}/ρ	エネルギー吸収 μ_{en}/ρ	$(1-g)$
	0.0010	1.16	1.44×10^{-2}	2.79×10^3	0.00	2.79×10^3	2.788×10^3	2.788×10^3	1
	0.0015	1.04	2.86×10^{-2}	9.14×10^2	0.00	9.15×10^2	9.131×10^2	9.131×10^2	1
	0.0020	9.23×10^{-1}	4.42×10^{-2}	4.03×10^2	0.00	4.04×10^2	4.024×10^2	4.024×10^2	0.9999
	0.0030	7.01×10^{-1}	7.31×10^{-2}	1.23×10^2	0.00	1.24×10^2	1.228×10^2	1.228×10^2	0.9999
	0.0040	5.35×10^{-1}	9.59×10^{-2}	5.18×10	0.00	5.25×10	5.182×10	5.181×10	0.9999
	0.0050	4.20×10^{-1}	1.13×10^{-1}	2.63×10	0.00	2.68×10	2.627×10	2.627×10	0.9999
	0.0060	3.39×10^{-1}	1.25×10^{-1}	1.50×10	0.00	1.55×10	1.498×10	1.498×10	0.9999
	0.0080	2.39×10^{-1}	1.41×10^{-1}	6.11	0.00	6.49	6.115	6.114	0.9998
	0.0100	1.81×10^{-1}	1.51×10^{-1}	3.02	0.00	3.36	3.027	3.026	0.9998
	0.0150	1.07×10^{-1}	1.66×10^{-1}	8.28×10^{-1}	0.00	1.10	8.326×10^{-1}	8.324×10^{-1}	0.9998
	0.0200	7.10×10^{-2}	1.74×10^{-1}	3.26×10^{-1}	0.00	5.71×10^{-1}	3.329×10^{-1}	3.328×10^{-1}	0.9997
	0.0300	3.72×10^{-2}	1.79×10^{-1}	8.67×10^{-2}	0.00	3.03×10^{-1}	9.649×10^{-2}	9.646×10^{-2}	0.9997
	0.0400	2.27×10^{-2}	1.79×10^{-1}	3.36×10^{-2}	0.00	2.35×10^{-1}	4.600×10^{-2}	4.599×10^{-2}	0.9997
	0.0500	1.52×10^{-2}	1.76×10^{-1}	1.61×10^{-2}	0.00	2.07×10^{-1}	3.068×10^{-2}	3.067×10^{-2}	0.9997
	0.0600	1.09×10^{-2}	1.73×10^{-1}	8.77×10^{-3}	0.00	1.92×10^{-1}	2.530×10^{-2}	2.530×10^{-2}	0.9997
	0.0800	6.38×10^{-3}	1.65×10^{-1}	3.38×10^{-3}	0.00	1.75×10^{-1}	2.303×10^{-2}	2.302×10^{-2}	0.9997
	0.1000	4.17×10^{-3}	1.58×10^{-1}	1.61×10^{-3}	0.00	1.64×10^{-1}	2.369×10^{-2}	2.368×10^{-2}	0.9997
	0.1500	1.89×10^{-3}	1.43×10^{-1}	4.25×10^{-4}	0.00	1.46×10^{-1}	2.658×10^{-2}	2.657×10^{-2}	0.9996
	0.2000	1.07×10^{-3}	1.32×10^{-1}	1.68×10^{-4}	0.00	1.33×10^{-1}	2.874×10^{-2}	2.872×10^{-2}	0.9995
	0.3000	4.81×10^{-4}	1.15×10^{-1}	4.72×10^{-5}	0.00	1.15×10^{-1}	3.102×10^{-2}	3.099×10^{-2}	0.9993
	0.4000	2.71×10^{-4}	1.03×10^{-1}	2.02×10^{-5}	0.00	1.03×10^{-1}	3.188×10^{-2}	3.185×10^{-2}	0.9991
	0.5000	1.74×10^{-4}	9.39×10^{-2}	1.09×10^{-5}	0.00	9.41×10^{-2}	3.210×10^{-2}	3.206×10^{-2}	0.9989
	0.6000	1.21×10^{-4}	8.69×10^{-2}	6.77×10^{-6}	0.00	8.70×10^{-2}	3.195×10^{-2}	3.191×10^{-2}	0.9987
	0.8000	6.79×10^{-5}	7.63×10^{-2}	3.42×10^{-6}	0.00	7.64×10^{-2}	3.121×10^{-2}	3.116×10^{-2}	0.9983
	1.0000	4.35×10^{-5}	6.87×10^{-2}	2.12×10^{-6}	0.00	6.87×10^{-2}	3.022×10^{-2}	3.015×10^{-2}	0.9978
	1.2500	2.78×10^{-5}	6.14×10^{-2}	1.34×10^{-6}	1.52×10^{-5}	6.14×10^{-2}	2.890×10^{-2}	2.882×10^{-2}	0.9973
	1.5000	1.93×10^{-5}	5.58×10^{-2}	9.72×10^{-7}	8.43×10^{-5}	5.59×10^{-2}	2.764×10^{-2}	2.755×10^{-2}	0.9967
	2.0000	1.09×10^{-5}	4.76×10^{-2}	6.12×10^{-7}	3.36×10^{-4}	4.80×10^{-2}	2.544×10^{-2}	2.533×10^{-2}	0.9954
	3.0000	4.83×10^{-6}	3.75×10^{-2}	3.42×10^{-7}	9.75×10^{-4}	3.84×10^{-2}	2.227×10^{-2}	2.210×10^{-2}	0.9925
	4.0000	2.72×10^{-6}	3.12×10^{-2}	2.35×10^{-7}	1.61×10^{-3}	3.29×10^{-2}	2.017×10^{-2}	1.995×10^{-2}	0.9891
	5.0000	1.74×10^{-6}	2.70×10^{-2}	1.79×10^{-7}	2.20×10^{-3}	2.92×10^{-2}	1.870×10^{-2}	1.843×10^{-2}	0.9855
	6.0000	1.21×10^{-6}	2.39×10^{-2}	1.44×10^{-7}	2.73×10^{-3}	2.66×10^{-2}	1.763×10^{-2}	1.731×10^{-2}	0.9818
	8.0000	6.80×10^{-7}	1.95×10^{-2}	1.03×10^{-7}	3.67×10^{-3}	2.32×10^{-2}	1.621×10^{-2}	1.579×10^{-2}	0.9741
	10.0000	4.35×10^{-7}	1.66×10^{-2}	8.02×10^{-8}	4.43×10^{-3}	2.11×10^{-2}	1.534×10^{-2}	1.482×10^{-2}	0.9663
	15.0000	1.93×10^{-7}	1.23×10^{-2}	5.16×10^{-8}	5.90×10^{-3}	1.82×10^{-2}	1.423×10^{-2}	1.348×10^{-2}	0.9475
	20.0000	1.09×10^{-7}	9.87×10^{-3}	3.80×10^{-8}	6.98×10^{-3}	1.68×10^{-2}	1.379×10^{-2}	1.282×10^{-2}	0.9299
	30.0000	4.83×10^{-8}	7.18×10^{-3}	2.49×10^{-8}	8.50×10^{-3}	1.57×10^{-2}	1.358×10^{-2}	1.219×10^{-2}	0.8978
	40.0000	2.72×10^{-8}	5.71×10^{-3}	1.85×10^{-8}	9.57×10^{-3}	1.53×10^{-2}	1.367×10^{-2}	1.187×10^{-2}	0.8689
	50.0000	1.74×10^{-8}	4.77×10^{-3}	1.47×10^{-8}	1.04×10^{-2}	1.51×10^{-2}	1.384×10^{-2}	1.166×10^{-2}	0.8426

巻末・付表-15 光子線の相互作用係数 – 軟部組織[6]

$\rho : 1.000 \, (\text{g cm}^{-3})$, 混合比 $(Z-f_w) : 1-0.101172 \, ; \, 6-0.111000 \, ; \, 7-0.026000 \, ; \, 8-0.761828$

K, L, M 端	エネルギー (MeV)	干渉性 σ_{coh}/ρ	コンプトン σ_C/ρ	光電 τ/ρ	電子対 κ/ρ	質量係数 $(\text{cm}^2\,\text{g}^{-1})$ 全減弱 μ/ρ	エネルギー転移 μ_{tr}/ρ	エネルギー吸収 μ_{en}/ρ	$(1-g)$
	0.0010	1.33	1.33×10^{-2}	3.83×10^3	0.00	3.83×10^3	3.818×10^3	3.818×10^3	1
	0.0015	1.23	2.68×10^{-2}	1.28×10^3	0.00	1.29×10^3	1.283×10^3	1.283×10^3	1
	0.0020	1.11	4.19×10^{-2}	5.74×10^2	0.00	5.76×10^2	5.736×10^2	5.736×10^2	0.9999
	0.0030	8.69×10^{-1}	7.05×10^{-2}	1.78×10^2	0.00	1.79×10^2	1.781×10^2	1.781×10^2	0.9999
	0.0040	6.75×10^{-1}	9.38×10^{-2}	7.60×10	0.00	7.68×10	7.599×10	7.598×10	0.9999
	0.0050	5.31×10^{-1}	1.11×10^{-1}	3.88×10	0.00	3.95×10	3.881×10	3.880×10	0.9998
	0.0060	4.28×10^{-1}	1.25×10^{-1}	2.23×10	0.00	2.28×10	2.226×10	2.226×10	0.9998
	0.0080	2.97×10^{-1}	1.42×10^{-1}	9.17	0.00	9.60	9.165	9.163	0.9998
	0.0100	2.21×10^{-1}	1.53×10^{-1}	4.56	0.00	4.94	4.565	4.564	0.9998
	0.0150	1.28×10^{-1}	1.68×10^{-1}	1.26	0.00	1.56	1.267	1.266	0.9997
	0.0200	8.53×10^{-2}	1.76×10^{-1}	5.01×10^{-1}	0.00	7.62×10^{-1}	5.072×10^{-1}	5.070×10^{-1}	0.9997
	0.0300	4.51×10^{-2}	1.81×10^{-1}	1.34×10^{-1}	0.00	3.60×10^{-1}	1.439×10^{-1}	1.438×10^{-1}	0.9996
	0.0400	2.76×10^{-2}	1.81×10^{-1}	5.22×10^{-2}	0.00	2.61×10^{-1}	6.476×10^{-2}	6.474×10^{-2}	0.9996
	0.0500	1.86×10^{-2}	1.79×10^{-1}	2.50×10^{-2}	0.00	2.22×10^{-1}	3.988×10^{-2}	3.987×10^{-2}	0.9996
	0.0600	1.34×10^{-2}	1.75×10^{-1}	1.37×10^{-2}	0.00	2.02×10^{-1}	3.053×10^{-2}	3.051×10^{-2}	0.9996
	0.0800	7.83×10^{-3}	1.68×10^{-1}	5.29×10^{-3}	0.00	1.81×10^{-1}	2.531×10^{-2}	2.530×10^{-2}	0.9996
	0.1000	5.13×10^{-3}	1.61×10^{-1}	2.53×10^{-3}	0.00	1.69×10^{-1}	2.502×10^{-2}	2.501×10^{-2}	0.9996
	0.1500	2.34×10^{-3}	1.46×10^{-1}	6.70×10^{-4}	0.00	1.49×10^{-1}	2.733×10^{-2}	2.732×10^{-2}	0.9995
	0.2000	1.33×10^{-3}	1.34×10^{-1}	2.65×10^{-4}	0.00	1.36×10^{-1}	2.938×10^{-2}	2.936×10^{-2}	0.9994
	0.3000	5.95×10^{-4}	1.17×10^{-1}	7.47×10^{-5}	0.00	1.17×10^{-1}	3.164×10^{-2}	3.161×10^{-2}	0.9992
	0.4000	3.36×10^{-4}	1.05×10^{-1}	3.20×10^{-5}	0.00	1.05×10^{-1}	3.250×10^{-2}	3.247×10^{-2}	0.9989
	0.5000	2.15×10^{-4}	9.57×10^{-2}	1.72×10^{-5}	0.00	9.59×10^{-2}	3.272×10^{-2}	3.267×10^{-2}	0.9987
	0.6000	1.49×10^{-4}	8.85×10^{-2}	1.07×10^{-5}	0.00	8.87×10^{-2}	3.257×10^{-2}	3.252×10^{-2}	0.9985
	0.8000	8.41×10^{-5}	7.78×10^{-2}	5.42×10^{-6}	0.00	7.79×10^{-2}	3.182×10^{-2}	3.175×10^{-2}	0.998
	1.0000	5.39×10^{-5}	7.00×10^{-2}	3.37×10^{-6}	0.00	7.00×10^{-2}	3.081×10^{-2}	3.073×10^{-2}	0.9976
	1.2500	3.45×10^{-5}	6.26×10^{-2}	2.13×10^{-6}	1.73×10^{-5}	6.26×10^{-2}	2.946×10^{-2}	2.937×10^{-2}	0.9969
	1.5000	2.39×10^{-5}	5.69×10^{-2}	1.55×10^{-6}	9.57×10^{-5}	5.70×10^{-2}	2.817×10^{-2}	2.806×10^{-2}	0.9963
	2.0000	1.35×10^{-5}	4.85×10^{-2}	9.72×10^{-7}	3.81×10^{-4}	4.89×10^{-2}	2.596×10^{-2}	2.582×10^{-2}	0.9949
	3.0000	5.99×10^{-6}	3.82×10^{-2}	5.43×10^{-7}	1.10×10^{-3}	3.93×10^{-2}	2.277×10^{-2}	2.258×10^{-2}	0.9917
	4.0000	3.37×10^{-6}	3.18×10^{-2}	3.73×10^{-7}	1.82×10^{-3}	3.37×10^{-2}	2.069×10^{-2}	2.044×10^{-2}	0.9881
	5.0000	2.16×10^{-6}	2.75×10^{-2}	2.83×10^{-7}	2.48×10^{-3}	3.00×10^{-2}	1.924×10^{-2}	1.894×10^{-2}	0.9843
	6.0000	1.50×10^{-6}	2.43×10^{-2}	2.27×10^{-7}	3.08×10^{-3}	2.74×10^{-2}	1.821×10^{-2}	1.785×10^{-2}	0.9802
	8.0000	8.42×10^{-7}	1.99×10^{-2}	1.63×10^{-7}	4.11×10^{-3}	2.40×10^{-2}	1.685×10^{-2}	1.638×10^{-2}	0.972
	10.0000	5.39×10^{-7}	1.69×10^{-2}	1.27×10^{-7}	4.97×10^{-3}	2.19×10^{-2}	1.604×10^{-2}	1.546×10^{-2}	0.9637
	15.0000	2.39×10^{-7}	1.25×10^{-2}	8.16×10^{-8}	6.60×10^{-3}	1.91×10^{-2}	1.505×10^{-2}	1.420×10^{-2}	0.9438
	20.0000	1.35×10^{-7}	1.01×10^{-2}	6.00×10^{-8}	7.79×10^{-3}	1.78×10^{-2}	1.470×10^{-2}	1.360×10^{-2}	0.9253
	30.0000	5.99×10^{-8}	7.32×10^{-3}	3.93×10^{-8}	9.49×10^{-3}	1.68×10^{-2}	1.463×10^{-2}	1.305×10^{-2}	0.8915
	40.0000	3.37×10^{-8}	5.82×10^{-3}	2.92×10^{-8}	1.07×10^{-2}	1.65×10^{-2}	1.481×10^{-2}	1.276×10^{-2}	0.8613
	50.0000	2.16×10^{-8}	4.86×10^{-3}	2.32×10^{-8}	1.16×10^{-2}	1.64×10^{-2}	1.507×10^{-2}	1.256×10^{-2}	0.8339

付　表　*347*

巻末・付表-16　光子線の相互作用係数 – 筋肉[6]

$\rho : 1.040\,(\mathrm{g\,cm^{-3}})$, 混合比 $(Z-f_\mathrm{w}) : 1-0.101997 ; 6-0.123000 ; 7-0.035000 ; 8-0.729003 ; 11-0.000800 ;$
$12-0.002000 ; 15-0.002000 ; 16-0.005000 ; 16-0.005000$

K, L, M 端	エネルギー (MeV)	干渉性 σ_coh/ρ	コンプトン σ_C/ρ	光電 τ/ρ	電子対 κ/ρ	質量係数 (cm² g⁻¹) 全減弱 μ/ρ	エネルギー転移 μ_tr/ρ	エネルギー吸収 μ_en/ρ	$(1-g)$
	0.0010	1.34	1.34×10^{-2}	3.76×10^3	0.00	3.76×10^3	3.753×10^3	3.753×10^3	1
	0.001072	1.32	1.52×10^{-2}	3.12×10^3	0.00	3.13×10^3	3.122×10^3	3.122×10^3	1
11 K	0.001072	1.32	1.52×10^{-2}	3.13×10^3	0.00	3.13×10^3	3.127×10^3	3.127×10^3	1
	0.001305	1.28	2.14×10^{-2}	1.85×10^3	0.00	1.85×10^3	1.846×10^3	1.846×10^3	1
12 K	0.001305	1.28	2.14×10^{-2}	1.85×10^3	0.00	1.85×10^3	1.847×10^3	1.847×10^3	1
	0.0015	1.23	2.70×10^{-2}	1.27×10^3	0.00	1.27×10^3	1.263×10^3	1.263×10^3	1
	0.0020	1.11	4.21×10^{-2}	5.66×10^2	0.00	5.67×10^2	5.648×10^2	5.648×10^2	0.9999
	0.002145	1.08	4.65×10^{-2}	4.63×10^2	0.00	4.64×10^2	4.625×10^2	4.625×10^2	0.9999
15 K	0.002145	1.08	4.65×10^{-2}	4.68×10^2	0.00	4.69×10^2	4.667×10^2	4.667×10^2	0.9999
	0.002472	9.95×10^{-1}	5.62×10^{-2}	3.12×10^2	0.00	3.13×10^2	3.110×10^2	3.110×10^2	0.9999
16 K	0.002472	9.95×10^{-1}	5.62×10^{-2}	3.21×10^2	0.00	3.22×10^2	3.196×10^2	3.196×10^2	0.9999
	0.0030	8.73×10^{-1}	7.09×10^{-2}	1.84×10^2	0.00	1.85×10^2	1.831×10^2	1.831×10^2	0.9999
	0.003607	7.48×10^{-1}	8.57×10^{-2}	1.07×10^2	0.00	1.08×10^2	1.067×10^2	1.067×10^2	0.9999
19 K	0.003607	7.48×10^{-1}	8.57×10^{-2}	1.10×10^2	0.00	1.11×10^2	1.095×10^2	1.095×10^2	0.9999
	0.0040	6.78×10^{-1}	9.41×10^{-2}	8.12×10	0.00	8.20×10	8.074×10	8.073×10	0.9999
	0.0050	5.35×10^{-1}	1.12×10^{-1}	4.18×10	0.00	4.24×10	4.155×10	4.154×10	0.9998
	0.0060	4.31×10^{-1}	1.25×10^{-1}	2.41×10	0.00	2.46×10	2.399×10	2.398×10	0.9998
	0.0080	3.00×10^{-1}	1.42×10^{-1}	1.00×10	0.00	1.04×10	9.968	9.966	0.9998
	0.0100	2.24×10^{-1}	1.53×10^{-1}	5.01	0.00	5.39	5.001	5.000	0.9998
	0.0150	1.31×10^{-1}	1.68×10^{-1}	1.40	0.00	1.70	1.405	1.404	0.9997
	0.0200	8.67×10^{-2}	1.76×10^{-1}	5.61×10^{-1}	0.00	8.24×10^{-1}	5.668×10^{-1}	5.666×10^{-1}	0.9997
	0.0300	4.59×10^{-2}	1.81×10^{-1}	1.52×10^{-1}	0.00	3.79×10^{-1}	1.616×10^{-1}	1.615×10^{-1}	0.9996
	0.0400	2.81×10^{-2}	1.81×10^{-1}	5.96×10^{-2}	0.00	2.69×10^{-1}	7.212×10^{-2}	7.209×10^{-2}	0.9996
	0.0500	1.89×10^{-2}	1.79×10^{-1}	2.87×10^{-2}	0.00	2.26×10^{-1}	4.358×10^{-2}	4.356×10^{-2}	0.9996
	0.0600	1.36×10^{-2}	1.75×10^{-1}	1.58×10^{-2}	0.00	2.05×10^{-1}	3.262×10^{-2}	3.261×10^{-2}	0.9996
	0.0800	7.98×10^{-3}	1.68×10^{-1}	6.14×10^{-3}	0.00	1.82×10^{-1}	2.616×10^{-2}	2.615×10^{-2}	0.9996
	0.1000	5.23×10^{-3}	1.61×10^{-1}	2.95×10^{-3}	0.00	1.69×10^{-1}	2.545×10^{-2}	2.544×10^{-2}	0.9996
	0.1500	2.39×10^{-3}	1.46×10^{-1}	7.87×10^{-4}	0.00	1.49×10^{-1}	2.746×10^{-2}	2.745×10^{-2}	0.9995
	0.2000	1.36×10^{-3}	1.34×10^{-1}	3.12×10^{-4}	0.00	1.36×10^{-1}	2.944×10^{-2}	2.943×10^{-2}	0.9994
	0.3000	6.08×10^{-4}	1.17×10^{-1}	8.86×10^{-5}	0.00	1.18×10^{-1}	3.167×10^{-2}	3.164×10^{-2}	0.9992
	0.4000	3.43×10^{-4}	1.05×10^{-1}	3.81×10^{-5}	0.00	1.05×10^{-1}	3.253×10^{-2}	3.249×10^{-2}	0.9989
	0.5000	2.20×10^{-4}	9.58×10^{-2}	2.05×10^{-5}	0.00	9.60×10^{-2}	3.274×10^{-2}	3.269×10^{-2}	0.9987
	0.6000	1.53×10^{-4}	8.86×10^{-2}	1.28×10^{-5}	0.00	8.88×10^{-2}	3.259×10^{-2}	3.254×10^{-2}	0.9985
	0.8000	8.60×10^{-5}	7.78×10^{-2}	6.47×10^{-6}	0.00	7.79×10^{-2}	3.183×10^{-2}	3.177×10^{-2}	0.998
	1.0000	5.50×10^{-5}	7.00×10^{-2}	4.02×10^{-6}	0.00	7.01×10^{-2}	3.082×10^{-2}	3.075×10^{-2}	0.9975
	1.2500	3.52×10^{-5}	6.26×10^{-2}	2.55×10^{-6}	1.74×10^{-5}	6.27×10^{-2}	2.947×10^{-2}	2.938×10^{-2}	0.9969
	1.5000	2.45×10^{-5}	5.69×10^{-2}	1.85×10^{-6}	9.64×10^{-5}	5.70×10^{-2}	2.818×10^{-2}	2.808×10^{-2}	0.9963
	2.0000	1.38×10^{-5}	4.86×10^{-2}	1.16×10^{-6}	3.84×10^{-4}	4.90×10^{-2}	2.597×10^{-2}	2.584×10^{-2}	0.9949
	3.0000	6.12×10^{-6}	3.82×10^{-2}	6.47×10^{-7}	1.11×10^{-3}	3.93×10^{-2}	2.279×10^{-2}	2.260×10^{-2}	0.9917
	4.0000	3.44×10^{-6}	3.19×10^{-2}	4.43×10^{-7}	1.83×10^{-3}	3.37×10^{-2}	2.071×10^{-2}	2.046×10^{-2}	0.9881
	5.0000	2.20×10^{-6}	2.75×10^{-2}	3.35×10^{-7}	2.50×10^{-3}	3.00×10^{-2}	1.927×10^{-2}	1.896×10^{-2}	0.9841
	6.0000	1.53×10^{-6}	2.43×10^{-2}	2.69×10^{-7}	3.10×10^{-3}	2.74×10^{-2}	1.823×10^{-2}	1.787×10^{-2}	0.9801
	8.0000	8.60×10^{-7}	1.99×10^{-2}	1.93×10^{-7}	4.13×10^{-3}	2.40×10^{-2}	1.688×10^{-2}	1.641×10^{-2}	0.9718
	10.0000	5.51×10^{-7}	1.69×10^{-2}	1.50×10^{-7}	5.00×10^{-3}	2.19×10^{-2}	1.607×10^{-2}	1.549×10^{-2}	0.9635
	15.0000	2.45×10^{-7}	1.25×10^{-2}	9.63×10^{-8}	6.64×10^{-3}	1.92×10^{-2}	1.509×10^{-2}	1.424×10^{-2}	0.9435
	20.0000	1.38×10^{-7}	1.01×10^{-2}	7.09×10^{-8}	7.83×10^{-3}	1.79×10^{-2}	1.457×10^{-2}	1.364×10^{-2}	0.9249
	30.0000	6.12×10^{-8}	7.33×10^{-3}	4.63×10^{-8}	9.54×10^{-3}	1.69×10^{-2}	1.469×10^{-2}	1.309×10^{-2}	0.891
	40.0000	3.44×10^{-8}	5.82×10^{-3}	3.44×10^{-8}	1.07×10^{-2}	1.65×10^{-2}	1.488×10^{-2}	1.280×10^{-2}	0.8607
	50.0000	2.20×10^{-8}	4.86×10^{-3}	2.74×10^{-8}	1.17×10^{-2}	1.65×10^{-2}	1.513×10^{-2}	1.261×10^{-2}	0.8331

巻末・付表-17　光子線の相互作用係数 – 緻密骨[6]

$\rho : 1.850\,(\text{g cm}^{-3})$, 混合比 $(Z-f_W) : 1-0.063984 ; 6-0.278000 ; 7-0.027000 ; 8-0.410016 ; 12-0.002000 ;$
$15-0.070000 ; 16-0.002000 ; 20-0.147000$

K, L, M 端	エネルギー (MeV)	干渉性 σ_{coh}/ρ	コンプトン σ_C/ρ	光電 τ/ρ	電子対 κ/ρ	全減弱 μ/ρ	エネルギー転移 μ_{tr}/ρ	エネルギー吸収 μ_{en}/ρ	$(1-g)$
	0.0010	1.70	1.35×10^{-2}	3.44×10^{3}	0.00	3.44×10^{3}	3.435×10^{3}	3.435×10^{3}	1
	0.001305	1.60	2.10×10^{-2}	1.69×10^{3}	0.00	1.69×10^{3}	1.688×10^{3}	1.688×10^{3}	1
12 K	0.001305	1.60	2.10×10^{-2}	1.70×10^{3}	0.00	1.70×10^{3}	1.698×10^{3}	1.698×10^{3}	1
	0.0015	1.55	2.61×10^{-2}	1.16×10^{3}	0.00	1.17×10^{3}	1.163×10^{3}	1.163×10^{3}	1
	0.0020	1.39	3.96×10^{-2}	5.24×10^{2}	0.00	5.25×10^{2}	5.234×10^{2}	5.234×10^{2}	0.9999
	0.002145	1.34	4.35×10^{-2}	4.30×10^{2}	0.00	4.31×10^{2}	4.294×10^{2}	4.293×10^{2}	0.9999
15 K	0.002145	1.34	4.35×10^{-2}	5.85×10^{2}	0.00	5.87×10^{2}	5.760×10^{2}	5.760×10^{2}	0.9999
	0.002472	1.25	5.20×10^{-2}	4.00×10^{2}	0.00	4.01×10^{2}	3.947×10^{2}	3.946×10^{2}	0.9999
16 K	0.002472	1.25	5.20×10^{-2}	4.04×10^{2}	0.00	4.05×10^{2}	3.981×10^{2}	3.981×10^{2}	0.9999
	0.0030	1.10	6.49×10^{-2}	2.38×10^{2}	0.00	2.40×10^{2}	2.353×10^{2}	2.353×10^{2}	0.9999
	0.0040	8.81×10^{-1}	8.54×10^{-2}	1.06×10^{2}	0.00	1.07×10^{2}	1.048×10^{2}	1.048×10^{2}	0.9999
	0.004038	8.74×10^{-1}	8.61×10^{-2}	1.03×10^{2}	0.00	1.04×10^{2}	1.020×10^{2}	1.020×10^{2}	0.9999
20 K	0.004038	8.74×10^{-1}	8.61×10^{-2}	2.36×10^{2}	0.00	2.37×10^{2}	2.155×10^{2}	2.155×10^{2}	0.9999
	0.0050	7.16×10^{-1}	1.01×10^{-1}	1.35×10^{2}	0.00	1.35×10^{2}	1.248×10^{2}	1.248×10^{2}	0.9999
	0.0060	5.94×10^{-1}	1.13×10^{-1}	8.18×10	0.00	8.25×10	7.667×10	7.667×10	0.9999
	0.0080	4.35×10^{-1}	1.29×10^{-1}	3.67×10	0.00	3.73×10	3.496×10	3.495×10	0.9999
	0.0100	3.37×10^{-1}	1.40×10^{-1}	1.95×10	0.00	1.99×10	1.869×10	1.869×10	0.9998
	0.0150	2.04×10^{-1}	1.56×10^{-1}	5.97	0.00	6.33	5.810	5.809	0.9997
	0.0200	1.36×10^{-1}	1.64×10^{-1}	2.53	0.00	2.83	2.486	2.485	0.9996
	0.0300	7.24×10^{-2}	1.71×10^{-1}	7.39×10^{-1}	0.00	9.82×10^{-1}	7.379×10^{-1}	7.374×10^{-1}	0.9994
	0.0400	4.50×10^{-2}	1.72×10^{-1}	3.04×10^{-1}	0.00	5.21×10^{-1}	3.127×10^{-1}	3.125×10^{-1}	0.9993
	0.0500	3.08×10^{-2}	1.70×10^{-1}	1.52×10^{-1}	0.00	3.52×10^{-1}	1.645×10^{-1}	1.644×10^{-1}	0.9993
	0.0600	2.24×10^{-2}	1.67×10^{-1}	8.56×10^{-2}	0.00	2.75×10^{-1}	1.011×10^{-1}	1.010×10^{-1}	0.9992
	0.0800	1.33×10^{-2}	1.61×10^{-1}	3.45×10^{-2}	0.00	2.09×10^{-1}	5.355×10^{-2}	5.351×10^{-2}	0.9992
	0.1000	8.79×10^{-3}	1.54×10^{-1}	1.70×10^{-2}	0.00	1.80×10^{-1}	3.859×10^{-2}	3.855×10^{-2}	0.9992
	0.1500	4.07×10^{-3}	1.40×10^{-1}	4.73×10^{-3}	0.00	1.49×10^{-1}	3.039×10^{-2}	3.037×10^{-2}	0.9991
	0.2000	2.33×10^{-3}	1.29×10^{-1}	1.92×10^{-3}	0.00	1.33×10^{-1}	2.998×10^{-2}	2.995×10^{-2}	0.9990
	0.3000	1.05×10^{-3}	1.13×10^{-1}	5.61×10^{-4}	0.00	1.14×10^{-1}	3.099×10^{-2}	3.095×10^{-2}	0.9987
	0.4000	5.95×10^{-4}	1.01×10^{-1}	2.45×10^{-4}	0.00	1.02×10^{-1}	3.155×10^{-2}	3.150×10^{-2}	0.9983
	0.5000	3.82×10^{-4}	9.22×10^{-2}	1.33×10^{-4}	0.00	9.28×10^{-2}	3.166×10^{-2}	3.160×10^{-2}	0.9980
	0.6000	2.66×10^{-4}	8.53×10^{-2}	8.35×10^{-5}	0.00	8.57×10^{-2}	3.148×10^{-2}	3.141×10^{-2}	0.9976
	0.8000	1.50×10^{-4}	7.50×10^{-2}	4.24×10^{-5}	0.00	7.52×10^{-2}	3.071×10^{-2}	3.062×10^{-2}	0.9970
	1.0000	9.60×10^{-5}	6.75×10^{-2}	2.64×10^{-5}	0.00	6.76×10^{-2}	2.972×10^{-2}	2.962×10^{-2}	0.9963
	1.2500	6.15×10^{-5}	6.03×10^{-2}	1.69×10^{-5}	2.33×10^{-5}	6.04×10^{-2}	2.842×10^{-2}	2.829×10^{-2}	0.9955
	1.5000	4.27×10^{-5}	5.48×10^{-2}	1.22×10^{-5}	1.27×10^{-4}	5.50×10^{-2}	2.718×10^{-2}	2.704×10^{-2}	0.9946
	2.0000	2.40×10^{-5}	4.68×10^{-2}	7.57×10^{-6}	5.00×10^{-4}	4.73×10^{-2}	2.510×10^{-2}	2.492×10^{-2}	0.9928
	3.0000	1.07×10^{-5}	3.68×10^{-2}	4.16×10^{-6}	1.43×10^{-3}	3.83×10^{-2}	2.220×10^{-2}	2.195×10^{-2}	0.9885
	4.0000	6.01×10^{-6}	3.07×10^{-2}	2.82×10^{-6}	2.35×10^{-3}	3.31×10^{-2}	2.039×10^{-2}	2.006×10^{-2}	0.9838
	5.0000	3.84×10^{-6}	2.65×10^{-2}	2.12×10^{-6}	3.18×10^{-3}	2.97×10^{-2}	1.919×10^{-2}	1.878×10^{-2}	0.9788
	6.0000	2.67×10^{-6}	2.34×10^{-2}	1.70×10^{-6}	3.93×10^{-3}	2.74×10^{-2}	1.836×10^{-2}	1.788×10^{-2}	0.9737
	8.0000	1.50×10^{-6}	1.92×10^{-2}	1.21×10^{-6}	5.22×10^{-3}	2.44×10^{-2}	1.735×10^{-2}	1.672×10^{-2}	0.9634
	10.0000	9.61×10^{-7}	1.63×10^{-2}	9.34×10^{-7}	6.29×10^{-3}	2.26×10^{-2}	1.682×10^{-2}	1.603×10^{-2}	0.9533
	15.0000	4.27×10^{-7}	1.21×10^{-2}	5.96×10^{-7}	8.31×10^{-3}	2.04×10^{-2}	1.633×10^{-2}	1.517×10^{-2}	0.9294
	20.0000	2.40×10^{-7}	9.70×10^{-3}	4.37×10^{-7}	9.78×10^{-3}	1.95×10^{-2}	1.633×10^{-2}	1.482×10^{-2}	0.9073
	30.0000	1.07×10^{-7}	7.06×10^{-3}	2.85×10^{-7}	1.19×10^{-2}	1.89×10^{-2}	1.673×10^{-2}	1.452×10^{-2}	0.8677
	40.0000	6.01×10^{-8}	5.61×10^{-3}	2.11×10^{-7}	1.33×10^{-2}	1.89×10^{-2}	1.723×10^{-2}	1.434×10^{-2}	0.8325
	50.0000	3.84×10^{-8}	4.68×10^{-3}	1.68×10^{-7}	1.44×10^{-2}	1.91×10^{-2}	1.770×10^{-2}	1.418×10^{-2}	0.8008

巻末・付表-18　電子線の阻止能 – 乾燥空気（海抜 0 m）[6]

$<Z/A>: 0.49919 ; \rho : 1.2048 \times 10^{-3} \mathrm{g\,cm^{-3}} ; I : 85.7 \mathrm{eV} ;$ 混合比 $(Z-f_w) : 6-0.000124 ; 7-0.755267 ;$
$8-0.231781 ; 18-0.012827$

運動エネルギー (MeV)	阻止能 (MeV cm² g⁻¹) 衝突	阻止能 放射	阻止能 全	CSDA 飛程 (g cm⁻²)	放射収率	密度効果項 δ
0.010	1.975×10	3.897×10^{-3}	1.976×10	2.884×10^{-4}	1.082×10^{-4}	0.000
0.015	1.444×10	3.937×10^{-3}	1.445×10	5.886×10^{-4}	1.506×10^{-4}	0.000
0.020	1.157×10	3.954×10^{-3}	1.158×10	9.782×10^{-4}	1.898×10^{-4}	0.000
0.030	8.491	3.976×10^{-3}	8.495	2.002×10^{-3}	2.619×10^{-4}	0.000
0.040	6.848	3.998×10^{-3}	6.852	3.322×10^{-3}	3.280×10^{-4}	0.000
0.050	5.818	4.025×10^{-3}	5.822	4.913×10^{-3}	3.900×10^{-4}	0.000
0.060	5.110	4.057×10^{-3}	5.114	6.751×10^{-3}	4.488×10^{-4}	0.000
0.070	4.593	4.093×10^{-3}	4.597	8.817×10^{-3}	5.050×10^{-4}	0.000
0.080	4.197	4.133×10^{-3}	4.201	1.110×10^{-2}	5.590×10^{-4}	0.000
0.090	3.885	4.175×10^{-3}	3.889	1.357×10^{-2}	6.112×10^{-4}	0.000
0.100	3.633	4.222×10^{-3}	3.637	1.623×10^{-2}	6.618×10^{-4}	0.000
0.150	2.861	4.485×10^{-3}	2.865	3.193×10^{-2}	8.968×10^{-4}	0.000
0.200	2.469	4.789×10^{-3}	2.474	5.082×10^{-2}	1.111×10^{-3}	0.000
0.300	2.084	5.495×10^{-3}	2.089	9.528×10^{-2}	1.502×10^{-3}	0.000
0.400	1.902	6.311×10^{-3}	1.908	1.456×10^{-1}	1.869×10^{-3}	0.000
0.500	1.802	7.223×10^{-3}	1.809	1.995×10^{-1}	2.225×10^{-3}	0.000
0.600	1.743	8.210×10^{-3}	1.751	2.558×10^{-1}	2.577×10^{-3}	0.000
0.700	1.706	9.258×10^{-3}	1.715	3.136×10^{-1}	2.930×10^{-3}	0.000
0.800	1.683	1.036×10^{-2}	1.694	3.723×10^{-1}	3.283×10^{-3}	0.000
0.900	1.669	1.151×10^{-2}	1.681	4.316×10^{-1}	3.639×10^{-3}	0.000
1.000	1.661	1.271×10^{-2}	1.674	4.912×10^{-1}	3.997×10^{-3}	0.000
1.500	1.661	1.927×10^{-2}	1.680	7.901×10^{-1}	5.836×10^{-3}	0.000
2.000	1.684	2.656×10^{-2}	1.711	1.085	7.748×10^{-3}	0.000
3.000	1.740	4.260×10^{-2}	1.783	1.658	1.173×10^{-2}	0.000
4.000	1.790	5.999×10^{-2}	1.850	2.208	1.583×10^{-2}	0.000
5.000	1.833	7.838×10^{-2}	1.911	2.740	2.001×10^{-2}	0.000
6.000	1.870	9.754×10^{-2}	1.967	3.255	2.422×10^{-2}	0.000
7.000	1.902	1.173×10^{-1}	2.020	3.757	2.846×10^{-2}	0.000
8.000	1.931	1.376×10^{-1}	2.068	4.246	3.269×10^{-2}	0.000
9.000	1.956	1.584×10^{-1}	2.115	4.724	3.692×10^{-2}	0.000
10.000	1.979	1.795×10^{-1}	2.159	5.192	4.113×10^{-2}	0.000
15.000	2.069	2.895×10^{-1}	2.359	7.405	6.182×10^{-2}	0.000
20.000	2.134	4.042×10^{-1}	2.539	9.447	8.167×10^{-2}	0.000
30.000	2.226	6.417×10^{-1}	2.868	1.315×10	1.186×10^{-1}	7.563×10^{-3}
40.000	2.282	8.855×10^{-1}	3.167	1.646×10	1.520×10^{-1}	1.375×10^{-1}
50.000	2.319	1.113	3.452	1.948×10	1.825×10^{-1}	3.189×10^{-1}

注）乾燥空気：78.09% N_2，20.95% O_2，0.93% Ar，0.03% CO_2

巻末・付表-19　電子線の阻止能－炭素（グラファイト）[6]

$<Z/A>: 0.49954 ; \rho : 1.7000 \text{g cm}^{-3} ; I : 78.0 \text{ eV} ; 混合比 (Z-f_w) : 6-1.0000$

運動エネルギー (MeV)	阻止能 (MeV cm² g⁻¹)			CSDA 飛程 (g cm⁻²)	放射収率	密度効果項 δ
	衝突	放射	全			
0.010	2.014×10^1	3.150×10^{-3}	2.014×10	2.820×10^{-4}	8.665×10^{-5}	1.920×10^{-3}
0.015	1.471×10^1	3.168×10^{-3}	1.471×10	5.767×10^{-4}	1.199×10^{-4}	3.073×10^{-3}
0.020	1.177×10^1	3.176×10^{-3}	1.177×10	9.595×10^{-4}	1.506×10^{-4}	4.347×10^{-3}
0.030	8.626	3.194×10^{-3}	8.629	1.966×10^{-3}	2.073×10^{-4}	7.237×10^{-3}
0.040	6.950	3.215×10^{-3}	6.953	3.267×10^{-3}	2.597×10^{-4}	1.055×10^{-2}
0.050	5.901	3.241×10^{-3}	5.904	4.835×10^{-3}	3.090×10^{-4}	1.425×10^{-2}
0.060	5.179	3.270×10^{-3}	5.183	6.648×10^{-3}	3.559×10^{-4}	1.832×10^{-2}
0.070	4.652	3.303×10^{-3}	4.655	8.688×10^{-3}	4.008×10^{-4}	2.271×10^{-2}
0.080	4.249	3.337×10^{-3}	4.252	1.094×10^{-2}	4.441×10^{-4}	2.740×10^{-2}
0.090	3.931	3.375×10^{-3}	3.935	1.339×10^{-2}	4.860×10^{-4}	3.237×10^{-2}
0.100	3.674	3.414×10^{-3}	3.677	1.602×10^{-2}	5.268×10^{-4}	3.760×10^{-2}
0.150	2.886	3.640×10^{-3}	2.890	3.156×10^{-2}	7.168×10^{-4}	6.694×10^{-2}
0.200	2.485	3.896×10^{-3}	2.489	5.032×10^{-2}	8.911×10^{-4}	1.003×10^{-1}
0.300	2.087	4.489×10^{-3}	2.092	9.462×10^{-2}	1.213×10^{-3}	1.740×10^{-1}
0.400	1.896	5.173×10^{-3}	1.901	1.450×10^{-1}	1.518×10^{-3}	2.524×10^{-1}
0.500	1.788	5.935×10^{-3}	1.794	1.993×10^{-1}	1.817×10^{-3}	3.321×10^{-1}
0.600	1.722	6.759×10^{-3}	1.729	2.561×10^{-1}	2.115×10^{-3}	4.114×10^{-1}
0.700	1.679	7.637×10^{-3}	1.687	3.147×10^{-1}	2.416×10^{-3}	4.891×10^{-1}
0.800	1.650	8.559×10^{-3}	1.659	3.746×10^{-1}	2.719×10^{-3}	5.648×10^{-1}
0.900	1.631	9.523×10^{-3}	1.640	4.352×10^{-1}	3.026×10^{-3}	6.382×10^{-1}
1.000	1.617	1.053×10^{-2}	1.627	4.964×10^{-1}	3.337×10^{-3}	7.091×10^{-1}
1.500	1.593	1.602×10^{-2}	1.609	8.062×10^{-1}	4.954×10^{-3}	1.028
2.000	1.597	2.213×10^{-2}	1.619	1.116	6.665×10^{-3}	1.295
3.000	1.621	3.561×10^{-2}	1.657	1.727	1.029×10^{-2}	1.720
4.000	1.647	5.026×10^{-2}	1.697	2.323	1.410×10^{-2}	2.051
5.000	1.669	6.576×10^{-2}	1.735	2.906	1.803×10^{-2}	2.323
6.000	1.689	8.193×10^{-2}	1.771	3.476	2.204×10^{-2}	2.555
7.000	1.706	9.865×10^{-2}	1.804	4.036	2.610×10^{-2}	2.758
8.000	1.720	1.158×10^{-1}	1.836	4.585	3.020×10^{-2}	2.939
9.000	1.733	1.334×10^{-1}	1.867	5.125	3.432×10^{-2}	3.104
10.000	1.745	1.513×10^{-1}	1.896	5.657	3.845×10^{-2}	3.256
15.000	1.787	2.444×10^{-1}	2.032	8.202	5.903×10^{-2}	3.879
20.000	1.816	3.417×10^{-1}	2.157	1.059×10	7.917×10^{-2}	4.361
30.000	1.852	5.435×10^{-1}	2.396	1.498×10	1.173×10^{-1}	5.088
40.000	1.877	7.508×10^{-1}	2.627	1.897×10	1.522×10^{-1}	5.628
50.000	1.895	9.617×10^{-1}	2.857	2.262×10	1.841×10^{-1}	6.057

巻末・付表-20　電子線の阻止能 - 空気等価プラスチック C-552[6]

$<Z/A>: 0.499969\ ;\ \rho: 1.760\ \mathrm{g\ cm^{-3}}\ ;\ I: 86.8\ \mathrm{eV}\ ;$ 混合比 $(Z-f_w): 1-0.024681\ ;\ 6-0.501610\ ;\ 8-0.004527\ ;\ 9-0.465209\ ;\ 14-0.003973$

運動エネルギー (MeV)	阻止能 (MeV cm² g⁻¹) 衝突	阻止能 放射	阻止能 全	CSDA 飛程 (g cm⁻²)	放射収率	密度効果項 δ
0.010	1.972×10	3.767×10⁻³	1.972×10	2.890×10⁻⁴	1.046×10⁻⁴	0.000
0.015	1.442×10	3.812×10⁻³	1.443×10	5.897×10⁻⁴	1.458×10⁻⁴	0.000
0.020	1.156×10	3.834×10⁻³	1.156×10	9.797×10⁻⁴	1.839×10⁻⁴	0.000
0.030	8.482	3.860×10⁻³	8.486	2.004×10⁻³	2.541×10⁻⁴	0.000
0.040	6.841	3.883×10⁻³	6.844	3.326×10⁻³	3.185×10⁻⁴	0.000
0.050	5.813	3.909×10⁻³	5.816	4.918×10⁻³	3.789×10⁻⁴	0.000
0.060	5.106	3.939×10⁻³	5.109	6.758×10⁻³	4.360×10⁻⁴	0.000
0.070	4.589	3.973×10⁻³	4.593	8.827×10⁻³	4.907×10⁻⁴	0.000
0.080	4.194	4.010×10⁻³	4.198	1.111×10⁻²	5.431×10⁻⁴	0.000
0.090	3.882	4.050×10⁻³	3.886	1.359×10⁻²	5.938×10⁻⁴	0.000
0.100	3.630	4.093×10⁻³	3.634	1.625×10⁻²	6.429×10⁻⁴	0.000
0.150	2.859	4.347×10⁻³	2.863	3.196×10⁻²	8.705×10⁻⁴	0.000
0.200	2.468	4.643×10⁻³	2.473	5.086×10⁻²	1.078×10⁻³	0.000
0.300	2.083	5.336×10⁻³	2.088	9.535×10⁻²	1.458×10⁻³	0.000
0.400	1.899	6.134×10⁻³	1.906	1.457×10⁻¹	1.815×10⁻³	1.228×10⁻²
0.500	1.794	7.020×10⁻³	1.801	1.998×10⁻¹	2.164×10⁻³	6.801×10⁻²
0.600	1.729	7.977×10⁻³	1.737	2.564×10⁻¹	2.510×10⁻³	1.308×10⁻¹
0.700	1.687	8.995×10⁻³	1.696	3.147×10⁻¹	2.858×10⁻³	1.972×10⁻¹
0.800	1.659	1.006×10⁻²	1.669	3.742×10⁻¹	3.209×10⁻³	2.650×10⁻¹
0.900	1.639	1.118×10⁻²	1.650	4.345×10⁻¹	3.564×10⁻³	3.331×10⁻¹
1.000	1.626	1.234×10⁻²	1.638	4.953×10⁻¹	3.923×10⁻³	4.005×10⁻¹
1.500	1.602	1.871×10⁻²	1.620	8.030×10⁻¹	5.787×10⁻³	7.168×10⁻¹
2.000	1.605	2.581×10⁻²	1.630	1.111	7.758×10⁻³	9.920×10⁻¹
3.000	1.627	4.144×10⁻²	1.668	1.717	1.194×10⁻²	1.440
4.000	1.650	5.840×10⁻²	1.709	2.310	1.623×10⁻²	1.794
5.000	1.671	7.633×10⁻²	1.748	2.888	2.084×10⁻²	2.086
6.000	1.690	9.501×10⁻²	1.785	3.454	2.544×10⁻²	2.335
7.000	1.705	1.143×10⁻¹	1.820	4.009	3.010×10⁻²	2.552
8.000	1.719	1.341×10⁻¹	1.853	4.554	3.478×10⁻²	2.745
9.000	1.731	1.543×10⁻¹	1.886	5.089	3.949×10⁻²	2.920
10.000	1.742	1.748×10⁻¹	1.917	5.615	4.419×10⁻²	3.080
15.000	1.783	2.817×10⁻¹	2.065	8.125	6.748×10⁻²	3.724
20.000	1.811	3.931×10⁻¹	2.204	1.047×10	9.002×10⁻²	4.210
30.000	1.848	6.235×10⁻¹	2.472	1.475×10	1.321×10⁻¹	4.932
40.000	1.873	8.601×10⁻¹	2.733	1.859×10	1.702×10⁻¹	5.466
50.000	1.892	1.101	2.992	2.209×10	2.045×10⁻¹	5.890

巻末・付表-21 電子線の阻止能－水[6]

$<Z/A>$: 0.55509 ; ρ : 1.000 g cm^{-3} ; I : 75.0 eV ; 混合比 $(Z-f_w)$: 1−0.111898 ; 8−0.888102

運動エネルギー (MeV)	阻止能 (MeV cm² g^{-1}) 衝突	阻止能 放射	阻止能 全	CSDA 飛程 (g cm^{-2})	放射収率	密度効果項 δ
0.010	2.256×10	3.898×10^{-3}	2.256×10	2.515×10^{-4}	9.408×10^{-5}	0.000
0.015	1.647×10	3.944×10^{-3}	1.647×10	5.147×10^{-4}	1.316×10^{-4}	0.000
0.020	1.317×10	3.963×10^{-3}	1.318×10	8.566×10^{-4}	1.663×10^{-4}	0.000
0.030	9.653	3.984×10^{-3}	9.657	1.756×10^{-3}	2.301×10^{-4}	0.000
0.040	7.777	4.005×10^{-3}	7.781	2.919×10^{-3}	2.886×10^{-4}	0.000
0.050	6.603	4.031×10^{-3}	6.607	4.320×10^{-3}	3.435×10^{-4}	0.000
0.060	5.797	4.062×10^{-3}	5.801	5.940×10^{-3}	3.955×10^{-4}	0.000
0.070	5.207	4.098×10^{-3}	5.211	7.762×10^{-3}	4.453×10^{-4}	0.000
0.080	4.757	4.138×10^{-3}	4.761	9.773×10^{-3}	4.931×10^{-4}	0.000
0.090	4.402	4.181×10^{-3}	4.407	1.196×10^{-2}	5.393×10^{-4}	0.000
0.100	4.115	4.228×10^{-3}	4.119	1.431×10^{-2}	5.842×10^{-4}	0.000
0.150	3.238	4.494×10^{-3}	3.242	2.817×10^{-2}	7.926×10^{-4}	0.000
0.200	2.793	4.801×10^{-3}	2.798	4.488×10^{-2}	9.826×10^{-4}	0.000
0.300	2.355	5.514×10^{-3}	2.360	8.421×10^{-2}	1.331×10^{-3}	0.000
0.400	2.148	6.339×10^{-3}	2.154	1.288×10^{-1}	1.658×10^{-3}	0.000
0.500	2.034	7.257×10^{-3}	2.041	1.766×10^{-1}	1.976×10^{-3}	0.000
0.600	1.963	8.254×10^{-3}	1.972	2.265×10^{-1}	2.292×10^{-3}	2.938×10^{-2}
0.700	1.917	9.313×10^{-3}	1.926	2.778×10^{-1}	2.608×10^{-3}	7.435×10^{-2}
0.800	1.886	1.042×10^{-2}	1.896	3.302×10^{-1}	2.928×10^{-3}	1.267×10^{-1}
0.900	1.864	1.159×10^{-2}	1.876	3.832×10^{-1}	3.251×10^{-3}	1.835×10^{-1}
1.000	1.849	1.280×10^{-2}	1.862	4.367×10^{-1}	3.579×10^{-3}	2.428×10^{-1}
1.500	1.822	1.942×10^{-2}	1.841	7.075×10^{-1}	5.281×10^{-3}	5.437×10^{-1}
2.000	1.824	2.678×10^{-2}	1.850	9.785×10^{-1}	7.085×10^{-3}	8.218×10^{-1}
3.000	1.846	4.299×10^{-2}	1.889	1.514	1.092×10^{-2}	1.288
4.000	1.870	6.058×10^{-2}	1.931	2.037	1.495×10^{-2}	1.660
5.000	1.892	7.917×10^{-2}	1.971	2.550	1.911×10^{-2}	1.967
6.000	1.911	9.854×10^{-2}	2.010	3.052	2.336×10^{-2}	2.227
7.000	1.928	1.185×10^{-1}	2.047	3.545	2.766×10^{-2}	2.453
8.000	1.943	1.391×10^{-1}	2.082	4.030	3.200×10^{-2}	2.652
9.000	1.956	1.601×10^{-1}	2.116	4.506	3.636×10^{-2}	2.831
10.000	1.968	1.814×10^{-1}	2.149	4.975	4.072×10^{-2}	2.992
15.000	2.014	2.926×10^{-1}	2.306	7.219	6.243×10^{-2}	3.633
20.000	2.046	4.086×10^{-1}	2.454	9.320	8.355×10^{-2}	4.107
30.000	2.089	6.489×10^{-1}	2.738	1.317×10	1.233×10^{-1}	4.806
40.000	2.118	8.955×10^{-1}	3.013	1.665×10	1.594×10^{-1}	5.326
50.000	2.139	1.146	3.286	1.983×10	1.923×10^{-1}	5.741

巻末・付表-22 電子線の阻止能 – 組織等価プラスチック,A-150[6]

$<Z/A>$: 0.54903 ; ρ : 1.127 g cm^{-3} ; I : 65.1 eV ; 混合比 $(Z-f_w)$: 1 − 0.101327 ; 6 − 0.775501 ; 7 − 0.035057 ; 8 − 0.052316 ; 9 − 0.017422 ; 20 − 0.018378

運動エネルギー (MeV)	阻止能 (MeV cm² g^{-1})			CSDA 飛程 (g cm^{-2})	放射収率	密度効果項 δ
	衝突	放射	全			
0.010	2.294×10	3.156×10^{-3}	2.295×10	2.463×10^{-4}	7.529×10^{-5}	0.000
0.015	1.671×10	3.188×10^{-3}	1.671×10	5.055×10^{-4}	1.050×10^{-4}	0.000
0.020	1.335×10	3.205×10^{-3}	1.336×10	8.426×10^{-4}	1.327×10^{-4}	0.000
0.030	9.769	3.232×10^{-3}	9.772	1.731×10^{-3}	1.838×10^{-4}	0.000
0.040	7.863	3.258×10^{-3}	7.866	2.880×10^{-3}	2.311×10^{-4}	0.000
0.050	6.671	3.287×10^{-3}	6.675	4.267×10^{-3}	2.756×10^{-4}	0.000
0.060	5.853	3.319×10^{-3}	5.857	5.871×10^{-3}	3.180×10^{-4}	0.000
0.070	5.256	3.352×10^{-3}	5.259	7.677×10^{-3}	3.586×10^{-4}	0.000
0.080	4.800	3.388×10^{-3}	4.803	9.669×10^{-3}	3.977×10^{-4}	0.000
0.090	4.441	3.427×10^{-3}	4.444	1.184×10^{-2}	4.356×10^{-4}	0.000
0.100	4.150	3.467×10^{-3}	4.153	1.417×10^{-2}	4.723×10^{-4}	0.000
0.150	3.262	3.697×10^{-3}	3.265	2.793×10^{-2}	6.436×10^{-4}	0.000
0.200	2.812	3.959×10^{-3}	2.816	4.452×10^{-2}	8.003×10^{-4}	0.000
0.300	2.369	4.563×10^{-3}	2.373	8.362×10^{-2}	1.089×10^{-3}	0.000
0.400	2.156	5.260×10^{-3}	2.161	1.280×10^{-1}	1.361×10^{-3}	2.970×10^{-2}
0.500	2.033	6.036×10^{-3}	2.039	1.757×10^{-1}	1.628×10^{-3}	9.751×10^{-2}
0.600	1.957	6.875×10^{-3}	1.964	2.258×10^{-1}	1.895×10^{-3}	1.708×10^{-1}
0.700	1.907	7.768×10^{-3}	1.915	2.774×10^{-1}	2.164×10^{-3}	2.464×10^{-1}
0.800	1.874	8.706×10^{-3}	1.883	3.300×10^{-1}	2.436×10^{-3}	3.223×10^{-1}
0.900	1.851	9.687×10^{-3}	1.860	3.835×10^{-1}	2.711×10^{-3}	3.975×10^{-1}
1.000	1.834	1.071×10^{-2}	1.845	4.375×10^{-1}	2.990×10^{-3}	4.712×10^{-1}
1.500	1.803	1.630×10^{-2}	1.819	7.111×10^{-1}	4.447×10^{-3}	8.100×10^{-1}
2.000	1.804	2.252×10^{-2}	1.827	9.856×10^{-1}	5.992×10^{-3}	1.099
3.000	1.827	3.625×10^{-2}	1.863	1.528	9.281×10^{-3}	1.561
4.000	1.852	5.116×10^{-2}	1.903	2.059	1.275×10^{-2}	1.922
5.000	1.874	6.695×10^{-2}	1.941	2.579	1.633×10^{-2}	2.218
6.000	1.894	8.341×10^{-2}	1.977	3.090	2.000×10^{-2}	2.470
7.000	1.911	1.004×10^{-1}	2.011	3.591	2.372×10^{-2}	2.691
8.000	1.926	1.179×10^{-1}	2.044	4.084	2.749×10^{-2}	2.887
9.000	1.939	1.358×10^{-1}	2.075	4.570	3.127×10^{-2}	3.064
10.000	1.951	1.540×10^{-1}	2.105	5.048	3.508×10^{-2}	3.227
15.000	1.995	2.488×10^{-1}	2.243	7.348	5.411×10^{-2}	3.885
20.000	2.024	3.478×10^{-1}	2.372	9.515	7.282×10^{-2}	4.385
30.000	2.063	5.532×10^{-1}	2.616	1.353×10	1.085×10^{-1}	5.126
40.000	2.089	7.643×10^{-1}	2.854	1.718×10	1.414×10^{-1}	5.671
50.000	2.109	9.792×10^{-1}	3.089	2.055×10	1.717×10^{-1}	6.101

巻末・付表-23　電子線の阻止能－ポリメチルメタクリエイト（PMMA または Perspex）[6]

$\langle Z/A \rangle : 0.53937 ; \rho : 1.190 \,\mathrm{g\,cm^{-3}} ; I : 74.0 \,\mathrm{eV} ;$ 混合比 $(Z-f_w) : 1-0.080541 ; 6-0.599846 ; 8-0.319613$

運動エネルギー (MeV)	阻止能 (MeV cm² g⁻¹) 衝突	阻止能 (MeV cm² g⁻¹) 放射	阻止能 (MeV cm² g⁻¹) 全	CSDA 飛程 (g cm⁻²)	放射収率	密度効果項 δ
0.010	2.198×10	3.332×10⁻³	2.198×10	2.580×10⁻⁴	8.330×10⁻⁵	0.000
0.015	1.604×10	3.359×10⁻³	1.604×10	5.282×10⁻⁴	1.158×10⁻⁴	0.000
0.020	1.283×10	3.372×10⁻³	1.283×10	8.793×10⁻⁴	1.460×10⁻⁴	0.000
0.030	9.400	3.391×10⁻³	9.404	1.803×10⁻³	2.015×10⁻⁴	0.000
0.040	7.573	3.413×10⁻³	7.576	2.997×10⁻³	2.526×10⁻⁴	0.000
0.050	6.429	3.438×10⁻³	6.433	4.436×10⁻³	3.007×10⁻⁴	0.000
0.060	5.644	3.468×10⁻³	5.647	6.100×10⁻³	3.464×10⁻⁴	0.000
0.070	5.070	3.502×10⁻³	5.073	7.972×10⁻³	3.901×10⁻⁴	0.000
0.080	4.631	3.538×10⁻³	4.635	1.004×10⁻²	4.322×10⁻⁴	0.000
0.090	4.286	3.577×10⁻³	4.289	1.228×10⁻²	4.729×10⁻⁴	0.000
0.100	4.006	3.619×10⁻³	4.010	1.470×10⁻²	5.125×10⁻⁴	0.000
0.150	3.151	3.855×10⁻³	3.155	2.894×10⁻²	6.966×10⁻⁴	0.000
0.200	2.719	4.126×10⁻³	2.723	4.610×10⁻²	8.650×10⁻⁴	0.000
0.300	2.292	4.751×10⁻³	2.297	8.653×10⁻²	1.175×10⁻³	0.000
0.400	2.090	5.474×10⁻³	2.096	1.323×10⁻¹	1.466×10⁻³	0.000
0.500	1.975	6.278×10⁻³	1.981	1.815×10⁻¹	1.751×10⁻³	4.112×10⁻²
0.600	1.903	7.149×10⁻³	1.910	2.330×10⁻¹	2.035×10⁻³	1.005×10⁻¹
0.700	1.856	8.076×10⁻³	1.864	2.860×10⁻¹	2.320×10⁻³	1.650×10⁻¹
0.800	1.825	9.050×10⁻³	1.834	3.401×10⁻¹	2.609×10⁻³	2.321×10⁻¹
0.900	1.803	1.007×10⁻²	1.813	3.950×10⁻¹	2.902×10⁻³	3.001×10⁻¹
1.000	1.788	1.113×10⁻²	1.799	4.504×10⁻¹	3.199×10⁻³	3.679×10⁻¹
1.500	1.759	1.693×10⁻²	1.776	7.308×10⁻¹	4.744×10⁻³	6.887×10⁻¹
2.000	1.762	2.338×10⁻²	1.785	1.012	6.383×10⁻³	9.689×10⁻¹
3.000	1.784	3.761×10⁻²	1.822	1.567	9.868×10⁻³	1.425
4.000	1.809	5.307×10⁻²	1.862	2.109	1.354×10⁻²	1.783
5.000	1.832	6.943×10⁻²	1.901	2.641	1.733×10⁻²	2.077
6.000	1.851	8.648×10⁻²	1.937	3.162	2.120×10⁻²	2.327
7.000	1.868	1.041×10⁻¹	1.972	3.673	2.513×10⁻²	2.545
8.000	1.883	1.222×10⁻¹	2.005	4.176	2.910×10⁻²	2.739
9.000	1.896	1.407×10⁻¹	2.037	4.671	3.309×10⁻²	2.914
10.000	1.908	1.596×10⁻¹	2.067	5.158	3.710×10⁻²	3.073
15.000	1.952	2.577×10⁻¹	2.210	7.496	5.709×10⁻²	3.716
20.000	1.982	3.603×10⁻¹	2.342	9.693	7.667×10⁻²	4.202
30.000	2.022	5.728×10⁻¹	2.595	1.375×10	1.138×10⁻¹	4.927
40.000	2.049	7.912×10⁻¹	2.840	1.743×10	1.480×10⁻¹	5.463
50.000	2.069	1.013	3.082	2.081×10	1.792×10⁻¹	5.889

巻末・付表-24 電子線の阻止能 – 軟部組織[6]

$<Z/A>$: 0.54975 ; ρ : 1.000 g cm^{-3} ; I : 74.9 eV ; 混合比 $(Z-f_w)$: 1 – 0.101172 ; 6 – 0.111000 ; 7 – 0.026000 ; 8 – 0.761828

運動エネルギー (MeV)	阻止能 (MeV cm^2 g^{-1}) 衝突	阻止能 (MeV cm^2 g^{-1}) 放射	阻止能 (MeV cm^2 g^{-1}) 全	CSDA 飛程 (g cm^{-2})	放射収率	密度効果項 δ
0.010	2.235×10	3.795×10^{-3}	2.235×10	2.538×10^{-4}	9.262×10^{-4}	0.000
0.015	1.631×10	3.837×10^{-3}	1.632×10	5.195×10^{-4}	1.294×10^{-4}	0.000
0.020	1.305×10	3.855×10^{-3}	1.305×10	8.647×10^{-4}	1.635×10^{-4}	0.000
0.030	9.562	3.876×10^{-3}	9.566	1.773×10^{-3}	2.260×10^{-4}	0.000
0.040	7.704	3.897×10^{-3}	7.708	2.946×10^{-3}	2.835×10^{-4}	0.000
0.050	6.541	3.923×10^{-3}	6.545	4.361×10^{-3}	3.374×10^{-4}	0.000
0.060	5.742	3.953×10^{-3}	5.746	5.996×10^{-3}	3.885×10^{-4}	0.000
0.070	5.158	3.989×10^{-3}	5.162	7.836×10^{-3}	4.374×10^{-4}	0.000
0.080	4.712	4.028×10^{-3}	4.717	9.866×10^{-3}	4.844×10^{-4}	0.000
0.090	4.361	4.070×10^{-3}	4.365	1.207×10^{-2}	5.299×10^{-4}	0.000
0.100	4.076	4.116×10^{-3}	4.081	1.444×10^{-2}	5.740×10^{-4}	0.000
0.150	3.207	4.377×10^{-3}	3.211	2.844×10^{-2}	7.790×10^{-4}	0.000
0.200	2.767	4.677×10^{-3}	2.771	4.530×10^{-2}	9.660×10^{-4}	0.000
0.300	2.333	5.374×10^{-3}	2.338	8.502×10^{-2}	1.309×10^{-3}	0.000
0.400	2.128	6.179×10^{-3}	2.134	1.300×10^{-1}	1.631×10^{-3}	0.000
0.500	2.015	7.077×10^{-3}	2.022	1.783×10^{-1}	1.944×10^{-3}	0.000
0.600	1.944	8.050×10^{-3}	1.952	2.286×10^{-1}	2.255×10^{-3}	3.374×10^{-2}
0.700	1.898	9.084×10^{-3}	1.907	2.805×10^{-1}	2.568×10^{-3}	8.114×10^{-2}
0.800	1.867	1.017×10^{-2}	1.877	3.334×10^{-1}	2.883×10^{-3}	1.351×10^{-1}
0.900	1.846	1.131×10^{-2}	1.857	3.870×10^{-1}	3.202×10^{-3}	1.930×10^{-1}
1.000	1.831	1.249×10^{-2}	1.843	4.410×10^{-1}	3.525×10^{-3}	2.529×10^{-1}
1.500	1.803	1.896×10^{-2}	1.822	7.145×10^{-1}	5.205×10^{-3}	5.542×10^{-1}
2.000	1.806	2.615×10^{-2}	1.832	9.884×10^{-1}	6.985×10^{-3}	8.304×10^{-1}
3.000	1.828	4.199×10^{-2}	1.870	1.529	1.077×10^{-2}	1.292
4.000	1.853	5.919×10^{-2}	1.912	2.058	1.475×10^{-2}	1.660
5.000	1.875	7.736×10^{-2}	1.952	2.575	1.885×10^{-2}	1.963
6.000	1.894	9.629×10^{-2}	1.990	3.083	2.305×10^{-2}	2.220
7.000	1.911	1.159×10^{-1}	2.026	3.581	2.729×10^{-2}	2.443
8.000	1.925	1.359×10^{-1}	2.061	4.070	3.158×10^{-2}	2.640
9.000	1.939	1.565×10^{-1}	2.095	4.551	3.588×10^{-2}	2.817
10.000	1.950	1.774×10^{-1}	2.128	5.025	4.020×10^{-2}	2.978
15.000	1.996	2.861×10^{-1}	2.282	7.292	6.165×10^{-2}	3.616
20.000	2.028	3.996×10^{-1}	2.427	9.416	8.255×10^{-2}	4.090
30.000	2.070	6.347×10^{-1}	2.705	1.331×10	1.219×10^{-1}	4.792
40.000	2.099	8.761×10^{-1}	2.975	1.684×10	1.577×10^{-1}	5.314
50.000	2.120	1.122	3.241	2.006×10	1.904×10^{-1}	5.731

巻末・付表-25　電子線の阻止能－筋肉[6]

$<Z/A>: 0.55005 ; \rho : 1.040 \text{ g cm}^{-3} ; I : 74.7 \text{ eV} ;$ 混合比 $(Z-f_w) : 1-0.101997 ; 6-0.123000 ; 7-0.035000 ;$
$8-0.729003 ; 11-0.000800 ; 12-0.002000 ; 15-0.002000 ; 16-0.005000 ; 16-0.005000 ; 19-0.003000$

運動エネルギー (MeV)	阻止能 (MeV cm² g⁻¹)			CSDA 飛程 (g cm⁻²)	放射収率	密度効果項 δ
	衝突	放射	全			
0.010	2.237×10	3.816×10^{-3}	2.238×10	2.536×10^{-4}	9.292×10^{-4}	0.000
0.015	1.633×10	3.862×10^{-3}	1.633×10	5.189×10^{-4}	1.300×10^{-4}	0.000
0.020	1.306×10	3.882×10^{-3}	1.307×10	8.638×10^{-4}	1.642×10^{-4}	0.000
0.030	9.572	3.905×10^{-3}	9.576	1.771×10^{-3}	2.273×10^{-4}	0.000
0.040	7.711	3.928×10^{-3}	7.715	2.943×10^{-3}	2.852×10^{-4}	0.000
0.050	6.547	3.955×10^{-3}	6.551	4.356×10^{-3}	3.396×10^{-4}	0.000
0.060	5.747	3.986×10^{-3}	5.751	5.990×10^{-3}	3.911×10^{-4}	0.000
0.070	5.163	4.022×10^{-3}	5.167	7.828×10^{-3}	4.404×10^{-4}	0.000
0.080	4.717	4.061×10^{-3}	4.721	9.856×10^{-3}	4.878×10^{-4}	0.000
0.090	4.365	4.104×10^{-3}	4.369	1.206×10^{-2}	5.336×10^{-4}	0.000
0.100	4.080	4.150×10^{-3}	4.084	1.443×10^{-2}	5.780×10^{-4}	0.000
0.150	3.210	4.412×10^{-3}	3.214	2.841×10^{-2}	7.845×10^{-4}	0.000
0.200	2.769	4.714×10^{-3}	2.774	4.526×10^{-2}	9.728×10^{-4}	0.000
0.300	2.335	5.415×10^{-3}	2.340	8.494×10^{-2}	1.318×10^{-3}	0.000
0.400	2.129	6.226×10^{-3}	2.136	1.299×10^{-1}	1.642×10^{-3}	0.000
0.500	2.016	7.129×10^{-3}	2.023	1.781×10^{-1}	1.957×10^{-3}	4.347×10^{-3}
0.600	1.945	8.108×10^{-3}	1.953	2.285×10^{-1}	2.271×10^{-3}	4.652×10^{-2}
0.700	1.898	9.148×10^{-3}	1.907	2.803×10^{-1}	2.585×10^{-3}	9.821×10^{-2}
0.800	1.867	1.024×10^{-2}	1.877	3.332×10^{-1}	2.903×10^{-3}	1.555×10^{-1}
0.900	1.845	1.139×10^{-2}	1.856	3.868×10^{-1}	3.224×10^{-3}	2.161×10^{-1}
1.000	1.830	1.257×10^{-2}	1.842	4.409×10^{-1}	3.549×10^{-3}	2.782×10^{-1}
1.500	1.802	1.908×10^{-2}	1.821	7.146×10^{-1}	5.242×10^{-3}	5.857×10^{-1}
2.000	1.804	2.632×10^{-2}	1.830	9.886×10^{-1}	7.035×10^{-3}	8.645×10^{-1}
3.000	1.826	4.225×10^{-2}	1.869	1.530	1.084×10^{-2}	1.328
4.000	1.851	5.954×10^{-2}	1.910	2.059	1.485×10^{-2}	1.696
5.000	1.873	7.782×10^{-2}	1.951	2.577	1.898×10^{-2}	1.999
6.000	1.892	9.686×10^{-2}	1.989	3.084	2.320×10^{-2}	2.256
7.000	1.909	1.165×10^{-1}	2.026	3.583	2.747×10^{-2}	2.479
8.000	1.924	1.367×10^{-1}	2.061	4.072	3.178×10^{-2}	2.676
9.000	1.937	1.574×10^{-1}	2.094	4.553	3.611×10^{-2}	2.853
10.000	1.949	1.784×10^{-1}	2.127	5.027	4.045×10^{-2}	3.014
15.000	1.995	2.877×10^{-1}	2.282	7.295	6.202×10^{-2}	3.653
20.000	2.026	4.018×10^{-1}	2.428	9.418	8.302×10^{-2}	4.129
30.000	2.068	6.381×10^{-1}	2.706	1.332×10	1.225×10^{-1}	4.833
40.000	2.097	8.807×10^{-1}	2.977	1.684×10	1.585×10^{-1}	5.357
50.000	2.118	1.127	3.245	2.005×10	1.913×10^{-1}	5.775

巻末・付表-26　電子線の阻止能－緻密骨[6]

$<Z/A>: 0.53010 ; \rho : 1.850 \text{ g cm}^{-3} ; I : 91.9 \text{ eV} ; 混合比 (Z-f_w) : 1-0.063984 ; 6-0.278000 ; 7-0.027000 ; 8-0.410016 ; 12-0.002000 ; 15-0.070000 ; 16-0.002000 ; 20-0.147000$

運動エネルギー (MeV)	阻止能 (MeV cm² g⁻¹) 衝突	阻止能 (MeV cm² g⁻¹) 放射	阻止能 (MeV cm² g⁻¹) 全	CSDA 飛程 (g cm⁻²)	放射収率	密度効果項 δ
0.010	2.068×10	4.793×10^{-3}	2.068×10	2.761×10^{-4}	1.236×10^{-4}	0.000
0.015	1.514×10	4.942×10^{-3}	1.514×10	5.627×10^{-4}	1.756×10^{-4}	0.000
0.020	1.213×10	5.026×10^{-3}	1.214×10	9.343×10^{-4}	2.244×10^{-4}	0.000
0.030	8.912	5.121×10^{-3}	8.917	1.910×10^{-3}	3.148×10^{-4}	0.000
0.040	7.191	5.184×10^{-3}	7.196	3.167×10^{-3}	3.982×10^{-4}	0.000
0.050	6.112	5.237×10^{-3}	6.117	4.681×10^{-3}	4.764×10^{-4}	0.000
0.060	5.370	5.288×10^{-3}	5.375	6.431×10^{-3}	5.504×10^{-4}	0.000
0.070	4.827	5.338×10^{-3}	4.832	8.397×10^{-3}	6.210×10^{-4}	0.000
0.080	4.412	5.390×10^{-3}	4.418	1.056×10^{-2}	6.887×10^{-4}	0.000
0.090	4.085	5.445×10^{-3}	4.090	1.292×10^{-2}	7.540×10^{-4}	0.000
0.100	3.820	5.502×10^{-3}	3.826	1.545×10^{-2}	8.171×10^{-4}	0.000
0.150	3.010	5.826×10^{-3}	3.016	3.037×10^{-2}	1.108×10^{-3}	0.000
0.200	2.599	6.200×10^{-3}	2.605	4.831×10^{-2}	1.371×10^{-3}	0.000
0.300	2.194	7.075×10^{-3}	2.201	9.052×10^{-2}	1.848×10^{-3}	0.000
0.400	1.996	8.090×10^{-3}	2.004	1.384×10^{-1}	2.292×10^{-3}	6.259×10^{-2}
0.500	1.883	9.221×10^{-3}	1.893	1.898×10^{-1}	2.724×10^{-3}	1.344×10^{-1}
0.600	1.815	1.045×10^{-2}	1.825	2.437×10^{-1}	3.153×10^{-3}	2.080×10^{-1}
0.700	1.770	1.175×10^{-2}	1.782	2.992×10^{-1}	3.582×10^{-3}	2.819×10^{-1}
0.800	1.740	1.311×10^{-2}	1.753	3.558×10^{-1}	4.014×10^{-3}	3.550×10^{-1}
0.900	1.719	1.454×10^{-2}	1.734	4.132×10^{-1}	4.449×10^{-3}	4.267×10^{-1}
1.000	1.705	1.602×10^{-2}	1.721	4.711×10^{-1}	4.889×10^{-3}	4.966×10^{-1}
1.500	1.680	2.414×10^{-2}	1.705	7.638×10^{-1}	7.161×10^{-3}	8.162×10^{-1}
2.000	1.684	3.313×10^{-2}	1.718	1.056	9.547×10^{-3}	1.089
3.000	1.709	5.289×10^{-2}	1.762	1.631	1.457×10^{-2}	1.527
4.000	1.735	7.427×10^{-2}	1.809	2.191	1.981×10^{-2}	1.872
5.000	1.758	9.680×10^{-2}	1.855	2.737	2.517×10^{-2}	2.156
6.000	1.778	1.202×10^{-1}	1.898	3.270	3.060×10^{-2}	2.399
7.000	1.795	1.444×10^{-1}	1.939	3.791	3.607×10^{-2}	2.612
8.000	1.810	1.692×10^{-1}	1.979	4.301	4.156×10^{-2}	2.801
9.000	1.823	1.945×10^{-1}	2.018	4.802	4.705×10^{-2}	2.973
10.000	1.835	2.202×10^{-1}	2.055	5.293	5.252×10^{-2}	3.130
15.000	1.879	3.537×10^{-1}	2.233	7.625	7.939×10^{-2}	3.766
20.000	1.909	4.926×10^{-1}	2.402	9.783	1.051×10^{-1}	4.248
30.000	1.949	7.799×10^{-1}	2.729	1.369×10	1.523×10^{-1}	4.965
40.000	1.976	1.074	3.050	1.715×10	1.943×10^{-1}	5.496
50.000	1.996	1.374	3.369	2.027×10	2.316×10^{-1}	5.916

巻末・付表-27　制限衝突阻止能 L_Δ と非制限の衝突阻止能 S_{col} の比[23]

MeV	Δ/keV	C ($\rho=1.7$ g cm^{-3})	Al	Cu	Ag	Pb	水(液体)	空気
100	100	0.7389	0.7338	0.7200	0.7184	0.7167	0.7431	0.7895
	10	0.6483	0.6415	0.6229	0.6207		0.6540	0.7164
	1	0.5578	0.5492				0.5649	0.6434
50	100	0.7597	0.7545	0.7404	0.7385	0.7358	0.7635	0.8038
	10	0.6665	0.6592	0.6397	0.6371		0.6717	0.7277
	1	0.5733	0.5640				0.5800	0.6516
20	100	0.7888	0.7833	0.7685	0.7665	0.7620	0.7917	0.8205
	10	0.6915	0.6835	0.6618	0.6588		0.6957	0.7377
	1	0.5941	0.5836				0.5998	0.6550
10	100	0.8120	0.8068	0.7914	0.7892	0.7836	0.8148	0.8344
	10	0.7106	0.7026	0.6788	0.6754		0.7149	0.7450
	1	0.6091	0.5984				0.6149	0.6557
5	100	0.8374	0.8325	0.8174	0.8142	0.8081	0.8406	0.8520
	10	0.7308	0.7228	0.6977	0.6924		0.7361	0.7550
	1	0.6241	0.6129				0.6315	0.6579
2	100	0.8772	0.8717	0.8592	0.8547	0.8483	0.8805	0.8836
	10	0.7626	0.7520	0.7277	0.7192		0.7689	0.7750
	1	0.6473	0.6316				0.6568	0.6658
1	100	0.9126	0.9070	0.8977	0.8935	0.8873	0.9150	0.9149
	10	0.7917	0.7784	0.7564	0.7462		0.7976	0.7973
	1	0.6686	0.6475				0.6780	0.6776
0.5	100	0.9501	0.9460	0.9405	0.9374	0.9329	0.9512	0.9505
	10	0.8244	0.8100	0.7907	0.7799		0.8285	0.8259
	1	0.6926	0.6672				0.6997	0.6951
0.2	100	1.0000	1.0000	1.0000	1.0000	1.0000	1.0000	1.0000
	10	0.8706	0.8574	0.8422	0.8322		0.8721	0.8699
	1	0.7263	0.6984				0.7294	0.7247
0.1	100	1.0000	1.0000	1.0000	1.0000	1.0000	1.0000	1.0000
	10	0.9068	0.8961	0.8841	0.8759		0.9076	0.9058
	1	0.7529	0.7245				0.7549	0.7503
0.05	100	1.0000	1.0000	1.0000	1.0000	1.0000	1.0000	1.0000
	10	0.9442	0.9370	0.9289	0.9232		0.9446	0.9435
	1	0.7818	0.7536				0.7833	0.7789
0.02	100	1.0000	1.0000	1.0000	1.0000	1.0000	1.0000	1.0000
	10	1.0000	1.0000	1.0000	1.0000		1.0000	1.0000
	1	0.8266	0.8000				0.8278	0.8237
0.01	100	1.0000	1.0000	1.0000	1.0000	1.0000	1.0000	1.0000
	10	1.0000	1.0000	1.0000	1.0000		1.0000	1.0000
	1	0.8675	0.8439				0.8686	0.8650

巻末・付表-28　^{60}Co γ線に対する $(\overline{L}/\rho)_{\text{med, air}}$ および $(\overline{\mu}_{\text{en}}/\rho)_{\text{med, air}}$[43]

物質 med	$(\overline{L}/\rho)_{\text{med, air}}$ (Δ=10keV)	$(\overline{\mu}_{\text{en}}/\rho)_{\text{med, air}}$
Water	1.133	1.112
PMMA	1.102	1.081
Polystyrene	1.110	1.078
Graphite (ρ=1.7 g cm^{-3})	1.002	1.001
A-150 (TE plastic)	1.142	1.101
C-552 (AE plastic)	0.995	1.001
Delrin	1.080	1.068
Nylon	1.142	1.098

巻末・付表-29　^{60}Co γ線および線質指標 $TPR_{20, 10}$ に対する $(\overline{\mu}_{\text{en}}/\rho)_{\text{w, med}}$[43]

$TPR_{20, 10}$	A-150	C-552	Delrin	Graphite	Nylon	PMMA	Polystyrene
Co-60	1.011	1.110	1.042	1.113	1.015	1.030	1.034
0.53	1.011	1.110	1.043	1.114	1.015	1.031	1.035
0.56	1.011	1.110	1.043	1.113	1.015	1.030	1.034
0.59	1.012	1.110	1.042	1.113	1.015	1.030	1.034
0.62	1.012	1.110	1.042	1.113	1.015	1.031	1.035
0.65	1.013	1.110	1.043	1.114	1.016	1.031	1.036
0.68	1.015	1.109	1.043	1.115	1.018	1.032	1.038
0.70	1.016	1.108	1.043	1.115	1.019	1.033	1.040
0.72	1.019	1.107	1.043	1.117	1.021	1.035	1.042
0.74	1.023	1.105	1.044	1.119	1.026	1.038	1.048
0.76	1.028	1.103	1.045	1.121	1.030	1.041	1.053
0.78	1.035	1.100	1.046	1.125	1.037	1.045	1.061
0.80	1.043	1.096	1.048	1.130	1.045	1.051	1.071
0.82	1.051	1.093	1.049	1.134	1.054	1.056	1.081
0.84	1.059	1.089	1.051	1.139	1.062	1.062	1.090

巻末・付表-30　^{60}Co γ 線および線質指標 $TPR_{20,10}$ に対する $(\overline{L}/\rho)_{\text{med, air}}$　$(\delta=10\text{keV})$[43]

$TPR_{20,10}$	A-150	C-552	Delrin	Graphite	Nylon	PMMA	Polystyrene	Water
Co-60	1.141	0.996	1.080	1.002	1.142	1.102	1.110	1.133
0.50	1.146	0.997	1.083	1.008	1.147	1.100	1.114	1.130
0.53	1.145	0.997	1.082	1.006	1.145	1.104	1.113	1.134
0.56	1.142	0.996	1.081	1.004	1.143	1.102	1.111	1.132
0.59	1.139	0.994	1.079	1.001	1.140	1.100	1.109	1.130
0.62	1.136	0.991	1.075	0.997	1.136	1.097	1.105	1.128
0.65	1.130	0.988	1.071	0.992	1.131	1.093	1.101	1.124
0.68	1.124	0.983	1.065	0.986	1.124	1.087	1.095	1.119
0.70	1.118	0.979	1.060	0.981	1.118	1.082	1.090	1.114
0.72	1.112	0.974	1.055	0.976	1.112	1.077	1.084	1.109
0.74	1.105	0.968	1.048	0.970	1.104	1.070	1.078	1.103
0.76	1.097	0.961	1.041	0.963	1.096	1.063	1.070	1.096
0.78	1.087	0.954	1.032	0.955	1.087	1.054	1.062	1.088
0.80	1.077	0.945	1.023	0.947	1.076	1.045	1.052	1.079
0.82	1.065	0.936	1.012	0.938	1.065	1.034	1.041	1.068
0.84	1.052	0.925	1.000	0.928	1.051	1.022	1.029	1.056

巻末・付表-31　校正深における電子線に対する水/空気の平均制限質量衝突阻止能比 $(\overline{L}/\rho)_{\text{w, air}}$[43]

	電子線の線質 R_{50} (cm)														
	1.0	1.4	2.0	2.5	3.0	3.5	4.0	4.5	5.0	5.5	6.0	7.0	8.0	10.0	13.0	16.0	19.0
校正深 d_c (cm)	0.5	0.7	1.1	1.4	1.7	2.0	2.3	2.6	2.9	3.2	3.5	4.1	4.7	5.9	7.7	9.5	11.3
$(L/\rho)_{\text{w, air}}$	1.105	1.094	1.081	1.072	1.065	1.059	1.053	1.048	1.043	1.039	1.035	1.028	1.021	1.010	0.996	0.984	0.974

巻末・付表-32 深さ d/R_{50} における電子線に対する水/空気の平均制限質量衝突阻止能比 $(\overline{L}/\rho)_{w, air}$ [43]

深さ d/R_{50}	電子線の線質 R_{50} (cm)															
	1.0	1.4	2.0	2.5	3.0	3.5	4.0	4.5	5.0	5.5	6.0	7.0	8.0	10.0	13.0	16.0	19.0
0.02	1.076	1.060	1.042	1.030	1.020	1.012	1.004	0.997	0.991	0.986	0.980	0.971	0.963	0.950	0.935	0.924	0.916
0.05	1.078	1.061	1.044	1.032	1.022	1.014	1.007	1.000	0.994	0.988	0.983	0.974	0.966	0.952	0.937	0.926	0.918
0.10	1.080	1.064	1.047	1.036	1.026	1.018	1.010	1.004	0.998	0.992	0.987	0.978	0.970	0.957	0.942	0.931	0.922
0.15	1.083	1.067	1.050	1.039	1.030	1.022	1.014	1.008	1.002	0.997	0.992	0.983	0.975	0.961	0.946	0.935	0.927
0.20	1.085	1.070	1.053	1.043	1.034	1.026	1.019	1.012	1.006	1.001	0.996	0.987	0.979	0.966	0.951	0.940	0.931
0.25	1.088	1.073	1.057	1.046	1.037	1.030	1.023	1.017	1.011	1.006	1.001	0.992	0.984	0.971	0.956	0.945	0.936
0.30	1.091	1.076	1.060	1.050	1.041	1.034	1.027	1.021	1.016	1.010	1.006	0.997	0.989	0.976	0.961	0.950	0.941
0.35	1.093	1.079	1.064	1.054	1.045	1.038	1.032	1.026	1.020	1.015	1.011	1.002	0.995	0.982	0.967	0.955	0.946
0.40	1.096	1.082	1.067	1.058	1.049	1.042	1.036	1.030	1.025	1.020	1.016	1.007	1.000	0.987	0.972	0.960	0.951
0.45	1.099	1.085	1.071	1.061	1.054	1.047	1.041	1.035	1.030	1.025	1.021	1.013	1.006	0.993	0.978	0.966	0.956
0.50	1.102	1.089	1.074	1.066	1.058	1.051	1.046	1.040	1.035	1.031	1.027	1.019	1.012	0.999	0.984	0.971	0.962
0.55	1.105	1.092	1.078	1.070	1.062	1.056	1.050	1.045	1.041	1.036	1.032	1.025	1.018	1.005	0.990	0.978	0.967
0.60	1.108	1.095	1.082	1.074	1.067	1.061	1.056	1.051	1.046	1.042	1.038	1.031	1.024	1.012	0.996	0.984	0.973
0.65	1.111	1.098	1.086	1.078	1.071	1.066	1.061	1.056	1.052	1.048	1.044	1.037	1.030	1.018	1.003	0.990	0.980
0.70	1.114	1.102	1.090	1.082	1.076	1.071	1.066	1.062	1.058	1.054	1.050	1.043	1.037	1.025	1.010	0.997	0.986
0.75	1.117	1.105	1.094	1.087	1.081	1.076	1.072	1.067	1.064	1.060	1.057	1.050	1.044	1.033	1.017	1.004	0.993
0.80	1.120	1.109	1.098	1.091	1.086	1.081	1.077	1.073	1.070	1.066	1.063	1.057	1.051	1.040	1.025	1.012	1.000
0.85	1.123	1.112	1.102	1.096	1.091	1.087	1.083	1.079	1.076	1.073	1.070	1.064	1.059	1.048	1.033	1.020	1.007
0.90	1.126	1.116	1.106	1.101	1.096	1.092	1.089	1.086	1.083	1.080	1.077	1.072	1.067	1.056	1.041	1.028	1.015
0.95	1.129	1.120	1.111	1.106	1.102	1.098	1.095	1.092	1.090	1.087	1.085	1.080	1.075	1.065	1.050	1.036	1.023
1.00	1.132	1.124	1.115	1.111	1.107	1.104	1.101	1.099	1.097	1.094	1.092	1.088	1.083	1.074	1.059	1.045	1.032
1.05	1.136	1.127	1.120	1.116	1.113	1.110	1.108	1.106	1.104	1.102	1.100	1.096	1.092	1.083	1.069	1.055	1.041
1.10	1.139	1.131	1.124	1.121	1.118	1.116	1.115	1.113	1.112	1.110	1.108	1.105	1.102	1.093	1.079	1.065	1.050
1.15	1.142	1.135	1.129	1.126	1.124	1.123	1.122	1.120	1.119	1.118	1.117	1.114	1.111	1.104	1.090	1.075	1.060
1.20	1.146	1.139	1.134	1.132	1.130	1.129	1.129	1.128	1.127	1.127	1.126	1.124	1.121	1.115	1.101	1.086	1.071

巻末・付表-33 深さ d(cm)における電子線に対する水/空気の平均制限質量衝突阻止能比 $(\overline{L}/\rho)_{w, air}$ [43]

深さ d(cm)	電子線の線質 R_{50} (cm)														
	1.0	1.4	2.0	2.5	3.0	3.5	4.0	4.5	5.0	5.5	6.0	7.0	8.0	10.0	13.0	16.0	19.0
0.1	1.080	1.063	1.044	1.032	1.021	1.012	1.005	0.998	0.991	0.985	0.980	0.970					
0.2	1.085	1.067	1.047	1.034	1.024	1.015	1.007	0.999	0.993	0.987	0.981	0.972	0.963	0.950			
0.3	1.091	1.071	1.050	1.037	1.026	1.017	1.008	1.001	0.994	0.988	0.983	0.973	0.964	0.950	0.935	0.924	
0.4	1.096	1.075	1.053	1.040	1.029	1.019	1.010	1.003	0.996	0.990	0.984	0.974	0.966	0.951	0.936	0.924	0.916
0.5	1.102	1.080	1.057	1.043	1.031	1.021	1.012	1.005	0.998	0.991	0.986	0.975	0.967	0.952	0.936	0.925	0.916
0.6	1.108	1.084	1.060	1.046	1.034	1.023	1.014	1.007	0.999	0.993	0.987	0.977	0.968	0.953	0.937	0.925	0.917
0.8	1.120	1.093	1.067	1.051	1.039	1.028	1.019	1.010	1.003	0.996	0.990	0.979	0.970	0.955	0.938	0.926	0.918
1.0	1.132	1.103	1.074	1.058	1.044	1.033	1.023	1.014	1.006	0.999	0.993	0.982	0.972	0.957	0.940	0.927	0.919
1.2	1.146	1.113	1.082	1.064	1.049	1.037	1.027	1.018	1.010	1.003	0.996	0.985	0.975	0.959	0.941	0.929	0.919
1.4		1.124	1.090	1.070	1.055	1.042	1.032	1.022	1.014	1.006	0.999	0.987	0.977	0.960	0.942	0.930	0.920
1.6		1.135	1.098	1.077	1.061	1.048	1.036	1.026	1.017	1.010	1.002	0.990	0.979	0.962	0.944	0.931	0.921
1.8			1.106	1.084	1.067	1.053	1.041	1.030	1.021	1.013	1.006	0.993	0.982	0.964	0.945	0.932	0.922
2.0			1.115	1.091	1.073	1.058	1.046	1.035	1.025	1.017	1.009	0.996	0.984	0.966	0.947	0.933	0.923
2.5				1.111	1.089	1.072	1.058	1.046	1.035	1.026	1.018	1.003	0.991	0.971	0.950	0.936	0.925
3.0				1.132	1.107	1.088	1.072	1.058	1.046	1.036	1.027	1.011	0.997	0.976	0.954	0.939	0.927
3.5					1.126	1.104	1.086	1.071	1.058	1.046	1.036	1.019	1.004	0.982	0.958	0.942	0.930
4.0						1.122	1.101	1.084	1.070	1.057	1.046	1.027	1.012	0.987	0.962	0.945	0.932
4.5							1.118	1.099	1.083	1.069	1.057	1.036	1.019	0.993	0.966	0.948	0.935
5.0								1.136	1.115	1.097	1.081	1.068	1.045	1.027	0.999	0.970	0.951	0.937
5.5									1.132	1.112	1.094	1.080	1.055	1.035	1.005	0.975	0.954	0.940
6.0										1.127	1.109	1.092	1.065	1.044	1.012	0.979	0.957	0.942
7.0												1.120	1.088	1.063	1.025	0.988	0.964	0.947
8.0													1.113	1.083	1.040	0.998	0.971	0.953
9.0														1.106	1.056	1.009	0.979	0.959
10.0														1.074	1.020	0.987	0.965
12.0															1.115	1.045	1.004	0.977
14.0																1.075	1.024	0.991
16.0																1.108	1.045	1.006
18.0																	1.070	1.023
20.0																	1.098	1.041
22.0																		1.062

巻末・付表-34　組織最大線量比，4 MV X 線，$d_{10}=63.0\%$，$TPR_{20,10}=0.626$ [43,53)]
（参考資料[注)]）

正方形照射野辺(cm)	4	5	6	7	8	9	10	12	15	20	25	30	35	40
深さ(cm)														
1.0	1.000	1.000	1.000	1.000	1.000	1.000	1.000	1.000	1.000	1.000	1.000	1.000	1.000	1.000
2.0	0.980	0.982	0.984	0.986	0.987	0.988	0.989	0.990	0.990	0.991	0.992	0.993	0.993	0.993
3.0	0.946	0.950	0.954	0.957	0.959	0.961	0.963	0.966	0.968	0.971	0.974	0.976	0.977	0.978
4.0	0.907	0.913	0.919	0.924	0.928	0.931	0.934	0.939	0.943	0.948	0.951	0.955	0.957	0.959
5.0	0.868	0.876	0.883	0.890	0.895	0.900	0.904	0.910	0.916	0.923	0.929	0.934	0.937	0.938
6.0	0.825	0.835	0.845	0.853	0.859	0.865	0.870	0.878	0.887	0.896	0.903	0.909	0.913	0.916
7.0	0.786	0.798	0.808	0.817	0.825	0.832	0.838	0.847	0.858	0.869	0.878	0.886	0.890	0.892
8.0	0.748	0.760	0.771	0.781	0.790	0.798	0.804	0.815	0.828	0.842	0.852	0.860	0.865	0.869
9.0	0.709	0.723	0.735	0.746	0.754	0.763	0.770	0.783	0.797	0.813	0.825	0.834	0.840	0.844
10.0	0.673	0.687	0.700	0.711	0.721	0.730	0.738	0.752	0.767	0.785	0.798	0.808	0.815	0.820
11.0	0.639	0.653	0.666	0.678	0.688	0.697	0.706	0.720	0.737	0.757	0.772	0.783	0.790	0.795
12.0	0.607	0.621	0.634	0.646	0.656	0.666	0.675	0.690	0.708	0.729	0.746	0.758	0.766	0.773
13.0	0.576	0.590	0.603	0.615	0.626	0.636	0.645	0.661	0.680	0.703	0.721	0.733	0.742	0.748
14.0	0.547	0.560	0.574	0.586	0.597	0.607	0.616	0.633	0.653	0.677	0.695	0.709	0.718	0.726
15.0	0.518	0.532	0.545	0.557	0.568	0.578	0.588	0.604	0.625	0.650	0.670	0.684	0.694	0.702
16.0	0.492	0.504	0.517	0.529	0.540	0.550	0.560	0.577	0.598	0.625	0.645	0.660	0.671	0.679
17.0	0.464	0.478	0.491	0.504	0.514	0.525	0.534	0.551	0.573	0.600	0.621	0.636	0.647	0.655
18.0	0.441	0.454	0.467	0.479	0.489	0.499	0.509	0.526	0.547	0.575	0.596	0.612	0.623	0.633
19.0	0.418	0.431	0.443	0.455	0.465	0.475	0.485	0.501	0.523	0.551	0.573	0.590	0.602	0.611
20.0	0.397	0.409	0.420	0.432	0.443	0.452	0.462	0.479	0.501	0.527	0.550	0.568	0.580	0.590
21.0	0.376	0.388	0.400	0.410	0.421	0.430	0.439	0.456	0.478	0.505	0.528	0.545	0.558	0.568
22.0	0.356	0.368	0.379	0.390	0.400	0.409	0.419	0.435	0.456	0.485	0.508	0.525	0.538	0.548
23.0	0.339	0.350	0.360	0.371	0.380	0.390	0.399	0.415	0.436	0.464	0.487	0.505	0.518	0.528
24.0	0.320	0.331	0.341	0.352	0.361	0.370	0.379	0.395	0.416	0.444	0.467	0.485	0.498	0.509
25.0	0.304	0.314	0.324	0.334	0.343	0.352	0.361	0.377	0.398	0.425	0.448	0.465	0.478	0.489
26.0	0.287	0.297	0.307	0.317	0.326	0.335	0.343	0.359	0.379	0.406	0.428	0.445	0.460	0.471
27.0	0.273	0.283	0.292	0.301	0.310	0.318	0.327	0.342	0.363	0.388	0.410	0.427	0.441	0.453
28.0	0.260	0.269	0.278	0.287	0.295	0.303	0.311	0.326	0.345	0.373	0.393	0.409	0.423	0.436
29.0	0.246	0.255	0.264	0.273	0.281	0.288	0.296	0.311	0.330	0.357	0.376	0.393	0.408	0.419
30.0	0.233	0.242	0.251	0.259	0.267	0.274	0.282	0.295	0.315	0.340	0.360	0.376	0.390	0.402
35.0	0.177	0.185	0.193	0.201	0.207	0.213	0.220	0.231	0.249	0.273	0.290	0.305	0.319	0.332
40.0	0.134	0.141	0.148	0.155	0.160	0.165	0.171	0.181	0.197	0.218	0.233	0.247	0.259	0.272

注）各放射線治療施設では，使用している治療装置独自のデータを取得しなければならない．

巻末・付表-35　組織最大線量比，6 MV X線，$d_{10}=67.5\%$，$TPR_{20,10}=0.676$ [43,53]
（参考資料[注]）

正方形照射野辺(cm) 深さ(cm)	4	5	6	7	8	9	10	12	15	20	25	30	35	40
1.5	1.000	1.000	1.000	1.000	1.000	1.000	1.000	1.000	1.000	1.000	1.000	1.000	1.000	1.000
2.0	0.995	0.996	0.997	0.997	0.997	0.998	0.998	0.998	0.997	0.996	0.996	0.997	0.997	0.997
3.0	0.971	0.973	0.974	0.977	0.978	0.979	0.979	0.980	0.980	0.981	0.981	0.982	0.982	0.983
4.0	0.940	0.943	0.946	0.949	0.951	0.953	0.954	0.956	0.958	0.960	0.962	0.964	0.965	0.996
5.0	0.904	0.910	0.915	0.919	0.922	0.926	0.928	0.931	0.935	0.939	0.942	0.945	0.948	0.949
6.0	0.869	0.876	0.882	0.888	0.892	0.897	0.900	0.905	0.910	0.916	0.920	0.925	0.928	0.931
7.0	0.835	0.843	0.850	0.857	0.863	0.867	0.871	0.877	0.884	0.893	0.899	0.904	0.907	0.911
8.0	0.800	0.810	0.818	0.826	0.832	0.838	0.843	0.851	0.860	0.869	0.876	0.882	0.886	0.890
9.0	0.767	0.777	0.786	0.795	0.801	0.808	0.814	0.823	0.833	0.844	0.853	0.860	0.865	0.870
10.0	0.735	0.745	0.755	0.765	0.772	0.779	0.786	0.796	0.808	0.820	0.830	0.837	0.843	0.848
11.0	0.703	0.714	0.725	0.735	0.742	0.750	0.758	0.768	0.781	0.795	0.807	0.815	0.820	0.826
12.0	0.672	0.684	0.695	0.706	0.714	0.722	0.729	0.741	0.755	0.772	0.784	0.793	0.800	0.805
13.0	0.644	0.656	0.667	0.677	0.686	0.696	0.703	0.715	0.730	0.748	0.761	0.771	0.778	0.784
14.0	0.616	0.629	0.640	0.651	0.659	0.668	0.676	0.689	0.705	0.723	0.737	0.747	0.755	0.761
15.0	0.591	0.603	0.614	0.624	0.633	0.642	0.650	0.664	0.681	0.701	0.715	0.726	0.734	0.741
16.0	0.565	0.576	0.587	0.598	0.607	0.616	0.624	0.638	0.656	0.677	0.692	0.704	0.712	0.720
17.0	0.540	0.551	0.562	0.574	0.583	0.592	0.601	0.614	0.632	0.653	0.670	0.682	0.692	0.699
18.0	0.516	0.527	0.539	0.550	0.559	0.568	0.577	0.590	0.608	0.630	0.648	0.661	0.671	0.678
19.0	0.495	0.505	0.516	0.527	0.536	0.545	0.554	0.568	0.586	0.608	0.627	0.640	0.650	0.658
20.0	0.474	0.484	0.494	0.505	0.514	0.523	0.532	0.546	0.565	0.587	0.606	0.620	0.630	0.638
21.0	0.453	0.463	0.474	0.484	0.493	0.502	0.510	0.525	0.544	0.567	0.586	0.600	0.610	0.618
22.0	0.433	0.443	0.454	0.463	0.472	0.481	0.489	0.504	0.523	0.547	0.567	0.580	0.591	0.599
23.0	0.413	0.424	0.434	0.444	0.453	0.462	0.470	0.484	0.503	0.527	0.546	0.561	0.572	0.580
24.0	0.396	0.407	0.417	0.427	0.435	0.444	0.452	0.466	0.484	0.508	0.528	0.543	0.554	0.563
25.0	0.378	0.389	0.399	0.408	0.417	0.425	0.433	0.447	0.466	0.490	0.510	0.525	0.536	0.545
26.0	0.363	0.373	0.382	0.391	0.400	0.408	0.416	0.429	0.448	0.472	0.492	0.506	0.518	0.527
27.0	0.346	0.356	0.366	0.375	0.383	0.391	0.399	0.412	0.430	0.454	0.474	0.489	0.500	0.510
28.0	0.334	0.342	0.351	0.360	0.367	0.375	0.383	0.396	0.415	0.439	0.458	0.473	0.484	0.493
29.0	0.319	0.327	0.337	0.345	0.352	0.359	0.367	0.380	0.398	0.423	0.442	0.457	0.468	0.477
30.0	0.305	0.313	0.322	0.330	0.338	0.345	0.352	0.365	0.382	0.406	0.425	0.441	0.452	0.462
35.0	0.244	0.252	0.260	0.267	0.273	0.280	0.286	0.298	0.314	0.337	0.356	0.371	0.382	0.392
40.0	0.196	0.202	0.208	0.214	0.220	0.226	0.231	0.242	0.257	0.278	0.294	0.309	0.323	0.332

巻末・付表-36　組織最大線量比，8MV X線，$d_{10}=71.0\%$，$TPR_{20,10}=0.713$[43,53]
（参考資料[注]）

正方形照射野辺(cm)	4	5	6	7	8	9	10	12	15	20	25	30	35	40
深さ(cm)														
2.0	1.000	1.000	1.000	1.000	1.000	1.000	1.000	1.000	1.000	1.000	1.000	1.000	1.000	1.000
3.0	0.990	0.991	0.991	0.992	0.992	0.992	0.992	0.991	0.990	0.989	0.988	0.988	0.989	0.990
4.0	0.965	0.967	0.969	0.970	0.971	0.972	0.973	0.972	0.972	0.972	0.973	0.974	0.974	0.975
5.0	0.936	0.939	0.942	0.944	0.946	0.947	0.948	0.949	0.950	0.952	0.954	0.956	0.958	0.959
6.0	0.904	0.908	0.912	0.916	0.919	0.921	0.923	0.926	0.928	0.931	0.934	0.937	0.939	0.941
7.0	0.873	0.878	0.883	0.887	0.891	0.895	0.897	0.901	0.905	0.909	0.914	0.918	0.920	0.922
8.0	0.841	0.848	0.855	0.860	0.865	0.869	0.872	0.876	0.882	0.888	0.893	0.897	0.901	0.904
9.0	0.812	0.819	0.826	0.832	0.837	0.842	0.846	0.852	0.859	0.867	0.873	0.878	0.882	0.885
10.0	0.782	0.790	0.798	0.805	0.810	0.816	0.820	0.827	0.835	0.844	0.851	0.857	0.861	0.865
11.0	0.753	0.762	0.770	0.778	0.784	0.790	0.795	0.803	0.812	0.822	0.830	0.837	0.842	0.846
12.0	0.725	0.734	0.743	0.752	0.758	0.765	0.770	0.778	0.788	0.800	0.810	0.817	0.822	0.827
13.0	0.698	0.708	0.717	0.725	0.732	0.739	0.745	0.754	0.766	0.779	0.788	0.796	0.802	0.807
14.0	0.673	0.683	0.692	0.700	0.707	0.715	0.721	0.731	0.744	0.758	0.768	0.776	0.782	0.789
15.0	0.647	0.657	0.666	0.675	0.682	0.690	0.697	0.708	0.721	0.734	0.746	0.756	0.762	0.769
16.0	0.623	0.633	0.643	0.652	0.659	0.667	0.674	0.685	0.699	0.715	0.726	0.736	0.743	0.750
17.0	0.598	0.609	0.619	0.628	0.636	0.644	0.650	0.662	0.677	0.693	0.706	0.716	0.724	0.731
18.0	0.577	0.588	0.597	0.606	0.614	0.622	0.629	0.641	0.656	0.673	0.687	0.697	0.705	0.712
19.0	0.554	0.564	0.574	0.584	0.591	0.599	0.606	0.618	0.633	0.651	0.667	0.677	0.685	0.692
20.0	0.535	0.544	0.554	0.563	0.574	0.578	0.585	0.597	0.613	0.632	0.648	0.659	0.667	0.674
21.0	0.515	0.525	0.534	0.543	0.551	0.558	0.565	0.578	0.594	0.614	0.630	0.642	0.650	0.656
22.0	0.495	0.505	0.514	0.523	0.531	0.539	0.546	0.558	0.574	0.595	0.611	0.623	0.632	0.638
23.0	0.477	0.487	0.496	0.504	0.512	0.519	0.527	0.539	0.555	0.576	0.593	0.605	0.614	0.621
24.0	0.459	0.469	0.478	0.486	0.494	0.501	0.509	0.521	0.537	0.558	0.574	0.587	0.596	0.604
25.0	0.443	0.451	0.460	0.469	0.477	0.484	0.491	0.503	0.519	0.540	0.557	0.570	0.580	0.588
26.0	0.425	0.434	0.444	0.452	0.460	0.467	0.474	0.486	0.503	0.524	0.541	0.554	0.564	0.571
27.0	0.410	0.419	0.428	0.436	0.444	0.451	0.458	0.470	0.487	0.508	0.525	0.538	0.547	0.555
28.0	0.395	0.404	0.412	0.420	0.428	0.435	0.441	0.453	0.470	0.492	0.508	0.521	0.531	0.539
29.0	0.380	0.389	0.397	0.405	0.412	0.419	0.426	0.438	0.454	0.476	0.493	0.506	0.516	0.523
30.0	0.367	0.375	0.383	0.390	0.397	0.404	0.411	0.423	0.440	0.461	0.478	0.490	0.500	0.508
35.0	0.303	0.311	0.318	0.326	0.332	0.338	0.343	0.355	0.371	0.393	0.409	0.423	0.434	0.441
40.0	0.250	0.256	0.263	0.269	0.276	0.282	0.287	0.297	0.312	0.333	0.349	0.363	0.374	0.382

巻末・付表-37　組織最大線量比，10 MV X線，$d_{10}=73.0\%$, $TPR_{20,10}=0.730$ [43,53]
(参考資料[注])

正方形照射野辺(cm) 深さ(cm)	4	5	6	7	8	9	10	12	15	20	25	30	35	40
2.3	1.000	1.000	1.000	1.000	1.000	1.000	1.000	1.000	1.000	1.000	1.000	1.000	1.000	1.000
3.0	0.998	0.999	0.999	0.999	0.999	0.998	0.998	0.997	0.997	0.996	0.996	0.996	0.996	0.996
4.0	0.981	0.982	0.983	0.984	0.984	0.985	0.984	0.983	0.983	0.981	0.981	0.981	0.981	0.982
5.0	0.953	0.956	0.959	0.961	0.961	0.962	0.962	0.962	0.962	0.962	0.963	0.964	0.965	0.966
6.0	0.924	0.928	0.931	0.934	0.936	0.938	0.939	0.940	0.941	0.942	0.944	0.945	0.947	0.949
7.0	0.895	0.900	0.904	0.908	0.911	0.913	0.915	0.917	0.919	0.921	0.924	0.927	0.929	0.931
8.0	0.864	0.870	0.876	0.881	0.884	0.887	0.889	0.892	0.895	0.900	0.904	0.907	0.909	0.912
9.0	0.836	0.842	0.848	0.853	0.857	0.861	0.864	0.868	0.873	0.878	0.883	0.887	0.890	0.893
10.0	0.808	0.815	0.822	0.828	0.832	0.836	0.839	0.845	0.851	0.858	0.864	0.869	0.873	0.876
11.0	0.779	0.788	0.795	0.801	0.806	0.811	0.815	0.821	0.829	0.836	0.844	0.849	0.853	0.856
12.0	0.752	0.761	0.768	0.775	0.780	0.786	0.790	0.797	0.805	0.814	0.823	0.830	0.834	0.838
13.0	0.727	0.736	0.744	0.750	0.756	0.762	0.767	0.775	0.784	0.794	0.803	0.809	0.815	0.820
14.0	0.702	0.710	0.718	0.726	0.732	0.738	0.744	0.752	0.762	0.773	0.782	0.790	0.796	0.802
15.0	0.677	0.686	0.694	0.702	0.707	0.714	0.720	0.730	0.740	0.752	0.762	0.771	0.777	0.782
16.0	0.654	0.663	0.671	0.679	0.685	0.691	0.697	0.707	0.719	0.731	0.743	0.751	0.758	0.764
17.0	0.632	0.641	0.649	0.657	0.664	0.670	0.676	0.686	0.699	0.713	0.724	0.732	0.739	0.746
18.0	0.609	0.618	0.627	0.635	0.641	0.648	0.654	0.664	0.677	0.692	0.704	0.713	0.720	0.727
19.0	0.588	0.597	0.606	0.614	0.621	0.627	0.634	0.644	0.657	0.673	0.686	0.695	0.703	0.709
20.0	0.568	0.577	0.585	0.594	0.600	0.607	0.613	0.624	0.637	0.653	0.667	0.675	0.685	0.692
21.0	0.548	0.556	0.565	0.573	0.579	0.586	0.593	0.603	0.617	0.634	0.648	0.659	0.667	0.674
22.0	0.528	0.537	0.546	0.553	0.560	0.568	0.575	0.585	0.598	0.615	0.630	0.641	0.649	0.656
23.0	0.509	0.518	0.527	0.535	0.542	0.549	0.556	0.566	0.580	0.598	0.612	0.623	0.632	0.638
24.0	0.493	0.501	0.509	0.517	0.524	0.531	0.538	0.549	0.563	0.580	0.595	0.606	0.614	0.621
25.0	0.475	0.484	0.492	0.500	0.507	0.513	0.520	0.531	0.545	0.563	0.578	0.589	0.598	0.605
26.0	0.458	0.467	0.475	0.483	0.490	0.497	0.503	0.514	0.529	0.547	0.562	0.574	0.582	0.589
27.0	0.442	0.451	0.459	0.467	0.473	0.480	0.486	0.497	0.512	0.531	0.546	0.556	0.565	0.573
28.0	0.427	0.436	0.444	0.454	0.458	0.464	0.470	0.481	0.496	0.515	0.529	0.541	0.550	0.558
29.0	0.413	0.422	0.429	0.436	0.443	0.448	0.455	0.466	0.481	0.499	0.514	0.526	0.535	0.542
30.0	0.399	0.407	0.414	0.422	0.428	0.434	0.440	0.451	0.465	0.483	0.499	0.510	0.519	0.527
35.0	0.332	0.340	0.347	0.355	0.361	0.367	0.373	0.383	0.397	0.417	0.430	0.443	0.453	0.460
40.0	0.278	0.285	0.291	0.298	0.304	0.310	0.315	0.324	0.338	0.356	0.371	0.383	0.394	0.401

巻末・付表-38　組織最大線量比，12 MV X線，$d_{10}=75.0\%$，$TPR_{20,10}=0.748$ [43,53]
（参考資料[注]）

正方形照射野辺(cm) 深さ(cm)	4	5	6	7	8	9	10	12	15	20	25	30	35	40
2.6	1.000	1.000	1.000	1.000	1.000	1.000	1.000	1.000	1.000	1.000	1.000	1.000	1.000	1.000
3.0	1.000	1.000	1.000	1.000	1.000	1.000	1.000	0.999	0.998	0.998	0.998	0.998	0.998	0.998
4.0	0.990	0.991	0.991	0.991	0.991	0.991	0.990	0.989	0.987	0.986	0.985	0.984	0.985	0.985
5.0	0.969	0.971	0.973	0.974	0.974	0.974	0.973	0.972	0.971	0.969	0.968	0.969	0.970	0.971
6.0	0.942	0.945	0.947	0.950	0.951	0.951	0.952	0.951	0.951	0.950	0.950	0.951	0.953	0.954
7.0	0.915	0.919	0.922	0.925	0.926	0.928	0.929	0.930	0.930	0.931	0.932	0.934	0.936	0.938
8.0	0.886	0.891	0.896	0.899	0.901	0.904	0.905	0.907	0.908	0.911	0.913	0.915	0.917	0.920
9.0	0.859	0.865	0.869	0.873	0.876	0.880	0.881	0.884	0.887	0.890	0.893	0.896	0.898	0.902
10.0	0.832	0.838	0.844	0.849	0.852	0.855	0.858	0.862	0.865	0.870	0.874	0.878	0.881	0.885
11.0	0.805	0.813	0.819	0.824	0.828	0.832	0.835	0.840	0.845	0.850	0.855	0.859	0.864	0.868
12.0	0.779	0.787	0.793	0.800	0.804	0.809	0.812	0.817	0.823	0.829	0.835	0.840	0.844	0.849
13.0	0.755	0.763	0.770	0.776	0.781	0.785	0.789	0.795	0.802	0.810	0.817	0.822	0.826	0.831
14.0	0.730	0.738	0.745	0.751	0.756	0.761	0.766	0.773	0.782	0.790	0.797	0.804	0.808	0.813
15.0	0.707	0.715	0.722	0.729	0.734	0.740	0.745	0.752	0.761	0.771	0.778	0.784	0.790	0.796
16.0	0.686	0.693	0.700	0.708	0.713	0.719	0.724	0.732	0.742	0.753	0.761	0.767	0.772	0.778
17.0	0.663	0.671	0.678	0.685	0.691	0.696	0.702	0.711	0.721	0.732	0.741	0.749	0.756	0.760
18.0	0.642	0.650	0.657	0.665	0.671	0.677	0.682	0.690	0.701	0.714	0.723	0.731	0.737	0.743
19.0	0.622	0.630	0.637	0.644	0.650	0.656	0.662	0.671	0.682	0.694	0.705	0.714	0.720	0.725
20.0	0.602	0.610	0.618	0.625	0.631	0.637	0.642	0.652	0.664	0.677	0.688	0.697	0.703	0.709
21.0	0.583	0.591	0.598	0.606	0.612	0.617	0.623	0.632	0.644	0.658	0.670	0.679	0.685	0.691
22.0	0.564	0.572	0.580	0.587	0.593	0.599	0.605	0.614	0.626	0.641	0.653	0.662	0.668	0.674
23.0	0.546	0.554	0.561	0.569	0.575	0.581	0.587	0.596	0.609	0.624	0.636	0.645	0.652	0.658
24.0	0.529	0.536	0.543	0.550	0.556	0.562	0.568	0.578	0.590	0.606	0.618	0.627	0.634	0.640
25.0	0.512	0.519	0.526	0.534	0.540	0.546	0.552	0.561	0.574	0.590	0.602	0.612	0.619	0.625
26.0	0.496	0.503	0.510	0.517	0.523	0.529	0.535	0.544	0.557	0.573	0.586	0.595	0.602	0.609
27.0	0.479	0.486	0.493	0.500	0.507	0.512	0.518	0.528	0.541	0.557	0.570	0.580	0.587	0.593
28.0	0.464	0.471	0.478	0.485	0.491	0.497	0.503	0.513	0.526	0.542	0.556	0.566	0.573	0.579
29.0	0.450	0.457	0.464	0.471	0.476	0.482	0.488	0.498	0.511	0.527	0.540	0.551	0.558	0.564
30.0	0.434	0.441	0.448	0.455	0.461	0.466	0.472	0.482	0.494	0.511	0.525	0.535	0.543	0.549
35.0	0.368	0.375	0.382	0.389	0.395	0.400	0.405	0.415	0.427	0.445	0.457	0.469	0.478	0.484
40.0	0.310	0.316	0.323	0.329	0.336	0.341	0.347	0.356	0.369	0.386	0.400	0.411	0.419	0.426

巻末・付表-39　組織最大線量比，15 MV X 線，$d_{10}=77.0\%$，$TPR_{20,10}=0.762$[43,53]
（参考資料[注]）

正方形照射野辺(cm) 深さ(cm)	4	5	6	7	8	9	10	12	15	20	25	30	35	40
2.9	1.000	1.000	1.000	1.000	1.000	1.000	1.000	1.000	1.000	1.000	1.000	1.000	1.000	1.000
3.0	1.000	1.000	1.000	1.000	1.000	1.000	1.000	1.000	0.999	0.999	0.999	0.999	0.999	0.999
4.0	0.998	0.999	0.998	0.998	0.998	0.997	0.997	0.995	0.992	0.990	0.988	0.988	0.988	0.989
5.0	0.983	0.984	0.985	0.986	0.985	0.985	0.984	0.982	0.979	0.975	0.973	0.973	0.974	0.975
6.0	0.960	0.962	0.964	0.966	0.966	0.965	0.964	0.963	0.961	0.959	0.957	0.957	0.957	0.958
7.0	0.935	0.938	0.940	0.942	0.943	0.944	0.944	0.943	0.942	0.940	0.939	0.939	0.940	0.942
8.0	0.908	0.912	0.915	0.918	0.919	0.921	0.922	0.922	0.922	0.921	0.921	0.922	0.923	0.925
9.0	0.881	0.887	0.890	0.894	0.896	0.898	0.899	0.900	0.900	0.901	0.902	0.904	0.906	0.909
10.0	0.856	0.862	0.867	0.871	0.873	0.875	0.877	0.879	0.881	0.883	0.885	0.888	0.890	0.892
11.0	0.832	0.838	0.843	0.847	0.849	0.853	0.855	0.858	0.860	0.863	0.867	0.870	0.872	0.875
12.0	0.807	0.814	0.819	0.823	0.826	0.830	0.833	0.836	0.839	0.844	0.848	0.851	0.854	0.858
13.0	0.783	0.789	0.795	0.800	0.804	0.808	0.811	0.815	0.820	0.825	0.830	0.834	0.838	0.841
14.0	0.761	0.767	0.773	0.779	0.782	0.787	0.790	0.795	0.801	0.807	0.812	0.817	0.821	0.824
15.0	0.736	0.743	0.749	0.756	0.760	0.765	0.768	0.774	0.780	0.786	0.793	0.799	0.803	0.807
16.0	0.714	0.722	0.728	0.735	0.739	0.744	0.748	0.754	0.761	0.768	0.775	0.780	0.785	0.789
17.0	0.692	0.700	0.707	0.714	0.719	0.724	0.728	0.735	0.742	0.750	0.757	0.763	0.768	0.773
18.0	0.674	0.681	0.688	0.695	0.699	0.704	0.709	0.715	0.723	0.732	0.740	0.746	0.752	0.757
19.0	0.655	0.662	0.669	0.675	0.680	0.685	0.690	0.696	0.705	0.714	0.722	0.730	0.735	0.740
20.0	0.635	0.641	0.648	0.654	0.659	0.664	0.669	0.677	0.686	0.696	0.706	0.713	0.718	0.723
21.0	0.615	0.621	0.628	0.635	0.640	0.645	0.650	0.657	0.667	0.678	0.688	0.696	0.701	0.706
22.0	0.597	0.603	0.610	0.617	0.622	0.627	0.632	0.640	0.650	0.662	0.673	0.680	0.686	0.691
23.0	0.580	0.587	0.594	0.600	0.605	0.610	0.615	0.623	0.633	0.645	0.656	0.664	0.670	0.675
24.0	0.563	0.570	0.577	0.583	0.589	0.594	0.599	0.607	0.617	0.630	0.640	0.648	0.654	0.659
25.0	0.546	0.553	0.560	0.566	0.571	0.576	0.581	0.589	0.600	0.613	0.624	0.632	0.638	0.643
26.0	0.529	0.536	0.543	0.549	0.555	0.560	0.565	0.573	0.584	0.597	0.608	0.616	0.622	0.628
27.0	0.513	0.520	0.527	0.533	0.539	0.544	0.549	0.557	0.568	0.582	0.593	0.601	0.608	0.613
28.0	0.497	0.505	0.512	0.518	0.524	0.529	0.534	0.543	0.554	0.567	0.578	0.587	0.594	0.599
29.0	0.481	0.489	0.496	0.502	0.508	0.513	0.519	0.527	0.539	0.552	0.564	0.572	0.579	0.585
30.0	0.466	0.474	0.481	0.488	0.493	0.499	0.504	0.513	0.524	0.538	0.550	0.559	0.565	0.571
35.0	0.401	0.408	0.415	0.421	0.427	0.432	0.437	0.446	0.457	0.472	0.483	0.492	0.499	0.506
40.0	0.342	0.349	0.356	0.362	0.367	0.372	0.377	0.387	0.399	0.413	0.425	0.435	0.443	0.449

巻末・付表-40　組織最大線量比，18 MV X線，$d_{10}=79.0\%$，$TPR_{20,10}=0.774$ [43,53]
（参考資料[注]）

正方形照射野辺(cm) 深さ(cm)	4	5	6	7	8	9	10	12	15	20	25	30	35	40
3.2	1.000	1.000	1.000	1.000	1.000	1.000	1.000	1.000	1.000	1.000	1.000	1.000	1.000	1.000
4.0	1.007	1.008	1.007	1.006	1.005	1.005	1.004	1.002	0.999	0.995	0.993	0.992	0.991	0.991
5.0	0.997	0.999	1.000	1.000	0.999	0.998	0.996	0.993	0.989	0.983	0.980	0.979	0.979	0.979
6.0	0.978	0.981	0.982	0.983	0.982	0.981	0.979	0.976	0.972	0.967	0.964	0.963	0.963	0.964
7.0	0.955	0.958	0.960	0.961	0.961	0.961	0.960	0.957	0.954	0.949	0.947	0.946	0.947	0.948
8.0	0.930	0.934	0.937	0.938	0.938	0.939	0.938	0.937	0.935	0.931	0.929	0.929	0.929	0.931
9.0	0.904	0.909	0.913	0.915	0.916	0.917	0.917	0.916	0.914	0.911	0.911	0.911	0.912	0.914
10.0	0.879	0.885	0.890	0.893	0.894	0.895	0.896	0.896	0.895	0.894	0.894	0.895	0.896	0.898
11.0	0.855	0.861	0.865	0.868	0.870	0.872	0.873	0.874	0.875	0.874	0.875	0.876	0.878	0.881
12.0	0.832	0.838	0.842	0.846	0.849	0.851	0.853	0.854	0.856	0.857	0.858	0.860	0.862	0.865
13.0	0.809	0.815	0.820	0.824	0.827	0.830	0.832	0.834	0.836	0.838	0.841	0.843	0.845	0.849
14.0	0.786	0.792	0.798	0.802	0.804	0.808	0.810	0.813	0.816	0.819	0.822	0.825	0.828	0.832
15.0	0.763	0.770	0.775	0.780	0.783	0.787	0.790	0.794	0.798	0.801	0.805	0.809	0.811	0.815
16.0	0.741	0.748	0.753	0.759	0.762	0.766	0.769	0.774	0.778	0.782	0.787	0.791	0.794	0.797
17.0	0.721	0.728	0.734	0.740	0.743	0.747	0.750	0.755	0.760	0.765	0.770	0.775	0.778	0.781
18.0	0.701	0.708	0.713	0.719	0.723	0.727	0.731	0.736	0.742	0.748	0.753	0.758	0.762	0.766
19.0	0.682	0.689	0.695	0.700	0.704	0.708	0.712	0.717	0.742	0.730	0.736	0.741	0.745	0.749
20.0	0.663	0.670	0.677	0.682	0.686	0.690	0.694	0.700	0.706	0.713	0.720	0.726	0.731	0.734
21.0	0.645	0.652	0.658	0.664	0.668	0.672	0.676	0.682	0.689	0.697	0.705	0.711	0.715	0.719
22.0	0.627	0.633	0.640	0.646	0.650	0.654	0.657	0.664	0.672	0.680	0.688	0.694	0.699	0.703
23.0	0.608	0.615	0.622	0.628	0.633	0.637	0.641	0.648	0.656	0.665	0.673	0.680	0.685	0.688
24.0	0.592	0.599	0.605	0.612	0.616	0.620	0.624	0.630	0.639	0.648	0.657	0.663	0.668	0.672
25.0	0.576	0.583	0.588	0.594	0.599	0.603	0.608	0.614	0.623	0.633	0.642	0.649	0.654	0.658
26.0	0.561	0.567	0.573	0.578	0.583	0.587	0.592	0.598	0.607	0.618	0.627	0.634	0.639	0.643
27.0	0.546	0.552	0.557	0.563	0.568	0.573	0.576	0.583	0.592	0.603	0.612	0.619	0.624	0.628
28.0	0.530	0.536	0.541	0.547	0.552	0.557	0.560	0.567	0.577	0.588	0.597	0.604	0.609	0.613
29.0	0.514	0.520	0.526	0.532	0.537	0.541	0.546	0.553	0.562	0.573	0.583	0.590	0.595	0.599
30.0	0.500	0.506	0.512	0.518	0.523	0.528	0.532	0.538	0.548	0.560	0.569	0.576	0.582	0.586
35.0	0.433	0.439	0.445	0.450	0.455	0.460	0.464	0.472	0.482	0.494	0.505	0.513	0.518	0.523
40.0	0.376	0.381	0.386	0.391	0.396	0.401	0.406	0.413	0.422	0.436	0.447	0.456	0.462	0.467

巻末・付表-41　長方形照射野と等しい深部量百分率を示す正方形照射野の一辺の長さ (cm)[53]

長軸 (cm)	短軸 (cm)															
	0.5	1	2	3	4	5	6	7	8	9	10	11	12	13	14	15	16
0.5	0.5																
1	0.7	1.0															
2	0.9	1.4	2.0														
3	1.0	1.6	2.4	3.0													
4	1.1	1.7	2.7	3.4	4.0												
5	1.1	1.8	2.9	3.8	4.5	5.0											
6	1.2	1.9	3.1	4.1	4.8	5.5	6.0										
7	1.2	2.0	3.3	4.3	5.1	5.8	6.5	7.0									
8	1.2	2.1	3.4	4.5	5.4	6.2	6.9	7.5	8.0								
9	1.2	2.1	3.5	4.6	5.6	6.5	7.2	7.9	8.5	9.0							
10	1.3	2.2	3.6	4.8	5.8	6.7	7.5	8.2	8.9	9.5	10.0						
11	1.3	2.2	3.7	4.9	6.0	6.9	7.8	8.5	9.3	9.9	10.5	11.0					
12	1.3	2.2	3.7	5.0	6.1	7.1	8.0	8.8	9.6	10.3	10.9	11.5	12.0				
13	1.3	2.2	3.8	5.1	6.2	7.2	8.2	9.1	9.9	10.6	11.3	11.9	12.5	13.0			
14	1.3	2.3	3.8	5.1	6.3	7.4	8.4	9.3	10.1	10.9	11.6	12.3	12.9	13.5	14.0		
15	1.3	2.3	3.9	5.2	6.4	7.5	8.5	9.5	10.3	11.2	11.9	12.6	13.3	13.9	14.5	15.0	
16	1.3	2.3	3.9	5.3	6.5	7.6	8.6	9.6	10.5	11.4	12.2	12.9	13.7	14.3	14.9	15.5	16.0
17	1.3	2.3	3.9	5.3	6.5	7.7	8.8	9.8	10.7	11.6	12.4	13.2	14.0	14.7	15.3	15.9	16.5
18	1.3	2.3	3.9	5.3	6.6	7.8	8.9	9.9	10.9	11.8	12.6	13.5	14.3	15.0	15.7	16.3	16.9
19	1.4	2.3	4.0	5.4	6.6	7.8	8.9	10.0	11.0	11.9	12.8	13.7	14.5	15.3	16.0	16.7	17.3
20	1.4	2.3	4.0	5.4	6.7	7.9	9.0	10.1	11.1	12.1	13.0	13.9	14.7	15.5	16.3	17.0	17.7
22	1.4	2.4	4.0	5.5	6.8	8.0	9.1	10.2	11.3	12.3	13.3	14.2	15.1	16.0	16.8	17.6	18.3
24	1.4	2.4	4.0	5.5	6.8	8.1	9.2	10.4	11.4	12.5	13.5	14.5	15.4	16.3	17.2	18.0	18.8
26	1.4	2.4	4.1	5.5	6.9	8.1	9.3	10.5	11.6	12.6	13.7	14.7	15.7	16.6	17.5	18.4	19.3
28	1.4	2.4	4.1	5.5	6.9	8.2	9.4	10.5	11.7	12.7	13.8	14.8	15.8	16.8	17.8	18.7	19.6
30	1.4	2.4	4.1	5.6	6.9	8.2	9.4	10.6	11.7	12.8	13.9	15.0	16.0	17.0	18.0	18.9	19.9
32	1.4	2.4	4.1	5.6	6.9	8.2	9.4	10.6	11.8	12.9	14.0	15.0	16.1	17.1	18.1	19.1	20.1
34	1.4	2.4	4.1	5.6	6.9	8.2	9.5	10.7	11.8	12.9	14.0	15.1	16.2	17.2	18.2	19.2	20.2
36	1.4	2.4	4.1	5.6	7.0	8.2	9.5	10.7	11.8	13.0	14.1	15.2	16.2	17.3	18.3	19.3	20.4
38	1.4	2.4	4.1	5.6	7.0	8.3	9.5	10.7	11.9	13.0	14.1	15.2	16.3	17.4	18.4	19.4	20.5
40	1.4	2.4	4.1	5.6	7.0	8.3	9.5	10.7	11.9	13.0	14.1	15.2	16.3	17.4	18.5	19.5	20.5
45	1.4	2.4	4.1	5.6	7.0	8.3	9.5	10.7	11.9	13.1	14.2	15.3	16.4	17.5	18.5	19.6	20.7
50	1.4	2.4	4.1	5.6	7.0	8.3	9.5	10.7	11.9	13.1	14.2	15.3	16.4	17.5	18.6	19.7	20.7
55	1.4	2.4	4.1	5.6	7.0	8.3	9.5	10.7	11.9	13.1	14.2	15.3	16.4	17.5	18.6	19.7	20.8
60	1.4	2.4	4.1	5.6	7.0	8.3	9.5	10.8	11.9	13.1	14.2	15.4	16.5	17.6	18.6	19.7	20.8
∞	1.4	2.4	4.1	5.6	7.0	8.3	9.5	10.8	11.9	13.1	14.2	15.4	16.5	17.6	18.6	19.7	20.8

短 軸 (cm)														
17	18	19	20	22	24	26	28	30	32	34	36	38	40	45	50	55	60
17.0																	
17.5	18.0																
17.9	18.5	19.0															
18.3	18.9	19.5	20.0														
19.0	19.7	20.3	20.9	22.0													
19.6	20.3	21.0	21.7	22.9	24.0												
20.1	20.9	21.6	22.4	23.7	24.9	26.0											
20.5	21.3	22.1	22.9	24.4	25.7	26.9	28.0										
20.8	21.6	22.5	23.3	24.9	26.4	27.7	28.9	30.0									
21.0	21.9	22.8	23.7	25.4	26.9	28.4	29.7	30.9	32.0								
21.2	22.1	23.1	24.0	25.7	27.4	29.0	30.4	31.7	32.9	34.0							
21.3	22.3	23.3	24.2	26.0	27.8	29.4	31.0	32.4	33.7	34.9	36.0						
21.5	22.4	23.4	24.4	26.3	28.1	29.8	31.4	33.0	34.4	35.7	36.9	38.0					
21.5	22.6	23.5	24.5	26.4	28.3	30.1	31.8	33.5	35.0	36.4	37.7	38.9	40.0				
21.7	22.7	23.7	24.8	26.7	28.7	30.6	32.5	34.3	36.0	37.7	39.3	40.7	42.1	45.0			
21.8	22.8	23.8	24.9	26.9	28.9	30.9	32.8	34.7	36.6	38.4	40.2	41.9	43.5	47.1	50.0		
21.8	22.9	23.9	24.9	27.0	29.0	31.0	33.0	35.0	37.0	38.9	40.7	42.6	44.3	48.5	52.1	55.0	
21.8	22.9	23.9	25.0	27.0	29.1	31.1	33.1	35.1	37.1	39.1	41.0	43.0	44.8	49.4	53.5	57.1	60.0
21.9	22.9	24.0	25.0	27.1	29.2	31.2	33.3	35.3	37.3	39.4	41.4	43.4	45.4	50.5	55.5	60.5	65.5

巻末・付表-42　長方形照射野と等しい深部量百分率を示す円形照射野の直径(cm)[53]

長軸(cm)	短軸 (cm)															
	0.5	1	2	3	4	5	6	7	8	9	10	11	12	13	14	15	16
0.5	0.6																
1	0.8	1.1															
2	1.0	1.5	2.2														
3	1.1	1.8	2.7	3.4													
4	1.2	1.9	3.0	3.9	4.5												
5	1.3	2.1	3.3	4.2	5.0	5.6											
6	1.3	2.2	3.5	4.6	5.4	6.1	6.7										
7	1.3	2.3	3.7	4.8	5.7	6.5	7.2	7.8									
8	1.4	2.3	3.8	5.0	6.0	6.9	7.7	8.4	8.9								
9	1.4	2.4	3.9	5.2	6.3	7.2	8.1	8.8	9.5	10.1							
10	1.4	2.4	4.0	5.3	6.5	7.5	8.4	9.2	9.9	10.6	11.2						
11	1.4	2.5	4.1	5.5	6.7	7.7	8.7	9.6	10.3	11.1	11.7	12.3					
12	1.5	2.5	4.2	5.6	6.8	7.9	8.9	9.9	10.7	11.2	12.2	12.8	13.4				
13	1.5	2.5	4.2	5.7	7.0	8.1	9.2	10.1	11.0	11.8	12.6	13.3	13.9	14.5			
14	1.5	2.5	4.3	5.8	7.1	8.3	9.4	10.4	11.3	12.2	13.0	13.7	14.4	15.0	15.6		
15	1.5	2.6	4.3	5.8	7.2	8.4	9.5	10.6	11.5	12.5	13.3	14.1	14.8	15.5	16.1	16.7	
16	1.5	2.6	4.4	5.9	7.2	8.5	9.7	10.7	11.8	12.7	13.6	14.4	15.2	15.9	16.6	17.2	17.8
17	1.5	2.6	4.4	5.9	7.3	8.6	9.8	10.9	12.0	12.9	13.9	14.7	15.6	16.3	17.0	17.7	18.3
18	1.5	2.6	4.4	6.0	7.4	8.7	9.9	11.0	12.1	13.1	14.1	15.0	15.9	16.7	17.4	18.1	18.8
19	1.5	2.6	4.4	6.0	7.4	8.8	10.0	11.2	12.3	13.3	14.3	15.3	16.2	17.0	17.8	18.5	19.3
20	1.5	2.6	4.5	6.1	7.5	8.8	10.1	11.3	12.4	13.5	14.5	15.5	16.4	17.3	18.1	18.9	19.7
22	1.5	2.6	4.5	6.1	7.6	8.9	10.2	11.4	12.6	13.7	14.8	15.8	16.8	17.8	18.7	19.5	20.4
24	1.5	2.7	4.5	6.1	7.6	9.0	10.3	11.6	12.8	13.9	15.0	16.1	17.2	18.2	19.1	20.0	20.9
26	1.5	2.7	4.5	6.2	7.7	9.1	10.4	11.7	12.9	14.1	15.2	16.3	17.4	18.5	19.5	20.4	21.4
28	1.5	2.7	4.6	6.2	7.7	9.1	10.5	11.8	13.0	14.2	15.4	16.5	17.6	18.7	19.7	20.8	21.7
30	1.5	2.7	4.6	6.2	7.7	9.2	10.5	11.8	13.1	14.3	15.5	16.6	17.8	18.9	20.0	21.0	22.0
32	1.5	2.7	4.6	6.2	7.8	9.2	10.5	11.9	13.1	14.4	15.6	16.7	17.9	19.0	20.1	21.2	22.3
34	1.6	2.7	4.6	6.2	7.8	9.2	10.6	11.9	13.2	14.4	15.6	16.8	18.0	19.1	20.3	21.4	22.4
36	1.6	2.7	4.6	6.2	7.8	9.2	10.6	11.9	13.2	14.5	15.7	16.9	18.1	19.2	20.4	21.5	22.6
38	1.6	2.7	4.6	6.3	7.8	9.2	10.6	11.9	13.2	14.5	15.7	16.9	18.1	19.3	20.4	21.6	22.7
40	1.6	2.7	4.6	6.3	7.8	9.2	10.6	12.0	13.3	14.5	15.8	17.0	18.2	19.3	20.5	21.6	22.8
45	1.6	2.7	4.6	6.3	7.8	9.3	10.6	12.0	13.3	14.6	15.8	17.0	18.2	19.4	20.6	21.8	22.9
50	1.6	2.7	4.6	6.3	7.8	9.3	10.7	12.0	13.3	14.6	15.8	17.1	18.3	19.5	20.7	21.8	23.0
55	1.6	2.7	4.6	6.3	7.8	9.3	10.7	12.0	13.3	14.6	15.8	17.1	18.3	19.5	20.7	21.9	23.0
60	1.6	2.7	4.6	6.3	7.8	9.3	10.7	12.0	13.3	14.6	15.8	17.1	18.3	19.5	20.7	21.9	23.0
∞	1.6	2.7	4.6	6.3	7.8	9.3	10.7	12.0	13.3	14.6	15.9	17.1	18.3	19.5	20.7	21.9	23.1

短 軸 (cm)														
17	18	19	20	22	24	26	28	30	32	34	36	38	40	45	50	55	60
18.9																	
19.4	20.0																
19.9	20.5	21.1															
20.4	21.0	21.6	22.2														
21.1	21.9	22.6	23.2	24.4													
21.8	22.6	23.3	24.1	25.4	26.6												
22.3	23.1	24.0	24.8	26.3	27.6	28.7											
22.7	23.6	24.5	25.4	27.0	28.4	29.7	30.9										
23.0	24.0	24.9	25.8	27.6	29.2	30.6	31.9	33.1									
23.3	24.3	25.3	26.2	28.1	29.8	31.3	32.8	34.1	35.2								
23.5	24.5	25.5	26.5	28.5	30.3	31.9	33.5	34.9	36.2	37.4							
23.7	24.7	25.8	26.8	28.8	30.7	32.4	34.1	35.7	37.1	38.4	39.5						
23.8	24.9	25.9	27.0	29.0	31.0	32.9	34.6	36.3	37.8	39.3	40.5	41.7					
23.9	25.0	26.1	27.1	29.2	31.2	33.2	35.0	36.8	38.5	40.0	41.4	42.7	43.8				
24.0	25.2	26.3	27.4	29.5	31.7	33.7	35.7	37.7	39.6	41.3	43.0	44.6	46.1	49.2			
24.1	25.3	26.4	27.5	29.7	31.9	34.0	36.1	38.2	40.2	42.2	44.0	45.9	47.6	51.4	54.5		
24.2	25.3	26.5	27.6	29.8	32.0	34.2	36.4	38.5	40.6	42.6	44.6	46.6	48.5	52.9	56.7	59.8	
24.2	25.3	26.5	27.6	29.9	32.1	34.3	36.5	38.6	40.8	42.9	45.0	47.0	49.0	53.8	58.2	62.0	65.1
24.2	25.4	26.5	27.7	29.9	32.2	34.4	36.6	38.8	41.0	43.2	45.3	47.5	49.7	55.1	60.4	65.6	70.9

巻末・付表-43 単一エネルギー光子のフルエンス ϕ，空気カーマ K_{air}，照射線量 X から周囲線量当量 $H^*(10)$ への変換係数，およびフルエンス，空気カーマから方向線量当量 $H'(0.07)$ への変換係数[19]

光子エネルギー keV	$H^*(10)/\phi$ pSv cm^2	$H^*(10)/K_{air}$ Sv Gy^{-1}	$H^*(10)/X$ cSv R^{-1}	$H'(0.07)/\phi$ pSv cm^2	$H'(0.07)/K_{air}$ Sv Gy^{-1}
10	0.077	0.0103	0.0091	7.1	0.95
15	0.85	0.271	0.237	3.10	0.99
20	1.00	0.60	0.521	1.76	1.05
30	0.79	1.10	0.96	0.88	1.22
40	0.63	1.47	1.29	0.60	1.41
50	0.54	1.67	1.46	0.50	1.53
60	0.50	1.74	1.52		
80	0.53	1.72	1.51		
100	0.61	1.65	1.44		
150	0.89	1.49	1.31		
200	1.20	1.40	1.22		
300	1.80	1.31	1.14		
400	2.38	1.26	1.10		
500	2.93	1.23	1.08		
600	3.44	1.21	1.06		
800	4.38	1.19	1.04		
1000	5.2	1.17	1.03		
1500	7.0	1.15	1.01		
2000	8.6	1.14	1.00		
3000	11.2	1.13	0.99		
4000	13.6	1.12			
5000	15.7	1.11			
6000	17.9	1.11			
8000	22.3	1.11			
10000	26.4	1.10			

巻末・付表-44 フィルタリング X 線(ISO 4037 により特定された)の空気カーマ K_{air}, 照射線量 X から周囲線量当量 $H^*(10)$, 方向線量当量 $H'(0.07)$ への変換係数[19]

種類	管電圧 kV	付加フィルタ mm			平均エネルギー keV	変換係数			
						$H^*(10)/K_{air}$ Sv Gy^{-1}	$H^*(10)/X$ cSv R^{-1}	$H'(0.07)/K_{air}$ Sv Gy^{-1}	$H'(0.07)/X$ cSv R^{-1}
		Cu	Sn	Pb					
Wide Spectrum	60	0.3			45	1.52	1.33	1.47	1.29
	80	0.5			58	1.67	1.46	1.57	1.38
	110	2.0			79	1.71	1.50	1.60	1.40
	150		1.0		104	1.62	1.42	1.54	1.35
	200		2.0		134	1.52	1.33	1.46	1.28
	250		4.0		169	1.45	1.27	1.40	1.23
	300		6.5		202	1.40	1.23	1.36	1.19
Narrow Spectrum	40	0.21			33	1.17	1.02	1.26	1.10
	60	0.6			48	1.58	1.38	1.48	1.30
	80	2.0			65	1.73	1.52	1.60	1.40
	100	5.0			83	1.71	1.50	1.60	1.40
	120	5.0	1.0		100	1.64	1.44	1.55	1.36
	150		2.5		118	1.58	1.38	1.49	1.31
	200	2.0	3.0	1.0	161	1.45	1.27	1.39	1.22
	250		2.0	3.0	205	1.39	1.22	1.34	1.17
	300		3.0	5.0	248	1.35	1.18	1.32	1.16
Low Air Kerma Rate	35	0.25			30	1.08	0.95	1.22	1.07
	55	1.2			48	1.60	1.40	1.49	1.31
	70	2.5			60	1.73	1.52	1.59	1.39
	100	0.5	2.0		87	1.69	1.48	1.59	1.39
	125	1.0	4.0		109	1.61	1.41	1.52	1.33
	170	1.0	3.0	1.5	148	1.49	1.31	1.42	1.24
	210	0.5	2.0	3.5	185	1.43	1.25	1.36	1.19
	240	0.5	2.0	5.5	211	1.39	1.22	1.34	1.17
		Al	Cu						
High Air Kerma Rate	40	1.0			25.6	0.87	0.76	1.16	1.02
	60	3.9			37.3	1.31	1.15	1.36	1.19
	80	3.2			48.9	1.55	1.36	1.50	1.31
	100		0.15		57.4	1.63	1.43	1.55	1.36
	150		0.50		78.5	1.67	1.46	1.57	1.38
	200		1.0		102	1.63	1.43	1.54	1.35
	250		1.6		122	1.58	1.38	1.50	1.31
	300		2.2		147	1.53	1.34	1.46	1.28

巻末・付表-45　空気カーマ K_{air} と ICRU 組織のスラブファントム 30cm×30cm×15cm の $H_p(10)$ への変換係数[19]

光子エネルギー keV	$H_p(10)/K_{air}$ Sv Gy^{-1}	光子エネルギー keV	$H_p(10)/K_{air}$ Sv Gy^{-1}
10	0.0097	150	1.600
15	0.268	200	1.489
20	0.613	300	1.370
25	0.879	400	1.301
30	1.105	500	1.256
40	1.495	600	1.230
50	1.769	800	1.191
60	1.890	1000	1.175
80	1.891	1500	1.140
100	1.812		

和文索引

あ

α壊変 22
α線 3,20
αプラトー 139
α崩壊 22
アイソトープ・ジェネレータ 303
アクセプタ準位 161
アクセプタ不純物 161
アクリル 179
——樹脂 269
足 215
圧迫板 302
アニーリング 205
アプリケータ 271
アボガドロ数 49
網平面 292
アモルファス 288
アルカリハライド結晶 149
アルミニウム 179
泡検出器 171
泡箱 171
アンガカメラ 304
暗電流 155
アントラセン 151

い

イオン 5
——再結合 129,197
————補正係数 198
——収集効率 198,199
——密度 111
異性核 24

異性体転移 24
一次電離 97
一次標準 186,187
1 cm 線量当量 71,315
一般イオン再結合 198
一般空洞理論 115
移動度 131
井戸形電離箱 135
イメージング・プレート 288
医用原子力技術研究振興財団 187,191
——線量校正センター 192,236
医療放射線 1
医療用線量標準センター 192
陰(負)イオン 31
陰極 128
陰電子 18

う

ウィンドウ幅 157
ウェル形電離箱 135,275,279
——線量計 271
ウェル形シンチレーション計数器 309

え

X線 3,7,15
——イメージ増倍管 287
——管電圧 294
——コンピュータ断層撮影

法 290
——診断 2
————画像 287
——スペクトロメータ 292
——の反射公式 292
——フィルム 176,287
液体シンチレーションカウンタ 158
液体シンチレーション計数器 158,309
液体シンチレータ 153
エスケープピーク 158
エッチピット 171
エネルギー吸収 78
エネルギースペクトル 15
エネルギー帯 160
エネルギーの転換 57
エネルギー付与 57,62,63
エネルギーフラックス 43
エネルギーフルエンス 44
——測定用熱量計 210
——率 45
エネルギー分布測定 293
エネルギーラジアンス 46
エリアモニタ 271
遠隔操作式後充填装置 220
円筒形電離箱 133,178

お

オージェ効果 23
オージェ電子 23
オートラジオグラフィ 170
オートラジオグラム 271
オーリング 271

温度気圧 [補正] 係数　202

か

Γ_δ　272
γ線　3, 15, 17, 20, 189
── 放射　23
── 放出　23
ガイガー放電　140
ガイガー領域　132
回折　291
ガイダンスレベル　299
ガイド管　272
回復時間　143
外部消光　142
外部照射　219
外部被曝　311
── 線量モニタリング　318
外部放射線治療　219
壊変定数　21
壊変補正係数　272
ガウス分布　120
化学線量計　175
核医学　2, 303
核異性体　24
拡大ピーク　36
拡張場　72
確定的影響　311
核反応　24
核崩壊　20
確率的　73
── 影響　311
確率分布　119
確率量　73
ガス入り計測器　128
ガス増幅　136
── 率　136
ガス中で1イオン対をつくるに要する平均エネルギー　55

ガス中の電離析出量　55
ガスフロー比例計数管　138
画像医学　2
画像再構成　290, 306
画像誘導放射線治療　219
数え落とし　143
加速器　3
肩　215
傾き　288
活性化物質　149
価電子帯　149
荷電粒子線　3, 82, 267
荷電粒子飛跡検出器　170
荷電粒子平衡　80, 99
過渡の荷電粒子平衡　100
過渡平衡　303
かぶり　216
── 濃度　216
壁効果　202
壁材質補正係数　238, 241
カーマ　57, 58, 75, 76, 78, 81
── 係数　58
── 率　59
ガラス線量計　207
カロリメータ　210
環境モニタリング　71, 314
患者体内線量分布　262
干渉性散乱　24, 25, 85
間接電離性放射線　4
ガンマカメラ　304

き

幾何学効率　145
基準空気カーマ率　272
基準軸　222
基準深　225
基準線質　224
基準線量率　321

基準点　226
── 吸収線量　226, 251
気体イオン計測器　128
軌道電子　15
基本単位　40
基本量　40
気密　227
逆方向　165
球形電離箱　178
吸収線量　2, 65, 73, 75, 298
── 測定用熱量計　211
── 変換係数　108, 272, 281
── 率　66
キュリーメータ　135, 309
強度　16
── 変調放射線治療　219
共鳴散乱　37
共鳴捕獲　37
極性効果　196
── 補正係数　197
霧箱　171
均一型　162
銀活性リン酸塩ガラス　208
禁止帯　149
均等係数　295
均等度　295

く

空間的線量分布　261
空間電荷効果　179
空気カーマ　59, 187
── 強度　272, 283
── 校正定数　272
── 率　272
── 率定数　68, 272, 274
空気等価物質　179
空気等価壁自由空気空洞電離箱　183
空気壁電離箱　179

和文索引 　379

空気モニタリング 314
空孔 149
偶然誤差 123
空中照射線量 225,272
空中組織吸収線量 229,231
空中標準場 230
空洞 103
── 原理 104
── 電離箱 117,178,183
── 補正係数 238
── 理論 103
腔内放射線治療 220
空乏層 159
空乏領域 159
クエンチング 138,152
── ・ガス 138
クライン-仁科 86
グラファイト 179
── カロリメータ 190
── 熱量計 211
グリッド電離箱 132,133
グレイ 41,58
グローカーブ 206
グローピーク 206

け

蛍光 6,127,148
── ガラス線量計 6,176,208,325
── ── 計測装置 325
── ガラス素子 208
── 効率 148
── 体 147
── 板 287
── 物質 147
計数器 5
計数効率 119
系統誤差 123
系統不確実度 123

ゲルマニウム 159
── 検出器 161
原子 2,15,24
── 形成係数 85
── 質量単位 41
── 阻止能 53
原子核 3,15
── 乾板 170
── 乳剤 170
検出器 5
検出効率 119
減衰時間 148
現像 170
限定線衝突阻止能 53
限定比例領域 132
検電器 7

こ

高圧電極 133
光子 3,15
── 線 3,15,84
── 束 24
高純度ゲルマニウム検出器 163,167
公称エネルギー 229
校正 82,185
── 曲線 216
── 深 226
── 定数 181,186
── ── 比 233
── 点 227
── 点吸収線量 227,235,243,247
── 用水ファントム 243
高線量率小線源 277
高線量率線源 272
光電陰極 154
光電吸収 25,85
光電効果 25

光電子 25,136,154
── 増倍管 6,147,154,205
光電比 168
光電ピーク 158
勾配 288
後方散乱 32,201
── 係数 145,299
── ピーク 158
国際単位系 40
国際放射線医学会議 2
国際放射線単位測定委員会 2,39
国際放射線防護委員会 2,39,68,311
誤差 123
個人線量計 317
個人線量当量 69,72,317
個人線量モニタリング 321
個人被曝線量計 317
個人モニタリング 71,314
固体検出器 162
固体飛跡検出器 171
固体ファントム 269
国家線量標準 175
黒化度 215
国家標準 181,186,187
固定治具 272,277
コバルト校正定数 225,231
コリメータ 27
コレクター 154
コンデンサ型電離箱 134
コントラスト 288
コンプトン効果 26
コンプトン散乱 25,26,86

さ

再校正 186
最小電離 33
最大深 226

―― 吸収線量 226
作業者モニタリング 314
サーベイ 314
―― メータ 5,176
サーミスタ 210
サムピーク 158
3回蒸留水 213
産業技術総合研究所（産総研） 187
参考レベル 311
三次標準 186
参照線源 272,275
三対子生成 27
サンドイッチ法 273,277
3mm 線量当量 315
散乱光子 26

し

しきいエネルギー 34
軸外線量比 264
自己吸収 138
―― 係数 146
自己消光 142
指示誤差 321
指示値 122,247
自然核分裂 23
自然放射性物質 7
実効エネルギー 294,295
実効線量 68,70
実効中心 239
実効電圧 294,296
実効波長 294,296
湿度補正係数 202
実用量 68,71,314
質量エネルギー吸収係数 30,51,84,89
―― 比 107
質量エネルギー転移係数 30,50,87

質量核阻止能 52
質量減弱係数 28,48,84,85
質量衝突阻止能 33,91
―― 比 112
質量阻止能 52,90
質量電子阻止能 52
質量放射阻止能 33,52,93
指頭形空洞電離箱 192
指頭形電離箱 178
自発核分裂 22,23
シーベルト積分 281
シーマ 57,61
―― 率 62
写真感度 288
写真乳剤 170
写真濃度 215,288
写真フィルム 7,170,215
遮蔽 27,297
シャロー電離箱 178
重荷電粒子 19
―― 線 34,98
自由空気電離箱（槽） 11,177
集電極 133
1/10価層 295
周辺線量当量 68,71,315
充満帯 149
重粒子 19
―― 線 3
出力 227,273,299
―― 係数 229
ジュール 41
順方向 165
照角 292
照射線量 59,75,187
―― 校正定数 273
―― 率 61,280
―― 率定数 275
照射野 223
小線源 275

―― 治療 219,271
焦点電離箱間距離 299
焦点皮膚間距離 299
焦点表面間距離 223
衝突カーマ 58
衝突阻止能 32,52,90
衝突損失 31
障壁型 162
正味計数率 121
正味の黒化度 216
消滅放射線 16,23
擾乱 104
―― 補正 238
―― ―― 係数 108
初期イオン再結合 198
シリコン 159
―― 検出器 161
―― ダイオード検出器 6,176,203
シングルエスケープピーク 158
シングルチャンネル波高分析器 157
真性ゲルマニウム検出器 168
真性領域 166
真値 122
シンチカメラ 304
シンチグラム 306
シンチレーション・カウンタ 150
シンチレーションカメラ 304
シンチレーション計数器 147,150
シンチレーション検出器 6,147
シンチレーション効率 148
シンチレーションサーベイメ

和文索引　381

　　—タ　158, 320
真の計数率　143
深部[吸収線]量半価深　230
深部線量　193, 222, 242
深部電離量半価深　230, 259
深部電離量百分率　228
——曲線　253
深部量　222
——半価深　259
——比　243
——百分率　227, 252
————曲線　253

す

水中標準場　230
スケーリング　264
スチルベン　151
ステム効果　196
ステレオ撮影法　273
スペンサー-アティクス修正　113

せ

正規分布　120
制限質量衝突阻止能　113
制限衝突阻止能　93
正孔　149
制動放射　24
——線　15
生物効果比　69
整列場　72
絶縁物　134
絶対線量計　175
絶対線量測定　175
絶対測定　139, 181
セラミック　291
線エネルギー吸収係数　30
線エネルギー転移係数　30
線エネルギー付与　53

線源回転軸間距離　223
線源幾何学係数　283, 284
線源強度　273
線源形状　280
線源検出器間距離　223
線源最大深間距離　223
線減弱係数　28, 49
線源標の間距離　223
線源表面間距離　223
線源ホルダ　273, 275
線質　6, 258, 291
——指標　229, 297
——測定　259
——変換係数　227, 247, 248
線状エネルギー　64
全擾乱[補正]係数　238
全身カウンタ　307
全身放射能測定装置　307, 326
潜像　170
——退行　216
線束　15
線阻止能　52
全断面積　48
全不確定度　123
前壁変位法　240
線量　1
——計　5, 175
——計算アルゴリズム　282
——限度　311
——拘束値　311
——精度　222
——測定　1, 2, 57
————学　1, 2
——直線性　176
——当量　69
——プロファイル　264
——分布　34, 176
——モニタ値　251

——率定数　273, 283, 284

そ

相互作用　2, 24
——係数　2, 47, 84, 90
相互比較　186
相対指示誤差　321
相対線量計　175, 192
相対線量測定　175
相対測定　156, 185
相対阻止能　53
速中性子　19
——線治療　267
測定値　123
即発蛍光　148
組織荷重係数　70
組織吸収線量率　281
組織最大線量比　228, 252
組織等価ガス　140
組織等価電離箱　172
組織内放射線治療　220
組織ファントム線量比　229, 259
阻止能　32, 91

た

ダイオード　163
退行　206
体積イオン再結合　198
体積粒子数　43
ダイノード　154
ダイヤモンド　160, 168
——検出器　6, 176, 203, 204
多孔コリメータ　305
多重散乱　32
ターフェニル　153
ダブルエスケープピーク　158
多列検出器　290

382　和文索引

単位　2, 39
——系　40
弾性散乱　31
炭素線　19, 219
断面積　25, 47

ち

チェッキング線源　181
チェック用線源　181
遅発蛍光　148
チャレンコフ検出器　171
チャレンコフ光　171
チャレンコフ効果　34
チャレンコフ放射　127, 171
——線　34
中心電極補正係数　238, 240
中性子　19, 36, 172
——検出器　172
——サーベイメータ　140, 320
——線　3, 20
——捕獲　36
——捕捉　36
——レムカウンタ　140, 172
中性微子　19
中線量率線源　273
超直線性　206
直接電離性放射線　4
直流電離箱　132, 133
直角2方向撮影法　273
治療域　258

て

δ線　18
定位放射線照射　219, 266
低エネルギーX線　108, 187, 191
ディクリメントライン　266
低線量率小線源　275

低線量率線源　273
定着　170
デジタル撮影法　288
デジタル透視法　288
デルタ線平衡　84, 100
電位計　134
——校正定数　192
電子　18
——式ポケット線量計　324
——正孔対　159, 203
——対生成　25, 27, 87
電子線　3, 18, 31, 90
——形加速器　219
——深部百分率曲線　256
電磁波　3
電子ビーム　31
電子平衡　80, 99
電磁放射線　3
電子捕獲　22, 23
伝導帯　149
電離　3, 4, 5, 24, 127
——エネルギー　160
——電流　128
——放射線　3
——飽和　129
電離箱　5, 6, 132, 175, 177, 299
——式サーベイメータ　134, 319
——式ポケット線量計　324
——壁　133
——領域　131

と

等価線量　68, 69
透過率　215
同時計測　159, 306
等線量曲線　261
特性X線　15

特性曲線　142, 215
特別な単位　41
特別な名称　41
ドナー準位　161
ドナー不純物　161
トラップ　149
トランジット線量　273
ドリフト　166
トレーサ　303
——ビリティ　186, 299

な

内部消光　142
内部照射　219
内部転換　24
——電子　24
内部被曝　311
——モニタリング　326
内部変換　24
——電子　24
70 μm 線量当量　315
鉛当量　297
波　3
ナロービーム　266

に

二項分布　120
二次荷電粒子　4
二次電子　4, 18
二次電離　97
二次標準　186
二次粒子　4
2線源法　144
2点電圧法　198
2π計数管　138
日本医学物理学会　193
日本医学放射線学会　192
日本工業規格　317
入射窓　134

和文索引　*383*

乳房撮影　301
ニュートリノ　19,22
任意照射野　252
任意深さ　252

ね

熱外中性子　19
熱蛍光線量計　6,176,204
熱中性子　19
熱量計　6,175,210
熱ルミネセンス線量計　204,325
—— 計測装置　325

は

π⁻中間子線　3
パイ電子　151
倍率　181
波高分析器　157
80%深さ　257
波長シフタ　153
パルス電離箱　132,133
パルス波高　132,136
—— 値　157
—— 分析器　133
パルス放射線　199
バーン　47
半価深　254
半価層　294
半径変位法　240
半減期　21
反射体　154
反跳　24
—— 電子　26
半導体　159
—— 検出器　5,159
—— —— 型ポケット線量計　324
半導体線量計　203

ひ

非確率的　73
非確率量　73
非荷電粒子線　3
光(ひかり)核反応　25,27
光刺激ルミネセンス　288
—— 線量計　7,176,209,326
光パイプ　154
飛行時間測定法　173
ビスマス酸ゲルマニウム　151
飛跡　6,127,170
非弾性散乱　31
飛程　32
比電離　35,97
—— 能　35,97
非等方性関数　283,286
被曝線量　7,69,311
皮膚障害　255
皮膚線量　299
比(付与)エネルギー　65
微分断面積　47
ビーム　15
—— 軸　222,223
ヒューマンカウンタ　307
標準　185,186
—— 正規分布　120
—— 線源　135,273,275
—— 測定法 01　193,233
—— 測定法 86　230
—— 偏差　119,120
標的　47,222
—— 基準線量　222
—— 基準点　222
—— 線量　222
標本化　290
表面汚染　320
—— サーベイメータ　320

表面障壁型　162
—— 検出器　162,165
表面線量　193
ビルドアップキャップ　178
ビルドアップ効果　254
ビルドアップ領域　100
ビルドダウン効果　255
比例計数管　5,135
比例領域　132

ふ

ファノ定理　116
ファーマ形[電離箱]線量計　193
ファラデーカップ　169
ファントム　34,269
フィールド機器　186
フィールド線量計　175
フィルム　176
—— の黒化　287
—— バッジ　216,326
—— 法　7,216
フェーディング　206
不確定度　122
深さ d における平均エネルギー　259,260
深さスケーリング係数　264
不感時間　143
不感層　165
付与エネルギー　63
プラスチックシンチレータ　154
ブラッグ-グレイ空洞理論　104,109
ブラッグ-グレイの空洞条件　112
ブラッグ曲線　36
フラックス　43
ブラッグ則　292

384　和文索引

ブラッグピーク　36
フラット形電離箱　178
フラットパネル検出器　288
プラトー　36,142
フリッケ線量計　175,212
フルエンス　44,75,76
　──スケーリング係数　264
　──率　45
プレドーズ　208
分解時間　143
分極現象　92
分裂片　23

へ

β 壊変　22
β 線　3,18,20,190
β^+ 線　22
β^- 線　22
β プラトー　139
β 崩壊　22
β^+ 崩壊　22,23
β^- 崩壊　22
平均勾配　288
平均質量阻止能比　111
平均自由行程　49
平均寿命　21
平均値　73
平均入射エネルギー　257,260
平均乳腺線量　301
平均付与エネルギー　64
平均励起エネルギー　92
平衡厚　99
平行平板形電離箱　178,192
平行平板自由空気電離箱　182
ベクレル　41,67
ベース濃度　216
変位補正係数　238,239

変動係数　124,321

ほ

ポアソン分布　74,120
ホイートストンブリッジ　210
崩壊定数　21,67
方向性線量当量　68,72,316
防護量　68,313
防護レベルX線　191
防護レベルγ線　191
放射エネルギー　42
　──密度　43
放射化検出器　172
放射カーマ　58
放射状線量関数　283,286
放射性壊変　20
放射性核種　17,20
放射性希ガスモニタ　318
放射性ダストモニタ　318
放射性同位元素　20,303
放射性崩壊　20,21
放射線　1,3,15
　──医学　1
　──医薬品　303
　──化学収率　55
　──荷重係数　69
　──計数　119
　──計測　41
　────学　2
　──計測器　5,127
　──計測量　41
　──サーベイメータ　134,318
　──腫瘍学　1
　──診断　2
　──生物学　1
　──測定　1
　────器　5

　──損傷　162
　──場　41
　──場非一様性　202
　──防護　1,2,68
放射線治療　1,219
　──計画装置　256,274
放射阻止能　33
放射損失　31
放射能　2,7,20,66,67
　──長　274
防水鞘　227
飽和後方散乱係数　146
飽和電流　131
捕獲中心　166
ポケット線量計　176,324
ポケット電離箱　135
保護環　134
補償型物質　166
補助単位　40,41
細い線束　291
ホール　149
ホルダ　325
ホールボディカウンタ　307

ま

マイカ　141
マイクロドジメトリー　73
窓なしガスフロー比例計数管　138
マルチチャンネル波高分析器　157

み

水カーマ率　274
水吸収線量　66,187,232
　──校正定数　225,236,247
水空気照射線量比　281
水等価ファントム　252,269
水ファントム　59,269

和文索引

密度効果 92
ミルキング 303

む

無機結晶シンチレータ 149
無機シンチレータ 148

め

明示放射能 274
面積照射線量[積]計 299
面積線量 299
―― 計 299

も

模擬線源 274
モニタ値 251
モニタ電離箱 251
―― 線量計 227
モニタリング 71,314
モル 55

や

約定真値 122

ゆ

有感領域 159
有機シンチレータ 148,151
有効測定範囲 321
誘導単位 40
誘導量 40
ゆらぎ 32

よ

陽(正)イオン 31

ヨウ化セシウム 150
ヨウ化ナトリウム 150
陽極 129
陽子 19
―― 線 3,19,219
陽電子 18
―― 放出核種 304
四次元放射線治療 219
預託実効線量 70
預託等価線量 70
読み値 122
4π計数管 138

ら

Λ 273
ラジウム等価(質)量 274
ラジオグラフィ 170
ラジオクロミックフィルム 216
ラジオフォトルミネセンス 208
ラド 66
ラム値 275
ランダム不確定度 123

り

リチウムドリフト型 166
―― 検出器 163
リニアック 219
リファレンス 185
―― 機器 186
―― 線量計 175,192,224,231,233
リモートアフタローディング

システム 274
硫化亜鉛 150
粒子数 42
―― 密度 43
粒子線 3,4
粒子放射線 3
粒子ラジアンス 46
流動速度 129
量 1,2,39
量子化 290
臨界エネルギー 97
燐光 148

る

ルミネセンス 148

れ

励起 5,24
レスポンス 175,321
連続放射線 200
連続放電領域 132
レントゲン 60

ろ

漏洩検査 274
漏洩電流 195
漏電効果 196
ロングカウンタ 173

わ

ワット 41

欧文索引

A

A 223
A_0 223
A_{app} 274
A/D 変換 288
ALARA 274

B

b 47
^{10}B 塗布比例計数管 173
Becquerel 7
Bethe 91
BF$_3$ 比例計数管 139, 173
BGO 151, 307
Boag の式 198
Bq 41

C

CdTe 160, 168
──検出器 161, 204
^{60}Coγ 線 191
CPE 80, 99
CR 288
CR-35 核飛跡検出器 171
CsI(Tl) 150
CTDI 302
Curie 7

D

4 D-RT 219
DAP 299
D_c 227, 235, 247
d_c 226

$D_c = M\,N_{D,w}k_Q$ 247
$\dot{D}_{\Delta m}$ 227
$D_{d\,max}$ 226
$D(d_{max})$ 226
$\dot{D}_{d\,max}$ 227
DIS 線量計 323, 324
d_{max} 226
DMU 251
dose 1
dosimetry 1
dps 21
D_r 226, 251
d_r 225
$\dot{D}_r$ 227
DR 288
DRF 288

E

EC 22
emission CT (ECT) 305
eV 41

F

f 223
f-ファクタ 108
FCD 299
f_{med} 272
FPD 288
FSD 299

G

G 値 55
Ge 検出器 161
GM 計数管 5, 140

GM 領域 132
GM サーベイメータ 147, 319
GSO 151, 307
Gy 41, 58

H

^{3}He 比例計数管 173
HVD 254
HVL 294

I

I_{50} 230, 259
IAEA 233, 299
IC 24
ICR 2
ICRP 2, 39, 68, 69, 311
ICRU 2, 39, 222
──Report 60 2, 39
──Report 85 2, 39
──基準線量 222
──基準点 222
──球 71, 315
──スラブ 71, 315
IGRT 219
IMRT 219
in vitro 検査 303
in vivo 検査 303
IP 288
IT 24

J

J 41
J/kg 41

欧文索引 *387*

J/s 41
JARP 形電離箱 193
JARP 線量計 193
JCSS 187
JIS 317
JRS 192
JSMP 193

K

$\dot{K}_{air}$ 272
$k_{D,x}$ 233
k_h 272
k_Q 227, 247, 248
k_{Q,Q_0} 227
$\dot{K}_{water}$ 274

L

l 223
LET 53
—— スペクトロメータ 173
Li ドリフト型 162
LSO 151, 307

M

M 247
MCA 157
MDCT 291
M_{eq} 274
MIRD 法 308
Mix DP 269
MOSFET 169
—— 線量計 6, 176, 203, 204
MSAD 303
MU 251

N

n 半価層 295
NaI(Tl) 結晶 305
NaI(Tl) シンチレータ 150

N_C 225, 231, 273
$N_{D,w}$ 225, 236, 247
N_{D,w,Q_0} 225
N_k 272
N_x 273

O

OAR 264
OAR 曲線 265
OCR 264
OPF 229
OSLD 7, 176, 209, 326

P

PACS 288
PDD 227, 252
PDD_{10} 法 259
PDI 228
PET 装置 304
PHA 157
PLD 7, 176, 208, 325
PMMA 179
PMT 6, 147
p-n 接合型 162
—— 検出器 162, 164
POPOP 153
PPO 153
PR ガス 138

Q

Q ガス 138
Q_0 224
QA 192
QI 297

R

R 60
R_{50} 230, 259
Röntgen 7

rad 66
radiometry 2, 41
RAKR 272, 273
RALS 221, 274
RBE 69
RDF 283, 286
RI 20, 303
—— 治療 219
—— 断層像 304
—— コンピュータ断層撮影法 304
RPL 208
RTP 装置 256, 274

S

S 273
SAD 223
SCD 223
Si 検出器 161
SI 単位 40
S_k 272
SMD 223
SN 比 159
Solid Water 269
SPECT 装置 304
SSD 162
SSD 223
STD 223
STI 219

T

TCPE 100
TFT 289
TLD 6, 176, 204, 325
TMR 228, 252
TOF 法 173
Tough Water 269
TPR 229
$TPR_{20,10}$ 259

transmission CT 304

U

u 41

V

V 124

1/v 法則 37

W

W 41
W 値 55, 98
WAR 274, 281

X

X_{air} 225, 272

Z

ZnS(Ag) 150

検印省略

放射線線量測定学

定価（本体 5,000円 + 税）

2012年 3月14日　第 1 版　第 1 刷発行

著　者　　西臺 武弘
発行者　　浅井 宏祐
発行所　　株式会社 文光堂
　　　　　〒113-0033　東京都文京区本郷7-2-7
　　　　　TEL (03) 3813 - 5478 (営業)
　　　　　　　(03) 3813 - 5411 (編集)

©西臺武弘，2012　　　　　　　　　印刷・製本：真興社

乱丁，落丁の際はお取り替えいたします．
ISBN978-4-8306-4229-6　　　　　　　　Printed in Japan

・本書の複製権・上映権・譲渡権・翻訳権・翻案権・送信にかかわる権利・電子メディア等で利用する権利は，株式会社文光堂が保有します．
・本書を無断で複製する行為（コピー，スキャン，デジタルデータ化など）は，私的使用のための複製など著作権法上の限られた例外を除き禁じられています．大学，病院，企業などにおいて，業務上使用する目的で上記の行為を行うことは，使用範囲が内部に限られるものであっても私的使用には該当せず，違法です．また私的使用に該当する場合であっても，代行業者等の第三者に依頼して上記の行為を行うことは違法となります．
・ JCOPY 〈（社）出版者著作権管理機構　委託出版物〉
本書を複写（コピー）される場合は，そのつど事前に（社）出版者著作権管理機構（電話 03 - 3513 - 6969，FAX 03 - 3513 - 6979，e-mail：info@jcopy.or.jp）の許諾を得てください．